의료산책 2

의료를 둘러싼 이야기들

의료산책 2 - 의료를 둘러싼 이야기들

발행일	2024년 9월 30일

지은이	김장한		
펴낸이	손형국		
펴낸곳	(주)북랩		
편집인	선일영	편집	김은수, 배진용, 김현아, 김다빈, 김부경
디자인	이현수, 김민하, 임진형, 안유경, 한수희	제작	박기성, 구성우, 이창영, 배상진
마케팅	김회란, 박진관		
출판등록	2004. 12. 1(제2012-000051호)		
주소	서울특별시 금천구 가산디지털 1로 168, 우림라이온스밸리 B동 B111호, B113~115호		
홈페이지	www.book.co.kr		
전화번호	(02)2026-5777	팩스	(02)3159-9637
ISBN	979-11-7224-298-5 93510 (종이책)		979-11-7224-299-2 95510 (전자책)

잘못된 책은 구입한 곳에서 교환해드립니다.
이 책은 저작권법에 따라 보호받는 저작물이므로 무단 전재와 복제를 금합니다.
이 책은 (주)북랩이 보유한 리코 장비로 인쇄되었습니다.

(주)북랩 성공출판의 파트너

북랩 홈페이지와 패밀리 사이트에서 다양한 출판 솔루션을 만나 보세요!

홈페이지 book.co.kr • **블로그** blog.naver.com/essaybook • **출판문의** book@book.co.kr

---

작가 연락처 문의 ▶ ask.book.co.kr

작가 연락처는 개인정보이므로 북랩에서 알려드릴 수 없습니다.

법의학자, 끝나지 않는 의료 논쟁에
메스를 대다

의료산책 2
의료를 둘러싼 이야기들

김장한 지음

북랩

들어가며

겸사겸사, 지난 이야기를 좀 풀어보겠습니다.

저는 1989년 서울의대를 졸업하고 인턴을 하지 않고, 서울법대를 편입학하였습니다. 군대를 공중보건의사로 다녀오고, 그 뒤로 법학사, 법학 석사 과정을 마치는 기간이 9년 정도 걸렸습니다. 인생의 그 중요한 순간을 혼자서 일말의 망설임도 없이 결정하고는 정신줄 잡고 패기 하나로 버티었습니다. 편입 후 4년 정도가 지난 때에 시골에 계셨던 어머니께서는 모든 걸 정리하고, 상경하여 제 뒷바라지를 해주셨습니다. 나이만 들었지 세상 물정 모르는 아들이 취직도 안 하고 엉뚱한 짓을 하고 있으니까, 옆에서라도 지켜봐야겠다고 생각하셨을 것 같습니다. 당시에 어머니께서는 가슴이 답답해서 새벽 관악산에 올라가 소나무 줄기를 등으로 치면서 고함을 지르셨다고 하니 지금도 죄송한 마음뿐입니다.

당시 사법 개혁 시기라서 사시 합격 인원이 해마다 100명씩 늘어났습니다. 앉아만 있으면 합격할 때니까 돌아가지 말라는 후배들 말에 6개월을 끙끙 앓다가, 법과대학원에서 석사 학위를 받고 다시 그 병원 인턴을 응시하게 된 것이 97년 겨울이었습니다. 그해 하반기 국과수가 파업을 하였고, 저는 법의학 교실에서 한 학기 동안 부검을 하였습니다(그때 100건 정도 보조를 했던 것 같습니다).

졸업 때는 우등생이었는데, 9년이 지난 1998년 인턴 재응시 때는 다른 의미에서 특별반으로 분류되었습니다. 인턴 면접 질문은 "그동안 뭐 하고 살았는지 이야기해 보라"는 것이었습니다. 당시 인터뷰를 받던 소위 "노땅 특별반" 지원자 중에 반 이상이 탈락했다는 흉흉한 소문을 들으면서, 새벽에 병원에 첫 출근하였던 으스스한 기억도 아직 생생합니다. 9년 아래 후배들과 같이 인턴을 하면서, 나름 열심히 한 것인데, 의도치 않게 민폐가 되어버린 사건들이 있었습니다. 일단 채혈이 늦었고, IV가 서툴러서 환자들 불평이 있었습니다. 환자 의뢰서에 한문을 넣어서 장문으로 작성하였고, ABGA(동맥혈 채취)를 할 때면, 교과서대로 손목에 국소마취를 우선 하였습니다. 틀린 것은 아니지만, 일반적이지는 않았던 것이지요.

인턴을 마치고 레지던트 과정을 선택할 때 고민을 좀 하였습니다. '새롭게 임상 의사가 되면 어떨까'라는 생각이 참 많았던 것 같습니다. 마치 지난 과오를 씻고 새 삶을 찾아 나가는 전과자처럼 '저의 과거를 지울 수 있을까'라는 생각도 머리를 스쳤습니다. 하지만, 이미 법학을 공부한 머리로 임상 의학을 전공해서 얼마나 성공할 수 있을지 자신이 없었습니다. 나이도 많이 들었고, 법학과 가장 관련이 있어 보이는 법의학을 전공하기로 마음을 정했습니다.

돌이켜 보면, 법의학을 하기 위해서 병리과 레지던트를 선택할 때도, 일반적이지는 않았던 것 같습니다. 나이 들어 법의학을 하겠다고 하면서, 병리과 일을 하니 자칭 타칭 물에 탄 기름처럼 구분이 되었습니다. 예쁨 받을 나이도 아니었고, 성격도 나긋나긋하지 않으니 별도리가 없었습니다. 그해 병리과 전국 전공의 지원율이 한 자릿수를 기록했기 때문에 그래도 운이 좋아서 수련 과정에 들어갔고, 전문의 마치고 울산의대 인문사회의학교실로 발령을 받았습니다.

서울아산병원 병리과에 겸임 발령을 내주겠다고 당시 원장님이 말씀하셨습니다. 병리과 일은 반만 하면, 월급도 임상 의사와 마찬가지로 주겠다고 하였습니다. 참 고마운 말씀이었습니다. 그런데, 이 말씀을 물리치고 기초에서 공부를 더 하겠다면서 병원 발령을 받지 않았습니다. 당시 원장실에 동행하셨던 병리과 과장님, 선배 교수님께서 얼마나 놀라셨을지 지금도 죄송한 마음입니다. 이후 원장님께서 부실한 저 말고 능력 충만하신 교수님을 새롭게 초빙하셔서, 도리어 참 잘된 일이라고 생각했습니다. 법의학 수업은 발령받으면서 개설을 하였는데, 울산의대에 법의학 교실은 지금도 만들지 못했습니다.

기초에서 무슨 공부를 할지 구체적인 계획을 가진 것은 아니었습니다. 돌이켜 보면 법대에 편입을 할 때도 그렇게 구체적이지 않았습니다. 하지만 그런 결정을 하는 과정은 기억이 납니다. 80년대 학창 시절을 보낸 분들이 모두 앓았을 것 같은 아픔이 있었습니다. 현실에 적응하면서 대개는 망각하게 되는 통증인데, 저는 좀 민감했던 것 같습니다. 누군가에게는 멀리서 보는 영화 속 한 장면이었을 것인데, 저에게는 좀 더 가깝게 펼쳐지는 계기가 있었습니다.

책으로 돌아가 보겠습니다. 처음에는 '의료, 윤리 그리고 법'이라고 제목을 짓고 교과서를 쓰는 마음으로 논문을 열심히 인용하면서, 기술에 한 점 오류가 없기를 바라는 정성으로 글을 썼습니다. 하지만 언젠가부터 그래봐야 지난 시절 발간된 수권의 책과 마찬가지로 거의 판매가 되지 않을 것이라는 현타가 오기 시작했습니다.

그래서 조금씩 논거들과 각주들을 줄이고, 번잡스러워 보이는 서술들도 삭제하는 작업을 하였습니다. 그래도 배운 도둑질이라고 문장이 어렵습니다. 이쯤 되면 제 능력보다는 우리 사회를 탓하는 방어 기제를 써야 할 정도입니다.

이 책은 의료적 사실을 제시하고, 그에 대한 반대의 가치 논쟁에 주력하고 있습니다. 의료계에서 정책에 대한 논쟁을 할 때 두 가지 점을 항상 염두에 두셨으면 합니다. 평가는 평가자의 해석에 따라 정반대로 결론이 날 수 있다는 점입니다. 과학자들이 금과옥조로 여기는 과학적 인과 관계라는 것이 사실은 과학자들 사이에 공유된 깨질 수 있는 신념일 수도 있습니다. 신념 체계가 바뀌는 계기는 기존 이론이 설명하지 못하는 결정적 모순 때문입니다. 결정적 모순을 설명하는 새로운 이론이 등장하게 되면 기존 이론과 새 이른은 과학자들 사이에서 서로 공유되며 경쟁하게 됩니다. 토마스 쿤은 과학자들이 새 이론을 받아들이는 과정은 마치 종교적 신념을 선택하는 것과 같이 점진적으로 이루어지는 것이 아니라, 혁명적으로 이루어지기 때문에, 패러다임의 교체에 의한 변화를 '과학 혁명'이라고 하였습니다. 과학자들이 주장하는 움직일 수 없는 사실이라는 것은 과학에서 중요한 전제 조건입니다. 하지만, 과학적 인과 관계 확정을 위한 사실의 파악은 관찰자가 가지는 선입견, 기존 이론에 의존할 수 있습니다. 어두운 밤길을 걷던 사람이 언뜻 보았던 그림자가 귀신일 수도 있고, 사람일 수도 있겠지요. 동일한 사건이 관찰자가 가지고 있는 선입견에 의해서 인지되거나 인지되지 않을 수 있다는 것은 잘 알려진 사실입니다.

의료 제도를 어떻게 바라보아야 할지 의사로서, 참여자로서 많은 고민이 있을 것입니다. 경제학 교과서에서도 개인 각자의 능력과 경쟁에 따라 수요와 공급을 결정하는 완전자유시장은 존재하지 않는다고 설명하고 있습니다.

의료 제도 내에서, 참여자들이 사실은 무언가 목표를 바라보면서 파랑새 찾기를 하고 있지만, 사실은 제 갈 길로만 가는 경향이 있습니다. 어디가 종점일지 도대체 알기 어려우니, 그래서 '정의론'이 우리나라에서 그렇게 인기를 끌었는지도 모르겠습니다. 안타깝게도 정의론에서도 정답은 어렵습니다. 대표적으로 칸트의 의무론적 입장과 공리주의 입장은 동일한 상황에서 정반대의 답을 제시하고 있습니다. 개인적으로는 불안정 상태의 균형이라는 게임 이론의 내쉬 균형이 그나마 고개가 끄덕여지는 정도입니다.

제가 의학, 법학을 공부하면서, 나름의 방식으로 세상을 보는 것이 정도가 아닌 외도를 걷고 있는 것은 아닌가 고민도 하였습니다. 하지만, 이렇게 연락을 주셔서 소통을 하면, 세상에 쓸모가 있는 구석을 찾은 듯해 조금 안심이 되는 것 같습니다.

어느덧 정년이 한 자리 숫자가 되었습니다. 의사 생활은 국과수 부검 촉탁을 하면서 법의학자로 충족했고, 외도의 학문은 학생을 가르치는 인문사회의학이 되었습니다. 지난 제 공부의 과정도 그런 것 같습니다. 무엇이 답인지는 몰랐지만, 만든 목표만을 보면서 지내왔습니다.

오랫동안 소식 올리지 못한 많은 분들께 두서없는 글로나마 용서를 구합니다. 이 책이 조그만 즐거움이 되었다면, 제 작은 의도가 충족되는 것 같습니다.

젊은 날의 과오를 부단히 온몸으로 감싸 주셨던 이제는 하늘에 계신 어머님께 사랑한다는 말씀을 올립니다. 항상 곁을 지켜준 아내, 씩씩하게 잘 살고 있는 두 딸들. 너무 고맙고 사랑합니다.

차례

들어가며   5

제1장
의학에 관한 일반 질문들

의학, 넌 뭐니?	17
의사가 일하는 법	35
'전문가 집단' 의사, 전문성이냐 책임감이냐	58
의사는 돈 벌면 안 되나? 자본주의와 전문직 윤리에 대해	65
의료행위의 다면성	71
무면허 의료행위 등의 금지	78
의사 전문직의 성립과 의약 분업	87
의사 전문직의 발달: 약재상이 의사 된 사연	97
비밀 보호와 'Tarasoff principle'에 관하여	105
연구진실성과 연구부정행위	112
연구부정행위와 제1저자 자격	131

제2장
질병과 인권에 대하여

결핵, 격리와 강제 입원에 대하여	141
한센병과 방역의 역사	167
어쩌다 우리는 마스크를 쓰게 되었나?	174
백신 여권(Vaccine passport), 어디에 쓰는 물건일까?	180
뇌, 신경 & 정신의학	187
광기의 역사	197
아픔 소나타 #1. Intro - 체성 통증(Somatic pain)	205
인간 대상 연구/실험	211
권위에 대한 복종에 대하여	227
인간을 대상으로 하는 의학 연구에 관하여	237
그만둘 자유에 관하여	242
인체 유래 물질에 관하여	248
내 몸 장기를 이용한 특허 가능한가?	267

제3장
임상 시험과 신약 개발

약물 규제 발달	281
신약 개발 과정	295
글로벌 신약 개발도 '기회는 평등하고 과정은 공정한가'	303
한약 급여화를 위한 조건들	310
기적의 항암제 'CAR-T' 치료받아야 하나?	315

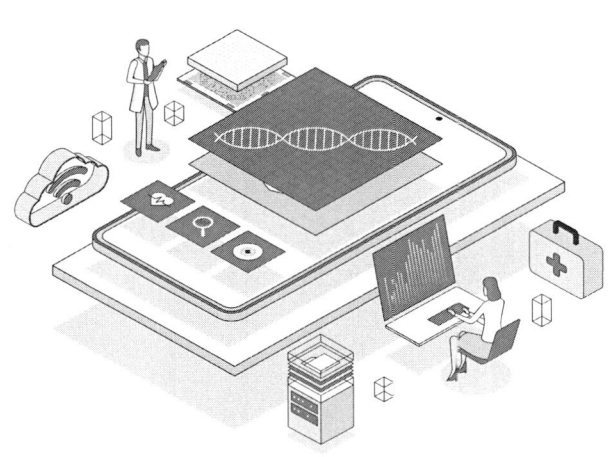

제1장

의학에 관한 일반 질문들

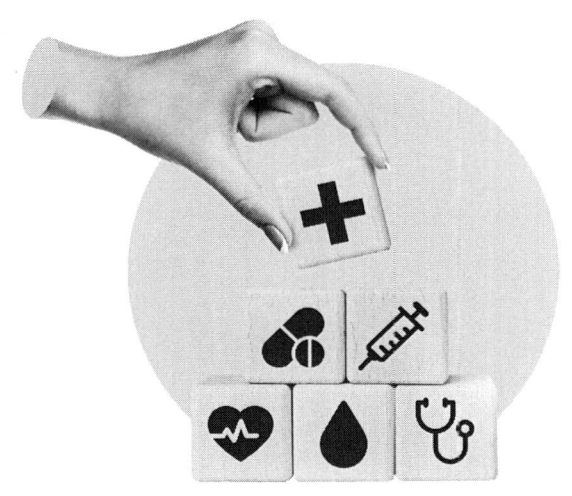

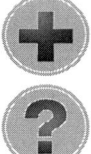

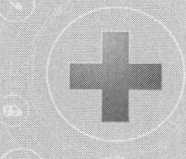

의학, 넌 뭐니?

'의학 넌 뭐니?'라는 물음은 의학의 정체성에 대한 질문이다. '뭐니?'라는 질문은 'what question'인데, 이것은 사회적 관계, 제도 속에서 너의 위치를 밝히라는 것이다. 무례한 질문이 될 수 있는데, 모르는 사람에 'what do you do?'라고 하면 '너의 직업이 뭐니?'라고 묻는 것과 같은 맥락이다. 대답을 하려고 조금만 생각해 보면, 이 질문이 의외로 어렵다고 느낄 것이다. 한마디로 파악하기 어려운 다양한 요소들이 결합해 있고, 역사적으로 내용과 외형에 변화가 있었으며, 이를 바라보는 주변 시각과 해석도 변하였기 때문이다.

아주 오래전 의학

오래전 '잉카 문명전'이라는 전시회를 본 기억을 더듬어 보면, 여러 장면 중에서 흥미를 끌던 것은 머리뼈에 구멍을 내는 잉카의 수술법이었다. 천두술(trephination)이라고 이름 지어진 이 수술법은 현대의 뇌 수술과 같은 것으로 볼 수는 없었고, 아마도 주술적 의미가 있는 것으로 추정했다. 여기서 중요한 것은 머리뼈를 천공한 다음에도 사람이 생존해 있을 정도로 천두술이 발달했다는 것이다(연구 논문 중에는 잘린 뼈 가장자리에 새로운 뼈가 자라난 흔적을 보고, 회복이 있는 두개골은 수술 후에 생존한 것, 회복 흔적이 없는 것은 수술 후 사망한 것이라고 판정했다. 이를 통해 생존율을 추정하고 생존율이 상당히 높았을 것으로 판단한 경우도 있다).

의학의 역사에서 족보를 따지면(대개 의학의 역사라는 두꺼운 그림책 정도가 될 것이다. 의과대학에서 참고 도서로 쓰는 정도), 항상 먼저 나오는 것은, 선사 시대의 동굴 벽화에서 출산 관련, 아픈 사람을 치료하는 듯한 의미를 지닌 그림을 찾아낸 다음에, 그것을 선사 시대 의학이라고 하거나, 잉카 문명전에서 보는 천두술을 시행한 흔적을 보고 원시 의학이라고 언급하는 것이다.

다른 편에서는 아메리칸 인디언 추장이 부족민을 치료하는 것을 설명하면서, 머리에 길게 늘어뜨린 깃털 장식을 한 가면 사진을 올려놓고, '원시 의료에는 종교, 의학, 마법이 구분할 수 없게 섞여 있었다. … 족장, 무당, 마법사를 겸하였던 원시 의료의 의사들은 신내림, 뼈 던지기, 수정구 응시 등의 마법적, 미신적 방법을 이용하여 질병을 진단하였다.'라고 하면서, 한편으로는 힐러(healer, 치료자)라고 서술했다.

의학사에 관한 책들에서는, 병과 관련된 이러한 오래전 모습을 모두 의학의 한 과정으로 설명하고 있다. 하지만 우리 머릿속에 의학이라고 자리 잡은 것들의 특성은 원시 시대 또는 인디언 추장의 것과는 다른 것이다. 하지만 명확하게 차이를 지적하기는 어렵고, 막연하게 우리 머릿속에 의학으로 자리 잡은 것은 앞에 언급한 것들과는 다르다는 느낌이다. 우리가 이야기하고 싶은 의학은 무엇을 특징으로 하는가?

주술 이면에는 신화가 자리 잡고 있다. 그리스 신화에서 아스클레피우스(Asklepios, Latin; Aesculapius)는 의학의 신이다. 아폴론의 연인이었던 코로니스(인간, 테살리안의 공주)는 부정한 짓을 한 것 때문에 아르테미스 활을 맞아 죽게 되는데, 아폴론이 자신의 아기를 가진 사실을 알고 배를 갈라 아이를 태어나게 한다. 아폴론은 반인반신(demigod)인 아스클레피우스를 반인반마 중에서 가장 현명하다는 켄타우르 카이론(Centaur Chiron)에게 맡겨 의학을 배우게 하였다. 죽은 자를 되살릴 정도로 의술이 뛰어났던 점 때문에 점차 명성을 얻었고, 신의 세계에까지 영향을 미칠 정도가 되었다. 죽은 사람을 살리는 행동으로 인해 명부의 질서를 어지럽힌다는 하데스(Hades, 제우스의 동생)의 원성이 있었고, 제우스는 사람을 살리고 금을 받았다는 핑계를 대면서 번개를 내려 죽게 한다(제우스는 아폴론의 아버지니까, 손자를 죽인 것이 된다).

아스클레피오스가 죽은 자를 살리는 방법을 알게 된 연유도 신화에 나온다. 미노스의 왕으로부터 꿀통에 빠져 죽은 아들 글라우코스(Glaukus)를 살려내라는 명령을 받은 아스클레피우스는 골방에 시신과 같이 갇혀 있었는데, 어디선가 뱀 한 마리가 방 안으로 들어와 주변을 맴돌았다. 깜짝 놀라 지팡이를 휘둘러 죽였는데, 잠시 후 다른 뱀이 입에 약초를 물고 들어와 죽은 뱀의 입 위에 올려놓았고, 그러자 죽었던 뱀이 다시 살아났다. 이것을 본 아스클레피우스는 뱀이 했던 대로 그 약초를 글라우코스의 입에 갖다 대어 글라우코스를 살려내었다. 그 이후 아스클레피우스는 지팡이를 휘감고 있는 한 마리의 뱀을 자신의 상징(emblem)으로 삼았다. 옆에서 보좌하며 아스클레피우스의 귀에 속삭이듯 관련된 여러 정보를 이야기해 주는 것으로 지혜를 의미하는 것이 되었다. 우리가 알고 있는 세계의사협회와 같은 의학 단체나 국내외 의과대학 상징에는 흔히 막대기와 그것을 감고 있는 뱀이 나온다. 하지만 잘 살펴보면, 단체에 따라서 뱀은 한 마리 또는 두 마리를 선택하고 있는데, 전자는 뱀 하나가 지팡이를 감고 있고, 후자는 마주 보는 뱀 두 마리가 날개를 달린 지팡이를 감싸고 있다. 전자는 아스클레피우스의 지팡이에서 유래한 것이 맞는데, 후자는 카두케오스(Caduceus)라고 하여 오해 속에서 만들어진 것이다.[1]

---

[1] 카두케오스(Caduceus)는 두 마리의 뱀이 꽈리 모양으로 지팡이를 감고 있는데, 보통 상단은 날개 모양으로 장식된다. 그리스 신화의 헤르메스(로마 신화의 머큐리)가 사용하던 지팡이로서 서로 싸우는 뱀들에게 지팡이를 던져 중재한 것이 상징이 된 것이다. 아스클레피우스의 지팡이는 날개가 없고, 한 마리 뱀이 지팡이를 감고 있는데, 이것은 세계보건기구(WHO) 등 다수의 의료 단체가 채용하고 있는데 비하여, 카두케오스는 1902년 미육군의무대(U.S. Army Medical Corps)가 표장으로 사용하면서 의료계에 도입된 것으로 그전까지 의료와 관련성은 없는 것이었다.

질병은 신의 노여움이었고, 치료법도 신에게 의지하는 것이었다. 에게해에 위치한 작은 섬 '코스'에는 아스클레피우스의 신전이 있다. 신전에서 환자를 치료하는 방식은 'incubatio'라고 하여 명상을 기초로 누워서 쉬는 동안 비몽사몽 상태로 있으면, 아스클레피우스 또는 그 자손들이 나타나서 신탁을 한다는 것이다. 환자는 신탁받은 내용을 신전 지킴이(priest)에게 알리고, 해몽을 받아서 믐을 정화하는 작업을 하면서 병이 낫는다는 것인데, 밤에 누워 있는 돌침대 사이로 뱀들이 돌아다녔다고 한다.

우리가 아는 유명한 히포크라테스에게는 '코스'라는 명칭이 앞에 항상 위치한다. 그리스 시대에 여럿 등장하는 또는 흔한 성이랄 수 있는 히포크라테스들 사이에서 의사 또는 의성이라는 히포크라테스를 구분하기 위해서는 '코스의 히포크라테스'라고 해야 한다. 출생지 지명을 사람을 구분하는 표식으로 사용하는 것은 우리도 쓰던 흔한 방식이다.[2] 코스섬에서 발견된 동전에 주조된 히포크라테스 모습이 대머리이기 때문에, 과거에 곱슬머리 조각상을 히포크라테스라고 생각하고 박물관 등 입구에 세워놓았던 것은 잘못 알고 설치한 해프닝으로 보고 있다.

플라톤은 히포크라테스를 아스클레피오스의 자손이라는 의미의

---

2   아스클레피오스 신전은 현재 큰 규모로 남아 있는 것이 3개 정도인데, 그중에 하나가 그리스 섬 코스에 있는 것이다. 인근에 위치한 히포크라테스 박물관과 함께 관광 자원이 되고 있다.

'아스클레피아드(Asklepiade)'라 불렀다. 히포크라테스도 의학의 시작은 아스클레피온의 신전에서 수업을 받는 것으로 시작하였지만, 그의 병인론은 질병을 신의 저주로 생각하는 사고에서 벗어나 합리적 사고로 바꾼 것이라고 한다. '히포크라테스 전집'이라고 하는 후대 기술된 책에서 든 예를 들어 설명하고 한다. 스키타이인들에게는 성기능 장애가 잘 발생하였는데, 당시에는 신의 노여움을 받아서 발병한 것이라고 했다. 하지만, 히포크라테스는 누구보다도 신을 잘 받드는 귀족들이 하층민에 비하여 더 많이 신의 노여움을 산다고 할 수 없다는 주장을 한다. 그는 말을 많이 타는 귀족이 말 때문에 문제가 생긴 것이라는 원인을 제시한다. 그는 '각 질병들이 제 나름대로 자연적 요인이 있으며, 어떠한 병도 자연적 요인 없이는 일어나지 않는다.'고 주장한다. 현대의 병인론에 비추어 보면 히포크라테스의 질병 이해가 과학적이지 않을 수도 있지만, 신의 노여움이라는 견해에 비추어 보면 훨씬 합리적이라는 생각은 든다.

히포크라테스에게 느끼는 동질감은 의과대학생들이 맹세하는 히포크라테스 선서에도 있는 것 같다. '이제 의업에 종사할 허락을 받음에 … 나는 환자의 건강과 생명을 첫째로 생각하겠노라. 나는 환자가 나에게 알려준 모든 것에 대하여 비밀을 지키겠노라. … 나는 인종, 종교, 국적, 정당 관계 도는 사회적 지위 여하를 초월하여 오직 환자에 대한 나의 의무를 지키겠노라. 나는 인간의 생명을 그 수태된 때로부터 더 없이 존중하겠노라…' 우리나라 의과대학생이 졸업할 때, 사용하는 선서는 원문이 변형된 '제네바 선언문'이라 내용에 차이가 있다. 선서에서 중요하게 보는 점은 현재에도 연결될 수 있는 '인간 중심주의' 사고이다.

철학에서 아리스토텔레스에 비견할 만큼 의학에서 히포크라테스의 영향력은 대단하였으나, 이미 현대에 의하여 그 업적은 극복되었다. 고민해 본다면, 내용적인 측면에서는 아니지만, 의학계에서 사용되는 상징을 통하여 역사적 맥락 속에서, 그리스 신화는 현대 의학의 한 구석을 차지하고 있는 것 같다.

근대 이전 의학

근대 이전 병리는 그리스 시대로부터 시작된 4체액설과 로마 시대 갈렌의 4기질설을 벗어나지 못한 상태였다. 그리스 시대 엠페도클래스(Empedocles, 기원전 약 490~430)는 우주는 흙, 공기, 물, 불의 네 가지 원소로 이루어져 있다는 4원소설을 주장하였고, 여기에 바탕을 두고 인체는 냉, 건, 습, 열(cold, dry, moist, hot)의 4가지 성질로 구성된다고 제자들이 주장하였다. 한편 히포크라테스는 혈액, 점액, 황담즙, 흑담즙이 신체에서 생성되는데, 이것이 불균형하면 병이 발생한다는 4체액설을 주장하였다. 로마의 갈레노스(Claudios Galenos, 129~199)는

4체액설을 다시 정리하고, 기질론을 부가하여 이를 전파하였다. 그의 영향력으로 인하여 4체액설은 천오백 년 동안 의학계의 정설이 되었다. 그래서 중세 의사들의 치료법도 기본적으로 불균형 상태인 체액을 뽑아내는 것이었다. 토하는 약을 먹이거나, 재채기를 시키거나, 설사하도록 약을 먹이거나, 피를 뽑는 방법들이 있었다. 예컨대, 열이 나는 환자는 열을 나타내는 혈액이 너무 많다고 생각해 피를 뽑았다. 물론 질병이 죄를 지어서 생기는 것이 아니라 신체 체액의 변화 때문에 생긴다는 주장을 한 것이라는 측면에서 이것은 액체 병리학이라고 했다.

인체의 구조를 밝히는 것이 해부학(anatomy)의 목적이라면, 구조의 기능을 밝히는 것을 생리학(physiology)이라고 한다. 구조 기능이 병적인 상태가 되면, 그 원인을 탐구하는 것을 병리학(pathology)이라고 한다. 죽은 사람에 대한 해부는 르네상스 시대에 베살리우스로 인하여 부활하지만, 해부학에 바탕을 두고, 생리와 병리를 밝히는 작업은 훨씬 오랜 시간이 필요했다. 이 글에서는 병리학의 발전만 살펴보겠다.

18세기 후반 조반니 바티스타 모르가니(Giovanni Battista Morgagni, 1682~1771)는 700례에 가까운 부검 소견과 그 환자들 생전 임상 소견을 연결 지어 1761년에 〈질병의 장소와 원인에 관한 해부학적 연구(De Sedibus et Causis Morborum per Anatomem Indagatis)〉라는 2,500쪽 저서를 출간했다. 예컨대, 오른쪽 하복부에 통증, 발열을 호소하고, 맥박도 빠르고, 눈이 움푹 꺼지고, 혀가 마르는 증상을 가진 노인에 대한 처방은 혈액을 200g가량 빼라는 것이었다. 그날 저녁 노인은 사망을 하였고, 모르가니가 부검을 해 보니, 복강과 오른쪽 근육까지 퍼진 고름 덩어리를 보았다. 저녁, 반짝 정신이 든 노인은 숨을 한번 몰아쉬고는 경련을 하더니 세상을 떠났다. 충수돌기염과 파열로 인한 복강염으로 보는 것이 현대의 진단이며, 모르가니 역시 유사한 진단을 하고 있다. 시체 해부를 한 것을 근거로 신체 장기의 국소적 변화 때문에 임상증상이 나타남을 주장하였다. 이것을 고체 병리학이라고 한다(솔리디즘(solidisme)은 액체가 아닌 고체가 신체를 구성하는 구성 요소라고 보고, 물리적 구조와 관계에 의해 생명 현상을 설명했다). 이후 4체액설이 부정되면서, 피를 뽑는 치료도 점차 설 곳을 잃었다.

1789년 대혁명 이후, 프랑스는 공화국이 되었다. 루이 16세는 처형을 당했고, 과학자인 귀족들도 마찬가지 신세였다. 부유한 귀족들이 의사를 불러서 치료하는 왕진 형태 의학은 없어졌다. 프랑스 혁명 후속 조치로 기존 마스터와 길드에 의한 진입 규제를 철폐하고, 모든 사람에게 거래와 전문직 수행을 위한 수련을 자유롭게 허용하는 조치가 취했다. 정부는 의사 양성을 위한 3개 의학교를 신설하고, 기존 이론 교육에 임상 실습을 부가하였다. 귀족 의사들의 영역이었던 내과(physician)와 이발소 길드에서 시작한 외과(surgeon)을 통합하여 교육하였다. 혁명 정부는 외국과 전쟁을 치르면서 군 후방에는 병원을 설치하고, 부상병들을 후송하여 치료하였다. 파리에는 빈민들을 위한 구호 시설이 수용 목적으로 설치되었고, 이후 빈민들을 위한 치료 기관으로 병원이 되었다. 귀족이 아닌 자들도 의사들의 치료를 받을 수 있게 되면서 환자들이 몰렸고, 병원의 규모가 커지면서 의학 지식이 급속하게 확장되었다. 죽은 자의 장례를 치를 수 없었던 빈민들은 부검 후 병원에서 장례를 치러 주는 것에 흔쾌히 동의를 하였다. 사비에르 비샤(Xavier Bichat, 1771-1802)는 당시 병원에서 1년에 600여 건의 해부를 하였고, 현미경을 이용하여 인체의 기본 구조 단위로서 조직(tissue)을 관찰하고 조직 병리학을 발전시켰다. 이 무렵 프랑스는 의학의 중심지였고, 그들은 파리임상학파(paris clinical school)라고 불렸다.

우리가 공유하는 의학의 내용은 18세기 프랑스 대혁명 이후 계몽주의 사조하에서 상당 부분 모습을 드러냈다. 천체 물리, 화학에서 시작된 18세기 과학 혁명은 생물학계에 영향을 미치면서, 린네의 식물 분류학 등으로 발달하는 데 비하여, 의학은 훨씬 더 복잡한 과정을 통하여 근대화 과정으로 나아간다. 19세기 프랑스에서 '임상의학'이라고 부르는 것을 통하여 점점 형태를 갖추어 가는데, 의사들은 병리학을 통해서 질병을 정의하고, 질병을 읽는 방식을 도입하면서 권력을 쟁취한다.

19세기 이전의 유럽은 감염병으로 인한 조기 사망의 시대였다. 한 집에 일곱 여덟의 아이들이 태어나고, 1840년의 생존곡선을 보면 10세 이전에 약 40%의 사망률을 보인다.

생리학과 병리학의 발달을 통해서 질병 상태와 장기(organ)의 병적 변화는 볼 수 있었지만, 질병 원인은 아직 알지 못하였다. 당시 질병 원인론은 그리스 아리스토텔레스 시대의 이론으로 르네상스에 부활하여 상당 기간 영향을 미친 미아즈마(Miasma, 장기, 瘴氣, 고대 그리스어: 오염), '나쁜 공기'에 있다는 주장이다. 중세 유럽을 죽음의 도가니로 몰아넣었던 '1차 흑사병'이 창궐한 기간은 일반적으로 1347~1351년까지로 기간은 3~4년에 불과했지만, 서유럽 인구의 1/3 정도가 사망하였다. 기독교적 전통에 의하면, 인간이 범한 죄에 대한 신의 분노가 있고 그에 따라 역병을 내려 인간 사회를 벌하고 있다는 믿음이 있었다. 프랑스 왕의 명령으로 파리대학 의학부 교수들이 제출한 보고서에 따르면, 1345년 3월 20일 토성, 목성(Jupiter), 화성(Mars)이 물병자리에서 합해졌고, 이전에 발생했던 행성의 (소규모)'합' 및 일(월)식과 더불어 공기를 부패하게 했고, 그 결과 1348년 수많은 사람이 사망하게 되었다고 하였다. 신의 의지로서 천체의 운행을 보는 것은 당시 천문학이 가지는 기본적 태도였기 때문에 해석은 어색하지 않았다.

여기에 체액론 관점을 더하면, 나쁜 공기에 함께 노출되었는데, 어떤 사람은 병에 걸리는 반면 다른 이들은 그렇지 않은 이유가 설명된다. 체액의 구성에 따라 개인의 체질이 형성되고, 체질에 따라 어떤 질병에는 저항력이 정해지는 것으로 생각할 수 있다. 그런데 1348년 발생한 역병은 남녀노소에 대한 구분 없이 무차별적이었다. 체질에 따른 차이가 없이 수많은 사람들이 사망하자, 의학자들은 미아즈마-체액론 외에 다른 설명을 추가하여 설명하려고 하였다. 미아즈마를 호흡하면 심장과 폐 주변에 독성 물질이 발생하게 되는데, 이것이 체질과 관계없이 질병을 일으키고 사망에 이르게 하는 역병의 가장 직접적인 원인이라고 주장했다. 체액-체질론과 독립된 사망 원인으로 '독(poison)' 개념이 나타난 것을 의학계에 새로운 원인에 대한 인식론적 확장이 일어난 것으로 보고 있다.

물질이 부패하며 발생하는 미아즈마로 인하여 전염병이 돈다는 주장은 현상으로만 보면, 부패하여 악취가 나는 곳에 주로 병원균이 번식하고 전염병이 창궐하기 때문에 세균의 존재를 몰랐던 상황에서 신빙성 있는 학설로 받아들여졌다. 또한 악취를 제거하는 과정이 공중보건상 위생을 확보하는 것이라서 질병 예방에도 도움이 되었다.

1850년대 런던에서 쌀뜨물 같은 다량의 설사를 하고, 죽는 질병이 유행하였다. 윌리엄 파(William Farr, 1807-1883)는 인분과 오물을 그대로 강에 버리기 때문에, 악취가 심한 템즈강 유역에 엄청난 미아즈마가 있다고 주장했다. 런던 당국은 템즈강에 오물 투척을 막는 조치를 하였지만, 질병의 확산은 잡히지 않았다. 하지만 당시 발병자 분포를 역학 조사하였던, 존 스노우(John Snow, 1813-1858)는 질병은 오염된 수원지 물을 통해 퍼진다고 주장하였다. 스노의 의견에 따라 런던 당국은 발병자들이 공통으로 이용하였을 것으로 본 (콜레라균에 오염되었을 것이라고 추정되는) 우물을 폐쇄하였고, 이후 질병의 확산은 서서히 저지되었다. 결국 질병이 물로 전염된다는 주장이 성립하게 되면서 미아즈마 이론은 심각한 도전을 받게 된다.

생명체에 대한 자연발생설을 둘러싼 오랜 논쟁이 있었다. 기원전 4세기 아리스토텔레스가 주장한 자연발생설은 성물은 '생기'가 있어서 무생물과 구분된다고 하고, '생기' 때문에 주변의 물질들이 조직되어 생명체가 발생한다는 자연발생설은 르네상스 시대까지 오랜 시간 정설로 인정되었다. 17세기 벨기에 화학자 헬몬트는 땀에 젖은 셔츠를 기름, 우유에 적셔 항아리에 넣어두면 쥐가 발생한다는 실험을 보고하고 있다. 이 이론을 인정하는 자들과 부정하는 자들 간에 여러 가지 실험과 논쟁이 시대 간에 걸쳐 이어졌는데, 가톨릭의 성경 해석으로 생명에 대한 신의 창조를 인정하기 위해서는 자연발생설보다는 생명체의 선존재설이 보다 합당하였기 때문에 더욱 논쟁이 복잡하게 전개되었다.[3] 결정적 실험으로 파스퇴르 연구소에 아직도 보관되어 있는 백조목 플라스크(Swan-necked flask) 실험이 유명하다. 파스퇴르는 배양액을 만들어 유리 플라스크에 넣고 플라스크의 목을 가열하여 길게 늘였다. 배양액을 몇 분간 끓인 후 플라스크를 냉각시키면 플라스크 속의 배양액은 변질되지 않고 원래대로 유지된다는 것을 보여주었다. 파스퇴르는 이 실험에서 플라스크 속 내용물이 뜨거운 상태

---

[3] 현재도 생명체 최초 기원에 대한 문제는 해결되지 못했다. 38억 년 전 영양죽 상태의 해양에 번개 기타 등등이 작용하여 핵산, 아미노산이 발생하고, 또 시간이 지나면서 잘 모르는 기전에 의하여 원시 생명체(원핵세포 등)가 발생하고, 이것들이 점차 진화하여 현재의 생명체가 되었다는 진화론은 생명체 자연발생설의 다른 버전에 지나지 않기 때문이다.

에서 외부 공기 속의 미생물이 죽게 되면, 이후 바깥 공기에서 들어오려는 미생물은 굽어진 플라스크의 목 부분에 남게 되기 때문에 부패가 진행되지 않는다고 설명했다.

독일의 로베르트 코흐가 1876년 탄저병을 일으키는 탄저균을 발견하면서 미아즈마 이론은 결정적으로 배척되었고, 1881년 미생물을 키우는 고체 배지(agar plate)를 개발하면서, 외부 공기로부터 들어온 세균이 형성한 콜로니(colony)가 배지 외부의 표면에서만 발생하는 것을 확인하였다. 세균 콜로니가 배지 내부가 아니라, 표면에서만 자란다는 것은 세균이 바깥 공기로부터 유래했다는 것을 보여주는 증거로서 자연발생설을 배척하는 근거가 되었다. 과거에는 액체 배지였기 때문에 이러한 구분은 불가능하였다.

루돌프 루트비히 카를 피르호(Rudolf Ludwig Karl Virchow, 1821~1902년)는 독일의 병리학자로서 1856년 베를린대학 교수가 되어, '모든 병원체는 세포에 의해서 이루어진다'는 주장을 하며, 병의 원인을 세포의 변화에 있다는 세포병리학을 주장한다.

이러한 과학적 발견에는 현미경이 큰 역할을 하였는데, 질병 원인으로 세균이 발견되었고, 그로 인한 변화를 세포병리학으로 정립하였다. 현대 의학의 바탕을 흐르는 근본적인 시각, 질병을 과학적 인과관계로 바라보는 것, 감염성 질환은 단일 병인에 의하여 발생하는 것이며, 항생제는 이것을 치료하는 것이라는 인고적 사고가 작동되게 되었다. 우리가 사유하는 의학의 모습은 사실상 이러한 '마법의 탄환' 개념에 의존하고 있다.

의학의 발달로 인하여 조기 생존율이 증가하면서 인류는 이제 태어나서 충분히 삶을 즐기다가 노쇠에 의하여 사망하게 되는 최초 단계에 들어서게 되었다. 하지만 태어난 사람들이 모두 자연사하는 단계에는 들어서지 못하였고 그러한 것이 가능할 것 같지도 않다. 한편 노인층의 인구 증가가 가장 빠르게 진행되면서, 동맥경화증, 암, 당뇨병, 관절염, 뇌졸중, 폐기종 등이 주요한 사망 원인이 되었고, 사망의 주요 요인들이 감염성 질환에서 만성 질환으로 변화하였다.

현대 의학과 그 역설

질병과 조기 사망에 대한 두려움이 사라지면 인간들은 건강에 대하여 염려를 덜 하게 되는 것일까? 인간은 일찍 사망하지는 않지만 이제는 건강하지 않은 채 오래 살아야 하는 위험에 처하게 되었다. 현대 의학의 발달은 말기 환자의 얼마 남지 않은 수명에 관여하게 되었는데, 인공호흡기의 사용과 인공영양법의 발달 등이 주된 수단이 되었다. 과거에는 자연스러운 죽음을 맞이하였던 말기 환자들이 이제는 부자연스러운 삶을 연장하는 문제에 부딪히게 되었다. 이제는 삶의 질에 관한 문제를 의료에서 고려하여야 할 때가 온 것이다. 의료가 전문화되면서 환자들은 자신의 생명과 신체가 의사들로부터 존중받고 있다는 의식을 하지 못하게 되었고, 마치 컨베이어 벨트에 놓여 표준화된 절차에 의하여 처리되는 공산품 제조 공정과 같이 자신의 질환이 취급되고 있다는 생각을 하게 되었다. 현대 의료에서 환자는 객체화되었고, 자신의 신체와 생명에 대한 최소한의 자기 결정권을 사수하기 위하여 노력하여야 하는 현상이 나타났다.

21세기에도 의학은 눈부신 발전을 하고 있다. 2,000년 초 전 지구를 통하여 인간 유전자 계획(human genome project)라는 용어는 우리 주위에서 회자되었다. 인간유전체 지도가 완성되면 인간 삶에 어떠한 변화가 발생할 것인가? 과학자들은 아직도 많은 부분들을 성취하여야 한다고 이야기한다. 소위 'post genomic project'이다. 하지만 한편으로는 새로운 희망을 흘리고 있다. 질병을 일으키는 데 관여하는 유전자의 역할을 좀 더 명확하게 규명할 수 있다면, 맞춤 의학 시대에 들어가게 될 것이라고 한다. 하지만 이러한 시각은 19세기 중반 이후 우리가 의학에 대하여 가지고 있는 태도의 연장선상에 지나지 않는다. 우리가 현재 직면한 만성병은 단일한 원인이 아니며 특효약도 존재하지 않는 것이다. 어찌 보면 짧은 현대 의학의 역사에서 얻은 승리를 만끽하기도 전에 계몽주의 이전과 같은 한계 상황에 다시금 처하게 된 것이다. 인간의 수명이 얼마가 자연스러운 것인지에 대한 논의는 있을 수 있다. 현재와 달리 200년을 생존하는 것이 자연사의 기준이 될 수도 있다. 하지만 과거나 현재나 의학의 한계 상황에 서 있는 사람들이 취하는 태도는 동일할 것이다. 다시금 주술사를 찾게 되고, 신에게 생명을 기도할 것이다. 어쩌면 과거보다도 더 자연스럽게 그러한 것들을 받아들일지도 모르겠다.

이상은 우리가 '의학은 무엇인가'라는 정체성 질문을 할 때, 고민할 부분을 역사적 전개를 통하여 살펴본 것이다. 과학이라는 이름 아래서 수정과 같은 투명한 것들로만 의학이 구성되어 있다고 생각할 수도 있지만, 우리가 인식하든지 인식하지 않든지 간에, 의학에는 오랜 시간 동안 경험하였고, 논쟁하였던 많은 것들이 상징이 되어 서로 녹아들면서 만들어진 합성물과 같은 것이다. 병리학이란 이름으로 첨단 과학의 한 부분을 차지하고 있지만, 인간이란 불완전한 존재 때문에 의학 역시 복잡한 내용과 외향을 가질 수밖에 없다는 것을 인정하여야 한다.

참고문헌

이재담, 의학의 역사, 광연제.

미셸 푸코, 지음/홍성민 옮김, 임상의학의 탄생, 이매진.

허경, 미셸 푸코의 '임상의학의 탄생' 읽기. 세창미디어.

앨버트 S. 라이언즈, R 조지프 페트루첼리 지음/ 황상익, 권복규 옮김, 세계의학의 역사. 한올아카데미

자크 주아나 지음/서홍관 옮김, 히포크라테스, 아침이슬.

윌리엄 코커햄 지음/박호진, 김경수, 안용항, 이용수 옮김, 의료사회학, 아카넷.

이상동, 1347/8년~1351년 1차 흑사병 창궐 원인에 대한 당대 의학계의 인식: 전통적 인식론에서 독(poison) 이론까지, Korean J Med Hist 2022; 31(2): 363-392.

박주홍, 고대 서양의학 체질론과 사상체질론의 형성과정 및 내용 비교 연구, Korean J Med Hist 2009; 18:15-41.

Robert A. Wilcox and Emma M. Whitham. The symbol of modern medicine: why one snake is more than two. Annals of Internal Medicine. 2003 Apr 15;138(8):673.

Things you don't learn in medical school: Caduceus, M Prakash and J. Carlton Johnny, J Pharm Bioallied Sci. 2015 Apr; 7(Suppl 1): S49-S50.

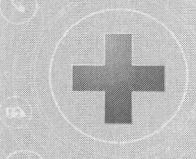

의사가 일하는 법

'의사가 일하는 방법에 관한 how to?' 질문이다. 의사라는 집단을 이해하기 위하여 반드시 이해하여야 하는 것은 의사의 중요한 직업적 표상으로 이야기하는 'professionalism(전문가주의)'이라는 단어이다. 조금만 주위를 돌아보면 의료계 외의 다양한 분야에서 흔히 사용하고 있는 단어라는 것을 알 수 있다. 사회 각 분야에서 자신들 직업에 독특한 구분을 위하여 흔히 '전문성'이라는 표현을 사용하고 있는데, '교사의 수업 전문성', '방문판매 화장품 뷰티 컨설턴트의 전문성', '요양 보호사의 전문성', '비평의 전문성' 등과 같은 것이 그 예가 될 것이다. 사실 이러한 용례는 연혁에 비추어 보면, 원래 의미와는 동떨어진 사용법이라고 할 것인데, 이 글은 전문가주의의 역사적 전개를 통하여 이 개념의 숨겨진 의미를 살펴보고, 의료에서의 위치를 규명하려고 한다.

전문가주의의 시작과 전개

어원과 역사적 배경에서 의미를 찾아보면, 'profess'는 'pro(앞에서, 미리)'+'fateri(acknowledge, confess)'가 결합한 'profiteri'라는 라틴어에서 유래하는바, '공개적으로 선언하다(declare openly)', 자발적으로 진술하다(testify voluntarily)'를 의미한다. 일반적으로 'professor'를 앞에서 '이야기하는 사람'으로 이해하여 대중 앞에서 강연을 하는 사람으로 설명하지만, 역사적으로 보면, 서약은 전문가 집단을 특징짓는 중요한 표식이 되었고, 의사가 중세 유럽의 대학을 통해서 배출되기 시작하였을 때, 과정을 마친 졸업생들은 '나는 의술을 주관하는 아폴론과 아스클레피오스와 히기에이아와 파나케이아를 포함하여 모든 신 앞에서, 내 능력과 판단에 따라 이 선서와 그에 따른 조항을 지키겠다고 맹세한다. (중략)' 의사가 되기 위하여 행하는 히포크라테스 선서는 바로 이러한 서약을 'profess'한 것이고, 우리는 이것을 의사 사회로 들어가기 위한 중요한 의례로 여기고 있다.

중세 초기에 천주교 성당이나 수도원을 통하여 유지 보관되었던 지식들은 중기에 접어들면서 르네상스 시대와 함께 세상에 나오게 된다. 이때 중요한 역할을 한 것이 대학교(university)이다. 귀족과 같은 높은 신분의 자제들이 대학을 통하여 교육을 받았고, 졸업과 함께 선서를 하고 이를 준수하는 집단으로서 일정한 신분을 보장받았다. 이들이 선서한 자(professor)였다. 중기 중세 유럽에서 대학을 통하여 전문적으로 교육을 받은 의료인 집단은 기도하는 자였고 일하는 자와는 신분적으로 구별되었다. 그리스 시대 이래로 육체적 노동과 정신적 작업은 구분되었고, 중세 대학의 교육 내용은 신학, 법학, 의학, 예술로서 정신적 작업을 의미하는 것이었다.

중세에 번성하였던 길드(guild) 중에서 외과 일을 하였던 이발사 길드는 손으로 일을 하는 자들이었고, 약을 지었던 약재상(apothecary, 아포테카리)은 약재의 매매를 하였기 때문에, 정신적 작업을 하던 의사들과는 신분적으로 구분되는 것이었다. 의사들은 공식적으로 인정된 대학의 교육 과정을 통하여 배출되었고, 대학을 인정한 교황, 왕과 같은 높은 신분들은 의사들로부터 세금에 대신하는 역무로 치료를 받을 수 있었고, 귀족들은 자신의 많은 돈을 지불(의무는 없다고 하지만, 지불하지 않으면 치료를 받을 수 없으니 도리없이 주어야 하는)하고 치료를 받았다. 어차피 의사들도 실제 돈을 받고 영업하는 길드 형태와 별 차이가 없었고, 하위 계층은 돌팔이들이 돌보아야 하는 상황이었다.

교육과 서약을 통하여 형성된 의사 집단은 서약하지 않은 자들을 규율하는 역할도 하였다. 1322년, 프랑스 파리대학은 서약한 의사가 아니면서 환자를 치료 한 자들을 교회 법정에 기소할 권리가 있었다. 중세의 길드는 세속 영주에 세금을 납부하는 대신에 자신의 직업 영역에 대한 독점권을 인정받으면서 16~17세기에 번성하였다. 의료 역시 경제적으로는 환자를 담보로 한 길드였기에 큰돈을 모을 수 있는 직업으로 번성해 갔다. 하지만 길드의 폐해 역시 문제가 되었다. 도제 제도를 통하여 인력을 착취하였고, 생산을 제한하여 생산품의 가격을 상승시키는 역작용이 발생하였다.

18세기 후반은 중상주의(mercantilism) 시대였다. 유럽 사회는 길드의 독점성이 자유로운 거래를 방해한다고 보고, 이를 해체하는 작업을 시작한다. 다만 의료와 관련된 조직은 공공 보건상의 이유로 기존 구조를 유지하게 하는데, 혁명 전후 프랑스에서는 대학 교육에 기존의 (내과)의사(physician) 외에 길드에 소속되었던 외과(surgeon)가 합해졌고, 약재상(apothecary)이 자체적으로 마련한 교육 과정을 정부로부터 인정받아 약학대학이 되면서 전문가 집단이 되는 기회를 마련하였다.

프랑스 이야기

중세의 길드는 생산 과정을 통제하였기 때문에 생산품에 대한 가격 통제를 할 수 있었다. 그러나 중상주의 시기가 도래하면서 생산과 가격을 독점하였던 길드는 구체제와 함께 몰락한다. 하지만 지식과 결합한 의료인의 전문성은 사회를 유지하기 위한 도구로서 인정받아 살아남을 수 있었고, 해체되어야 할 외과 길드와 약재상 길드 역시 지식과 필요성을 바탕으로 길드 해체 상황에서 역설적으로 새롭게 전문가 집단이 되었다.

매튜 램지(Matthew Ramsey)는 18세기 말 19세기 초, 기존 길드가 해제되면서 길드적 기반이 없이 새로운 전문가 집단이 탄생하는 프랑스 상황을 '전문가화(professionalization)' 시대라고 표현하고 있다. 혁명 이후, 프랑스는 나폴레옹 시대에 설립된 고등 교육기관 그랑제꼴(Grande école)을 중심으로 행정 국가 체계를 정비하는데, 의료와 같이 사회적으로 필요한 부분에서 전문가 집단을 인정하면서도, 기존의 길드와 같은 폐해는 없애는 방법이 무엇인지 고민하였다. 그 결과 혁명 당시 행정부는 교육 과정을 통한 전문가 양성을 인정하되, 전문가들이 모여서 길드와 같은 협의체를 만드는 것을 금지한다.

이러한 전문가 단체 설립 금지 조항은 이후 100년간 지속되었고, 19세기 말에 단체 조직 금지법 조항이 개정되어서야, 프랑스에서는 의사 단체가 다시 조직될 수 있었다. 프랑스 의사 단체를 인정한 이유는 사회에 만연한 돌팔이들을 막기 위한 것이었는데, 이것은 의사들의 독점적 지위를 인정하는 것으로 중세의 길드적 운영이라고 할 수밖에 없는 아이러니한 상황이기도 했다.

의사들이 독점적 지위를 지키면서, 행위별 수가제를 통하여 환자에게 자신이 원하는 만큼의 청구를 할 수 있었던 시기를 의사들의 황금기라고 한다. 시기별로는 1929~1930년에 기존의 행위별 수가제(fee for service)를 전면적으로 변화시키려는 정부의 시도가 있었지만 실패하였고, 의사와 환자 간의 의료비를 합의하면, 사회보험에서 일부 금액을 환자 측에 보조하는 형식으로 정착되었다. 제2차 대전의 전시체제였던 비시(Vichy) 정권에서도 특별한 변화를 가져오기는 어려웠고, 전후의 혼란기에서도 의사 단체는 의회에 바탕을 둔 정치력으로 기존 의료 제도 변화를 거부할 수 있었다. 제2차 대전이 끝나고 드골 대통령을 수반으로 하는 제5공화국이 등장하는 1958~1960년에서 병원을 국가체제 하에 두는 제도 개혁이 이루었다. 병원의 의사는 개인 의원을 폐업하고 월급을 받는 의사가 되었으며, 특정 의료 행위에 대하여 수가의 최대치를 국가가 정하게 되었다. 환자는 의료비의 80%를 국가로부터 반환받게 되고, 나머지 20%는 본인이 부담하게 되었고, 본인 부담금 20%를 위하여 사보험 회사가 영업하는 행태가 정착되게 된다.

영국 이야기

영국에서 의사 집단의 변화 과정은 계급 간의 갈등이었고, 전문가 집단으로 진행은 예측하기 어려운 방향으로 진행되었다. 대학을 중심으로 형성되었던 의사 조직이 길드에 불과하였던 약재상 조직과 의료 행위 권한을 공유하게 되는 일이 일어났다. 1518년, 옥스포드, 캠브리지대학의 의사들이 모여서 왕립의사회(Royal College of Physicians)를 만들고, 무자격자에 의한 의료행위를 기소할 수 있는 권한을 부여받은 것은 프랑스를 포함한 유럽 대륙과 동일한 전개였다. 하지만 1642년, 올리버 크롬웰을 중심으로 한 의회파와 찰스 1세를 중심으로 한 왕당파 간의 내전 과정에서 의사회는 왕당파를 지지하였고, 1665년 런던에 만연한 흑사병으로 약 70,000명이 사망하였고, 1666년 13,000채의 가옥이 불에 타는 런던 대화재가 발생했을 때 의사들은 자신들의 지지 세력과 함께 런던시를 빠져나가 지방의 영지로 향하였다. 런던 시민들은 약재상들이 진료하고, 약을 조제하는 것을 당연하게 받아들이게 되었다.

18세기 초, 로즈 사건(the Rose Case)로 알려진 소송에서 승소하여, 약재상들은 의사 처방 없이 단독으로 처방과 조제를 할 수 있는 권한을 인정받게 되어, 일반의(general practitioner, GP)로 활동할 수 있는 법적 권한을 획득하게 된다. 1832년 영국의사협회(The British Medical Association, BMA)가 설립되었고, BMA 주도로 1858년 의료법이 제정되었는데, 이 법에 의하여 설립된 General Medical Council(GMC)에 등록된 의사들만이 진료를 할 수 있도록 면허를 관리하기 시작하였다. 영국 의료 면허에 대한 통일된 관리 체계를 만들었지만, 기존의 구조가 완전히 변한 것은 아니었다. 옥스포드와 캠브리지를 졸업한 의사들은 병원 훈련을 거치면서 전문가가 되어 왕립의사회에 입회할 수 있었고 고소득을 유지할 수 있었다. 이에 반하여 외과의나 약재상 출신 의사들은 지방의 사립학교를 졸업하고 일반의로서 시골에 개업해야만 했다.

20세기 초반에 자유당과 로이드 죠지 정부는 저소득층을 위한 의료보험체계를 도입하였고, 이에 따라 일반의들의 수입도 점차 증가하기 시작하였다. 제2차 세계대전 중에 도입한 국가의료체계(National Health Service, NHS)가 중요한 전환점이 되었다. 종전 이후에도 NHS가 유지되면서 현재 체계의 기본 골격이 되었다.

미국 이야기

미국은 식민지 초기 영국식 제도에 따라 도제식 훈련을 통하여 의사를 만들었지만, 19세기 중반 주립대학이 설립되면서, 19세기 말 존 스홉킨스(Johns Hopkins)대학에서 처음으로 유럽식 대학 교육을 통한 의사 배출을 시작하였다. 미국 국가 형성 초기에 의사 집단의 형성은 대학을 설립한 주(state)의 권한이었다. 이 시기에 미국은 유럽의 산업화를 따라잡기 위하여 전력을 쏟는 시기였고, 자본의 논리에 의하여 레쎄 페어 정책이 가장 중요한 철학이었다. 남북 전쟁 이후에는 중산층이 발달하였고, 1880~1920년대 주가 면허를 관리하는 체계를 가지게 되었다. 1847년 만들어진 미국의사협회(American Medical Association, AMA)는 1906년에 이르러서 160개 의과대학에 대한 인증 사업을 시작하였고, 1910년 프렉스너 보고서에 의하여 의학 교육에 대한 기준 만들 수 있었다. 1930년대에 AMA를 중심으로 대학을 통한 의학 교육과 인턴, 레지던트 프로그램을 통하여 의사를 배출하는 방식이 정립되게 된다. 대공황 당시 프랭클린 루즈벨트 대통령은 영국과 유사한 국가 의료보험체계를 도입하려고 하였지만, AMA와 노조로부터 사회주의 의료라는 공격을 받고 겨우 군대 내에서만 적용시킬 수 있었다. 민간 분야는 행위별 수가(fee for service)제에 적합한 민간의료보험 방식으로 고착되었다. AMA는 각 주의 면허 발급 관련 입법에 영향력을 유지하면서, 의사가 되기 위한 교육 제도와 의료 시장에서의 가격 결정 분야에서 결정권을 행사할 수 있었다. 미국 의사들의 황금 시대는 케네디-존슨 시절 노년층과 빈곤층을 위한 연방 프로그램인 'medicare/medicaid' 법이 통과되면서 변화되었다. 빈곤층과 노년층에 대한 의료의 확대 정책은 의료 수요의 폭발적인 증가를 가져왔고, 결국은 한정된 재정과 예산의 효율적인 집행을 위한 관리 의료(managed care)를 도입했다. 정부는 교육, 훈련, 연구 등에 소요되는 예산 지원을 증가하기 시작하였기 때문에, 의과대학들은 정부 지원을 받기 위하여 의과대학 정원을 증원하기 시작하였고, 기존에 AMA가 유지하고자 하였던 '130:100,000'라는 인구 대비 의사 비율이 무너지기 시작하였다. 1960년부터 1990년까지 의사 숫자는 두 배로 증가하였다. 1990년에 이르게 되자 의사 수의 절반은 월급을 받는 봉직 의사가 되었다.

독일 이야기

독일은 영국이나 프랑스에 비하여 민족 국가로의 통일이 늦었으며, 산업 혁명 과정에 늦게 뛰어든 후발 공업국이었다. 비스마르크 재상 체제에서 프랑스와의 전쟁에서 승리하면서 1871년 프로이센을 중심으로 소독일주의 통일을 완성할 수 있었다. 경제적으로 영국을 포함한 선발 공업국과 경쟁을 위하여 국가 주도로 산업을 발전시키는 체제를 채택하는데, 기존 귀족 중심의 정치 세력들이 산업계를 주도함에 따라 빈부 격차는 더욱 심해지고, 국내의 갈등이 극대화되었다. 정치적으로 내부에서는 라살레(F. Lassalle)가 이끄는 사회민주주의와 경쟁하여야 했고, 외부적으로는 마르크스주의를 물리쳐야 했다. 이 문제를 해결하기 위한 비스마르크는 1878년에 '사회민주주의 탄압법'이 제정하였고, 노동자들의 생존을 보장해 주는 당근으로 일련의 사회보장입법들을 하게 된다. 1883년에 치료비와 부상 수당금 지불 제도와 이를 위하여 질병 금고를 갖춘 협동조합 설치를 규정한 '의료보험법'이 제정된다. 재정 문제로 이 법의 적용을 받는 계층은 당시 인구의 10%에 불과하였지만, 이 법은 현대적 의미의 의료보험의 최초 모델을 규정한 것으로 다른 유럽에 비하여 앞선 것으로 평가받고 있다. 비스마르크 시대에 대학은 주(독일은 주로 구성된 연방 국가)의 기관이었고, 대학 교육을 받은 의사 집단은 당연히 독일 사회의 상층부를 구성하였으며, 종신 교수들은 공무원으로 인정되었다. 1880~1915년 사이 독일의 의학, 특히 연구 분야는 유럽 최고 수준을 유지할 수 있었다. 그러나 중앙집권적

제도 운용의 하부 구조는 허약했다. 프랑스와 영국과 같은 구체제에 대한 혁명이 없었기 때문에 독일의 중세 탈출은 불완전했고, 길드의 잔해도 존속하였다. 사실상 질병 금고는 중세 길드가 조직원의 질병 치료를 위하여 공동 자금을 모아서 운용하던 것의 잔재였고 비스마르크의 의료보험법 역시 이미 각 주에서 운용되었던 질병 금고들에 대한 연방 차원의 정리였다. 의사들은 각 주별로 단체를 조직하여 소속되어 있었다. 하지만 질병 금고와 의료보험제도가 확대되면서 수가 계약을 해야 했던 의사들은 수익 제약에 대한 반발로 경제 투쟁 조직을 만들거나 파업을 시도한다. 1차 대전 이후 바이마르 공화국 시대에 연방 의사법이 제정되었고, 나치는 의사 측의 협력을 유도하기 위하여 연방 의사협회 결성을 후원하겠다는 약속도 하였다. 의사들은 연방 조직을 통하여 정치적인 영향력을 높이고 수가 협상에 유리한 위치를 차지하려고 하였지만 나치의 전체주의는 이를 허용하지 않았고, 도리어 이런저런 이유로 2차 대전 중 나치에 협력한 의사들이 뉘른베르크 전범 재판에서 집단 학살의 죄명으로 사형에 처해진 것은 잘 알려진 사항이다. 독일은 전쟁 이후에도 사회보험으로 의료보험체계를 유지하였다. 전체적으로 질병 금고의 수를 늘리고, 보험 적용 분야를 확대하였는데, 전문의 중심으로 의료보험 적용 분야를 늘렸기 때문에, 비교적 규모가 있는 병원을 중심으로 의료보험이 운용되고 있으며, 현재는 90% 이상의 계층이 이러한 보험의 혜택을 누리고 있다.

산업 혁명과 구체제의 몰락 과정에서 폐쇄적 독점주의 길드는 해체

되었고, 새로운 전문가 집단이 대두되었다. 의료는 길드적 운영이 금지되었지만 살아남았고, 이후 100여 년이 지나면서 무면허 의료행위를 규제하기 위한 목적으로 단체를 조직하고 가격을 결정하는 제2의 황금기를 맞게 된다. 하지만 사회보장체계의 일환으로 짧은 황금기는 사라진다. 이런 변화의 시기는 독일이 좀 빠르고 프랑스가 좀 늦은 편이었다. 미국은 좀 더 지속되어서 1960년대까지 황금기였고, 아직도 사회보장체계로의 전면적 편입이 이루어지지 않았다. 의료 전문가주의에 대한 비판이 1960년대 미국의 사회학 분야에서 활발하게 나타나기 시작하는 이유이기도 하다.

1960년대 사회학의 비판과 전문가주의 변화

전문가 집단의 성립과 몰락에 대한 고찰은 1940~50년대 사회학 문헌들에서 활발하게 논의되기 시작하는데, 1930년대부터 1960년대의 전문가 집단의 상황을 논의하던 한 사회학자는 '거인의 몰락'이라는 표현으로 전문가들의 독점적 지위가 무너져 가는 상황을 서술하고 있다. 전 세계적으로 진행된 탈전문가주의의 측면에서 보면 이제 겨우 시작에 불과한 것이라고 할 수 있는데, 당시의 시각으로 보면 매우 충격적인 일이었던 것 같다. 1960년대 이전 사회학과 철학 분야에서 의료 전문가주의에 대한 많은 논의가 있었지만, 정작 당사자인 의료인들은 그 논의에 관심이 부족하였다.

　초기 미국의 사회학 연구에서 전문직이라고 함은 '고객의 복리를 위하여 자신의 특별한 지식을 이용하는 직업군'이라고 정의하고 있다. 전문가는 소명(vocational calling)에 기초한 의무를 이행하는 것이고, 이것이 전문가 집단을 단순 기술자와 직업적으로 구분하게 한다고 설명하였다. 소명을 강조하는 전문가 집단은 마치 천부인권과 같은 것이라는 것으로 그들의 권리는 최대한 보장되어야 하고, 전문가 집단은 소명 의식을 가지고 행동하므로 그들의 행동 유발 동기가 경제적 이득과 관련이 크게 없다. 그리고 이러한 소명 의식으로 행동하는 것이 사회에 가장 도움이 되는 것이라고 이야기함으로써 전문가의 정체성을 길드와 구분하고 이를 통하여 전문가 집단의 특별한 취급이 당연하게 인정된다고 했다. 의료 전문가주의에 대한 구조 기능주의의 정의는 구성원들이 가지고 있는 고유한 지식체계에 기반하여 시장에서 독점권(monopoly)을 행사하고, 국가나 사회로 자율성(autonomy)을 가지며, 구성원에 대한 훈련의 내용 및 질에 대한 자율적 결정(self regulation), 이를 위한 자체적인 윤리 규범을 가지고 있는 것으로 보았다. 의사의 사회적 지위, 시장에서의 독점권 및 자율성은 이타심, 봉사 정신 그리고 대학 교육을 통한 전문 지식의 습득과 특징을 기초로 설명하였고, 역할(role)이라는 용어를 사용하면서 의사의 특권을 당연하게 보았다. 사회를 기능주의(functionalism)로 파악하고자 했던 대표적 학자였던 파슨스(T. Parsons)는 전문가주의의 두 가지 핵심은 기술적으로 정의된 특정 영역에서만 발휘되는 기능적 권위(functional authority)와 제도화된 이타심(altruism)이며, 개인의 문제가 아니라 기구 수준(institutional level)의 문제라고 하였다. 그러한 점에서 사회의 전반적인 체계에서 권위를 가지는 종교와 다르며, 개인적인 이득을 추구하는 것이 제도적으로 인정되는 영업을 하는 사람(businessman)과 구분되는 것으로 보았다. 이러한 구조기능주의 주장은 전문가주의를 도덕적 기반에 의하여 정의한 것이 아니고, 드러난 특성을 기준으로 한 것이다. 예컨대 전문가주의의 자율 규제는 전문가 직역의 특성으로 이해하여야 하며, 명시적 도덕적 기반에 기초하지 않은 주장이기 때문에 독점을 옹호하기 위한 것이라는 비판을 받는다. 파슨스 이후 미국에서 사회학의 초점은 전문가주의에 대한 주어진 상황에서 구조를 분석하고 기능을 인정하는 데 경험적(empirical) 분석으로 이어졌고, 기능주의 방법론에 대한 부분적 비판이 있었지만, 역동적 사회 변화의 요인으로서 가치와 규범이 어떻게 생성되었는지, 어떻게 변화하는지에 대한 설명은 부족하였다. 이를 극복하기 위하여 갈등이론은 대서양을 건너 유럽에서 등장하게 된다.

후기 구조주의의 관점으로 평가받고 있는 푸코(M. Foucault)는 지식에 대한 본질을 분석하고, 전문가의 지식이라는 것을 독점성을 유지하기 위한 수단으로 파악하였고, 권력의 배후에 존재하는 지식의 존재를 권력과의 연결점으로 분석한 다음, 이를 통하여 전문가주의를 통치성(governmentality)의 맥락에서 파악하였다. 푸코는 통치성 개념을 신자유주의(neoliberalism)에서 정치권력이 대중에 사용하는 도구로서 파악하였다. 불평등한 의사-환자 관계, 의사의 특권에 대한 비판, 전문가들의 자율규제가 집단 이익 추구에 불과하다는 연구 결과들이 발표되면서, 의사들의 전문가주의에 대한 기능주의와 같은 전통적인 설명은 비난을 받기 시작하였다.

전문가주의라는 용어는 그 정의와 내용이 명확하게 잡히지 않는 사회적 논의의 산물이며, 수많은 학자들이 자신의 관점에서 설명하고 있지만, 그 기저에는 전문가 집단에 대한 비판과 그를 방어하기 위한 논의의 결과물로 보아도 틀린 이야기는 아닐 것이다. 1960년대 유럽의 지성들에 의하여 십자포화를 맞은 기능주의 해석이 미국에서 완전히 사라진 것은 아니었다. 케네디-존슨 시절 연방 프로그램인 'medicare/medicaid' 법이 통과되었고, 이후 관리 의료(managed care)가 도입되면서 미국의 의료계는 기존의 의사 환자 개별적 양자 관계에서 성립되었던 의료 전문가주의가 제3자 개입에 의하여 손상되었다. 1980년대 관리의료체계에서 민간 보험회사들과 의사들이 경매와 같은 방식으로 수가 계약을 하게 함으로써 의료 기술은 최저 수가로 결정되었다. 미국의 관리의료에서 시장주의를 채용함으로써, 기존의 의료체계를 구성하였던 자유주의의 입지는 좁아졌지만, 여전히 시장주의가 판을 키우고, 보험 회사들이 제3자로서 의사들과 대리전을 치르는 국면으로 변하게 된 것이다. 그 결과로 의료의 자율성은 떨어졌지만, 민중들의 취약한 의료 접근성이라는 기존 의료체계의 문제점을 완전히 해결하지 못하였다.

1990년대 전선을 정비한 의료계는 사회학자들의 도움을 빌려서 반박하였는데, 그 반론의 기초에 사회계약(social contract) 이론을 도입하였다. 사회계약이론은 정치학에서는 국가 구성 원리로서, 철학에서는 정의론 주제의 일부인데, 사회계약론에 대한 비판과 옹호는 일반이론에서도 논란이 많은 주제 중의 하나이다. 사회 계약이란 당사자의 실제 의사가 확인되지 않은 가상의 도구에 불과한 것이기 때문에, 그 가상의 도구를 합당한 것으로 인정하기 위한 조건들이 논의되어야 한다. 미국 의료계는 주장하는 사회계약이 합당하기 위한 조건이 바로 가치에 바탕을 둔 전문가주의라는 것이다. 그들은 의사의 역할을 치료자(healer)와 전문가(profession)로 구분하여 설명하는데, 의사가 환자의 병을 치료하는 것은 당연한 치료자의 역할로서 사실적 측면으로 동일하지만, 어떻게 의료를 전달할 것인가라는 것은 사회와 전문가와의 계약에 의하여 결정된다고 보았다. 전문가는 가치를 바탕으로 구성되어 있는데 그 가치는 전문가 윤리를 통하여도 알 수 있다고 하였다. 1980년대 미국의 의료전달체계 변화는 사회의 기대가 과도하게 반영된 것으로서, 가치에 입각한 의료 전문가의 입장이 반영되어 균형을 맞추어야만 교정할 수 있는 문제라고 하였다. 각 나라에 따라서 의료전달체계가 다른 이유는 이러한 전문가와의 사회계약이 다양한 수준에서 결정되기 때문이라고 본다. 하지만 이면에는 계약이라는 것은 양 당사자의 합의를 바탕으로 하는 것이므로, 의료가 사회의 필수 불가결한 요소일지라도 합의 없이 일방에 강요할 수는 없는 것이라는 생각을 하는 것이다.

하지만 유럽 대륙의 사정도 어렵기는 마찬가지였다. 대표적으로 1980년대 들어서면서 영국의 의료체계는 의료에 대한 국민보건서비스(National Health Service, NHS)의 관료적 개입과 의사들의 태만이 문제가 되면서 관료주의의 폐해가 노출하였다. 1990년대부터 의료 전문가주의의 재정립 요구가 나오기 시작했다. 1995년 영국 의사면허기구인 'General Medicine Council (GMC)'는 'Good Medical Practice'를 만들면서 의사들의 책임과 의무를 밝히고, 의료서비스의 원칙들을 만들었다. 그리고 그것을 의사 면허 등록과 연결함으로써 의료 전문가주의를 새롭게 조명하는 계기를 제공하였다.

이런저런 사정으로 의료 전문가주의에 대한 비판의 목소리는 높아졌고, 이에 대한 반응일까? 1999년 유럽과 미국의 내과 의사 단체들이 모여서[4] '의료 전문가주의 기획(Medical Professionalism Project)'을 발족시키고, 2002년 '새로운 세기의 의료 전문가주의: 의사헌장(Medical professionalism in the new millennium: a physician charter)'를 의학 잡지 란셋(Lancet)13과 내과학회지(Annals of Internal Medicine)14에 발표하였다.

---

[4] European Federation of Internal Medicine, American College of Physicians-American Society of Internal Medicine Foundation, American Board of Internal Medicine.

헌장이 선언한 세 가지 기본 원칙(fundamental principles)는 '환자 최우선의 원칙)', '환자 자율성에 대한 원칙', '사회 정의에 대한 원칙'로 하여 우선순위에 두고, 그 아래에 전문인으로서의 책임(A set of professional responsibilities)을 열거하면서, '전문 능력', '환자에게 대한 정직', '환자의 비밀 유지', '환자와의 적절한 관계 유지', '돌봄 질 향상', '접근성 향상', '자원 배분에 있어서의 정의', '과학적 지식', '이익 충돌 조정에 관한 신뢰 유지', '전문인으로서의 책임에 헌신(Commitment to)할 것을 요구하였다.

영국 왕립의사회(Royal College of Physicians)가 2005년 12월 의료 전문가주의에 대한 새로운 내용을 담은 보고서를 내놓았다. 의료 전문가주의를 새롭게 정의하면서 기존 전문가주의에서 버려야 개념들로서 '정통함(mastery)', '자율성(autonomy)', '특권(privilege)', '자율규제(self-regulation)' 등을 제시했다. 이상의 개념들을 폐기한 이유는, 현재의 의사와 환자 관계가 과거와 같이 의사가 우월적 지위에서 모든 것을 결정하는 것이 아니기 때문에 더 이상 전문가주의의 덕목으로 권장할 수 없다는 것이다. 자신의 직업에 정통하다는 것, 의사가 스스로 결정한다는 자율성, 치료적 특권, 자율규제 모두 그 이면에서 의료 전문가 우월주의를 포함할 수 있으며, 이것은 사회의 통제를 고려하여야 하는 현실에 맞지 않는다는 것이었다. 그들은 의료와 사회와의 관계를 도덕적 계약(moral contract)라는 용어로 정리하였다. 물론 도덕적 계약이라는 용어에 대한 미국 측 반응은 미지근했다.

전문가주의의 현재 위치와 책임성에 관하여

1980년대 들어서면서 의료계의 대내외적 환경 변화로 인하여 서구 의료 전문가주의의 내용은 변화할 수밖에 없는 상황에 처하게 되었다. 미국 의료체계의 시장주의 폐해와 영국 의료체계의 관료주의 폐해가 심화하였고, 정부, 보험사와 같은 제3자가 의료에 대한 관리 정책을 강화하였다. 정보 혁명은 소비자주의를 통하여 대중들에게 환자-의사 관계의 지식 불균형을 조정할 기반이 되었다.

시대의 흐름은 전문가주의가 특권이 아니라 책임으로 제시되게 하였다. 책임의 의미에 대한 약간의 설명이 필요할 것 같다. 서양의 근대성 담론은 중세 르네상스 이후 신분사회의 붕괴로부터 시작한다. 신분 해방과 개인의 자유권 확립은 인간을 자율적인 인간으로 바라보는 것이며, 자신의 행위에 대한 책임은 자유의 이권으로 당연히 짊어져야 할 개인의 선택이었다. 하지만 소유권을 중심으로 한 자유시장주의는 20세기 말 경제력을 바탕으로 보이지 않는 신분을 형성하게 된다. 이 문제로 인하여 사회 정의에 대한 논의가 발생하였고, 사회주의 이론과 공산주의 혁명이 나타났으며, 인류는 1, 2차 세계대전을 겪게 된다. 원자폭탄의 투하로 종결된 2차 세계대전 이후, 냉전 구도하에서 과학의 남용에 대한 우려는 더욱 커졌고, 과학자들은 수많은 인명 피해를 낸 과학의 발전에 대한 책임을 논의하기 시작하였다. 후기 산업 사회에 들어간 선진국을 중심으로 과학의 발달 이면에 상시적으로 존재하는 위험의 문제가 논의되었고, 그에 대한 책임의 논의가 나타나기 시작하였다. 여기서의 책임 개념은 행위자가 행위의 구체적인 결과를 예측하고 이에 대하여 책임질 것을 요구하는 것으로서, 스스로 선택, 행동에 대한 책임에 더하여 자신이 살아가는 공동체에 대한 책임 더 나아가 자연과 생태계에 대한 행위자의 책임까지 확장하고 있다. 과거의 행위에 대한 결과 책임을 의미하는 인과적 책임을 떠나서, 앞으로 나타나게 될 미래에 대한 책임을 의미하는 당위적 책임을 의미하며, 마치 부모가 자녀를 보호하고 양육하듯이 행위자는 책임을 져야 하는데, 이것은 실천이성으로서 칸트적 정언명령이기도 하다. 결국 현대 과학 기술에 가치적 기준을 도입하는 것인데, 독일의 철학자 한스 요나스(Hans Jonas)는 뇌사와 장기 기증, 바이오 뱅크와 같은 현대 의료 기술의 적용에 대하여 이러한 책임 개념을 주장하면서 책임의 확장을 이야기하였다. 2000년을 전후에 시작된 의료 전문가주의를 재정립하기 위한 미국과 영국 의사들의 노력의 결과물이 의료 전문가의 자율성과 치료 특권과 같은 권리성을 배제하고 책임성을 우선적으로 받아들이고, 전문가의 능력 배양을 책임의 내용으로 파악하는 것은 결국 의료 전문가 단체가 의료를 해석하는 틀을 바꾸었다는 것을 의미하는 것이다.

2007년 세계의사회에서 발행한 백서(white paper)에 의하면, 이러한 입장을 추종하여 선언을 채택한 단체가 전 세계적으로 100개가 넘게 기재되어 있다. 물론 이러한 입장만 있는 것은 아니다. 2005년 스페인의 마드리드에서 세계의사회의 "WMA Declaration of Madrid on

Professionally-led Regulation"은 2009년 인디아 대회에서 채택되는데, 의료 전문가의 사회적 책임보다는 의사의 자율성과 자율규제의 당위성을 언급하고 전문가가 선도하는 규제 확립의 필요성을 선언하고 있다는 점에서, 의료 전문가주의의 전통적인 해석에 가까우며, 새로운 해석과는 병립하기 어려운 것으로 보인다. 실천이 중요한 것이지, 선언의 형식이 무슨 문제가 있겠느냐는 비판도 있다. 하지만 이러한 해석이 의료의 역사와 수많은 논의 끝에 나타났다는 것만은 부인할 수 없을 것 같다.

참고 문헌

Green MH. Getting to the Source: The case of Jacoba Felicie and the impact of the portable medieval reader on the canon of medieval women's history. Medieval Feminist Forum 2006;42:49-62.

Ramsey M. Professional and popular medicine in france 1770-1830: The social world of medical practice. New York: Cambridge University Press, 1988.

Bărnighausen T, Sauerborn R. One hundred and eighteen years of the German health care system - are there any lessons learnt for low and middle income countries? Social Science &

Medicine 2002;54:1559-1587.

Krause EA. Death of the Guilds: Professions, states, and the advance of capitalism, 1930 to the present. New Haven and London: Yale University Press, 1996.

Parsons T. The professions and social structure. Social Forces 1939;17:457-67.

Wynia MK, Latham SR, Kao AC, et al. Medical professionalism in society. N Engl J Med 1999;341:1612-1616.

Governmentality. Available from: http://en.wikipedia.org/wiki/Governmentality

Hamann TH. Neoliberalism, governmentality, and ethics. Foucault Studies 2009;6:37-59.

Cruess SR, Cruess RL. Expectations and obligations: Professionalism and medicine's social contract with society. Perspectives in Biology and Medicine 2008;51:579-598.

Irvine D. The performance of doctors: the new professionalism. Lancet 1999;353:1174-1177.

Royal College of Physicians. Doctors in society: medical professionalism in a changing world. Report of a Working Party of the Royal College of Physicians of London. London, RCP, 2005.

Medical Professionalism Project. Medical professionalism in the new millennium: a physicians' charter. Lancet. 2002;359:520-522.

ABIM Foundation. American Board of Internal Medicine. Medical professionalism in the new millennium: a physician charter. Annals of Internal Medicine 2002;136:243.

Kim MJ. H. Jonas' philosophy of life and ethics of life. J Korean Bioethics Assoc 2014;15:57-71.

Blackmer J. Professionalism and the medical association world medical association Ferney-Voltaire, 2007.

WMA declaration of madrid on professionally-led regulation. Available from: http://www.wma.net/en/30publications/10policies/r4/

Kuhn T. The structure of scientific revolutions. The University of Chicago Press, 2000.

'전문가 집단' 의사,
전문성이냐 책임감이냐[5]

직업 전문성을 의료윤리의 한 내용으로 이야기할 때가 많다. 전문가로서의 소양을 갖추어야 한다는 것인데, 그 내용을 정확하게 이해하기가 만만하지 않다. 영어로는 'professionalism'이라고 하는데, 프로 스포츠 종사자를 의미하는 경우도 포함된다. 이번 글은 직업윤리로서 의료 전문성에 대한 내용을 알아보려 한다.

히포크라테스 서약으로 '전문가 집단' 표식화

BC 400여 년 전, 그리스 섬 코스에서 환자를 치료하였던 히포크라테스는 자신들의 의료적 관행을 몇 가지 문장으로 정리하고, 이것을

---

[5] 2019년 인터넷 매체 오피니언뉴스(http://www.opinionnews.co.kr)에 기고한 내용입니다.

신입 회원에게 서약하게 했다. 자신이 속한 집단에 정체성을 부여한 것이다(히포크라테스 선서는 히포크라테스 사후 제자들에 의해 기원전 4~5세기경 정리되었을 것으로 추정한다).

현대에 이르기까지 몇 차례 변경이 있었는데, 원문에 충실하게 따르면, 서약은 '의학의 지식을 비밀로 하고, 스승의 자손, 자기 아들 또는 선서를 한 자에게만 전달하겠다'는 것으로 시작한다. 사실 이 선서의 목적은 히포크라테스 가의 자손이 아닌 자가 히포크라테스 가에서 의학을 배우기 위해서 가문에 충성해야 한다는 비밀 서약이다.

추가되는 내용으로 '나는 요청을 받은 경우에도 극약을 누구에게도 주지 않을 것이며, 임산부에게도 그러할 것이다'라는 언급도 있다. 추측건대, 히포크라테스와 구분되는 다른 의사 집단에서는 자살을 위한 독약이나 낙태 약물을 주는 것을 일반적으로 허용했다는 것을 알 수 있는 부분이다.

역사적으로 보면, 서약은 전문가 집단을 특징짓는 중요한 표식이다. 중세 유럽에서 귀족과 같은 높은 신분의 자제들이 대학에 입학, 의학 교육을 받고 졸업과 함께 히포크라테스 선서를 했다. 이 행위를 공개적으로 하면 그것이 'profession'이 된다. 대학을 졸업하고 일정한 자격을 가진 자가 서약을 하면 대학교수(professor)가 됐다. 그들의 의무는 왕과 귀족에 봉사하는 것이었고, 그 대가로 집단의 자율성을 획득했으며, 내부 구성원에 대한 규제 및 의료 독점권을 행사했다.

생산 직역이었던 길드 역시 왕과 귀족에게 세금을 납부하고, 그 대가로 자율성, 규제 및 독점권을 얻었다. 폐쇄적인 중세 사회 체제가 16~17세기까지 유지됐지만 생산이 제한되어 있는 바람에 생산품의 가격이 상승시키는 일이 발생했다. 중상주의(mercantilism) 시대였던 18세기 후반에 유럽 사회는 길드가 자유로운 거래를 방해한다고 보았다.

프랑스 대혁명에도 살아남은 '의료 전문가주의'에 대한 비판

18세기 말 프랑스 대혁명 직후 '모든 길드를 해체하라'는 혁명 정부령이 내려졌다(예외적으로 공공 안전과 이익 때문에 출판, 주조, 의료분야의 기존 조직은 해체를 면했다). 새롭게 대학이 확대되고, 사회가 필요로 하는 전문가를 교육하는 과정이 도입됐다. 매튜 램지(Matthew Ramsey)는 길드적 기반 없이 대학을 통해 새로운 전문가 집단이 탄생하는 18세기 말 19세기 초의 프랑스 상황을 '전문가화(professionalization)' 시대라고 표현하고 있다.

전문가 집단의 성립과 몰락에 대한 고찰은 1940~1950년대 사회학 문헌에서 활발하게 논의되기 시작한다. 1930~1960년대의 상황에 대해 한 사회학자는 '거인의 몰락'으로 표현하기도 했다. 전문가의 독점적 지위가 무너져 가는 상황을 이렇게 표현한 것이다.

당시 전 세계적으로 진행되던 탈전문가주의가 겨우 시작됐을 뿐인데, 당시 학자들의 눈에는 매우 충격적인 일이었던 것 같다. 당시 의료 전문가주의에 대해서도 많은 논의가 있었다. 구성원들이 가지고 있는 고유한 지식체계에 기반해 시장에서 독점권(monopoly)을 행사하고, 국가나 사회로부터 자율성(autonomy)을 가지는 한편, 구성원에 대한 훈련의 내용 및 질에 대한 자율적 결정(self regulation), 이를 위한 자체적인 윤리 규범(ethics)을 가지고 있는 것으로 보았다. 기능주의적 정의로서도 의사의 특권을 당연하게 보았다.

1960년대 이후 사회학의 초점은 주어진 상황에서 구조를 분석하고 기능을 인정하는 기능주의 방법론에 대한 비판이었다. 사회변화의 요인으로서 가치와 규범이 어떻게 생성됐는지, 어떻게 변화하는지를 설명하는 데 있어 갈등이론이 등장한다. 미셸 푸코(M. Foucault)는 지식에 대한 본질을 분석, 전문가의 지식이라는 것이 독점성을 유지하기 위한 수단이라고 보았다. 권력의 배후에는 지식이 존재하며, 전문가주의는 통치성 맥락으로 파악될 수 있다는 것이다. 이어 불평등한 의사-환자 관계, 의사의 특권에 대한 비판, 전문가들의 자율규제가 집단 이익 추구에 불과하다는 비난이 쏟아졌다.

1980년대 미국 의료계는 사회 계약(social contract) 이론을 도입하기도 했다. 각 나라에 따라서 의료전달체계가 다른 이유가 전문가와의 사회계약이 다양한 수준에서 결정되기 때문이라고 보는 것이다. 하지만 그 이면에는 계약이라는 것이 양 당사자의 합의를 바탕으로 하는 것이므로, 의료가 사회의 필수불가결한 요소일지라도 합의 없이 일방에 강요할 수는 없는 것이라는 생각에도 미치게 됐다.

전문가주의의 책임성에 관하여… 탈 특권화와 병행

1980년대 들어서면서 영국에서는 국민의료보험(NHS)의 관료적 개입과 의사들의 태만이 문제가 되기 시작했다. 1995년 의사들의 책임과 의무, 의료서비스의 원칙들이 정립되고, 이를 의사 면허와 연결시켰다. 왕립의사회(Royal College of Physicians)가 2005년 12월 새로운 내용을 담은 보고서를 내놓았는데, 의료 전문가주의를 새롭게 정의하면서 버려야 할 개념으로 '정통함(mastery)', '자율성(autonomy)', '특권(privilege)', '자율규제(self-regulation)' 등을 제시했다. 또 의료와 사회와의 관계를 도덕적 계약(moral contract)라고 정리했다.

1999년 유럽과 미국의 의사들은 '의료 전문가주의 기획'을 발족시키고, 2002년 '새로운 세기의 의료 전문가주의'를 발표했다. 의사 헌장이 선언한 세 가지 기본 원칙은 환자 복지 최우선의 원칙, 환자 자율에 대한 원칙, 사회 정의이고, 전문인 책임 요소로서 '① 전문적 능력의 배양 ② 환자에게 대한 정직 ③ 환자의 비밀 유지 ④ 환자와의 적절한 관계 유지 ⑤ 환자의 돌봄에 있어서의 질 향상 ⑥ 의료의 접근성 향상 ⑦ 의료 자원 배분에 있어서의 정의 ⑧ 과학적 지식 ⑨ 개인적 이익과 관련된 갈등 조정에 있어서의 신뢰 ⑩ 전문인으로서의 책임'을 나열하고 있다.

세계의사회에서 발행한 백서(White paper)에 의하면, 이런 입장을 추종해 선언을 채택한 단체가 전 세계적으로 100개가 넘게 기재되어 있다. 물론 아직도 의사의 전문적 능력을 중심으로 해야 한다는 입장도 건재한데, 2009년 인디아 대회에서 채택한 세계의사회 선언이 대표적이다. 하지만 전체적으로 보면, 2000년을 전후해 의료 전문가주의는 의료 전문가의 치료 특권과 같은 권리성을 배제했으며, 의료 전문가의 책임 영역하에서 전문가 능력 등과 같은 특성을 고려하고 있다고 보는 것이 타당할 것이다.

'패러다임 전환과 통약불가능성(incommensurability) 극복에 대한 설명'으로 흔히 과학 혁명을 설명하는 도구이다. 필자는 의료 전문가주의에 대한 맥락 변화가 과학 혁명의 패러다임 전환과 같은 특성을 가진다고 생각한다.

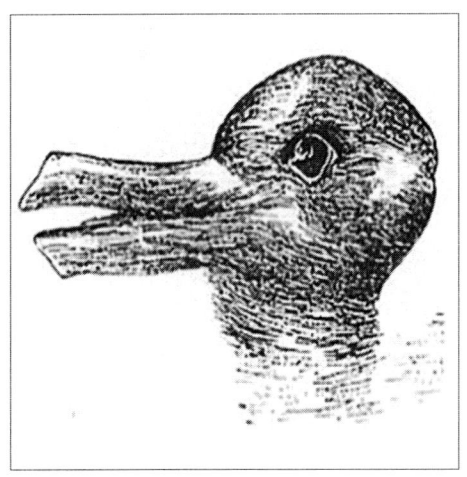

토끼인가, 오리인가. 토마스 쿤의 '게슈탈트 전환(Gestalt switch)'

의사는 돈 벌면 안 되나?
자본주의와 전문직 윤리에 대해[6]

그리스 신화에서 아스클레피우스는 제우스의 번개에 맞아 죽는다. 아스클레피우스는 아폴로의 아들이며 의학의 신이자 예언자다. 아버지 아폴로 신은 죽게 된 코로니스의 자궁을 가르고 아스클레페우스를 태어나게 했다. 아스클레피우스는 반인반수 키론에게 의학을 배우는데, 은혜를 갚는 뱀이 그의 귀를 열어주고 옆에서 도와주었다. 그래서 뱀이 허리를 감고 있는 지팡이를 늘 가지고 다녔다. 아스클레피우스의 의술은 점차 대단해져서 죽은 자를 살리는 정도에 이르게 된다. 점차 명부에 오는 사람이 없어진다고 불평하는 하데스 신의 고발을 빌미로, 신의 영역을 지키기 위해 제우스는 그를 번개로 죽인다. 표면적 처벌 이유는 아스클레피우스가 죽은 자를 살리고 그 대가로 금을 받았기 때문이었다.

---

[6] 2019년 인터넷 매체 오피니언뉴스(http://www.opinionnews.co.kr)에 기고한 내용입니다.

중세 유럽, 의사는 치료 대가를 받지 못하였으나…

그리스 사원에서 순수하게 영적 치료가 제공된 반면, 수도원과 성당에서는 영적 치료와 자연주의 치료가 제공됐다. 당시 수도사는 환자들을 위해 약초를 재배하는 것이 중요한 임무 중 하나였고, 약초의 효능을 설명한 서적도 있었다. 수도원에서 제공하는 치료가 돈벌이 수단으로 이용되고 있다는 비난이 있었기에, 1130년 클레르몽 공의회에서 속세의 이익을 위해 의학을 연구하는 것에 금지 명령을 내렸다. 1163년, 투르 공의회에서는 수도사들이 수도원을 한 번에 두 달 이상 비우는 것을 금지하기도 했다. 해석에 따라서는 치료를 하거나 교육하는 것을 모두 금지한 것으로 볼 수 있는데, 이로 인해 영국 내 수도원에서 의료가 없어지게 되었다는 해석도 설득력이 있게 받아들여지고 있다.

프리드리히 2세(1194~1250)는 1231년 시실리를 다스리는 성문법을 발표하는데, 그 내용은 '대학을 통해 의사 집단에 속하게 된 자들만이 의료행위를 할 수 있으며, 특별하게 허가를 받은 자만이 특정 도시에서 약방을 개설하고 조제 및 판매를 할 수 있다. 약재상은 영업을 할 때 의사의 지도를 받고, 의사의 처방에 의한 조제만을 할 수 있다'는 것이었다. 약재상은 약국을 개설해 약물을 조제하는 권리를 독점적으로 행사하는 대가로 왕에게 세금을 납부했다. 약재상은 포도주, 향료와 약초 등을 저장하는 장소를 의미하는 그리스어 '아포테크'로부터 유래했는데, 약을 조제하는 상인이라는 의미로서 잡화와 약재료들을 수입해 판매하는 잡화상이었다.

노스트라다무스(Nostradamus)가 1529년 프랑스 몽펠리에대학에 의학을 배우려 입학했다가 얼마 지나지 않아, 과거에 약재상이었던 사실이 발각돼 대학에서 추방된다. 약재상을 했다는 것은 대학 교칙이 명백하게 금지하고 있는 매매(trade), '돈을 받고 약을 사고파는 행위'를 했기 때문이었다. 실의에 빠진 그는 이후 동굴에 들어가 홀로 지내면서 비몽사몽간에 환상을 보고 그 유명한 인류 종말 예언을 하게 된다.

그럼 의사들은 돈을 받지 못했는가? 중세 초기 수도사들의 전통을 이어받아, 의사들은 환자를 치료하고 '아너라리움(honorarium)'을 받을 수 있었다. 아너라리움은 주면 받고 안주면 못 받는 말 그대로 '명예금'이었다. 그래서 의사들은 아너라리움을 줄 것이 확실한, 그것도 많이 줄 것이 확실한 돈 많은 귀족만 치료하려고 했다. 당연히 빈민들은 의사 만나기가 하늘에 별 따기였다.

프랑스 혁명이 바꾼 것

구체제에서 하부 구조인 길드는 생산량과 가격을 통제하는 폐쇄 구조로 대가를 인정하는 세속법 관계였고, 상부 구조는 종교 기반으로 직무에 대한 대가를 부정하는 종교법 관계였다. 세월이 흐르면서 상부 구조는 권력을 잃었고, 하부 구조에 속하였던 길드의 독점 구조는 중상주의 시대 하층 시민들의 반감을 받았다. 1776년 프랑스 재무상 튀르고는 모든 길드를 해체할 것을 주장했으며, 1789년 프랑스 혁명으로 독점 구조의 길드는 마침내 구체제와 함께 사망 선고를 받았다.

19세기 길드가 해체된 후 프랑스는 새로운 전문가를 만들어 내기 위해 공적 교육 제도를 정비하고 대학을 확대해 기존 길드적 도제 교육을 대학 교육으로 전환했다. 대표적인 예가 약학대학과 약사의 탄생이었다. 노골적으로 이윤을 추구하던 하부 구조가 대학을 통해 전문가 집단을 형성하게 되면서, 원래는 뒤로 이윤을 추구하던 상부 구조의 의사들도 공공연하게 이윤을 추구하게 된 것이다. 시장이 가격을 정하는 만큼, 환자에게 진료비를 청구하는 시대가 온 것이다.

의사들의 황금기는 얼마나 지속됐을까? 부의 불평등으로 사회적 혼란이 발생하고, 자본주의에 반대하는 사회주의 운동, 공산주의 혁명이 민중 속에 불타올랐다. 후진 공업국이었던 독일은 1878년 '사회민주주의 탄압법'을 제정하는 한편, 노동자에게 당근으로 의료보험법을 던져주었다. 영국의 자유당과 로이드 조지 정부는 2차 세계대전 중에 '징발법'에 기반한 공공 의료체계를 도입했다. 프랑스는 2차 세계대전 이후 드골 대통령 시대에 국가 의료보험제도를 도입하게 된다.

미국의 경제 대공황 시대, 프랭크린 루즈벨트 대통령은 영국과 유사한 공공 의료체계를 도입하려고 했지만, 미국 의사협회와 노조로부터 사회주의라는 공격을 받았다.

전문가주의 비판

1960년대까지 의료의 자본주의적 행태가 유지됐는데, 1960년대 이후 사회학 분야에서 의료 전문가주의에 대한 비판이 활발하게 나타나는 이유가 되기도 했다. 하지만 시대의 흐름을 거스를 수는 없는 법이다. 1980년대 관리 의료가 도입되고, 경매하듯이 보험회사들이 수가를 제시하면서, 의사들의 의료 기술은 최저 수가를 확정하기 위해서 시장에서 의사와 보험회사가 대리전을 치르는 국면으로 변하게 됐다. 그 결과 의료의 자율성은 떨어졌지만, 취약한 '의료 접근성'은 아직도 해결되지 않고 있다.

의사도 돈은 번다

의사가 돈만 밝힌다는 대중의 볼멘소리나, 의사는 돈을 벌면 안 되느냐는 의사들의 불평은 모두 한쪽 면을 이야기하는 것이다. 가격은 시장만이 정하는 것이라고 한다면, 우리는 '그렇게 되어서는 안 된다'는 역사적 사례나 '그렇지만은 않다'는 현재의 사실을 금방, 그것도 많이 제시할 수 있다. 우리나라 의료는 국민건강보험체계에 편입돼 있다. 의사의 수입은 수가에 의존할 수밖에 없고, 대부분의 의사들이 비급여 항목을 찾고자 노력한다. 그것을 탐욕이라고 할지 모르겠다. 하지만 의사는 오래전부터 돈이 첫 번째 목적이 될 수 없다는 전문직 윤리를 가지고는 있었다. 명목일 수 있지만, 그것만 해도 대단한 것이라는 생각이 요사이 많이 든다.

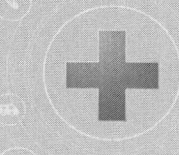

의료행위의 다면성

의료행위란 '의료인이 환자에게 질병의 예방, 진단, 치료를 목적으로 행하는 행위, 의료인의 의학적인 판단 및 기술에 의하지 않으면 인체에 위해가 미칠 우려가 있는 일체의 행위, 객관적으로 의학적인 판단과 기술에 근거한 행위'이어야 한다고 일응 정의할 수 있을 것이다. 하지만 상황에 따라서 의료행위는 다양하게 정의될 수 있다. 의료행위란 '의사의 개념에 포함되는 자들에게 사회적으로 직업 의무의 수행으로서의 성질이 인정되는 환자에 대한 행위의 일체'[7]라고 하는 것에서는 '의사 등', '직업 의무 수행'이라는 개념을 사용하고 있다. 적극적 표지를 포함하여 정의하기는 쉽지 않다.

---

7 김천수. 진료에 대한 설명과 동의의 법리. 대구대학교출판부. 1999:16면.

한계적 의료행위

의료행위는 의학의 발달과 함께 그 범위가 확대될 수 있는데, 적용 영역에 따라 미리 범주를 정하여 특정한 정의를 내리기는 어렵다. 우선 한계적 의료(限界的 醫療, critical medical cares)를 구분하여야 한다. 한계적 의료는 의학적인 면에서는 최신의 이론과 기술이지만, 그 기준과 적응을 사회 윤리적으로 받아들이기 어려운 것이다. 예를 들면, 뇌사가 합법화되면서 장기 이식이 적법한 의료행위로 인정받게 된 것, 보조 생식술에 대한 수많은 윤리적 논란 끝에 인공 수정이 적법한 의료행위로 인정받는 것 등이 그 사례가 될 것이다. 그에 반하여 의사능력 있는 말기 환자가 요구하는 의사 조력 자살, 적극적 안락사와 같은 것은 아직 우리나라에서 적법한 시술로 인정받고 있지 못하고 있다. 또한 인간 배아에 대한 유전자 치료와 맞춤 아기와 같은 것은 의료행위로 보아야 할지, 비윤리적 의료행위로 보아야 하는지에 관하여 결정하지 못하고 있다. 의료행위 인정 여부와 정당화는 의학의 발달과 함께 사회 윤리적인 논의를 거치면서 이루어지게 된다.

임의 비급여 의료행위

국민건강보험이 시행되면서, 보험급여 대상인 의료행위 기준이 나왔다. 1995년부터 96년 사이에 대한의사협회가 한국표준의료행위분류를 하였고, 이를 기준으로 건강보험을 적용하기 시작하면서, 소위 '임의 비급여' 문제가 나타나기 시작한다.

첫째, 건강보험의 입장에서 특정 임의 비급여 행위가 기존 급여 대상인 의료행위와 다른 것인지 판단하여야 한다. 이것은 의료인이 임의 비급여를 통하여 보험급여를 받아야 할 환자의 정당한 권리를 침해한 것이 아닌가, 라는 의문이다. 이럴 경우 민사적으로는 환자에게 받은 치료비를 부당이득으로 반환하여야 하며, 사기죄로 형사고발을 당할 수도 있다.[8]

둘째, 기존 의료행위와는 구분되는 임의 비급여를 시술한 경우, 시술된 특정 행위가 과연 적합한 의료행위로서 인정받을 수 있는지 판단하여야 한다. 의료행위로서의 안정성과 유효성이 있는지에 관한 문제이다. 의사가 주술이나 안수 기도 등을 행하는 것은 의료행위로서 인정할 수 없다. 한계적 의료행위도 역시 마찬가지이다.

---

[8] 대법원 2002도5112. 사기. 법원공보, 2005:224:618면. "보건복지부 장관이 정한 기준을 위반하여 진료비가 과다 징수되고 있는 사실에 관하여 종합병원 병원장인 피고인에게 대략의 인식이 있었다고 할 수 있으나, 수가 산정 과정 및 여러 허 동안 계속된 병원의 운영 방식과 치료비의 청구 방식에 비추어, 피고인이 직원들과 공모하여 환자들로부터 진료비를 과다 징수하여 이를 편취하였다고는 볼 수 없다고 하여 병원장 개인에 대한 사기죄 기소에 대하여 무죄를 선고"

의학적 필요성

의료보험 급여 여부를 결정하는 기준은 시술의 의료적 필요성(medically necessary)이다. 시술의 안정성이 인정되는 전제하에 적응증에 대한 효과적인 시술인지, 기존 치료법과 다른 것인지, 비용 효과 측면에서 바람직한지 등에 초점을 맞추게 된다.

보험에서 의료기술평가를 한다는 것은 급여의 한계를 지적한 것으로 보아야 한다. 하지만 보험급여로 인정되지 않는다고 하여 그 의료행위가 환자에게 의료적으로 무의미(Medically unnecessary)하다는 것을 의미하는 것은 아니다. 다음 사례는 미국과 같은 사보험 시장에서 의학적 필요성의 판단은 보험급여의 범위를 결정하는 기준으로 작동하며, 보험 비급여 결정과 의학적 필요성은 다른 차원의 문제라는 것을 보여주는 것이다.

Katskee V. Blue Cross/Blue shield of Nebraska
Supreme Court of Nebraska
515 N.W. 2d 645(NEB 1994)[9]

1990년 1월 신디 카츠키(Sindie Katskee)는 의사 헨리 린치(Henry T.

---

[9] Menikoff J, Law and bioethics, Georgetown university press, Washington D.C. 2001. 377-384.

Lynch)와 산부인과 전문의 래리 로프만(Larry E. Roffman)의 권유로 자궁과 난소를 절제하는 수술(Total abdominal hysterectomy and bilateral salpingo-oophorectomy)을 받았다. 의사들은 그녀의 가족력을 살펴보았을 때 소위 유방자궁암증후군(Breast-ovarian carcinoma syndrome)이라는 유전 질환에 이환된 것으로 판단되었기 때문이다. 카츠키와 의사들은 수술을 결정한 후, BC/BS에 이 수술을 결정하게 된 이유를 설명하는 문서를 보내고, 이 수술이 보험 적용을 받을 수 있는지에 관하여 문의를 하였다. 이에 대하여 처음에는 긍정적인 답변을 보내왔으나, 수술받기 2주 전에 보험 적용 대상이 아니라는 최종 결정을 통고받았다. 그럼에도 불구하고 1990년 11월 수술은 예정대로 시행되었고, 원고는 블루크로스/블루쉴드(BC/BS)의 결정이 부당하다는 이유로 소를 제기하였다. BC/BS는 의학적으로 필요한(medically necessary) 의료행위만이 보험 적용 대상이 되며, 이 경우 의학적으로 필요하다는(medically necessary) 것은 다음을 의미한다고 하였다.

'의사, 병원 또는 다른 의료공급자가 질병(illness)의 진단과 치료, 손상 또는 임신 등을 위하여 제공하는 서비스, 시술, 약물, 공급품 또는 비일회용 의료기기는

1. 환자의 질병, 손상 또는 임신의 진단과 증상에 적합하여야 하고; …

우리는 제공된 서비스가 의학적으로 필요한(medically necessary)지를 결정하여야 하며, 이러한 결정은 단지 의사가 지시하거

나 제공하였다는 사실에 의하여 결정되는 것은 아니다.'

BC/BS는 그녀의 상태가 질병에 이환될 소인(predisposition)이 높은 상태에 있을 뿐이며, 질병(illness)에 있지 아니하므로, 의학적으로 필요하다고 할 수 없다고 보았다. 이에 대하여 원고 측 의사 린치는 그녀는 유전적으로 이상이 있는 상태로서 그녀가 받은 수술은 이상 상태를 제거, 암의 발생을 예방하기 위한 수술이라고 주장하였다. 당시 이 증후군으로 진단받은 여성은 적어도 50%에서 유방과 난소에 암이 발생하고 일반 여성은 1.4%에서 유방과 난소암이 발생할 것이라는 의학적 사실이 인정되었다.

하급심에서는 BC/BS의 주장을 이를 인정하였으나, 네브라스카주 대법원은 비록 질병이 발생할 소인이 있는 모든 상태를 질병이라고 할 수는 없지만, 이 사건에서 원고의 상태는 질병에 해당한다고 보고 해당 수술을 의학적으로 필요한 시술이었다고 판결하였다.

무면허 의료행위

의료법은 의료행위를 '의료인이 행하는 의료, 조산, 간호 등 의료기술의 시행'으로 정의하고 있다. 의료법은 의료인과 열거된 의료기술을 중심 개념으로 하여 의료행위를 정의하고, 이에 기초하여 의료법상의 무면허 의료행위에 대한 법원의 판단이 이루어졌다. 의료행위의 개념 형성 초기에 문제가 되었던 것은 소위 '미용성형수술'에 관한 의료행위성 판단에서 시작하였다. 뒤에 글에서 살펴본다.

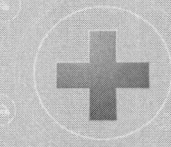

무면허 의료행위 등의 금지

의료인이 아니면 누구든지 의료행위를 할 수 없으며, 의료인도 면허된 이외의 의료행위를 할 수 없다(의료법 제27조). 또한 영리를 목적으로 의료행위를 업으로 한 자는 무기 또는 2년 이상의 징역에 처한다(보건범죄 단속에 관한 특별조치법 제5조).

의료행위의 정의

의료법상의 무면허 의료행위는 첫째 의료법상의 면허가 없는 자(일반인)이 의료행위를 하는 것이고, 이것을 영리 목적으로 하면 보건 범죄 단속에 관한 특별조치법에 의하여 처벌받는다. 또한 의료법상의 의료인이라 할지라도 자신의 면허 범위를 넘어서는 의료행위를 하면 처벌을 받는다. 한의사가 의료행위를 하는 경우, 간호사가 의료행위를 하는 것이다.

무면허 의료행위를 처벌하기 위해서는 의료행의가 무엇인지 정의되어야 하는데, 법률 규정에는 이에 대한 정의가 없고, 대법원 판례에 의하여 유권 정의가 내려져 있다.

대법원 72도342[10]

곰보 수술, 쌍 눈꺼풀, 콧날 세우기 등의 수술은 이른바 미용성형수술에 속하는 것임을 인정할 수 있으며, 이와 같은 미용성형수술은 병의 예방 또는 치료행위가 아니므로 의학상 의료행위에 속하는 것이라고 할 수 없으며 오직 일반 의사에게만 허용된 의료행위라 할 수 없다.

의료행위를 질병과 관련된 정의를 내린 이 판결에 의하면, 미용성형수술은 미용실에서 할 수 있다. 당시에도 이런 우려와 비난이 있었다. 곧이어 동일한 행위에 대하여 법원은 전원합의체 판결을 통하여 질병이 아니라, '생명, 신체, 일반 공중 위생상의 위험이 발생할 수 있는지 여부'를 기준으로 의료행위성을 판단하여야 한다고 하였다.

---

[10] 대법원판례집, 20(1)(형):81면.

대법원 전원합의체 74도1114[11]

'…의사가 아닌 일반 사람에게 어떤 시술 행위를 하게 함으로써 사람의 생명, 신체상의 위험이나 일반 공중위생상의 위험이 발생할 수 있는 여부를 감안한 사회통념에 비추어 의료행위의 내용을 판단하여야 할 것이다. 코 높이기 수술인 미용성형수술이 의료기술의 시행 방법으로 행하여지고 또 코의 절개 과정이나 연골의 삽입·봉합 과정에서 미균이 침입할 위험성을 내포하고 있는 것이어서 이러한 코 높이기 성형수술의 방법 및 행위의 태양을 함께 감안하면 코 높이기 성형수술 행위도 질병의 치료행위의 범주에 넣어 의료행위가 되는 것으로 해석함이 타당하다.'

따라서 코 높이기 수술뿐 아니라 종래에 미용성형으로 분류되던 곰보 수술, 쌍 눈꺼풀 수술 역시 의료행위로 분류되어 의사 아닌 자가 이를 행할 시에는 무면허 의료행위에 해당하게 된다. 마찬가지 논리로 해서, 피부관리실에서의 피부박피술(대법원 93도 2544)[12], 색소침윤술에

---

[11] 법원공보. 1975;504:8222면. ① 1965년 대한성형외과협회가 창설된 점 ② 보건사회부령 제426호에 의하여 전문과목으로 성형외과를 표방할 수 있게 된 점 역시 판례 태도 변경의 근거가 되었다.

[12] 법원공보, 1994;970:1745면. 인체의 생리 구조에 대한 전문지식이 없는 자가 의약품을 사용하여 얼굴의 표피 전부를 벗겨내는 박피술을 시행하는 것은 사람의 생명, 신체나 공중위생상 위해를 발생시킬 우려가 있는 것이므로 이는 단순한 미용술이 아니라 의료행위에 해당한다.

의한 미용문신(대법원 91도3219)[13]이 의료행위에 포함된다.

이 의료행위 정의는 내용이 적극적 규정된 것이 아니고 범위가 너무 넓다는 비판이 나타난다. 일반 생활에서 생명, 신체에 대한 위험 행위는 일상적이라는 점이다. 식당에서 음식을 만들어서 제공하는 행위에서 주방에서 일하는 사람이 감염되어 발생하는 식중독과 같은 위험은 생명, 신체에 대한 위험 행위인데, 이것을 의료행위라는 정의에 포함하지 않는다. 식당의 위생 기준이나 주방장 등의 전염병 전파 가능성에 대한 기준으로 해결하는 것이다. 이런 의미에서 무면허 의료행위를 제한하기 위하여 좀 더 제한된 정의가 필요하다.

의료인 간의 업무 범위에 관한 문제

일반인에 대한 무면허 의료 행위 적용 기준은 비록 내용이 적극적

---

[13] 법원공보. 1992;924:2057면. 고객들의 눈썹 또는 속눈썹 부위의 피부에 자동문신용 기계로 색소를 주입하는 방법으로 눈썹 또는 속눈썹 모양의 문신을 하여 준 행위는 그 시술 방법이 표피에 색소를 주입함으로써 통증도 없고 출혈이나 그 부작용도 생기지 않으므로 의료인이 행하지 아니하면 사람의 생명, 신체 또는 일반 공중위생에 밀접하고 중대한 위험이 발생할 염려가 있는 행위라고 볼 수 없어 의료행위가 아니라고 본 원심판결은 과연 표피에만 색소를 주입하여 영구적인 문신을 하는 것이 가능한지 및 그 시술 방법이 어떤 것인지를 가려 보지 않았고 작업자의 실수 등으로 진피를 건드리거나 진피에 색소가 주입될 가능성이 있으며 문신용 침으로 인하여 질병의 전염 우려도 있는 점을 간과함으로써 법리 오해, 채증법칙 위배, 심리미진 등의 위법이 있다는 이유로 파기한 사례.

이지 않고 넓다는 비판이 있지만, 의사 대 치과의사, 의사 대 한의사, 의사 대 간호사 간의 면허 범위에 대한 법리는 여러 사건이 진행되고 있음에도 불구하고, 그 기준이 명확하지 않아서 전문직 내 의견 대립이 쉽게 해결되지는 않는 것 같다.

한의사가 환자에게 주사를 한 사건(대법원 87도2108)[14]

의료법 제25조 제1항에 의하면 의료인이라도 면허된 이외의 의료행위를 할 수 없도록 규정하고 있으므로, 한의사인 피고인이 면허 없이 원심 판시와 같이 환자에게 주사를 하였다면 비록 주장과 같이 사실상 의사의 자질을 갖고 있다거나 환자가 생활 형편이 어려워 그 진료 대금을 받지 않았다 하더라도 무면허 의료행위의 성립에는 아무런 영향이 없다.

조산사가 질염 치료나 인공임신중절 및 그 수술 후의 처치를 하는 행위(대법원 92도848)[15], 조산사가 임부의 질구를 열 바늘 봉합하는 행위(대

---

14 법원공보, 1988;817:308면.

15 법원공보, 1992;933:3181면.

법원 84도2316)[16], 의사가 한방의료행위를 하는 것(대법원 87도 840)[17], 한의사가 환자에게 주사를 한 행위(대법원 87도2108)[18] 등이 있다.

최근에 한의사의 초음파 기기 사용에 대한 판결(대법원 2016도21314)에서, '한의사가 의료공학 및 그 근간이 되는 과학·기술의 발전에 따라 개발·제작된 진단용 의료기기를 사용하는 것이 한의사의 '면허된 것 이외의 의료행위'에 해당하는지는 앞서 본 '새로운 판단기준'에 따라 판단하여야 한다. 이와 달리 진단용 의료기기의 사용에 해당하는지 여부 등을 따지지 않고 '종전 판단기준'이 적용된다는 취지로 판단한 대법원 2014. 2. 13. 선고 2010도10352 판결을 비롯하여 같은 취지의 대법원판결은 모두 '이 판결의 견해에 배치되는 범위 내에서 변경하기

---

[16] 집, 36(2)형:360면; 법원공보, 1988;834:1289면. 조산원이 조산소를 개설하여 할 수 있는 의료행위인 '조산'은 임부가 안전하게 분만할 수 있도록 도와주는 것을 뜻한다고 보아야 할 것이므로, 조산원이 임부의 분만을 도와주는 과정에서 임부의 질구를 열 바늘 봉합하여야 할 정도로 절개하고 신생아를 분만시키는 행위는 구급 환자로서 긴급조치를 즉시 시행할 필요가 있다는 등의 특별한 사정이 없는 한, 조산원에게 면허된 '조산' 이외의 의료행위라고 보아야 한다.

[17] 법원공보, 1990;866:425면. 의사가 한방의서에서 혈액순환 등 소목으로 보고 있는 소목의 성분분석과 분석된 성분의 인체나 병원에 대한 기능에 관하여는 연구 결과를 얻은 바 없이, 이를 끓여 거기에다가 감맥대조탕과립을 섞어 이 사건 '코디아'를 예비 조제하여 두고 당뇨병 환자가 찾아오면 임상검사를 하고 나서 아울러 한방의 소위 팔상의학에 따라 환자 체질을 진단하여 위 '코디아'를 투약하였다면 위 체질 진단과 '코디아'의 조제 및 투약행위는 한방 의료행위에 해당한다고 할 것이고 의사가 한의사의 면허 없이 한방의료행위를 한 것은 면허된 이외의 의료행위를 한 것으로서 의료법 제25조 제1항에 저촉된다고 볼 것이다.

[18] 법원공보, 1988;817:308면. 의료법 제25조 제1항에 의하면 의료인이라도 면허된 이외의 의료행위를 할 수 없도록 규정하고 있으므로 한의사인 피고인이 면허 없이 원심판시와 같이 환자에게 주사를 하였다면 비록 주장과 같이 사실상 의사의 자질을 갖고 있다거나 환자가 생활 형편이 어려워 그 진료 대금을 받지 않았다 하더라도 무면허 의료행위의 성립에는 아무런 영향이 없다.

로 한다.'라고 하여, 기준 변경과 적법성을 인정하고 있다.

공범

의료인이 아닌 자의 의료행위에 가공한 행위는 공범으로 처벌되고, 영리를 목적으로 하는 경우는 보건범죄 단속에 관한 특별조치법 위반의 공범으로 처벌된다. 간호보조원의 무면허 진료행위가 있은 후에 의사가 이를 진료부에 기재하는 행위는 무면허 의료행위의 방조에 해당한다(대법원 82도122).

대법원 2003도2903[19]

사실 관계:

피고인 甲은 서울 서초구에서 A 피부과를 개설하여 운영하는 의사인바, 피고인 등 의사들이 내원한 환자들을 진료한 다음 의사 면허가 없는 피부관리사들이 이들을 상대로 크리스탈 필링 시술을 하고 그 대가로 치료비를 받기로 역할 분담을 정한 다음 영리의 목적으로,

---

19 법원공보, 2003;188:2042면.

2001. 10. 23. 17:10경 위 A 피부과에서 여드름 등의 치료를 하기 위하여 내원한 공소외 乙을 진료한 다음 피부관리사에게 인계하고, 피부관리사인 丙이 乙에게 클린싱을 한 다음 산화알루미늄 성분의 연마제가 든 크리스탈 필링기를 이용하여 얼굴의 각질을 제거하여 주는 피부박피술을 하여 주고 그 치료비 명목으로 15만 원을 교부받은 것을 비롯하여 2000년 5월 초순경부터 2001년 10월 23일경까지 사이에 2,089회에 걸쳐 피부박피술을 하여 주고 그 대가로 합계 313,500,000원을 교부받아 의료행위를 업으로 하였다는 것이다.

법적 판단:

의사가 의사 면허가 없는 소위 피부관리사들로 하여금 환자들을 상대로 산화알루미늄 성분의 연마제가 든 크리스탈 필링기를 사용하여 얼굴의 각질을 제거하여 주는 피부박피술을 시행한 행위가 인체의 생리 구조에 대한 전문지식이 없는 사람이 이를 행할 때에는 사람의 생명, 신체나 공중위생상 위해를 발생시킬 우려가 있는 것이므로, 이는 단순한 미용술이 아니라 의료행위에 해당한다.

의료행위는 의료인만이 할 수 있음을 원칙으로 하되, 간호사, 간호조무사, 의료기사 등에 관한 법률에 의한 임상병리사, 방사선사, 물리치료사, 작업치료사, 치과기공사, 치과위생사의 면허를 가진 자가 의사, 치과의사의 지도하에 진료 또는 의학적 검사에 종사하는 행위는 허용된다 할 것이나, 그 외의 자는 의사, 치과의사의 지도하에서도 의료행위를 할 수 없는 것이고, 나아가 의사의 전체 시술 과정 중 일부의 행위라 하더라도 그 행위만으로도 의료행위에 해당하는 한 비의료인은 이를 할 수 없으며, 의료행위를 할 면허 또는 자격이 없는 한 그 행위자가 실제로 그 행위에 관하여 의료인과 같은 수준의 전문지식이나 시술 능력을 갖추었다고 하더라도 마찬가지이다.

의사 전문직의 성립과 의약 분업[20]

 지난 2000년 우리나라 의약 분업 시행 과정에서 의료계의 반대가 매우 심각했다. 추진하는 측은 여러 가지 정책적 목적을 주장했지만, 필자가 궁금했던 것은 '진료는 의사에게, 약은 약사에게'라는 의약 분업의 슬로건이었다. 고개만 갸웃거리다가 게으름 탓에 놔두었던 주제가 다시 머릿속에 나타난 것은 수년 전에 영국 옥스퍼드대학 의사학 교수님을 만났을 때였다.

 영국의 의약 분업 역사를 물어보았다. 그런데 예상과 다르게 그 교수는 의약 분업의 이유나 역사를 모른다고 했다. 자기들도 자연스럽게 시행된 것이기 때문에, 왜 시행하고 있는지 공부해 본 적이 없어서 모르겠다는 답이었다.

 유럽에서 언제부터 의약 분업을 시행했을까? 문헌을 찾아본 결과,

---

20 2019년 오피니언뉴스(http://www.opinionnews.co.kr)에 기고한 내용입니다.

13세기 중세 유럽에서 의약 분업이 시작되었다는 것은 알게 되었다. 하지만 그 이유를 확정적으로 밝히고 있는 문헌은 찾기 어려웠다. 여러 문헌을 종합해, 군주는 과세를 위해 '의사의 약물 취급권'을 제한한 것이라는 결론을 얻었다.

약물 요법의 기원과 발달

식물, 동물, 미네랄과 같은 광물을 이용한 약물 요법은 오래된 역사를 가지고 시행됐다. 고대 이집트, 수메리아, 바빌론, 중국, 인도, 그리스와 로마에서 약물 치료에 관한 많은 기록들이 있다.

기원전 5세기 초, 그리스 시민은 인간사 모든 문제를 관장하는 신과 교감할 수 있는 장소로서 '사원'을 이용했다. 아스클레피우스 시대는 '영적 치료'를 주로 하였고, 이후 히포크라테스 시대에는 치료를 위해 식물의 뿌리를 이용하는 전문가 집단들이 나타났다. 리조토마이(rhizotomoi: 식물의 뿌리를 의미하는 그리스어 Rizoma에서 유래한 단어)라고 불렸다.

5세기 이후, 중세의 지식은 수도원을 통해 보존됐었는데, 의학 지식 역시 수도사들을 통해 보존되고 시행됐다. 중세 초기부터 여행자, 순례자들이 수도원을 방문해 환대와 구호를 받았으며, 자연스럽게 환자와 빈민, 심지어는 귀족들도 수도원 병원에서 치료와 구호를 받았다.

수도사는 종교에 기초한 영적인 측면에서 영혼의 구제를 중시했다. 약초를 이용하는 자연주의 방식은 영적 치료에 부가된 것으로 간주했다. 당시 수도사 생활 중에서 약초를 재배하는 것이 중요한 임무 중의 하나였다.

그리스 사원에서는 순수한 영적 치료가 제공되었다. 반면 수도원 병원에서는 영적 치료에 종속된 자연주의 치료를 제공했다. 후기 중세의 성당 병원 단계에 와서는 영적 치료와 비슷한 정도로 자연주의 치료가 제공됐다.

중세 이슬람 의학

7~8세기에 셈족의 하나였던 아랍족이 나타나서 그리스, 로마 문명의 후계자가 됐다. 다마스커스를 수도로 해 군사적 세력을 추구했던 시리아 지역의 우마야드 왕조로부터 이라크 지역의 아비시드 왕조(750-1258)로 넘어오면서, 문화적으로 이슬람 황금기가 시작된다.

인도와 페르시아로부터 새로운 약물들이 교역됐다. 약을 파는 상점들이 급속하게 늘어나고 인근 주변으로 확산됐다. 개인 약방은 754년 또는 750년에 바그다드에 나타난 것으로 보고되어 있다.

인도에서 수입된 백단(sandalwood)이 약물 조제에서 사용되면서 '약을 파는 사람(saydanani)'의 명칭이 된 것은 9세기부터다. 이슬람 시대의 시장에는 시장의 질서를 관리하는 관리인 '히스바'가 있었다. 히스바는 시장 내 모든 활동과 거래가 샤리아의 규칙 내에서 이루어지도록 했고, 시장 내 모든 활동과 거래가 이슬람의 도덕적 가치와 윤리적 기준들에 의하도록 했다. 또 옴부즈만으로서 시시비비를 가려주는 역할도 했다.

약물 제조자에 대한 규정이 별도로 존재하는데, 시럽 제조 과정에서 좋지 않은 품질의 원료를 쓰거나 잘못된 원료를 사용하는 경우에 약효가 변하게 되는 것이 가장 큰 관심 사항이었기 때문에, 히스바는 영업이 끝난 밤에라도 제조 시설을 사전 경고 없이 조사할 수 있는 권한을 갖고 있었다.

의료행위는 사회에 대한 의무 중의 하나였지만, 무슬림들은 이런 직업을 가지는 것을 선호하지 않았다. 대부분 도시에서 의사 직역은 유대인, 기독교인 또는 조로아스터인이 행하고 있었다. 이유는 의사가 그다지 수지가 맞지 않는 직업이었던 것 같다.

각 도시에는 의사들을 감독하는 최고 권위의 의사가 있었고, 환자가 사망하게 되면 의사의 과실 여부를 판단하게 했다. 제대로 치료가 되지 않은 경우라면 상당히 중한 배상, 자격 박탈 또는 형벌을 받아야만 했다.

12세기 전반까지 의사가 직접 약방을 운영하는 것에 대한 기록이 존재하고 있다. 유력 가문의 자제가 의사가 되기 전에 어린 나이에 약재상의 가게에 들어가서 수련을 받아 약재상이 된 다음에 의학을 공부하는 사례도 보고된 게 있다.

13세기 전후 중세 유럽에서 르네상스가 나타나는 시기에, 이슬람은 의사가 직접 조제하거나, 의사가 조수를 고용해 약을 조제하거나, 약방에서 의사 처방전에 기해 약물을 조제하는 형태가 모두 인정된 혼합된 형태를 보이고 있다.

중세 유럽과 르네상스 시대: 의학과 약학의 발달

유럽에서 남부 이태리와 시실리는 그리스-아랍 의학을 받아들이는 입구였다. 7세기경 남부 이태리에 설립된 수도사 학원의 하나인 살레르노 의학 학원에서는 아랍 문화의 영향을 받은 의료 교육 과정을 가르치고 있었다. 11세기 초가 되면서 프랑스 몽펠리에 지역에서 살레르노 의학 학원 졸업생들이 교수로서 의학을 가르치기도 했다. 이런 초기 의학 학원들이 점차 대학으로 발달하면서, 의사는 전문직 집단으로 성장할 수 있었다.

중부 유럽 지배자 프리드리히 2세(Friedrich II of Hohenstaufen, 1194~1250)는 1231년 시실리를 다스리는 성문법을 제정해 의약 분업을 최초 규정하고, 공국 내에서 왕의 자격증 없이 치료를 하거나 의학을 가르치는 행위도 금했다. 이를 위해 왕의 법원과 살레르노대학의 마스터들이 시행하는 시험을 통과한 다음에 의사 자격이 수여됐다. 또한 의사들로 하여금 약재상에 대한 감독을 하도록 했다. 1271~1322년, 바르(Basle; 스위스 바젤(Basel)의 옛 이름)에서 발표된 '바르 약재상 서약'에 의하면 "어떤 의사도 환자를 치료하면서 바르 지역 내에서 약재상을 보유하거나, 약재상이 될 수 없다"라고 하고 있다. 의사가 약물을 조제하는 것은 금지됐고, 대신에 의사 자격이 없는 자들의 의료 행위를 감시하는 권한이 의사들에게 부여됐다. 이 제도는 이태리, 독일, 프랑스 및 영국으로 전 유럽으로 퍼지게 된다.

중세 유럽에서 의약 분업을 도입한 이유는 무엇일까?

중세 유럽에서 의약 분업을 도입한 이유는 명확하게 나와 있지 않지만, 동방으로부터 수입 판매되는 향료와 약물에 대한 군주의 과세권과 연관되었을 것으로 추정한다.

몇 가지 이유를 제시해 보겠다. 첫째는 중세는 종교적 지배권으로서 교황권과 세속 권력으로서 황제권이 교차하는 지배하는 시대였다. 중세 초기에 수도원 또는 성당에서 의료를 배웠던 수도사들의 전통을 이어받아 대학에서 의학을 배우게 된 자들은 의사들도 신학, 법학자들과 동일한 중세의 신분을 차지하게 됐다. 이들 신분이 가지는 권리와 의무는 중세 유럽에서 대학이 가지는 위치와 연결돼 있다. 예컨대 교황 그레고리 9세(Gregory IX)는 1231년 파리대학의 자율성을 인정한 교서를 발표한 바 있다. 대학에 따라 차이가 있는데, 스페인과 남부 이태리 지역의 대학을 제외한 다른 유럽 지역의 대학은 자치권이 인정됐다. 이런 신분 보호의 결과, 자율권을 얻은 대학 내에 일정한 신분을 획득한 의사 집단에게는 세속 군주의 과세권이 미치지 못하게 됐다.

마찬가지로 신분상의 문제도 있었다. 중세는 신분 사회였고, 신분은 권리와 의무를 정하는 중요한 기준이었다. 초기 중세 신분은 세 가지로 구분할 수 있는데, 전투하는 자(bellatores), 기도하는 자(oratores), 손으로 일하는 자(laboratores)이다. 대학을 통해 전문적으로 교육을 받은 의료인 집단과 약재상을 포함해 전문 교육을 받지 못한 집단은 신분적으로 구별됐다. 특히 약물 조제의 문제는 치료의 일환이기 때문에 의사로서도 반드시 필요한 부분이었지만, 의사가 약제사의 역할을 겸하게 되면 자신의 신분을 낮추는 것이라서 의사들은 'laboratores' 신분에 있는 약재상 일을 할 수가 없었다. 이런 예는 치료 비용에 관한 명칭에도 나타나고 있다.

의사들이 환자를 치료하고 받은 것은 일반적인 대가, 비용이 아니었다. 약재상이 거래 대상으로 약을 주고 '메르세스(merces)'를 받았다지만, 중세 의사들은 기도하는 자로서 아너라리움(honorarium)'을 받을 수 있었을 뿐이었다. 아너라리움은 사례금으로서 주어진 것을 보유할 법적인 권한(다른 사람들에게 빼앗기지 않을 권한)이 있지만, 주지 않을 경우에는 이를 강제할 수 있는 법적인 청구권은 없는 것이다. 그렇기 때문에 의사들의 사례금에 대한 과세는 불가능한 것이었다.

둘째는 약국개설권은 조세를 포함한 세속 군주의 권한에 속하는 것이었다. 이 의미를 노르웨이의 예를 통하여 살펴보자.

16세기 베르겐은 독일 한자 동맹의 4개 교역소 중의 하나였는데, 베르겐으로 오게 된 덴마크 상인 프로윈트(Nicolaus de Freundt)가 크리스티안 4세에게 청원해 1595년 12월 노르웨이 최초의 약국을 열었다.

그리고 약물을 조제하는 권리를 독점적으로 행사하고 영업 대가로 왕에게 세금을 납부한 기록이 있다. 약국에 대한 배타적 개설권이 있다고 하지만, 일정한 지역 내에 몇 개의 약국을 개설하도록 할 것인가는 왕의 재량 사항이었다. 프로윈트가 왕으로부터 받은 편지 내용을 보면 '약국 개설권은 이미 존재하고 있는 약국들의 권리를 침해하지 않으며, 이러한 약국의 배타적 개설권은 다른 사람에게 팔 수 있다'고 하고 있다.

셋째는 동시대에 지중해를 마주 보고 있던 이슬람 지역 내의 의사들이 진료와 조제를 자유롭게 했다는 사실에 있다. 이슬람 시대에 의사는 시장에서 세금을 내면서 진료를 하는 계급이었기 때문에 의료행위와 조제행위는 자연스럽게 연결되었다. 시대가 지나면서 유력 가문의 자제들이 의사가 되기 시작하면서 약재상 수련을 받는 것이 허용되었던 것이었다.

'진료는 의사에게 약은 약사에게'라는 슬로건은 주장일 뿐이다. 전통적으로 유럽에서도 시행하고 있는 제도이기 때문에 우리도 받아들여야 선진국이 된다는 식의 접근은 근거가 없는 것이었다. 전통적으로 의약을 같이 취급하는 전통을 가졌던 일본, 대만 등 동양권의 나라들에서 의약 분업 제도를 적용하기 위해서는 그래야 하는 근거가 좀 더 탐구되었어야 했다는 아쉬움이 있다.

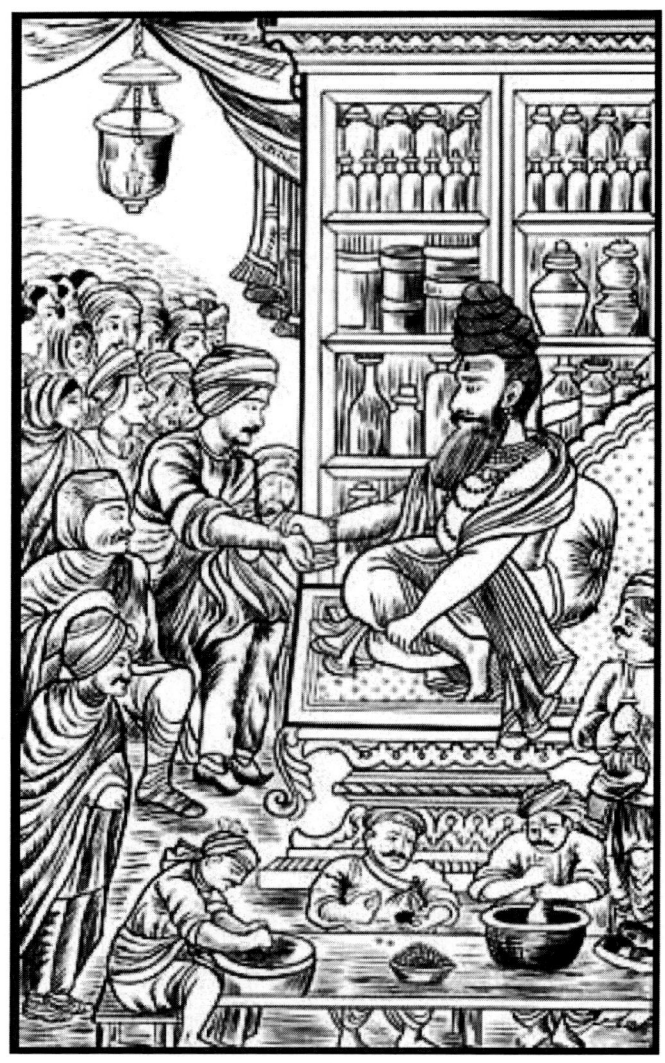

중동 또는 북부 아프리카 지역의 전통적인 진료 모습을 그린 것으로 보인다.
중세 유럽과 달리 아프리카 북부를 지배하던 이슬람 지역에서는
의사가 진료하고, 의원에 속해 있던 약사가 약을 조제하였다.
의약 분업이 시행되지 않았던 이유는 의사가 시장 영업의 대가로
세금을 납부하기 때문에 굳이 그것을 강제할 필요가 없었기 때문이다.

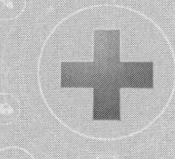

의사 전문직의 발달: 약재상이 의사 된 사연[21]

 의사가 수술한 이후에 간호사가 절개된 피부 일부를 봉합하면, 간호사는 무면허 의료행위의 정범, 이를 지시한 의사는 공범으로 처벌받을 것인가? 의료법 또는 보건범죄단속에 관한 특별조치법 위반으로 의견 조회를 받은 사안이다.

 간호사가 아니라 간호조무사라면 어떠한가? 기국에서는 전문 교육을 받은 전문간호사, 군 위생병, 산불 진압 소방관은 봉합을 할 수 있는 것으로 조사되었다. 정답은 법원이 내는 판결일 것이니 답을 언급하는 것이 부적절할 것 같은데, 이야기하고 싶은 점은 우리나라가 다른 나라에 비해 무면허 의료행위 처벌 범위가 매우 넓다는 사실이다.

 무면허 의료행위 처벌의 역사를 의사 전문직 발달 과정과 의약 분

---

21 2019년 오피니언뉴스(http://www.opinionnews.co.kr)에 기고한 내용입니다.

업을 연결해 살펴보고자 한다.

유럽 중세 초기 가톨릭 수도원을 통하여 전수되었던 의학 지식들이 10세기 전후로 발달하기 시작한 대학(university)에서 정규 과정이 되면서 의사 집단이 형성될 정도가 되었다.

의사가 되기 위해서는 대학 입학 자격에서 귀족에 해당하는 신분적 차별성을 가져야 했고, 졸업한 이들은 히포크라테스 선서를 하면서 지식의 동질성을 바탕으로 집단을 형성하였다.

집단으로서 정체성을 가지게 된 의사들은 의료행위에 대한 독점권을 인정받고자 했다. 시실리를 포함하여 중부 유럽을 다스렸던 프리드리히 2세는 1231년 이른바 멜피법을 발포했다. 제후들이 최종적으로 법전을 심의하였던 남이탈리아 멜피(Melfi)라는 도시 이름을 따라 명명된 법은 아우구스탈 법전(Liber Augustalis)으로도 불리우는데, 프리드리히의 계몽절대주의와 그의 중앙집권적 관료국가가 수행한 최초의 포괄적이고 국가적인 규범화 시도였다.

멜피법에 의하면, 대학을 졸업한 자로서 살레르노대학 마스터가 출제한 시험에 합격한 자들에 대하여 왕이 자격을 인정했고, 의사들에게는 왕이나 귀족의 건강을 챙기고 병을 치료하도록 하는 공적 의무를 부여했다.

의사들은 대가를 받고 의료행위를 할 수 없는 신분이었기 때문에, 외면적으로는 영리 추구를 할 수 없었다. 그래서 세금을 납부할 의무도 없었다. 하지만, 실제로는 사례금 형식을 통해 거액을 챙길 수 있었다. 왕은 약물 취급권을 의사로부터 분리해 약재상에게 독점권을 특허하면서 세금을 챙겼고, 의사들은 약재상들이 제대로 일을 하는지 직무를 감찰하는 의무를 졌다. 약을 빼앗겼지만, 의사들의 의료 독점권은 의사 아닌 자들의 무면허 의료행위를 처벌하는 권한을 통하여 유지됐다. 무면허 의료행위에 대한 처벌은 종교 재판으로 진행됐다.

프랑스 파리대학에서 벌어진 사건이다. 1322년 11월, 2명의 남자와 3명의 여자가 의사가 아니면서 환자를 치료하였다는 이유로 교회 법정에 기소되었다. 그중에 '야코바 펠리치(Jacoba (or Jacqueline) Felicie)'라는 여성은 환자를 방문하여 소변을 받아서 색깔 등을 관찰하고, 피부를 만지고 복부를 눌러 보는 등의 진단을 한 다음에 약을 처방하거나 투약하였는데, 그녀는 정식으로 대학 교육을 받지 않았고 부모님으로부터 의술을 배운 것으로 알려졌다.

현실적으로 환자들은 의사들이 자신들을 치료해 주지 않은 경우(여성이라거나 중증이라는 이유), 여자 환자라서 가슴, 하복부 같은 부위가 노출되는 것을 꺼릴 경우, 펠리치를 불렀고 그녀는 병이 치료된 경우에만 환자로부터 대가를 받았다.

파리대학의 의학 교수진은 그녀가 의사 면허가 없다는 이유로 재판에 회부했다. 대주교가 허가받지 않고 의료행위를 하는 것을 살인의 죄악을 저지르는 것과 같다고 하면서 한 번 더 무면허 의료행위를 하면 파문할 것이라고 경고했다. 이와 함께 60 파리 파운드 벌금에 처했다(프랑스에서 여성이 대학에 진학하여 의사 면허를 받을 수 있게 된 것은 19세기가 되어서야 가능했다는 것도 함께 기억할 점이다).

영국 의사는 왕당파, 약재상은 의회파… 의회파의 승리

당시 영국은 대륙의 변화를 늦게 수입하는 국가였다. 옥스포드, 캠브리지대학과 대륙의 대학에서 교육받은 의사들이 모여서 조직을 만들고, 1518년 왕립의사회(College of physicians)가 헨리 8세로부터 헌장(a royal charter)를 받았다. 이어 1523년 의회법으로 인정되면서 면허제도가 확립되고 무면허 의료행위를 단속하는 등 유럽 대륙과 동일한 정도의 의사 권한을 인정받았다.

'왕립 헌장'이라고 하는 'royal charter'는 영국 왕이 특허장을 교부해 개인이나 단체에 권리 또는 권한을 부여하는 공식 문서인데, 도시, 대학, 학회와 같은 중요한 조직을 설립하기 위해 사용됐다. 왕립 헌장에는 그것의 목적과 특권이 정의되어 있다(기록상 최초의 왕립 헌장은

1231년에 케임브리지대학에 부여되었다).

영국은 17세기에 큰 사회적 변혁을 겪었다. 1642년 올리버 크롬웰을 중심으로 한 의회파와 찰스 1세(Charles I)를 중심으로 한 왕당파 간의 내전(civil war)이 일어나 찰스 1세가 1649년 처형된다. 그 과정에서 약재상을 포함한 대다수 시민들은 공화당을 지지한 반면, 의사들은 왕당파를 지지했다.

1665년에는 런던에 만연한 흑사병으로 약 7만 명이 사망했고, 1666년에는 1만 3천 채의 가옥이 불에 타는 런던 대화재가 발생했다. 이 과정에서 의사들은 왕당파를 따라서 런던시를 탈출해 지방의 영지로 향한 반면, 약재상들은 대화재로 폐허가 된 런던의 브랙 프라이어(Black Friar) 거리에서 건물들을 다시 짓고 시민들을 치료하는 일에 나섰다.

이러한 과정을 거치면서 런던 시민들은 의사들을 왕당파로 보면서 불신했으며, 약재상들이 진료하고 약을 조제하는 것을 당연하게 여기게 되었다. 이러한 관행이 법적으로 정리된 것이 1704년 로즈 사건(known as the Rose Case)으로 알려진 소송이었다.

사건 내용은 다음과 같다. 도축업자 존 실(John Seale)은 약재상 로즈에게 치료를 받았지만, 치료에 만족하지 못했다. 그는 의사 단체를 찾아가서 로즈의 치료에 대해 하소연했다. 이어 왕립의사회(royal college of physicians)가 로즈를 상대로 무면허 의료행위에 대한 형사 기소를 했다.

헨리 8세로부터 왕립 헌장을 통해 부여된 의사들의 의료 독점권을 침해했다는 내용이었는데, 2심에서 패소한 로즈는 최고심(the House of Lords)에서 승리했다. 그 결과 영국에서는 대학 교육을 받지 않은 약재상들이 의사 면허 없이 사실상 일반 의사(general practitioner)로서 기능할 수 있게 되었다.

이후 1815년에는 약재상법이 제정되어 약재상은 진찰과 처방 및 조제를 하고 이에 대한 비용을 청구하는 것이 합법화되었다.

이것이 약사가 의사가 된 사연이며, 영국에서 내과 의사를 의미하는 'physician'과 일차 의료를 담당하는 'general practitioner'가 구분되어 불리는 것도 이러한 연역적 이유이다. 이에 더하여 약물 조제만을 전업으로 하는 'druggist'는 후일 새로운 조직을 따로 만들어 약사 업무를 하게 된다.

의료행위 '면허', 독점 경계 넘을 수 있는 정책 변화 필요

현대에도 이러한 직종 간의 독점 전통은 유지되고 있다. 의과대학을 졸업해서 의사 면허 시험에 합격하면 의사가 된다. 소위 '증'을 받게 되는 것이다.

그리고 대한민국 의료법은 무면허 의료행위를 처벌하는데, 첫째는 면허가 없는 자가 의료행위를 하는 것이고 둘째는 특정 면허를 가진 자가 자신의 면허 범위 밖의 행위를 하는 것이다. 예컨대 한의사가 의학을 이용해 환자를 치료하는 것 또는 간호사가 진료 보조 행위를 넘어서 환자를 진단하고 치료하는 것이다.

무면허 의료행위를 영리 목적으로 한 경우라면, 보건 범죄 단속에 관한 특별 조치법에 의하여 2년 이상의 징역형이라는 가중 처벌을 받는다. 면허에 대한 행정법적 의미는 "법령에 의하여 일반적으로 금지되어 있는 행위(부작위의무)를 행정청이 특정한 경우에 해제하고 적법하게 이를 행할 수 있게 하는 행정행위(처분)"라고 한다.

기존 법 체계는 '면허'를 권한을 독점적으로 행사하도록 하는 증표로 보았다. 그래서 면허에 대한 법적 보호 문제는 '밥그릇 싸움'이라고 보는 시각이 강하다. 앞서 살펴본 역사적 사실도 이를 보여주고 있다. 하지만 면허의 독점 문제를 경제적 독점으로 단순 치환하는 것도 면허 제도가 가지는 순기능을 전체적으로 부정하는 것이 되기 때문에 설득력이 부족하다.

결론적으로 면허의 독점 경계를 넘을 수 있도록 정부는 면허의 진입 가능성과 권한의 확장 가능성을 제공하여야 한다. 또한 이 정책 목표는 교육을 통하여 달성되어야 하기 때문에, 정부가 시행하는 교육 개혁의 방향과 같이 가야 한다.

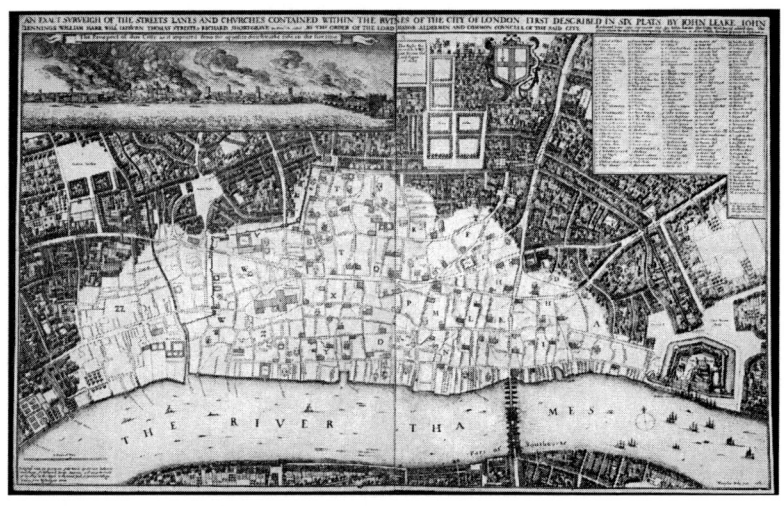

1666년 5일간 발생한 런던대화재(Great fire of london)로 인하여, 87채의 교회, 1,300명의 집이 소실되어, 8만 명의 시민 중에서 7만 명이 노숙자가 된 상황이 되었다.

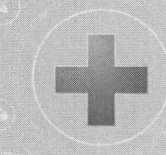

비밀 보호와 'Tarasoff principle'에 관하여

의료인은 직업의 수행과정에서 환자의 사생활을 알 수 있고, 환자를 치료하기 위하여 반드시 환자의 개인적인 비밀을 알아야 하는 경우도 있다. 따라서 의료인은 의료행위의 원만한 수행을 위하여 의료행위 중 알게 된 환자의 비밀을 지켜주어야 하고, 환자는 헌법상 인간 존엄성 규정(제10조)과 사생활에 관한 기본권(제17조)에 의하여 보호를 받고 있다. 의사의 비밀유지의무는 직업윤리로서 당연히 요구되는 것이며, 의료법을 포함한 개별 법에서도 비밀유지의무를 규정하고 있다.

형법상 비밀누설죄가 기본적인 범죄 유형인데, 그 행위 주체가 '의사, 한의사, 치과의사, 약제사, 약종상, 조산원이나 그 직무상 보조사 또는 차등의 직에 있던 자'라고 하여 범위가 상당히 넓다는 것을 알 수 있다(제317조 제1항).

비밀이란?

비밀은 특정인 또는 일정한 범위의 사람에게만 알려진 사실로서, 타인에게 알려지지 않는 것이 본인에게 이익이 되는 사실이다. 나는 내가 어릴 적 찍은 사진(내 모습)을 비밀로 하고 싶어! 라고 하는 것과 법에서 보호하는 법익으로서 비밀은 차이가 있다. 객관적으로 판단하기에 비밀로서 보호할 만한 이유가 있어야 한다. 그렇기 때문에 누구나 다 아는 사실(공지의 사실) 또는 자신이 이미 공개한 사실도 비밀은 아니다.

업무처리 중 알게 된

의료인의 직무수행과정에서 알게 된(지득한) 비밀이다. 그냥 풍문으로 들은 내용을 마치 진료 중에 알게 된 사실처럼 이야기하면, 그것은 비밀 누설은 아니다. 굳이 죄를 묻자면 내용에 따라 타인에 대한 명예 훼손의 가능성은 있다.

증언거부권과 압수거부권

'민사소송에서 의사는 직무상 비밀에 대하여 신문을 받을 때 증언을 거부할 수 있다(민사소송법 제315조(증언거부권) 제1항 제1호).'

형사소송에 있어서도 유사한 내용이 있다.

'단, 중대한 공익상 필요 있는 때에는 예외로 한다(형사소송법 제149조).'
'업무상 위탁을 받아 소지 또는 보관하는 물건으로 타인의 비밀에 관한 것은 압수를 거부할 수 있다. 단, 그 타인의 승낙이 있거나 중대한 공익상 필요가 있는 때에는 예외로 한다(형사소송법 제112조, 219조).'

제3자의 이익

개인의 비밀 유지에 관한 이익과 제3자의 이익을 형량하여 일정한 경우 제3자의 이익을 지켜야 할 필요성이 커지면 의사의 환자에 대한 비밀유지의무가 면제될 수 있다.

Tarasoff 사건[22]

사실 관계:

1969년 8월 20일 포다는 카우웰기념병원에서 진료를 받고 있던 통원환자였다. 포다는 자신의 의사인 무어에게 어느 미혼 여성 - 이 여성이 타티애나라는 것은 쉽게 확인할 수 있었다 - 이 브라질에서 여름을 지낸 후 집에 돌아오게 되면 살해할 예정이라고 이야기했다. 처음 포다를 진찰했던 골드 박사, 또 정신과 과장의 조수였던 얀델 박사와 같은 의견이었던 무어는 포다를 수용하여 정신병원에서 진료해야 한다고 결정하였다. 무어는 구두로 대학 경찰의 앳킨슨 순경과 틸 순경에게 구류를 의뢰하였다. 그 후 그는 윌리엄 빌 경찰장관 앞으로 포다를 확실히 구류하도록 경찰의 원조를 요청했다는 편지를 썼다. 앳킨슨, 브라운릭, 그리고 할러란 세 명의 순경은 포다를 수감하였으나 포다가 이성적이라고 인정하여 그로부터 타티애나의 부근에 접근하지 않겠다는 약속을 받아낸 다음 석방했다. 카우웰기념병원 정신과 과장이었던 파우엘슨 박사는 이때 무어의 편지를 돌려달라고 경찰관에게 의뢰하였고, 무어가 치료자로서 썼던 편지의 복사본이나 메모를 모두 폐기 처분하도록 지시하였다. 그리하여 '포다를 72시간 치료평가시설에 수용하지 말도록' 명령하였다. 포다는 형을 설득하여 타티

---

22 이 사례는 타라소프 대 캘리포니아대학 평의원, 17 Cal.3d 425(1976) 사건을 편집한 것이다; 131 Califonia Reporter 14(1976년 7월 1일). 법정에서 사용되는 문체다. 사실관계와 다수 의견은 토브리너 판사가 쓴 것이다. 소수의견은 클라크 판사가 썼다. TL Beauchamp, JF Childress. Principle of Biomedical Ethics. 5th ed. Oxford. 2001; pp415-418.

애나의 주소 부근에 둘이서 아파트를 빌렸다. 그녀가 브라질에서 귀국한 지 얼마 지나지 않아서 포다는 그녀의 집에 가서 그녀를 살해하였다.

법적 판단:

법원은 정신과 환자를 치료하던 중 환자가 자신을 배신한 애인을 살해할 것을 결의하고 구체적인 계획을 가졌다는 것을 알았을 경우는 정신과 의사는 피해의 가능성이 높은 제3자에 대하여 고지 의무가 있으며, 이를 게을리하여 환자가 가해행위를 한 경우 의사는 제3자에 대하여 책임을 진다고 하였다.

개인정보의 제거(De-identification)과 정보의 제공

개인의 비밀 유지를 보호하는 한계로서 정보에서 개인의 신상 기록 등이 제거되어 비밀의 주체를 알 수 없게 된 경우에 정보를 제공할 수 있다고 본다.

Community Hospital Ass'n v. District Court In And For Boulder County, Supreme Court of Colorado, En Banc, 1977.

194 Colo. 98, 570 P.2d 243.[23]

원고는 피고 의사가 1968년 11월에 사기적으로 또 과실로 그녀에게 즉각 수술을 요하는 뇌종양을 갖고 있다고 말하면서 피고 병원에서 그녀에게 과실로 불필요한 두개골 수술(craniotomy)을 시행하였다는 이유로 소를 제기하였고, 제1심법원은 피고 의사가 1964년과 1968년 사이에 위 병원에서 140명의 환자에게 수술을 행한 것에 대한 각 수술 전의 진찰 기록, 수술 관련 의료기록, 수술 전 X-ray 촬영과 뇌 조직검사 기록의 사본을 제출할 것을 명령한 사안에서 피고 병원이 위 140명의 환자들 누구로부터도 아직 동의를 얻지 못했기 때문에 위 문서제출명령은 의사-환자 사이의 관계에 기초한 특권 조항(어떤 내과 의사나 외과 의사도 그의 환자의 동의 없이는 환자의 진료 과정에서 얻어진, 환자를 진료하고 환자를 위하여 행위하는데 필요한, 어떤 정보라도 조사되어서는 안 된다)을 위반하였다고 주장한 사안이다.

'위 특권의 모든 목적은 환자의 질병이 공개됨으로써 그가 겪게 될 모욕을 방지하기 위한 것이다. 따라서 환자의 성명의 공개가 그의 질병에 관한 어떤 정보도 노출되지 않게 하는 것이라면 이로써 위 특권이 침해되지 않으나 만약 환자의 성명의 공개가 필연적으로 그의 질병에 관한 정보의 노출까지 수반한다면 이는 그 특

---

[23] 이 사건에 대한 캘리포니아주 대법원의 판결은 Rudnick v. Superior Court of Kern County, 11 Cal.3d 924, 114 Cal.Rptr. 603, 523 P.2d 643(1974): 이동신, 미국의 의료과오소송에 관한 최근 판례의 동향, 재판자료집 제80집, 제634면. 재인용.

권을 침해하는 것이 된다. 반대로 환자의 질병만을 공개하고 그의 성명은 공개하지 않는다면 이는 그 특권을 침해하는 것이 아니다. 우리도 1심법원에 부과된 조건이라면, 즉 환자의 인적 사항이 일반에 공개되는 것이 아니라면 위 문서의 법원에의 제출이 위 법률이 보호하고자 하는 의사-환자의 신뢰 관계를 어떤 형태로든 침해한다고 보지 않는다…'

비밀준수의무가 일정한 경우에는 한계가 있음을 명시하여 비밀준수의무와 기록열람권이 충돌할 경우, 일정 조건 아래서 기록열람권이 우선임을 명시하였다.

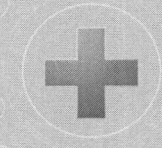

연구진실성과 연구부정행위[24]

 인간을 대상으로 하는 의학 연구의 윤리는 피험자 보호가 가장 중요한 가치였고, 세계 제2차 대전에서 독일 전범 재판 이후 많은 논의와 제도 발달이 이루어졌다. 우리나라는 2004년 '생명윤리 및 안전에 관한 법률'을 제정하여 배아 연구, 유전자 연구 분야 등에 관한 가치 기준들을 법제화하였다. 하지만 연구 범위가 광범위하기 때문에, 연구 현장에서 일어나는 연구윤리 문제도 정리해야 할 부분이 아직 많이 남아 있는데, 그중 실험 연구와 관련된 연구진실성(Research Integrity) 개념이 중요하게 논의되고 있다.

---

24 '연구진실성과 연구부정행위.' 의료윤리학(3판), 챕터22, 정담미디어 2015. 에 게재된 내용을 다시 정리한 것입니다.

규정 정비 계기와 내용

 2005년 서울대 수의대의 줄기세포연구 논문조작 사건(소위 황우석 사건)으로 인하여 연구윤리가 연구자 개인뿐만 아니라 그가 속한 학문공동체, 더 나아가 국가의 신뢰도와 경쟁력에까지 영향을 미칠 수 있다는 인식을 우리 사회가 하게 되었다. 이 사건 이후 정부는 2007년 2월 『연구윤리 확보를 위한 지침』(과학기술부 훈령 제236호)을 만들고, 국가연구개발사업을 수행하는 기관들인 대학과 정부출연(연) 등 연구기관에 「연구윤리지침」 혹은 「연구윤리진실성위원회에 관한 규정」을 제정하도록 하였다.

 〈연구윤리확보를 위한 지침해설서〉에서 '연구진실성이란 연구수행 및 결과 도출에 있어서 부주의나 잘못된 지식 등으로 인한 비의도적인 오류나, 위조·변조·표절 등 의도적인 부정행위가 개입되지 않고 객관성과 정확성이 확보된 것을 의미한다. 더 넓게 파악하면, 차후에 연구진실성을 증명할 수 있도록 연구 과정에서 발견되거나 도출한 각종 아이디어, 연구 방법, 데이터 및 현상들에 대해 정확하고 자세히 기록하고 이를 일정 기간 동안 충실히 보관하는 것까지 포함한다.'라고 하고 있다.

 구체적으로 연구윤리 확보를 위한 지침[25]에서 정의한 연구부정행위

---

[25] 교육과학기술부훈령 제260호, 2012.8.1., 일부개정 제4조(연구부정행위의 범위)

는 다음과 같다.

1. "위조"는 존재하지 않는 데이터 또는 연구 결과 등을 허위로 만들어 내는 행위
2. "변조"는 연구 재료, 장비, 과정 등을 인위적으로 조작하거나 데이터를 임의로 변형, 삭제함으로써 연구 내용 또는 결과를 왜곡하는 행위
3. "표절"은 타인의 아이디어, 연구 내용, 결과 등을 적절한 인용 없이 사용하는 행위
4. '부당한 논문 저자 표시"는 연구 내용 또는 결과에 대하여 공헌 또는 기여를 한 사람에게 정당한 이유 없이 논문 저자 자격을 부여하지 않거나, 공헌 또는 기여를 하지 않은 자에게 감사의 표시 또는 예우 등을 이유로 논문 저자 자격을 부여하는 행위
5. 본인 또는 타인의 부정행위의 의혹에 대한 조사를 고의로 방해하거나 제보자에게 위해를 가하는 행위
6. 그밖에 인문, 사회 및 과학 기술 분야 등 각 학문 분야에서 통상적으로 용인되는 범위를 심각하게 벗어난 행위 등

그리고 연구 기관의 장은 위 연구부정행위 외에도 자체 조사 또는 예방이 필요하다고 판단되는 행위를 자체 규정에 포함시킬 수 있다(동조 제2항).

우리나라는 연구부정행위를 비교적 넓게 정의하고 있는데, 이를 다른 나라 규정과 비교하여 보면, 영국의 웰컴 재단(Wellcome Trust)의 경우, 연구부정행위에 대하여 '계획적이거나 위험하거나 과실에 기인한 편향으로서 연구 수행을 함에 있어서 받아들여진 관행에 벗어난 것', '확립된 연구계획서를 따르는 데 실패하고, 그것이 인간, 무척추동물과 환경에 위해가 되는 것'을 모두 연구부정행위(misconduct)에 포함하고 있는 것을 볼 수 있다. 이에 반하여 미국은 연방정부 연구비 집행에 관하여 '위조, 변조, 표절' 행위만을 연구부정행위에 국한하는 좁은 정의 규정을 가지고 있다. 1989년 미국 보건국(Public Health Service, PHS)은 연구 부정에 대하여 넓은 정의 규정을 가지고 있었는데, '과학계에서 받아들여진 관행에 비추어 심하게 편향된 행위'를 연구 부정의 한 유형으로 포함하고 있었다. 하지만 연구부정행위를 한 연구자에게 연방 연구비 집행에 불이익을 주기 위하여 내용을 통일할 필요성이 있었는데, '과학자 집단에서 통상적으로 용인되는 정도를 심각하게 벗어난 행위'라는 기준은 모호하다는 과학계의 의견이 있었다. 결국 2000년 과학기술정책국(Office of Science and Technology Policy, OSTP)가 연방 차원에서 연구부정행위(misconduct)에 대한 정의를 좁게 제안하였는데,[26] 그 내용은 위조, 변조, 표절(Fabrication, Falsification, Plagiarism. FFP)이었다. 이 정의 규정을 국립보건원(National Institutes of Health, NIH), 국립과학재단(National Science Foundation,

---

[26] 주의할 점은 OSTP의 FFP 정의가 일반 논문 출판에 국한하는 것이 아니라, 연구비를 신청하는 과정에서 제출하는 연구계획서에 기재된 자료에까지 적용된다는 것이다.

NSF)에서 채용하였고, 2005년에 미국 보건복지부(Department of Human Health and Services, DHHS)의 연구부정방지 규정(42 CFR Part 93)에 편입하였다.

세 가지 행위를 연구부정행위에 포함시키는 것에 대하여는 이견이 없다. 다만 실제 적용에 있어 위조와 변조를 혼동하는 경우가 많은데, 소위 황우석 사건에서 당초 존재하지 않았던 맞춤형 배아복제줄기세포를 성공한 것처럼 논문을 작성한 것은 위조가 되며, 배반포 성공률을 높이기 위해 실제로 사용된 난자 273개를 185개로 축소한 것은 변조에 해당한다.[27]

부당한 논문 저자 표시의 문제

연구부정행위로서 '연구 내용 또는 결과에 대하여 공헌 또는 기여를 한 사람에게 정당한 이유 없이 논문 저자 자격을 부여하지 않거나, 공헌 또는 기여를 하지 않은 자에게 감사의 표시 또는 예우 등을 이유로 논문 저자 자격을 부여하는 행위'가 규정되어 있다. 기여 정도에 관한 연구자 간 의견 차이는 '정당한 기여를 한 자에게 저자 자격을 부여하지 않은 것'에 포함되지 않는다. 예컨대 A(연구 책임자)는 B(참여 연구원)의 기여를 20% 정도로 보고 있는데, 자신의 기여도가 최소한

---

27 연구윤리지침해설서. 36면.

40% 이상이라고 생각하는 B가 A의 기여도 배분에 불만을 품고 이를 연구부정행위로 제보할 수는 없다는 뜻이다.[28]

'국제의학논문편집인위원회(The International Committee of Medical Journal Editors, ICMJE)'가 작성한 통일규정(1979년 제정)에 의하면 논문에서 '저작자의 지위(authorship)'를 인정받기 위해서 저작자는 반드시 다음의 네 가지 기준을 모두 갖추어야 한다고 설명한다.

1) 연구의 구상과 디자인, 데이터의 획득, 또는 데이터의 분석과 해석에 실질적으로 기여하고, 2) 논문의 초고를 작성하거나 중요하고도 지적인(intellectual) 내용에 대해 그 논문을 비판적으로(critically) 교정(revising)을 하고, 3) 출판될 판본을 최종적으로 확인(approval)하고, 4) 작업물의 모든 부분에서 정확성 또는 진실성과 관련된 의문이 적절하게 조사되거나 해결되었다고 하는 합의를 한 경우.

저자로서 기여하지 않은 자에게는 감사(acknowledgement) 표시하여야 하는 것이 원칙이다.

---

[28] 연구윤리지침해설서. 37면.

각 학문 분야에서 통상적으로 용인되는 범위를 심각하게 벗어난 행위 등

서울대학교 연구진실성 위원회 규정은 연구부정행위와는 구별하는 연구부적절행위를 규정하면서 '부당한 논문 저자 표시'를 포함하여 다음을 열거하고 있다.

1) 연구자 개인의 이익을 위해, 일부 연구 결과를 과장하거나, 축소하여 다른 결론으로 유도하는 연구 결과의 왜곡 행위
2) 연구자 본인의 동일한 연구 결과를 인용 표시 없이 동일 학계 학회지에 중복하여 게재하는 행위
3) 부정행위를 묵인, 방조 또는 은폐하는 행위
4) 연구 대상의 권익을 침해하는 행위
5) 부정행위 또는 부적절행위 제보자에 대한 보복 행위
6) 예비조사 또는 본조사를 고의적으로 방해하는 행위
7) 연구 자료를 부당하게 확보, 활용하는 행위

이것들은 과학기술계에서 통상적으로 용인되는 범위를 심각하게 벗어난 행위 등의 구체적인 내용으로 연구부정행위에 포함한 것[29]을 연구부적절행위로 재분류한 것이다. 이 중에서 논문 저자의 부당한 이중 게재 문제에 대하여 의학계에서 조사한 연구에 의하면, 조사 연구

---

29 연구윤리지침해설서. 38면.

자의 4.7%가 해당한다고 보고하고 있다. 우리나라의 경우 KoreaMed에 실린 논문을 조사하여 5.9%가 이중 게재에 해당한다고 발표한 결과가 있다.[30]

Publish or Perish

대학이나 연구소에 근무하는 교수, 연구원들은 기관들의 요구를 만족시키는 논문을 작성하여야 하고, 그렇지 못하면 재임용 탈락 등의 제도를 통하여 기관에서 사라지게 된다. 물론 연구 성과가 잘 나오게 되면, 학문 분야에서 인정받게 되어 개인적인 명예와 더불어 부수적인 부를 쌓을 기회도 가지게 된다.

연구 부정을 다루는 데 있어서, 학문 분야에 따른 차이를 인정할 것이지도 논의가 되고 있다. 인문학의 경우는 오랜 시간 해당 전문 분야에서 지적인 능력을 쌓아온 개인에 의하여 거의 모든 작업들이 개인 연구실에서 이루어진다. 공학, 자연과학, 의학과 같은 분야는 연구실을 만들고 연구진을 구성한 이후에, 기자재를 이용하고 실험을 통하여, 가설을 검증하고 진리를 발견하는 과정을 거치게 된다. 사회과

---

[30] Kim SY, Hahm CK, Bae CW, Cho HM. Duplicate Publications in Korean medical journals indexed in KoreaMed. J Korean Med Sci 2008; 23: 131-133.

학은 단독 저자를 원칙으로 하는 인문학과 같은 특성을 공유하고 있으면서도 경우에 따라서는 공동의 작업을 하는 연구실 문화를 가지는 것으로 보인다.

자연과학 분야는 지도 교수의 연구 주제를 연구원들이 받아서 세부 분야를 연구하고, 이를 논문으로 작성하게 되는 경우가 대다수인데, 이 경우 해당 논문에 대하여 연구원은 제1 저자를 지도교수는 책임 저자를 맡는 것은 매우 자연스러운 일이다. 지도 교수가 학회지에 제출된 논문에 대하여 책임을 지고 교신을 해야 하는 것은 의무이자 권리이기도 하다. 대학에서는 학위 논문을 제출하기 위한 전제 조건으로서 SCI급 잡지에 연구 결과를 출간할 것을 조건으로 하기도 한다. 한편 이러한 공동 연구 현실은 저자 자격과 관련된 많은 시비를 낳고 있다. 연구부정행위는 흔히 섞은 사과(bad apple)에 비유된다. 섞은 사과를 놔두면 옆에 있는 사과까지도 섞게 한다는 의미에서 연구부정행위자를 솎아내야 할 대상 또는 솎아내면 해결되는 문제로 접근하는 것이다. 하지만 연구부정행위에 대한 개념은 전문가 영역에서 논의되면서 발전된 것으로서, 법률적 잣대로 재단하기에는 미묘한 논의의 영역이 있다. 일반적으로 FFP가 명확한 연구윤리 위반의 개념으로 인정되는 것이 전 세계적인 기준이고, 그 외 다른 연구윤리 위반에 대하여 어느 정도까지 비난을 할 것인지는 여지가 있다고 보아야 한다.

불법으로 볼지, 아니면 연구윤리 부분으로 볼 지는 선택의 여지가 있는 것으로 보인다.

이 문제는 연구자를 둘러싼 압력과도 관련된 문제이다. 미국과 같이 연구비를 받아야만 연구자가 생존을 할 수 있는 강한 경쟁이 구조화된 사회에서 연구부정행위를 할 유혹을 강하게 느낄 수밖에 없다. 요사이 사회가 투명해지면서, 공직자로 나서는 학자들에 대한 비판이 논문에 관한 연구윤리 부정에 집중되는 현상을 보게 된다. 상대적으로 연구를 거의 하지 않았던 연구자가 도덕적으로 흠결이 없는 적절한 후보자로 보이는 일들이 있는데, 이 또한 경계하여야 할 일이다.

연구부정행위에 관련된 대표적 사건들

'Patchwork Mouse' 사건

1970년대 미국 의학 연구는 1967년 크리스티안 바너드가 시행한 심장이식 수술의 실패 원인인 면역거부반응을 어떻게 하면 억제할 것인가 하는 것이 대세였다. 로버트 굿(Robert Good)은 면역학자로서 미네소타대학에서 면역 연구를 진행하였고, 많은 연구비를 수주하고, 이를 다른 연구자들에게 지급함으로써, 5년간 700여 편의 논문에 공동 저자로 이름이 함께 등재된 사람이었다. 로버트 굿이 소장으로 있는 슬론-케터링 연구소에서 면역학 연구를 진행하던 의사 연구자 윌리엄 서머린(William Summerlin)의 연구 부정 사건이 일어난다. 1974년 피부과 전문의이기도 한 서머린은 자신이 만든 특별한 배양액에 피부 조직을 담근 다음에 이식하면, 이식 관련 면역학적 거부 반응을 제어할 수 있다고 주장하였다. 그는 배양액에 담가뒀던 검은 쥐의 피부를 흰쥐에 이식하여, 특별한 거부반응 없이 생착시켰고, 이후 검은 쥐 피부의 모반세포(melanocyte)가 서서히 흰 쥐 피부로 이동하여 이식된 피부는 회색으로 변한다는 연구 결과를 발표하였다. 연구 부정의 발견 과정은 의외로 간단했다. 연구 결과를 발표하는 회의 이후, 반납된 이식 쥐를 돌보던 연구원이 회색 반점을 우연히 알코올로 닦은 후에 회색 반점이 사라지는 탈색 현상을 보았다. 이 사실은 연구실 책임자에게 보고되었고, 결국 서머린은 검은색 잉크로 흰 쥐 털의 일부를 염색하였다고 자백하였다. 연구실 자체 조사 결과에서 이식 연구가 유전적으로 유사한 쥐들 사이에 진행되는 등 연구 진행 과정도 부정확했던 것이 확인되었다. 서머린은 정신적, 육체적인 문제로 인하여 연구부정행위를 하게 되었다는 변명을 남기고 루이지애나주의 시골로 낙향하였고, 이후로 "Painting the mice"라는 용어는 연구 부정을 상징하는 단어가 되었다.[31]

---

[31] Truth and Trustworthiness in Research, by Caroline Whitbeck, Online Ethics Center at the National Academy of Engineering.

존 다시(John Roland Darsee) 사건[32]

인디애나의과대학을 졸업한 존 다시는 1979년 브라운 발트(Eugene Braunwald) 연구실에 들어가서, 하버드의과대학 심장학 연구조교(research fellow)가 되었다. 존 다시는 하버드에 근무하는 15개월 동안 5개의 주요한 논문을 작성하면서 연구팀 내에서 능력을 인정받았고, 그 과정에서 국립보건원(NIH, National Institutes of Health) 연구비도 받았다. 그러나 연구팀 내부에서 다시의 연구 결과에 대하여 의문을 제시하는 사람들이 나타났고, 내부 조사 결과 다시가 연구 일지를 일부 조작하여 수 시간의 연구 결과를 수 주일 동안 진행한 것으로 조작하였다는 사실을 밝혀냈다. 내부적으로 연구조교 계약을 종료하는 것으로 마무리하였다. 1981년 미 국립보건원은 다시의 연구 결과가 다른 연구팀의 연구 결과와 다르다는 사실을 인지하고, 이를 밝히기 위하여 정식 조사를 시작하였는데, 그 결과 다시의 연구에 광범위한 연구 부정이 있었다는 사실을 알게 되었다. 다시에 대하여는 미 국립보건원은 10년 동안 연구비 수혜를 금지하였고,[33] 하버드대학 협력 병원인 브리험여성병원(Brigham and Women's Hospital)은 국립보건원에 $122,371의 연구비를 반납하여야 했다. 이 사건은 연구부정행위로 인

---

32 Kochan, Carol Ann; Budd, John M. (August 1992). "The Persistence of fraud in the literature: The Darsee case". Journal of the American Society for Information Science and Technology 43 (7): 488-93.

33 Broad, William J. (June 14, 1983). "Notorious Darsee case shakes assumptions about science". New York Times. Retrieved March 4, 2008.

하여 연구비를 반납했던 첫 번째 사례가 되었다.[34]

헤르만(F. Herrmann)과 브라흐(M. Brach) 사건

유전자 치료 및 암 연구에서 두각을 나타내던 프리드헬름 헤르만(Friedhelm Herrmann)과 그의 제자이자 연인이기도 한 마리온 브라흐(Marion Brach)은 1988년 마인츠대학에서 만났다. 그들은 성공적인 학자 커플이었는데, 울름대학에 근무하면서 관계가 식기 시작하였고, 브라흐는 뤼벡대학(University of Lübeck)에 옮겨가서 독일 최초의 여성 분자의학 교수가 되었다. 한편 울름대학에서 헤르만 교수와 함께 연구하던 한 연구원이 브라흐의 연구 부정을 의심하여 1997년 내부 고발을 하게 된다. 조사 과정에서 그들이 마인츠, 프라이부르흐, 베를린 대학(Universities in Mainz, Freiburg, and Berlin)에 있을 때 유전자 치료, 사이토카인을 이용한 수십 편의 혈액학 논문들이 조작되었다는 사실이 밝혀졌다. 2차 대전 이후 유럽 과학계에서 일어난 최대 규모의 연구부정행위로 간주하였고, 헤르만과 브라흐는 각각 교수직에서 사퇴하거나 파면당하였다. 2000년 독일 연구재단에서 조사에 의하여, 헤르만의 347개 논문 중에서 94개의 논문에서 조작된 데이터가 이용

---

[34] Harris, Charles E., Jr. (2013). Engineering Ethics: Concepts and Cases. Cengage Learning. pp. 223-4. ISBN 1133934684.

되었으며,³⁵ 132개의 논문은 조작되지 않은 것으로 밝혀졌다. 그러나 연구재단은 헤르만이 해당 조작된 논문들을 이용하여 연구비를 부정으로 받아내려고 했다는 사실을 입증하지는 못하였고, 베를린 지방검사와 헤르만 측은 이 사건을 8,000유로의 벌금으로 합의하면서, 법적으로는 헤르만의 잘못은 고의가 아닌 과실(negl.gible)로 인하여 일어난 것으로 종결되었다.³⁶

말콤 피어스(Malcolm Pearce) 사건

산부인과 의사인 말콤 피어스(Malcolm Pearce)는 세인트조지대학병원(St George's Hospital Medical School)의 강사였고, 영국산부인과학회지(the British Journal of Obstetrics and Gynaecology)의 편집진의 일원이었다. 그가 발표한 두 개의 논문이 세계적 주목을 받고 있었는데, 하나는 자궁 외 임신 태아를 자궁 내에 이식하여 출산에 성공한 사례³⁷로 다른 산부인과 의사들이 이루지 못한 사례였고, 다른 하나는 200여 명에 달하는 다낭성 난소 질환을 가진 환자들의 반복 유산을

---

35 BMJ 2000;321:71

36 BMJ 2004;328:544

37 Pearce JM, Manyonda IT, Chamberlain GVP. Term delivery after intrauterine relocation of an ectopic pregnancy. Br J Obs Gynaecol 1994;101:716-7

치료하는 연구에 관한 것[38]이었다. 내부 고발자에 의하면 첫 번째 사례는 존재하지 않는 것이었고, 두 번째 사례는 200여 명의 환자를 모을 수 없는 상황이었다. 병원 내부적으로 조사를 시행하였고, 그 결과 세계적으로 주목받은 논문 두 편이 조작된 것으로 밝혀졌다. 당시 첫 번째 논문의 교신 저자로 기재된 채임벌린(Geoffrey Chamberlain)은 해당 논문이 게재된 영국산부인과학회지 편집장이었고, 해당 잡지의 소유한 왕립산부인과회(the Royal College of Obstetricians and Gynaecologists)의 회장이었다. 피어스의 논문은 매우 중요한 내용을 담고 있었음에도 불구하고, 논문 초고에 대한 동료 심사가 생략되었고, 채임벌린은 해당 논문의 연구 내용의 허위에 대하여 알지 못한 상황에서 교신 저자로 기재되었던 것이었다. 채임벌린은 총장직과 편집자 지위에서 해임되었고, 해당 대학에서 피어스를 공식 조사하여 두 개의 논문이 추가로 허위로 작성되었다는 사실을 밝혀내어 논문을 철회시켰다. 이 사건으로 피어스는 세인트조지병원에서 해고되었고 의사 면허를 박탈당한다.[39] 이 사건은 영국에서 연구 부정에 관한 가장 악명높은 사례이며, 이후 이와 유사한 많은 연구 부정 사건들이 학계에서 밝혀지게 된다.

---

[38] Pearce JM, Hamid RI. Randmised controlled trial of the use of human chorionic gonadotrophin in recurrent miscarriage associated with polycystic ovaries. Br J Obs Gynaecol 1994;101:685-8

[39] Richard Smith. Research misconduct: the poisoning of the well. J R Soc Med 2006;99:232-237

다이라 가쓰나리 사건

다이라 교수는 경제산업성산하산업기술총합연구소 유전자기능연구센터장을 겸임하고 있는 RNA 연구의 권위자로서 1998년부터 2004년까지 네이처(Nature)지에 12편의 논문을 발표하는 등 왕성한 연구활동으로 2000년 타임지에서 '새로운 세기를 이끌어 갈 500대 세계인'의 한 명으로 선정되기도 했던 인물이었다. 그러나 다이라 교수의 네이처지 논문 4편에 대해 실험 결과를 재현할 수 없다는 의혹이 '일본 RNA 학회'에 제기되자, 산업기술총합연구소 및 동경대가 자체 조사를 실시하였고, 그 결과 다이라 교수의 논문 12편 중에서 검증이 용이한 4편에 대한 조사 결과 '실험 결과를 뒷받침할 만한 데이터를 확인할 수 없었고, 따라서 실험 결과는 신뢰할 수 없다'고 결론 내렸다. 다이라 교수의 12개 논문 중에서 10개 논문의 연구비를 출연하였던 정부 산하 산업기술총합연구소는 예비조사위원회를 설치하고, 조사 결과 9개 논문에서 실험데이터를 신뢰할 수 없어서 부정행위 가능성이 있다고 하였다. 2006년 1월 27일 최종적으로 논문 실험 결과가 재현되지 못했다고 발표하고 사실상의 조작으로 결론을 내렸다. 동경대는 다이라 교수를 징계위원회에 회부하여 파면하고 실험실 해체 및 대학원생 지도 자격 박탈을 결정하였다.[40]

---

[40] 연구윤리확보를 위한 지침해설서. 과학기술부. 14, 157면

황우석 사건

서울대학교 수의대 교수 황우석과 의대 교수 문신용은 2002년부터 2003년까지 연구한 핵이식을 통한 인간배아복제 연구를 2004년 사이언스(Science)에 발표하였다.[41] 인간배아복제 연구 자체에 대한 윤리적 논란이 국내에 일어났지만, 2004년 1월 생명윤리 및 안전에 관한 법률(Act No. 7150; 생명윤리법)이 제정되고, 2005년 발효됨으로써 황우석과 미국 피츠버그대학 교수 새턴(G. Schatten)은 합법적 연구에 의하여 2005년 사이언스지에 핵 치환 기술을 이용한 두 번째 인간배아복제 연구를 발표하였다.[42] 황우석은 당시 11개의 환자 맞춤형 줄기세포를 만들었고, 복제 성공률을 획기적으로 높이게 되어 현실적으로 사용 가능한 기술이 되었다고 하였다. 그러나 2005년 12월 5일 '생물학연구정보센터(BRIC)'의 과학자들이 사이언스 논문의 조작 가능성을 제기하였고, 해당 논문들을 검증하는 네티즌들에 의하여 논문에 사용된 사진들이 조작되거나 중복되어 사용되었다는 증거가 제시되었다.

연구 부정 문제가 나타나자, 서울대는 2005년 12월 15일 자체조사위원회를 구성하였고, 약 한 달간의 조사를 통해 2005년 5월 사이언스지에 발표한 맞춤형 줄기세포 11개는 모두 존재하지 않으며 아울러

---

41 Hwang et al. Evidence of a pluripotent human embryonic stem cell line derived from a cloned blastocyst. Science 303;1669-1674, 2004.

42 W. S. Hwang, G. Schatten et al., Patient-specific embryonic stem cells derived from human SCNT blastocysts. Science. 17 Jun. 2005. 1777-1783.

2004년 2월 사이언스지 논문의 줄기세포 역시 핵이식에 의해 수립된 것이 아니라 단성생식에 의한 것이라는 가능성을 배제할 수 없다는 결론을 내렸다. 위 두 논문은 모두 철회되었고, 황우석과 연구진은 파면 등의 중징계를 받았다. 또한 연구비 횡령 등의 혐의에서 유죄 판결을 받았다. 이 사건은 위조(존재하지 않은 줄기세포를 11개까지 부풀림), 변조(사용한 난자 개수 누락, 사진 조작 등), 명예 저자(연구에 기여 없는 자들의 논문 등재), 생명윤리 위반(난자 불법 매매), 연구비 부당 사용 등 모든 종류의 연구윤리 위반이 총체적으로 드러난 심각한 연구부정행위였다.

토론

연방 정부는 왜 연구부정행위에 대한 정의를 좁게 규정하였을까? 세 가지 이유를 들 수 있는데, 1) 위의 세 가지 유형은 대부분의 과학자들이 연구부정행위로 모두 인정하는데 이의가 없을 정도로 명확한 것이다. 2) "심각한 편향"과 같은 유형들을 연구 부정으로 정의하고 처리하는 것이 기술적으로 힘들었다. 3) 연구 기관들이 넓은 유형의 연구부정행위를 정의하는 것을 불필요하고 적용할 수 없는 것으로 판단하였다.[43] 물론 개별 연구 기관에서 괴롭힘, 인간, 동물에 대한 연구

---

[43] Resnik D. From Baltimore to Bell Labs: Reflections on two decades of debate about scientific misconduct. *Accountability in Research* 2003;10:123-135.

윤리 규정, 기금 유용 등에 대한 개별 규정을 가지고 있는 것은 다른 문제이다. 이에 대한 반론은 어떠한 것이 가능한가?

참고 문헌

「연구윤리소개」 교육인적자원부, 학술진흥재단 2006년.

「연구윤리 확보를 위한 지침 해설서」 과학기술부 2007년.

「연구윤리 확보를 위한 지침」 교육과학기술부. 2012년.

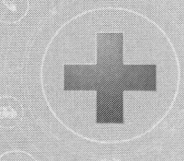

연구부정행위와 제1저자 자격[44]

근대에 들어서면서 관찰과 실험이 중요한 이성의 도구가 되었고, 연구 분야가 넓어지면서 연구윤리도 함께 범위가 확장됐다. 인간 대상 연구는 피험자 보호가 2차 세계대전 이후 중요한 연구윤리 분야가 되었고, 실험 연구에서는 연구 진실성이 중요한 문제가 되었다.

연구 결과가 최종적으로 세상에 발표되었을 때, 그 결과가 진실한 것인가라는 의문이 있을 수 있다. 논문 내용의 진실성을 검증하는 방법은 일반적으로 연구 결과를 재현하는 것이다. 해당 연구 결과를 바탕으로 새로운 실험을 진행하는데, 그 결과가 재현되지 않는다면 연구의 진실성에 의문을 가지게 되는 사후적 검증 방식이다.

---

[44] 2019년 오피니언뉴스(http://www.opinionnews.co.kr)에 기고한 내용입니다.

2004~2005년 황우석 사건, 연구진실성 도마에

우리나라에서는 지난 2004년, 2005년 사이언스지에 발표한 황우석 전 서울대 교수의 인간배아줄기세포 연구 결과가 허위라는 연구 진실성 문제로 논문이 철회된 아픈 기억이 있다.

당시 대중들은 전문가 책상에서 연구되었던 줄기세포에 대한 과학적 지식들을 습득하고, 상호 간 토론과 대중 매체의 추적을 통해 인간 배아의 도덕적 지위와 연구 대상물로의 적합성, 난자 매매, 모성 보호, 연구원에 대한 강압, 연구비 문제 및 연구 결과의 허위에 이르기까지 매우 다양한 영역에서 활발한 윤리 논의를 벌였던 기억이 있다.

이런 사회적 논의와 공감대가 바탕이 되어 2004년 생명윤리 및 안전에 관한 법률이 제정돼 배아, 유전자, 인간 대상 연구 등에 관한 기준이 법제화했다. 2007년 연구윤리 확보를 위한 교육과학기술부 훈령(제236호)을 통해 국가연구개발 사업을 수행하는 대학과 정부 출연 기관 등에는 연구윤리진실성위원회가 설치되고, 연구윤리지침이 제정됐다.

연구부정행위는 6가지… 한국, 미국보다 엄격해

훈령에 기반한 연구부정행위는 다음의 6가지로 정의된다. (1) '위조'는 존재하지 않는 데이터 또는 연구 결과를 허위로 만들어내는 행위 (2) '변조'는 연구 재료, 장비, 과정 등을 인위적으로 조작하거나 데이터를 임의로 변형, 삭제함으로써 연구 내용 또는 결과를 왜곡하는 행위 (3) '표절'은 타인의 아이디어, 연구 내용, 결과 등을 적절한 인용 없이 사용하는 행위 (4) '부당한 논문 저자 표시'는 연구 내용 또는 결과에 대해 공헌 또는 기여를 한 사람에게 정당한 이유 없이 논문 저자 자격을 부여하지 않거나, 공헌 또는 기여를 하지 않은 자에게 감사의 표시 또는 예우 등을 이유로 논문 저자 자격을 부여하는 행위 (5) 본인 또는 타인의 부정행위 의혹에 대한 조사를 고의로 방해하거나 제보자에게 위해를 가하는 행위 (6) 그밖에 인문사회 및 과학기술 분야 등 학문 분야에서 통상적으로 용인되는 범위를 심각하게 벗어난 행위 등이다. 이에 더해 연구 기관 등의 장(長)은 자체 조사 또는 예방이 필요하다고 판단되는 행위를 자체 규정에 포함될 수 있다.

연구부정행위에 해당하는 경우는 연구자의 자격에 대한 불이익과 함께 연구비 수여에 관해 연구 기관에 불이익이 있을 수 있기 때문에, 어떠한 행태를 연구부정행위로 볼 것인가는 과학계의 관심사였다.

미국은 명확성에 기초해 연구부정행위(research misconduct)를 위조,

변조, 표절에 한정하면서, 연방 정부 연구비 집행에 불이익 대상을 좁게 정의했다. 유럽은 좀 더 넓게 연구부정행위를 정의하면서 대학 자체의 연구자 징계를 원칙으로 하고 있다.

우리나라는 정부 훈령에서 국가 연구비 수주와 관련해 연구부정행위를 넓게 보고 있는 탓에, 엄격한 규정을 두고 있다고 할 수 있다. 황우석 사건이 남긴 마음 아픈 유산이기도 하다. 물론 연구 논문에 대한 철회 등 학술지 조치 역시 가능하다.

2007년 훈령 제정 이후 대학에 이런저런 연구 부정 행위 제보가 있지만, 이와 관련한 연구자 징계가 크게 보도되지는 않는 데는 다른 사정이 있다. 대학의 연구진실성위원회가 특정 교수의 논문을 표절이라고 판정해도, 교원징계위원회는 교원징계시효 3년 규정에 제한을 받는다고 주장하기 때문이다.

교원징계법에 의하면, 징계 사유가 발생한 날로부터 3년이 지나면 총장은 징계 의결을 요구할 수 없다. 여기서 사유 발생일을 표절 논문을 작성하거나 제출한 시점으로 해석하기 때문에 작성된 지 3년이 지난 논문은 그 뒤에 표절로 밝혀지더라도 징계가 불가능하다고 본다. 이 때문에 실제로 연구 부정으로 징계를 받은 교수가 매우 적어, 각 대학 징계 시효 규정이 표절 교수에게 '면죄부'라는 비판까지 나오고 있다.

물론 표절과 같은 연구 부정에 의한 논문은 철회될 때까지 계속적으로 침해를 하고 있는 것이기 때문에 시효 발생 시점은 표절이 공식적으로 판정된 때부터라고 보아야 한다는 주장도 있다. 법원 판결이 있지만, 교육 당국의 적극적인 개입이 없는 상황에서 대학 행정 실무 처리자의 소극적 일 처리 방식은 개선될 것 같아 보이지 않는다.

논문 저자 자격, 공동 연구참여자 역할에 따라 달라져

저자 자격에 대한 논란 역시 이런 전체적인 연구윤리 체계하에서 고민해야 할 문제다. 공동 연구를 시작하는 경우에, 일반적으로 책임 연구자가 해당 연구 전반에 대한 계획 수립, 진행 관리를 하면서 공동 연구자 간의 역할과 기여도를 조정하게 된다.

그렇기 때문에 연구 시작 단계에서 연구자들의 역학, 연구비 사용, 저자 순위 등과 같은 큰 그림에 대해 미리 합의하도록 권장하고 있다. 연구 결과 발표와 저작권 문제는 공동 연구 참여자에게 큰 이해관계가 걸린 문제이기 때문에, 갈등이 표출되기 쉽다.

공동 연구의 실질적 진행은 크게 4단계로 구성할 수 있는데, (1) 연구의 전체적 설계 (2) 실험 실행 및 결과 도출 (3) 관련 자료 수집과 논문 작성 (4) 논문 제출, 교정 및 최종 승인 단계이다. 저자들은 이 단계에 모두 참여해야 한다는 주장도 있지만, 연구의 모든 단계에 공동 연구자가 관여하는 것이 실질적으로 불가능하다. 때문에 기능적으로 참여 정도를 고려해 공동 저자들에게 주어진 작업에 참여하게 하고, 전체 진행은 연구 책임자의 소관 사항이 된다.

일반적으로 표현하면, '저자란에 실린 저자 순서는 공동 저자 간의 합의로 결정해야 하며, 저자들은 저자 기재 순서에 대한 원칙을 설명할 수 있어야 한다'라고 할 수 있다.

무엇이 원칙인지에 대한 기준은 논문의 구체적 사정에 의해 판정해야 한다. 예컨대, 논문의 작성 자체가 주요한 기여가 될 수 있는 분야가 있다. 의학 분야에도 인문학 또는 사회과학 연구를 하는 분야가 있다. 우리나라에서 인문사회의학이라고 분류되며 학제간적인 연구를 하는 분야다.

실험보다는 기존 자료를 수집하고 분석하는 과정이 중요하며, 제출하는 논문의 기술 방식이나 내용이 논문 채택의 중요한 관건이기 때문에 특별하게 이미 만들어진 논문을 번역하는 사정이 없었다면, 논문 작성 과정에서 자신의 아이디어와 판단이 들어갔다고 볼 수 있어 제1 저자의 자격을 인정하는 것이 가능하다고 본다.

**수집과 분석 중요한 논문에선 제1저자 가능…
실험 결과 논문, 번역만으론 제1저자 '불가'**

반면에 과학적 실험 결과를 정리해 발표하는 의학 논문이라면, 논문 작성은 실험 결과를 기존에 맞추어진 형식에 따라 기술하는 작업이 주를 이루기 때문에 제1저자의 자격을 부여하는 것은 원칙적으로 불가하며, 그 외 기여 정도에 따라 단순한 기계적 작업이 아니라면 공동 저자로 기재하는 것은 가능하다(단순 번역이라면 너무도 많은 학술 번역 회사가 있다).

이에 대한 조치는 두 가지로 나누어 볼 수 있는데, 우선 학술지의 대처 방식이다. 학술지 편집회에서 결정할 사항이지만 일반적으로 논문의 저자가 선물된 경우라면, 일반적으로는 논문 취소, 철회(retraction, withdrawal)보다는 해당 논문에서 저자의 이름을 삭제하는 정도의 조치를 취하고, 이를 해당 학술지에 오류 수정에 해당하는 'erratum', 'corrigendum', 또는 'correction' 형식으로 발표하게 된다. 해당 논문의 연구 결과 자체의 진실성은 유지되기 때문이다.

다른 쪽은 연구자가 속한 대학 등 연구 기관의 조치인데, 연구진실성위원회를 통해 구체적인 사안의 경중에 따라 정리될 것으로 판단된다.

황우석 사건 때 연구에 실질적 기여 없이 논문에 이름을 올린 국내

대학교수들이 정직을 받은 전례가 있다. 하지만 연구의 윤리적 부분을 담당했던 교수는 해당 대학에서 아무런 불이익을 받지 않았고, 2005년 논문에서 황우석과 함께 책임 저자로 기재되었던 미국 피츠버그대 제럴드 섀튼 교수 역시 연구부정행위(research misconduct)가 아니고 'research misbehavior(연구 비행 정도의 의미)'라고 해 면죄부를 받은 경우도 있다. 후자는 아직 잘 정리되지 않은 부분이 있다는 이야기다.

치열한 입시 제도와 학부모의 열성이 고등학생을 과학 논문의 제1저자로 만들었고, 그것이 장관 후보자 청문회와 관련해 정국을 흔드는 모습을 보면서 이 글을 작성한다. 판단은 각자에 몫으로 남기지만, 해석을 위한 기본 재료를 제공한다. 우리 사회가 좀 더 성숙한 단계로 도약하는 계기가 되기를 마음속 깊이 기원하며.

제2장

질병과 인권에 대하여

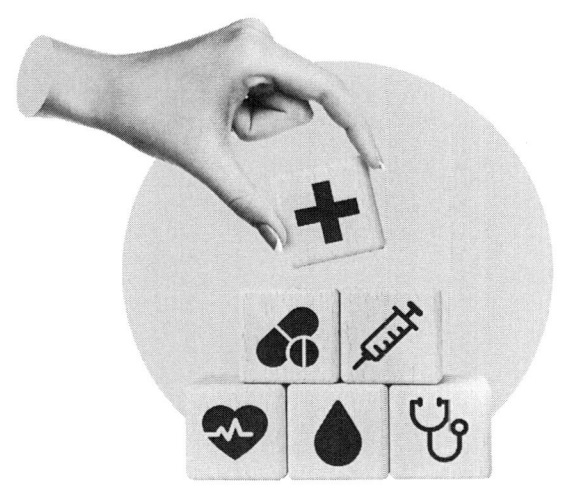

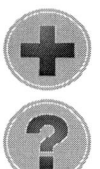

결핵, 격리와 강제 입원에 대하여[45]

결핵은 기침, 대화, 노래 부르기와 같은 일상적인 생활에서 전파되는데, 전염성 결핵 환자는 1년 동안 10명 이상의 사람을 감염시킨다고 한다. 치료에 의하여 감염성이 일시적으로 없어진 경우라도, 결핵약을 계속 복용하지 않으면 결핵이 재발할 수 있기 때문에, 치료 불응자 문제가 결핵 관리에서 매우 중요하다. 하지만 강제 입원, 강제 치료와 같은 강제력을 동원하는 것은 환자 기본권 침해가 되기 때문에, 결국 공공복리를 위한 기본권 제한(헌법제37조 제2항)과 이익형량 문제가 된다. 그래서 각종 단계적 조치를 고려하게 되는데, 강제 구금과 같은 강한 제한을 시행하기 이전에, 약한 제한으로 직접 복약 확인 치료(Directly Observed Therapy, DOT)와 같이 환자가 약 복용을 약속하고, 이후 의료진이 확인함으로써, 치료 순응도를 높이는 방법이 제안된다. DOT에 불응하거나, 기존 환자가 보여 주었던 태도에 비추어 치

---

[45] 김장한, 결핵예방법의 격리명령의 실행과 한계에 관하여, 의료법학: 2015, 16(2). 법학지에 게재한 논문을 일기 쉽게 축약한 것.

료에 불순응할 것으로 강하게 예측되는 경우라면, 의료진은 환자를 강제 구금하고 치료하는 방법을 취하게 될 것이다.

강제 구금을 시행하기 위한 기본 원칙

포괄적인 인권 조약인 1966년, 유엔 인권 협약 제12조[46]에 의하면, 거주 이전과 이동의 자유에 대한 제한 사유로 공중 보건을 보호하기 위하여 필요한 경우를 예로 들고 있다. 1950년, 유럽 인권 조약의 제5조 제1호 (e)[47]에서도 자유권에 대한 합법적 제한 사유의 하나로 감염병을 들고 있다. 세계보건기구에서 광범위 약제 내성 결핵 환자 비자발적 구금에 대한 공식적 입장의 예를 보면 다음과 같다.[48] '만약에 환자가 고의로 치료를 거부하면 그것은 공중보건에 위험이 될 수 있다. 광범위 내성 결핵균에 의한 심각한 위험이 노출될 경우라면, 그것은 보다 넓은 공중을 위하여 개인의 인권을 제한할 수 있다는 것을 의미한다.' 그 경우에는 감염 질병을 막기 위하여 격리(Quarantine, Iso-

---

46 International Covenant on Civil and Political Rights, December 1966, Article 12, 1, Article 12, 3. http://www.ohchr.org/en/professionalinterest/pages/ccpr.aspx

47 Council of Europe: European Convention on Human Rights. Rome, 4 November 1950, Article 5(Right to Liberty and Security), 1 (e). http://www.echr.coe.int/Documents/Convention_ENG.pdf

48 WHO Guidance on human rights and involuntary detention for xdr-tb control. http://www.who.int/tb/features_archive/involuntary_treatment/en/

lation)을 할 수 있다. 다만, 이것은 다른 방법이 모두 실패한 경우에 최후의 수단으로 취하여야 한다. 인권 제한 법조 타당성을 판단할 때 사용하는 국제적 지침으로 시라쿠스 원칙(Siracusa Principles)(1985년 [인권을 제한할 때의 기본적 원칙])[49]이 있는데, 세계보건기구는 이로부터 다섯 가지 원칙을 도출하고 있다.

    가. 제한은 법에 따라서 진행되어야 한다.
    나. 제한은 일반 이익이라는 합법적 목적을 위하여야 한다.
    다. 제한은 목적에 도달하기 위하여 민주 사회의 엄격한 필요에 의하여야 한다.
    라. 동일한 목적을 달성하기 위하여 덜 침습적이고 제한적인 방법이 없어야 한다.
    마. 제한은 과학적 증거에 기초하여야 하고, 인위적으로 부과되거나 만들어져서는 안된다. 예컨대, 비합리적이거나 차별적인 방법.

---

[49] United Nations, Economic and Social Council, U.N. Subcommission on Prevention of Discrimination and Protection of Minorities: Siracusa Principles on the Limitation and Derogation Provisions in the International Covenant on Civil and Political Rights. 1985. http://www1.umn.edu/humanrts/instree/siracusaprinciples.html

환자의 자기 결정권과 관계

의사 결정 능력이 있는 사람은 자신이 받는 치료에 대해서 이를 받을지 아니면 거부할지를 결정할 권리가 있다. 그래서 치료 거부로 인하여 사망할 수 있을 경우라도, 의사 결정 능력이 있는 성인의 치료 거부권은 인정된다. 강제 검사, 강제 투약은 강제 입원과는 기본권 침해 정도에 있어서 다른 의미를 가지고 있다.

미국 뉴저지주 법원 City of Newark v. J.S.[50]

사실 관계:

J.S.는 40세 먹은 아프리칸 아메리칸이며, 인간면역결핍바이러스 감염과 결핵이 함께 감염된 환자이다. 병원 의료진은 노워크(Newark) 당국에 J.S.가 의료진의 치료 지시에 불응하고 병원을 탈출하였기 때문에 이를 처리하여 줄 것을 요청하였다. J.S.는 호텔 로비에 후줄근한 평상복 차림으로 앉아 있는 것이 발견되었다. 이전에 J.S.는 의료진의 치료에 불응하여 병원을 탈출한 경력이 있었는데, 당시에는 병이 악화되어 응급실을 통하여 다시 재입원하였던 일이 있었다. 또한 1993년 3월 J.S.는 병원 퇴원 후 요양원에 거주한 적이 있는데, 외출

---

50 279 N.J. Super. 178 (1993) 652 A.2d 265. Available at http://www.leagle.com/decision/1993457279NJSuper178_1442/CITY%20OF%20NEWARK%20v.%20J.S.

후 귀가하다가 길을 잃었고, 당시 수중에 가진 돈이 없었기 때문에, 결핵 치료 크리닉에 가서 치료를 받지 못했다. 이런 이유로 J.S.는 의료진의 지시에 불응 환자로 추정되었다. J.S.의 객담 검사에서 감염성 결핵이 확인되었는데, 강제 구금 후에는 추가 객담 검사를 거부하였으며, 심한 통증을 수반하는 결핵약의 근육 주사를 거부하였다.

이에 대하여 법원은 환자의 치료 거부권을 인정하고 있다. 뉴저지주 결핵관리법(TB Control Statue)에 의하여, 인간면역결핍바이러스 감염과 함께 발병한 다제 내성균 결핵 환자에 대한 강제 구금은 인정했지만, 강제 검사 및 강제 투약은 인정하지 않았다. 그 결과, 치료 지시 불순응 환자는 치료에 협조하여 전염성이 없어져 강제 입원에서 벗어나거나, 강제 치료를 거부하고, 퇴원할 기한 없이 병원에서 계속 지내야 하는 두 가지 선택 중에 하나를 하여야 했다.

결핵 감염 방지 목적은 구금으로 충분하고, 투약을 거부한 환자에게 강제적 투약을 하는 것은 구금보다 인권 제한 수위가 한층 높은 것으로 보기 때문에, 강제 투약은 기본적으로 인정할 수 없다고 한 것이 타당하다.[51]

---

[51] Bayer R., Dupuis L., Tuberculosis, Public Health, and Civil Lberty, Ann Rev Pub Health. 1995, 16:307-326.

영국[52]과 이스라엘,[53] 독일 등 유럽의 보고에서도, 격리는 가능하지만, 치료는 강제할 수 없다고 되어 있다. 또한 일회적 강제 투약을 인정하더라도, 치료를 거부한 환자에게 강제적으로 장기 투약하는 것은 현실적 어려움이 있다.

강제 구금 명령 발동이 비합리적이거나 차별적이어서는 안 된다

공권력에 의한 강제 구금은 공중보건을 위한 것이어야 하고, 이것의 이름을 빌려서 특정 집단에 대한 차별이 있어서는 안 된다.

---

[52] Coker R.J., The Law, Human Rights, and The Detention of Individuals with Tuberculosis in England and Wales. J Pub Health Med. 2000, 22:263-267

[53] Weiler-Ravell D., Leventhal A., Coker R.J., et al., Compulsory Detention of Recalcitrant Tuberculosis Patients in The Context of A New Tuberculosis Control Program in Israel. Pub Health. 2004, 118:323-328.

Jew Ho v. Williamson et al[54]

사실 관계:

1900년 미국 샌프란시스코 보건당국은 당시 페스트(Bubonic Plague)로 9명이 사망하였는데, 그들이 사망 당시에 중국인 거주 지역 주변에서 거주하였다고 발표하고, 12 블록 내 거주하는 수만 명의 아시아인들에 대하여 방역 격리(Quarantine)를 한다고 결정하였다. 원고인 'Jew Ho'는 해당 지역에서 식료품 가게를 운영하는 자로서 두 가지 이유를 들어 위 명령에 대한 금지 청구를 하였다. 첫째, 의료 전문가의 감정 증언을 신청하여 페스트라는 질환에 의하여 사망하였다는 시 당국 의료진의 진단 내용에 대한 의문을 제기하였다. 둘째, 역학적으로 질병이 창궐하고 있다고 하더라도, 방역 격리가 부적절하고 비효율적으로 설정되었다고 하였다. 원고의 주장은 현재 명령은 아시아인들이 거주하는 집들만을 대상으로 격리를 시행하는 것이기 때문에 효과가 없고, 아시아인과 백인 간의 차별이 없이 동일하게 격리 명령이 집행되어야 의학적으로 효과가 있다고 주장하였다.

원고의 주장에 근거하여 법원은 위 명령은 미 연방헌법 수정 제14조의 적법절차조항에 위반하였다고 판시하였는데, 그 이유로 차별적이고, 의학적으로도 페스트를 방역하기 위한 방벽으로 비합리적이라고

---

54 Circuit court. N.D. California. 103 F. 10 (1900). available at http://www.publichealthlaw.net/Reader/docs/JewHo.pdf. 1900년 캘리포니아 순회 재판소에서 격리(Quarantine)의 합법성을 둘러싼 미국의 고전적 판례.

보았다. 그렇지만 사망한 9명의 집과 접촉자에 대한 격리 명령은 유지하도록 하였다.

동일한 목적을 달성하기 위한 최소 침해의 원칙

위 원칙은 '같은 목적을 달성할 수 있는 수단 중 가장 인권 제한의 정도가 약한 대체 수단'을 뜻하며 공권력에 의한 강제 조치에서는 'Least restrictive alternative, LRA'를 사용하여야 한다는 원리이다. 1950년 이후, 미국에서는 감염증 환자에 대하여 강제 조치한 재판은 그렇게 많지 않다. 감염증 환자에 대한 강제 조치 조건은 1965~1970년대에 정신질환자에 대한 강제 조치를 둘러싼 재판에서 발전한 이론이 응용되고 있다.

Lessard v. Schmidt[55]

사실 관계:

1971년 10월 자살 시도 이후, 알버트 레사드(Alberta Lessard)는 경

---

[55] 414 U.S. 473 (1974). Available at https://supreme.justia.com/cases/federal/us/414/473/ 1972년 정신 질환 환자의 구속을 둘러싼 미국 연방 지방 법원 판결.

찰에 검거되었고, 법원은 편집성 조현병의 치료를 받기 위한 구금을 명령하였다. 레사드는 밀워키 법률구조공단의 도움을 받아서 당시 시행되고 있었던 위스컨신주 비발적 구금법(Wisconsin's involuntary civil commitment statutes)에 의하여 구금되어 있던 자들을 대신하여 집단소송을 제기하였다. 소송은 정신질환자들에 대한 구금과 그 절차의 위헌성에 집중되었다. 위스컨신주는 당시 다른 주와 마찬가지로 구금의 근거로서 좀 느슨한 규정을 가진 정신법을 가지고 있었다. 구금 대상이 되는 정신질환자의 정의는 '치료와 간호를 받는 것이 자신과 사회의 복지를 위하여 필요한 사람'이라고 하였고, 이 경우 '적절한 후견과 치료를 위하여 구금할 수 있다'고 규정되어 있었다.

밀워키에 위치한 연방지방법원은 위스컨신주의 정신건강법(mental health act)에 의한 구금을 위헌이라고 판결하는데, 3명의 재판관은 구금을 허용하기 위한 위험 기준을 다음과 같이 제시하였다. '구금하지 않는다면, 해당자가 자신이나 타인에게 위해를 가할 것이라는 매우 높은 개연성이 있어야 한다.' 더 나아가 법원은 구금을 위한 재판의 진행을 형사 절차에 준하여 진행하여야 한다고 하면서, 법률 조언을 받을 수 있고, 묵비권을 행사할 수 있으며, 전문증거는 배제하고, 합리적 의심의 여지가 없는 증거 기준을 제시하였다.

LRA 원칙에 따르면 결핵 환자에 대하여 강제 조치가 취해지기 전에 환자의 치료에 대한 자발적 협력을 가능하게 하는 수단이 고려되어야 한다는 것이다. 결핵 환자가 결핵 치료에 협조하는 것이 불가능한 사회적 상황임에도 불구하고, 이러한 상황의 개선을 우선시하지 않고, 보건당국이 치료 비협조를 이유로 환자를 구속하는 것은 허용되지 않는다는 의미가 된다. 결핵 환자에 대한 LRA는 인근 병원에서 무료 치료라는 것, 자발적 입원을 하는 것, 자발적 직접 복약 확인 제도를 이용하는 것 등이 포함된다.

하지만 LRA 원칙을 적용하기 위해서는 사실적인 면에서 2개 다른 수단의 유효성을 예상하여야 하는 문제가 있다. 이로 인하여 감염증 대책에서 있는 강제 조치를 선택함에 있어서, '더 인권 제한의 정도가 약한 수단'이 실제로 시행되어서 실패했다는 것까지 증명될 필요가 있느냐는 점과 LRA 원칙에 관한 그 범위가 어디까지로 확정하는 것인가라는 것이다. 두 가지 입장이 가능하다. LRA 원칙은 인권 제한 정도가 높은 조치를 취하기 전에 모든 '인권 제한의 정도가 약한 수단'을 취했을 것을 요구하지는 않지만, 사전에 검토하여 고려하여야 한다는 것이다. 이에 반대하는 의견은 이러한 입장을 취하는 것은 해당 원칙을 무효화 하는 것에 다름이 없다고 한다.

1990년대 결핵이 다시 창궐하게 된 뉴욕에서 이 문제가 제기되었다. 당시 뉴욕시 보건조례(New York City Health Code), 11.47조(Section 11.47)(1993년)를 개정하여 보건당국에 결핵 환자에 대한 구금을 시행할 수 있는 권한을 부여하였다. 이와 함께 5일 이내에 법원에 구금에 대한 결정을 하도록 하는 절차를 거치도록 하고, 법원의 결정 이후 60일 또는 90일이 지나면 다시 구금에 대한 법원의 심사를 받도록 하고 법률 조언을 받을 권리와 가족 등에게 구금 사실을 알리도록 하는 절차 조항도 만들었다. 이때 구금을 시행하기 위한 조건으로 '환자의 과거와 현재의 언행에 비추어 보아 환자가 접촉 시 주의사항을 포함한 의학적 처치에 순응할 것이라고 믿을 수 없는 경우라는 실질적 개연성이 있는 경우에 보건당국이 구금할 수 있다고 하고 있다. 의학적 처치에는 복약 거부 또는 실패, 치료 방문 약속 불이행이 포함된다.'고 하였다.

City of New York v. Antoinette R.[56]

구금 대상자인 피고인(Antoinette R)은 폐결핵의 악화로 인하여 여러 차례 병원 응급실을 드나들었고, 그 와중에 적절한 치료를 받기 위하여 입원도 하였지만, 예정된 치료를 다 마치지 못하고 병원에서 사라졌다. 피고인에게 직접 복약 확인 제도의 도움이 제공될 것이라는 점이 설명되었다. 자신의 어머니 집에서 만나서 치료 확인을 할 것이라고 했지만, 자신의 전화번호는 가르쳐 주지 않았는데, 결국 연락이 안 되었고 거주지 파악이 안 된 상태에서 연락이 두절되었다. 이에 대하여 뉴욕시는 구금 명령을 내렸고, 이에 대한 법원의 결정은 구금 명령

---

[56] Supreme court of New york queens county 165 Misc. 2d 1014; 630 N.Y.S.2d 1008. Available at http://www.publichealthlaw.net/Reader/docs/AntoinetteR.pdf 실제로 구금 명령이 내려진 1995년 사례에서 피구금 대상자가 뉴욕시를 상대로 소송.

이 적법하다는 것이었다.

 LRA 원칙에 치료 협조를 향상시키는 사회적 지원을 제공할 의무와 같은 적극적인 의무를 정부에 지운 것이라고 해석하기에는 어려움이 있다. 예컨대, 환자의 주거 불안 문제가 있을 때, 결핵 환자에 대하여 주거 안정을 확보해 주어야 한다는 적극적인 의무를 부담한다고 보는 것은 어려움이 있다. 재정과도 연결된 문제로서 각 국가별로 개별 사례에 따라 판단하여야 할 것으로 보아야 한다. 일반적으로 입원, 치료 기회, 복약 확인 제도와 같은 의학적 방법들과 함께 치료비 보조, 생계 보조와 같은 가능한 사회적 구제 방법이 LRA 원칙을 적용하기 위하여 사전에 제공되어야 할 것으로 보아야 한다.

비례 원칙(proportionality)

 강제 조치들이 타당하려면, 단순히 막연한 자의적 공포이어서는 안 되며, 충분한 과학적 근거 없이 국민의 불안을 고려한 조치로 감염증 환자의 인권을 제한할 수는 없다. 또한 회피하려는 위험의 정도에 비례하여 강제 조치에 의한 인권 제한의 정도가 정해져야 한다. 비례 원칙의 하나로 개별 평가 원칙이 논의되고 있다.

개별 평가의 원칙은 환자가 갖는 집단적 속성(예컨대, 노숙자 등)만으로 강제 조치 여부를 결정해서는 안 되며, 각각 환자들의 개별적 위험도를 평가하고 이를 바탕으로 강제 구금 결정을 하여야 한다고 한다. '정신 질환이 구속의 유일한 사유가 아닌 것처럼 결핵 환자 중에서도 인권을 제한하려면 개별 평가가 필요하다',[57] '구속 여부 결정은 속성에 의한 판단이 아니라, 실제 행동에 입각한 판단이어야 한다',[58] '강제 조치 대상자 선정에는 과부족이 있어서는 안 된다'는 것이 같은 취지로 풀이된다.

School Board of Nassau County v. Arline[59]

사실 관계:

진 에어린(Gene Arline)은 초등학교 교사인데, 결핵이 3번째로 재발하자 플로리다주, 낫소(Nassau) 카운티 교육청은 1979년 에어린을 교사직에서 해고한다. 에어린은 교육청에 재정적인 지원을 요구하지만 거절당하는데, 에어린은 교육청의 행위는 핸디캡만을 이유로 불이익을 당한 자에 대하여 구제 조치를 시행하지 않는 것을 금지한 1973년

---

[57] Ball CA., Barnes M.(1994). Public Health and Individual Rights: Tuberculosis Control and Detention Procedures in New York City. Yale Law Pol cy Rev. 12:38-67.

[58] Reilly RG., Combating The Tuberculosis Epidemic: The Legality of Coercive Treatment Measures. Columbia J Law Soc Probl. 1994, 27:101-149.

[59] 480 U.S. 273 (1987). Available at https://supreme.justia.com/cases/federal/us/480/273/case.html

재활법(Rehabilitation Act) 504조에 위반한 것이라고 주장하였다. 해당 법조문에 감염병에 이환된 것이 핸디캡에 해당하는지 여부가 명시적으로 규정되어 있지는 않았다.

연방지방법원은 감염병이 법에 규정된 핸디캡이 아니라고 하였지만, 연방항소법원은 제11지방법원의 판결을 뒤집으면서, 그녀는 감염병 외에는 교사로서의 다른 조건을 모두 충족하기 때문에, 해고에 관하여 그녀의 질병은 핸디캡에 해당한다고 보았다. 미국 연방 대법원은 결핵 환자의 교직 해고의 타당성을 둘러싼 사법 판단에서, 감염병에 이환된 자가 법에서 요구하는 핸디캡 상태인지 아닌지를 판단하기 위해서는, 먼저 다른 조건을 충족하고 있는지를 판단하고, 감염병으로 인하여 발생한 환자의 신체적 장애가 그 사람의 주요한 일상생활(또는 직업)에 문제를 일으키고 있는지는 적절한 사실 확인과 개별적인 평가를 통해야 한다고 하였다.

개별 평가의 어려움

개별 평가에서 감염병 진행이 환자의 장래 행동과 어떻게 관련될 것인지를 예측하는 것은 매우 어려운 일이다. 높은 수준의 위험이 존재하고, 어떠한 행동이 장래 위험이 될지 예상이 불가능한 경우로서 과학적 기준에 비추어 공권력이 합리적으로 행동하고 있고, 개별 평가가 불합리한 정도라고 판단되는 경우라면 개별 평가의 원칙이 완화될 수 있을 것인지가 문제가 된다. 광범위 내성 또는 다제 내성 결핵균에 감염된 환자가 수 주 또는 수 개월의 약물 치료에 순응하여 현재 비감염성인 상태로 전환되었지만, 정해진 날짜에 병원에 방문하지 않고, 연락이 되지 않는 경우, 추가적인 복약이 되지 않는다면, 이 환자 결핵은 다시 재발할 것이 의학적으로 매우 유력해지는데, 그렇다면 현재 감염성이 없더라도 강제 구금할 수 있는가?

1993년 개정 뉴욕시 보건조례 11.47조는 비감염성 결핵 환자라도 계속적으로 치료에 비협조적인 경우, 적정절차보호와 엄격한 조건 아래 치유할 때까지 구속하는 권한을 위생국에 주었다. 그 후 1995년 12개 주가 비감염성 환자의 구속을 인정하고 있었다. 물론 비협조 감염성 환자의 구속보다는 그 필요성을 증명하기 위하여 공권력에 요구되는 것이 많아진다. 찬성 의견으로 '감염증 환자로 강제 조치에 대해서는 직접적 위협의 존재가 요구되어 있지만, 직접적 위협을 현시점에서 감염성에 한정하고 해석할 이유가 없다. …… 직접적 위협은 합리적으로 예견 가능한 어느 정도의 위험을 포함해야 한다',[60] '다제 내성/광범위 내성 결핵의 위험을 경험한 뒤 적정 절차 보호와 LRA 원칙이 지켜지고, 공중에 위험을 피하기 위해서 외래 치료는 부적절하다

---

[60] Gostin LO., The Resurgent Tuberculosis Epidemic in The Era of AIDS: Reflections on Public Health, law, and society. MD (Maryland) Law Rev. 1995, 54:1-131.

는 것이 명백하고도 신뢰할 만한 증거에 의하여 인정된다면, 치유 시까지 구속하는 것은 합헌 판단될 것'이라고 하였다.⁶¹

이에 대하여 미국 이외 국가의 논자들은 이러한 확장을 의문시하고 있다. '뉴욕시처럼 비록 추가의 절차적 보호 장치가 있더라도, 구속 근거를 현재의 감염성에서 상상의 장래 리스크로 바꾸는 것은 유의미한 인권 침해이며, 영국이나 다른 유럽 여러 국가의 인권 법에서 합법적이지 않다'라고 하였고,⁶² '다제 내성/광범위 내성 결핵에 관해서 장차 치료에서 탈락할 것으로 예상된다고 해도, 감염성이 없어진 약제 내성 환자를 계속 구금하는 것은, 대부분의 사법체계에서는 법정에서 큰 난제(extremely problematic)가 될 것이다'라고 하였다.⁶³ '유럽 인권 재판소는 초기 목적에 기여하지 않게 된 구금은 불법인 것으로 판단하며, 치료로 비감염성이 된 결핵 환자를 구금하는 것이 불법이다'라고 하고 있다.⁶⁴

---

61 Annas GJ., Control of Tuberculosis—The Law and The Public Health. N Eng J Med. 1993, 328:585-588.

62 Harris A., Martin R., The Exercise of Public Health Powers in An Era of Human Rights—The Particular Problems of Tuberculosis. Pub Health. 2004, 118:313-322.

63 London L., Confinement for Extensive Drug Resistant Tuberculosis—Balancing Protection of Health Systems, Individual Rights and Public Health. Int J Tuber Lung Dis. 2009, 13:1200-1209.

64 Coker R., Just Coercion?—Detention of Non-adherent Tuberculosis Patients. Ann N Y Acad Sci. 2001, 953:216-223.

절차적 적법 절차(procedural due process)

강제 조치에 필요한 절차를 미리 정하는 당사자에게도 이의 제기와 결정 과정 참여권을 인정하고 강제 조치의 남용을 회피하는 적법 절차 보호를 주어야 한다. 시라쿠스 원칙에서는 '인권의 제한은 자의적이어서는 안 되며, 법적 검토에 부쳐질 수 있는 투명성 높은 절차에 의한 실행할 것, 및 그러한 방침의 실시 절차가, 자의적 차별적으로 되지 않음을 확실히 하기 위해서 충분한 체크 기능과 밸런스 기능을 갖추고 있을 것, 모든 인권 제한은 그 남용에 대한 이의 제기와 대항 가능성을 주는 것, 인권 제한의 남용에 저항하기 의한 적절한 기준으로 유효한 대항 수단이 법에 규정되어야 할 것'을 요구하고 있다.

Greene v. Edwards[65]

사실관계:

윌리엄 아서 그리네(William Arthur Greene)는 맥도웰 카운티 순회법원(Circiut Court of McDowell County)의 명령에 의하여 파인크레스트(Pinecrest)병원에 강제 구금되었다. 근거는 웨스트 버지니아의 결핵에

---

[65] Supreme Court of Appeals of West Virginia 164 W. Va. 326; 263 S.E. 2d 661. Available at http://www.publichealthlaw.net/Reader/docs/Greene.pdf 1980년 웨스트 버지니아 항소 최고법원은 결핵 환자의 격리 구속을 위한 주의 입법이 적법 절차 조항을 갖추지 못했다는 이유로 위헌이라고 판단함.

방법(Tuberculosis Control Act)과 웨스트 버지니아 규정(code) 26-5A-1 et seq였다. 그리네는 인신보호절차(Habeas corpus proceeding)에 의하여 청원을 하였다. 사유는 결핵에 의한 구금 절차를 진행하는 과정에서 제기된 인신보호절차를 준비하면서 그리네에게 적법하게 선임된 변호인에 의한 도움을 받을 권리를 고지하지 않았고, 그로 인하여 청문 과정에서 변호인의 도움을 받지 못하고 그리네는 법정에 홀로 나가게 되었다.

이에 대하여 항소 최고법원은 웨스트 버지니아 규정(code) 26-5A-5에 의하여, 감염성 결핵로 인하여 구금되는 사람에 대하여 보장하여야 할 절차로는 (1) 구금의 사유와 근거에 대하여 충분하게 기술된 문서에 의한 고지, (2) 적법하게 선임된 변호사와의 상담을 통하여 절차를 충분하게 준비하여야 할 수 있어야 할 것, (3) 절차 참여권으로서 증인을 청하고, 반대 심문하는 권리 보장, (4) 구금을 위한 명백하고 신뢰할 만한 증거를 갖추어야 하고, (5) 항소를 위하여 축약된 보고서를 받을 권리가 있다고 하였다.

강제 구금의 실제 모습

미국에서 격리 장소에 대하여 잠금장치 있는 병원, 일반 병원, 교도

소, 시설 등 다양하게 언급되었는데, 실질적으로 치료 비순응자에 대한 격리 명령은 잠금장치가 있는 병원이 가장 타당한 것으로 논의되었다. 1993년 미국 뉴욕에서 개정된 결핵관리 규정에 의하여 구금 명령이 도입되고, 시행하였을 당시에 상황은 다음과 같다.[66]

> 가. 격리 대상 환자는 걸려 오는 전화를 받을 수 있는 전화, 텔레비전, 컴퓨터, 운동기구, 각종 활동과 미술 치료를 받을 수 있었다.
> 나. 후천성 면역결핍증에 대한 치료, 정신건강에 대한 치료, 약물 중독에 대한 치료가 제공되었다.
> 다. 원하는 경우 변호사가 제공되었고, 격리 대상 환자는 법원에 격리에 대한 청문을 신청할 권리가 보장되었고, 90일마다 법원의 구금 계속의 타당성에 대한 심사를 받게 하였다.

다른 논문에서 표현하는 1993년 뉴욕시 구금 명령 시행 상황은 다음과 같다.[67]

감염성이 있는 환자들은 대개 밸뷰병원(Bellevue Hospital)에 구금되

---

[66] Seema P., Sumeet S., Saleem A., et al.(2014). Risk Factors for and Outcomes of Detention of Patients With TB in New York City An Update: 2002-2009. CHEST 145(1):95-100.

[67] Gasner MR., Maw KL., Feldman GE., et al., The Use of Legal Action in New York City to Ensure Treatment of Tuberculosis. N Eng J Med. 1999, 340(50):359-366.

었다. 그들은 표준적인 격리 병실에 구금되었는데, 복도에는 감시하는 사람이 배치되었고, 거기에는 호흡기 질환을 가진 구금되지 않은 환자들도 치료를 받고 있었다. 비감염성 환자들은 골드워터기념병원(Goldwater Memorial Hospital)에 구금되었는데, 그곳에는 29개의 병상이 있었고, 대부분은 한방에 4개의 병상이 있는 구조였다. 모든 환자들에게는 케이블 텔레비전이 제공되었고, 걸려오는 전화를 받을 수 있는 전화기가 제공되었다. 병동에는 발코니가 있었고, 낮 병동이 있었다. 병원 내에서 동반 감시를 받으면서 병동 밖 활동이 가능했다.

비감염성 치료 불순응자 구금과 개별 평가

미국[68] 사례는 다제 내성균 결핵 환자가 의학적 권고에 의한 복약을 성실하게 이행하지 않는 것으로 판단되는 경우에, 보건 공무원은 환자에 대한 격리 명령을 내릴 수 있고, 환자가 더 이상 전염력이 없을 것으로 보이는 경우에도 예정된 치료 스케줄을 완료하지 않은 경우라면 이러한 명령을 내릴 수 있다(Colo. Rev. Stat. § 25-4-507 (2009)). 보건 공무원은 비전염 단계 결핵 환자에게 의료 감시하에 있도록 요구(다른 사람들과 물리적으로 격리되는 것을 포함)할 수 있는데, 이때 대상자가 충분한 화학 치료법을 받기 거부하는 경우라면, 구금 명령을 발할 수 있

---

[68] http://www.cdc.gov/tb/programs/laws/menu/isolation.htm

다(Md. Code Regs. 10.06.01.21 (2009)). 결핵 의심 또는 확진 환자가 다제 내성균 결핵 또는 광범위 약제 내성균 결핵으로 의심되거나 확진된 경우로서 전염의 위험이 있음에도 치료 계획에 불응하거나 불응하겠다고 위협을 하는 경우라면, 환자가 도주할지 안 할지 그 위험을 고려하지 않고, (전염의 결과가 중하기 때문에 격리 명령을 하는 것보다는) 보건 공무원은 이 절의 내용에 따라 즉각적으로 임시 구금 명령을 하여야 한다(N.J. Admin. Code § 8:57-5.12 (2009)).

독일의 경우는 감염병저지법 격리수용(Quarantäne)(제5장 제30조)[69]에서 '기타 질병에 걸린 사람은 물론 질병에 걸렸다고 의심되는 사람 … 감염되었다고 의심되는 사람과 병원체를 내보내는 사람의 경우, 이들을 적절한 병원으로 또는 기타 적합한 방법으로 격리해야 한다고 명령할 수 있으며(제1항 제2문)', '당사자가 자신에 대한 격리 조치 명령에 승복하지 아니하는 경우 또는 지금까지 그가 행동해 온 바에 비추어 그가 그 명령에 충분할 정도로 승복하리라 기대할 수 없는 경우, 강제적 방식으로 폐쇄된 병원 또는 병원의 폐쇄된 장소에 격리하여 수용해야 한다(제2항 제1문).'라고 하고 있다.

---

[69] Gesetz zur Verhütung und Bekämpfung von Infektionskrankheiten beim Menschen (Infektionsschutzgesetz - IfSG) § 30 Quarantäne. Available at http://www.gesetze-im-internet.de/ifsg/__30.html

일본의 경우[70]는 결핵예방법에서는 입소 명령 제도를 두면서 '결핵 환자가 그 동거자에 결핵을 전염시킬 우려가 있는 경우에… 결핵 요양소(결핵 환자를 수용하는 시설을 가진 병원을 포함. 이하 동일)에 입소하거나 입소시키는 것을 명할 수 있다(제29조).'고 하였다. 결핵예방법이 감염증법에 개정 포함되면서 입원 권고 제도로 바뀌었다. 입원 권고에 따르지 않는 경우에는 입원 조치가 된다.

감염증법의 '입원 조치'는 즉시 강제로서 강제력이 있다. 다만 입원 조치 기간인 72시간 동안 강제 입원은 할 수 있지만, 이후에는 이를 강제할 방법이 없다. 현재 우리 결핵예방법 제15조에 의하여, 동거자, 제3자 또는 공중에 결핵을 전파 시킬 '우려'가 있는 경우에는 입원 명령이 가능하기 때문에, '우려'라는 부분을 구체화하면, 개별 평가에 의한 강제 구금이 가능하다고 본다. 그 요건을 구체화한다면, 첫째, 다제내성 결핵 또는 광범위 내성 결핵균으로 의심되거나 확진된 경우로서, 둘째, 치료에 의하여 또는 현재의 상황이 전염성이 아닌 경우이지만, 셋째, 의료진의 치료 계획에 불응하거나 불응하겠다고 위협을 하는 경우라면, 가까운 장래에 결핵이 재발하여 주변에 전염을 시킬 가능성이 높기 때문에, 개별 평가 원칙에 비추어 입원 명령 및 격리 명령이 가능하다고 하겠다.

---

[70] 改正感染症法における結核対策. Available at http://idsc.nih.go.jp/iasr/28/329/dj3292.html

위의 요건 충족 사례 중에 공중에 대한 위험이 가장 낮은 상태로서 다제 또는 광범위 내성 결핵균 감염 의심 환자가 비전염 단계인데, 의료진의 복약 지시에 불응하는 경우(요컨대, 외래 진료를 받기로 한 약속을 어기고, 연락이 두절되는)에 강제 구금이 가능할 것인지는 고민이 되는 부분이다. 감염 의심의 정도는 얼마나 되는지, 주변에 감염을 일으킬 염려는 얼마나 되는지, 연락이 닿지 않는 정도는 어느 정도인지 등을 고려하여 격리 명령을 내리는 것이 가능하다고 본다.

참고 문헌

신권철, "현행 인신보호법의 문제점과 개선방안", 사법논집, 제50집, 2011.

이형민, "결핵접촉자 검진 및 결핵환자 입원명령제도 소개, 제112차 대한결핵 및 호흡기학회 추계학술대회", 2011.

질병관리본부, 에이즈·결핵관리과. "2013년 국가결핵관리지침", 2013.

Annas GJ., Control of Tuberculosis—The Law and The Public Health, N Eng J Med, 328, 1993.

Ball CA., Barnes M., Public Health and Individual Rights: Tuberculosis Control and Detention Procedures in New York City, Yale Law Policy Rev, 12, 1994.

Bayer R., Dupuis L., Tuberculosis, Public Health, and Civil Liberty, Ann Rev Pub Health, 16, 1995.

Coker RJ., The Law, Human Rights, and The Detention of Individuals with Tuberculosis in England and Wales, J Pub Health Med, 22, 2000.

Coker R., Just Coercion?—Detention of Non-adherent Tuberculosis Patients, Ann N Y Acad Sci, 953, 2001.

Gasner MR., Maw KL., Feldman GE., et al., The Use of Legal Action in New York City to Ensure Treatment of Tuberculosis, N Eng J Med, 340(50), 1999.

Gostin LO., The Resurgent Tuberculosis Epidemic in The Era of AIDS: Reflections on Public Health, Law, and Society, MD (Maryland) Law Rev, 54, 1995.

Harris A., Martin R., The Exercise of Public Health Powers in An Era of Human rights—The Particular Problems of Tuberculosis, Pub Health, 118, 2004.

London L., Confinement for Extensive Drug Resistant Tuberculosis —Balancing Protection of Health Systems, Individual Rights and Public Health, Int J Tuber Lung Dis, 13, 2009.

Reilly RG., Combating The Tuberculosis Epidemic: The Legality of Coercive Treatment Measures, Columbia J Law Soc Probl, 27, 1994.

Seema P., Sumeet S., Saleem A., et al., Risk Factors for and

Outcomes of Detention of Patients With TB in New York City An Update: 2002-2009, CHEST, 145(1), 2014.

Weiler-Ravell D., Leventhal A., Coker RJ., et al., Compulsory Detention of Recalcitrant Tuberculosis Patients in the Context of a New Tuberculosis Control Program in Israel, Pub Health, 118, 2004.

International Covenant on Civil and Political Rights, December 1966, Article 12, 1, Article 12, 3., http://www.ohchr.org/en/professionalinterest/pages/ccpr.aspx (2015.11.11. 방문)

Council of Europe: European Convention on Human Rights. Rome, 4 November 1950., http://www.echr.coe.int/Documents/Convention_ENG.pdf (2015.11.11. 방문)

Menu of Suggested Provisions For State Tuberculosis Prevention and Control Laws., http://www.cdc.gov/tb/programs/laws/menu/isolation.htm (2015.11.11. 방문)

United Nations, Economic and Social Council, U.N. Subcommission on Prevention of Discrimination and Protection of Minorities: Siracusa Principles on the Limitation and Derogation Provisions in the International Covenant on Civil and Political Rights. 1985., http://www1.umn.edu/humanrts/instree/siracusaprinciples.html (2015.11.11. 방문)

WHO Guidance on human rights and involuntary detention for xdr-tb control., http://www.who.int/tb/features_archive/

involuntary_treatment/en/ (2015.11.11. 방문)

Gesetz über das Verfahren in Familiensachen und in den Angelegenheiten der freiwilligen Gerichtsbarkeit (FamFG), http://www.gesetze-im-internet.de/famfg/ (2015.11.11. 방문)

Gesetz zur Verhütung und Bekämpfung von Infektionskrankheiten beim Menschen (Infektionsschutzgesetz - IfSG), http://www.gesetze-im-internet.de/ifsg/ (2015.11.11. 방문)

改正感染症法における結核対策, http://idsc.nih.go.jp/iasr/28/329/dj3292.html (2015.11.11. 방문)

판결례

279 N.J. Super. 178 (1993) 652 A.2d 265.

Circuit court. N.D. California. 103 F. 10 (1900).

414 U.S. 473 (1974).

480 U.S. 273 (1987).

Supreme court of New york queens county 165 Misc. 2d 1014; 630 N.Y.S. 2d 1008.

Supreme Court of Appeals of West Virginia 164 W. Va. 326; 263 S.E. 2d 661.

한센병과 방역의 역사[71]

역사적으로 오래된 전염병에 대한 기록으로는 나병이 있다. 성경 출애굽기에 모세의 누이 미리암에서도 발병하였던 나병은 레위기 제13장에서 여호와께서 모세와 아론에게 나병에 관하여 이야기하는 내용이 나온다. 요약하면, 사람의 피부에 무엇이 돋거나 뾰루지가 나거나 색점이 돋으면, 제사장에게 관찰하게 하여, 환부의 털이 희게 되거나, 피부의 환부가 우묵해지면 이를 나병으로 판정하여 '부정하다'고 판정한다. 만약, 판정이 어려우면 7일간 가두고, 관찰하여 의심되는 병변이 없어지면 풀려나게 된다. 만약 병변이 지속되어서 판정이 어려우면 계속 가두어서 7일 간격으로 판정을 한다. 그러다가 나병으로 판정되면, 환자는 옷을 찢고 머리를 풀며 윗입술을 가리고 '부정하다. 부정하다' 외쳐야 한다. 그리고 혼자 살되 사람 사는 곳에서 멀리 떨어진 곳(진영 밖)에서 살아야 했다.

---

[71] 2020년 오피니언뉴스(http://www.opinionnews.co.kr)에 기고하였던 내용입니다.

나병은 결핵과 같은 분류에 속하는 세균에 의하여 발병하는 것으로서 Mycobacterium Leprae가 원인균이다. 감염자의 기침이나 체액으로 전염되는데, 처음 감염되었을 때는 아무 증상이 없지만, 5~20년가량 잠복기를 거친 다음에, 피부가 도드라지는 반점이 생기면서, 통증을 느끼지 못한다. 병변이 커지면서, 피부에 육아종이 발생하고, 감각이 없어진 손가락 발가락이 손상된다. 얼굴 변형이 오면서 시력도 잃게 된다.

혐오와 사회적 낙인의 문제

대학생 때 읽었던 한하운의 시가 있다.

> 가도 가도 붉은 황톳길 숨 막히는 더위뿐이더라. …… 신을 벗으면 버드나무 밑에서 지까다비를 벗으면 발가락이 또 한 개 없다. 앞으로 남는 두 개의 발가락이 잘릴 때까지 가도 가도 천 리, 먼 전라도 길.[72]

당시 읽으면서 나병을 앓고 있던 시인이 발가락을 잃어 가면서 이렇게 힘든 길을 걸어가야 하는 이유가 이해되지 않았다. 단순한 시인의

---

[72] 한하운 시초 1949년, 「전라도길 소록도로 가는 길에」

감성인가? 하지만 그것은 나의 이해 부족이었는데, 해방 이후 갈 곳 없는 나병 환자 한하운은 소록도에 살기 위해서 길을 떠나는데, 이렇게 표현한다.

> 소록도 역시 나환자의 낙원이 못 되고 지옥의 하나임을 잘 알고 있는 나로서 이 인간 동물원에 갇혀 신음하는 이곳을 찾아가야만 하는 마지막 길을 찾아가는 암담한 심정은 사형수가 사형장을 가는 그 심정과 같을 것이다. 천 리 길을 걸어갈 수 없는 일이라 기차를 탄다. 찻간의 사람들의 눈초리와 주둥이는 나를 향하여 쏟아진다. 차장(車掌)은 으레껏 발길로 차며 끄집어 내린다.

그렇다. 그는 차를 탈 자격을 인정받지 못한 것이었다.

체액으로 전염되는 난치병은 두려움 때문에, 환자들에 대한 혐오가 사회적으로 극심하게 나타난다. 나병은 역시 질병이 아닌 죄에 대한 벌을 받는 것이라는 사회적 낙인이 있다. 성서에 모세를 거역한 누이 미리암이 병에 걸리거나, 나병에 걸린 자를 부정하다고 한 것이 그러하다. 신종 코로나 감염에 대하여 '우한 폐렴'이라는 용어를 사용하는 것에 대하여 과거에 스페인 독감, 홍콩 독감이라는 용어를 사용하였는데, 왜 지금은 지명을 사용하여 질병명을 이야기하는 것에 대하여 비판하는지 의문을 제기하고 있다. 그동안 문제 되었던 급성 전염병 명칭을 보면, 감염병의 예방 및 관리에 법률(감염병 관리법)에서, 제1급

감염병에 중증급성호흡기증후군(SARS)과 중동호흡기증후군(MERS), 신종 인플루엔자가 명시되어 있고, 제3급 감염병에는 '일본뇌염'이 명시되어 있다. 지역명으로 중동, 일본은 남아 있고, 홍콩, 스페인은 사라졌다. 2000년 법률에서 나병의 명칭은 '나병균'을 발견한 노르웨이 의사의 이름을 따서 '한센병'이라고 바뀌게 되는데, 이것은 명칭이 사회적 인식과 매우 관련이 깊다는 것을 보여 주는 것이다. 지역명 자체가 문제가 아니라, 사회적 인식이 그 이름을 차별적 또는 혐오의 대상으로 사용하면서 적절하지 않게 되는 것이다.

강제 격리의 문제

감염은 환자와 접촉을 차단하는 것으로 방지할 수 있다는 믿음이 있다. 이론적으로는 그렇지만, 문제는 현실적으로는 과연 얼마나 실현되는가, 라는 문제가 있다. 방역 당국과 환자 간의 숨바꼭질이 시작되는 것이다. 중세 14세기경, 흑사병이 유행하였을 때, '검역'을 의미하는 'quarantine'이라는 용어가 사용되었는데, 대략적으로 40일간의 격리를 의미하는 것이었다. 흑사병이 발병하지 않은 육지 항구에 배가 정박하려면, 그 배는 항구 밖, 해상에서 40일간 체류한 상태에서 관찰을 하게 된다. 검역 기간 동안 배 안에서 흑사병 환자가 발생하지 않으면, 항구에 접안이 허용되고, 그동안 항구에서는 음식물을 정박한 배로 보내 준다. 아니러니하게도 그 기간 중에 항구에서 흑사병 환자가 발생하면서, 배가 접항하지 않고 떠나버리는 일도 발생한다.

나병 역시 마찬가지였다. 얼굴의 병변이나 손가락 발가락 변형으로 환자가 인식이 잘 되기 때문에, 여행을 하더라도 도시에 들어오는 것이 금지되었다. 현재도 강제 격리를 위한 규정은 감염병 관리법에 의하면, 보건복지부 장관, 지자체장은 관할 지역 고통의 전부 또는 일부 제한, 사람의 집합 금지, 건강진단 또는 해부 실시, 음식물의 판매 등 금지 등 필요한 모든 조치를 취할 권한이 있다. 검역법도 마찬가지 조치를 할 권한이 검역관에게 주어진다. 이때 제한되는 기본권은 신체의 자유 제한이 아니라, 거주 이전의 자유 제한이다.

그럼 얼마나 강제 격리할 것인가? 우선 격리 기간은 '잠복기'라는 개념에 의한다. 환자인지 아닌지가 판정이 어려운 경우에는 일정한 기간 질병의 잠복기 동안 격리하여 관찰하면 된다. 잠복기 중에 증상이 발병하면, 환자로 판정되고, 전염력이 있는 동안에는 강제 격리에 들어가야 한다. 문제는 격리 전에 접촉한 수많은 사람들을 다 확인해서 다시 격리하고 잠복기 관찰을 하여야 한다는 것이다. 그래서 격리 조치는 대상이 제한적인 전염병 초기 단계에 매우 중요한 조치가 된다.

'만성 활동성 결핵'과 같은 만성 감염병은 급성기 감염과 다른 문제가 있다. 대부분 결핵은 약물 치료를 시작하면 전염성을 잃게 되지만,

이미 폐 실질이 파괴되어 결핵균 병소를 가지고 있는 경우라면, 약물 요법을 하는 도중에라도, 기침에서 계속 결핵균이 나오는 만성 환자가 된다. 해결 방안으로는 병소를 제거하는 수술을 하거나 기약 없는 강제 격리이다.

과연 얼마나 격리하여야 할까? 기약이 없기 때문에 음압 병실을 이용하기 어렵고, 이런 경우라면 의료와 결합된 생활형 시설이 필요하게 되는데, 외진 곳에서 격리되어 집단 수용되는 유형의 치료 시설을 가게 된다. 이 경우에도 인권 문제는 역시 제기된다.

우리는 대개 의학의 발전으로 전염병에 대한 걱정을 하지 않아도 된다고 생각한다. 실제로 선진국에서는 전염병으로 인하여 죽을 것이라는 생각을 하지 않는다. 하지만 현실에서는 조금만 위기 상황이 닥친다면, 마음속에 언제나 혐오와 인종적 차별을 하려는 준비가 되어 있는 것 같다. 우리가 중국인을 혐오하고 이를 정당하다고 느낀다면, 유럽인은 모든 동양인을 혐오하면서 정당하다고 느낄 것이다. 물론 이러한 혐오를 바쳐 주는 과학적 근거도 있을 것이다. 일제 식민지 시절 한센병 환자는 '전염병 예방법' 때문에 격리, 수용되었고, 심지어는 후대로의 전염을 막는다며, 강제로 단종(斷種, sterilization) 수술까지 하였다.

비행기를 이용한 중국인들의 입국을 막아야 하는지에 대한 논의가 있다. 조치의 범위는 논의를 하겠지만, 삶은 위험이 항상 존재하는 것이고, 우리들은 이 문제를 공정하게 처리하여야 한다는 것이 전염병과 방역의 역사가 보여 주는 교훈일 것이다.

추신:

전염병 예방 및 관리에 관한 법률을 2010년 개정하면서, '감염병'으로 명칭을 바꾸는 이유에 대하여 다음과 같이 설명하고 있다. 「기생충 질환 예방법」과 「전염병 예방법」을 통합하여 법 제명을 「감염병의 예방 및 관리에 관한 법률」로 바꾸고, 전염병이라는 용어를 사람들 사이에 전파되지 않는 질환을 포괄할 수 있는 감염병이라는 용어로 정비하며', 라고 하면서, 법률에서 '전염'이라는 단어 자체가 없어지는데 이는 부당하며, 개인적으로는 우리 말이 전염(infection)과 감염증(상, infection symptom)을 구분하기 때문에, '전염병'이라고 사용하는 것이 타당하다고 본다.

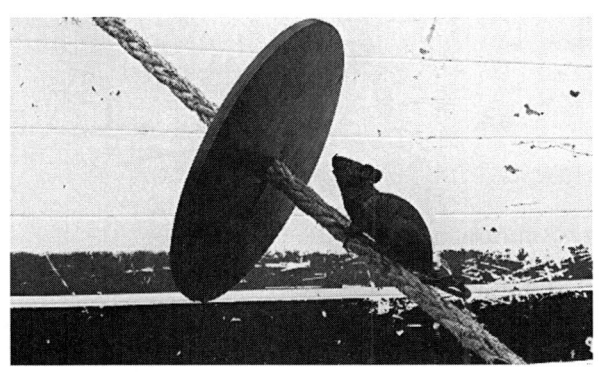

항구에 정박한 배에 쥐가 올라오는 것을 막기 위해서 설치하는 기구

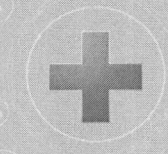

어쩌다 우리는 마스크를 쓰게 되었나?[73]

　스튜디오 지브리 설립의 계기가 된 미야자키 하야오 감독 '바람 계곡의 나우시카' 배경은 고도의 과학 문명 아래서 발발한 전쟁이 끝난 뒤 천년이 지난 세계이다. 첫 장면은 부해의 숲에서 내뿜는 유독한 포자로 인하여 마스크를 쓴 채 살아가는 세상에서 거대 곤충 오무를 피해 달아나는 검객 유파를 도와주는 나우시카 공주의 등장으로 시작한다.

　바람 계곡의 대기를 덮은 흐릿한 색감에서 답답함을 느끼며, 언젠가 우리 후손도 저렇게 오염된 공기로 인하여 일상에서 마스크를 쓰고, 공기 정화기를 부착할 것이라고 생각을 했지만, 올해가 마스크 일상의 원년이 될 것으로는 상상조차 하지 못했다.

---

[73] 2020년 오피니언뉴스(http://www.opinionnews.co.kr)에 기고하였던 내용입니다.

코로나와 마스크

2019년 12월 중국 우한에서 정체불명의 폐렴이 발생했다. 전 세계 유행병이 되면서 세계보건기구(WHO)는 국제 공중보건 비상사태를 선포하였고, 우리는 마스크를 쓰면서 생활하게 됐다. 간단한 것 같지만, 우리가 이러한 행동을 취한 배경에는 마스크를 착용하는 것이 방역에 도움이 된다는 과학적 주장을 받아들인 결과이다.

사람과 사회를 둘러싼 다양한 사회 현상들이 의학의 맥락에서 정의되면서, 의료 대상으로 재설정하는 과정을 '의료화(medicalization)'라고 한다. 의료화에 대한 사회학자의 논의는 이에 대한 비판으로 시작한다. 예컨대 피터 콘래드가 쓴 『어쩌다 우리는 환자가 되었나?』라는 책에서는 기존에는 문제라고 생각하지 않던 인간의 현상들이 질병으로 정의되고 의료의 대상이 되는 일련의 과정을 거친 것으로 탈모, 비만, 노화 등을 예로 들고 있다. 세상사 의학이 관할하는 영역이 늘어나게 된 것을 주제로 하여 과다한 의료화에 대한 경계를 하는 내용이다.

코로나와 마스크는 이러한 의료화의 과정을 거쳐서 우리 생활에 들어 온 것이다. 개인의 자유 침해에 대한 비판의 여지가 있을지라도, 상당 기간 마스크를 착용하여야 한다. COVID-19에 대한 백신이 나오고, 효과적인 치료법이 개발되면, 이를 기초로 하여 서서히 일상으로 돌아갈 것이다.

유럽이나 미국은 마스크 착용이 우리처럼 확실하지 못하였고, 진단이 부족하여 환자 격리가 효과적이지 못하였다. 초기부터 감염이 확대되어 미국과 유럽은 이번 겨울 재확산 시기를 보내고 있다. 이러한 사정을 보면, 우리가 이번에 택한 전략은 성공적이며, 이번 마스크 착용은 바람직한 의료화라고도 할 수 있다.

하지만 마스크를 착용하는 것을 의무로 하는 것이 어떠한 사회적 의미를 가지는지도 고민해 볼 필요가 있다. 작년 겨울 중국 우한시에서 환자들이 발생한 때부터 세계보건기구(WHO)는 감염자와 사망자의 통계를 자세하게 발표하고 있다.

물론 통계의 신빙성에 문제를 제기하기도 하지만, 현재까지 보고된 확진자 대비 사망자 비율은 2.4%이고, 우리나라는 1.7%이다. 우리나라의 경우 연령별로 80세 이상이 50%, 70세 이상 32%, 60세 이상 12%, 50세 이상 5%, 40세 이상 0.8%, 30세 이상 0.4%이고 20세 이하로는 사망자가 없다. 60세 이상이 94%이고, 고위험군으로는 심혈관계 질환 및 당뇨 등이 알려져 있다.

이 통계를 놓고 보면, 젊은 학생들이 마스크를 쓰는 것은 60세 이상의 연령층과 고위험군을 위한 이타적 행위가 된다. 물론 본인도 보호받을 수 있을 것이라는 안전판이라고도 할 수 있다.

코로나 백신, 어떻게 접종할 것인가?

세계 각국에서 코로나 백신 개발에 뛰어들었다. WHO의 11월 발표에 의하면 48개 후보 백신이 현재 임상 시험을 하고 있는데, 8개 백신이 임상 3상 단계에 있다.

이들 백신에는 항원 유도체로 mRNA, 비활성화된 코로나바이러스 자체, 아데노 바이러스 벡터를 이용하거나 바이러스 단백질을 정제하여 투여하고 있다. 일부 백신은 큰 부작용 없이 95%의 유효성이 나타난다고 한다. 치료제로는 렘데시비르, 덱사메타존, 파비라비르 등이 응급 사용을 허가받은 상황이지만 아직은 유효성이 떨어지고, 항체 치료제를 포함한 다수의 약물이 임상 2, 3상에 들어간 상태이다.

미국에서는 12월 중에 백신 사용이 시작될 것이고, 내년 5월경에는 코로나 집단 면역이 달성될 가능성이 있다는 당국자의 발언이 있었다. 우리나라도 가까운 시기에 백신을 접종하게 될 것이다.

이에 대한 기준도 예측할 수 있다. 우선은 앞서 언급한 고연령, 고위험군에 대한 우선 접종이 이뤄질 것이고, 다음은 고위험군을 밀접하게 접촉하는 직업군에 속한 사람들에 대한 접종이다. 그다음은 30세 이하의 젊은 연령군이 될 것이다. 그러면서 사회적 활동이 재개될 것이고, 적당한 시기에 집단 면역이 형성될 것이다.

강제 접종을 할 수 있을 것인가? 젊은 사람들이 접종을 거부하는 경우에 이를 어떻게 할 것이냐는 문제가 나타날 것이다.

개인의 신체의 자유와 강제 접종은 오래된 의학의 논쟁 중의 하나이다. 일반적으로 감염병에 성립된 원칙은 타인을 감염시킬 가능성이 있는 환자나 보균자는 위험성이 사라질 때까지 격리 조치를 하여 치료를 받도록 하는 것이다.

이때 환자가 치료를 거부한다면 어떻게 될까? 강제 치료를 하는 것은 신체의 자유에 대한 침해이기 때문에 채택하는 것은 불가능하다. 감염병 환자는 격리와 치료 둘 중 하나를 선택해야만 한다. 한편 결핵과 같은 난치병 환자가 치료 거부를 하면 어떻게 되는가? 이 경우는 자연 치유를 기대할 수가 없어서 격리 기간이 무한정 길어져야 한다. 이것은 사실상 해결하기 어려운 매우 어려운 문제이다.

코로나 백신 접종이 시작되면, 접종을 강제하는 상황 등의 사회적 압력이 형성될지도 모르겠다. 하지만 신체에 대한 개인의 자기 결정권은 존중되어야 하기 때문에 강제 접종은 채택될 수 없다.

의료화는 과학을 바탕으로 하지만 인간을 대상으로 하기 때문에 과학화와는 다른 윤리적 기준이 적용되어야 한다. 거부하는 자들에 대한 설득이 우선되어야 하고, 타인에 대한 배려를 칭찬하여야 한다.

그동안 마스크를 쓰느라고 고생했고, 그것은 타인을 위한 배려였으며 그러한 배려가 잘 마무리될 수 있도록 도와달라그 해야 한다.

상대방을 인내하고 배려하는 것, 각박한 현대 사회에서 코로나를 통해서 우리가 배울 수 있는 지혜가 있다면 이것이 아닐까.

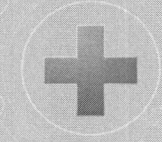

백신 여권(Vaccine passport), 어디에 쓰는 물건일까?[74]

코로나 팬데믹 이후 백신은 이 사태를 종결지을 수 있는 '마법 탄환'으로 전 세계 지도자들에게 정치적 욕망의 대상이 되었다. 그렇다면 백신 접종을 마친 자들에게는 어떤 훈장을 달게 할 것인가? 그중 하나로 언급되고 있는 것인 백신 여권(vaccine passport)이다.

백신 여권은 백신 접종을 마친 사람들에게 그것을 증명하는 신분증을 만들어서 여권처럼 다른 나라 입국을 가능하게 하자는 생각인데, 2021년 초 국제항공운송협회(IATA)가 백신 접종 사실이 확인되는 여행객들은 코로나 감염자 발생이 적은 뉴질랜드, 호주 등으로 여행하는 것을 가능하도록 스마트폰 앱을 만들자는 아이디어로 인터넷상 회자된 적이 있다.

---

[74] 2021년 오피니언뉴스(http://www.opinionnews.co.kr)에 기고하였던 내용입니다.

현재 이스라엘은 2차 접종을 마치거나 감염으로부터 회복한 자국 국민들에게 백신 여권과 유사하지만 제한된 형태의 다중 시설 입장 허가증인 '녹색 통행증(green pass)'을 발부하고 있다.

'백신 여권'은 접종 유인책으로 효과적인가

백신 접종률을 끌어올려서 집단 면역을 달성하려는 정부로서는 저 위험군에 속하는 젊은 집단에 대한 백신 접종 유인책이 필요하다. 2020년 시행된 조사에 의하면 중국, 인도는 답변자 중에 91%, 영국은 81%, 미국 66%, 프랑스 44%만이 백신 접종을 하겠다고 한다. 그래서 정부는 백신을 맞은 자에게 차별적 혜택을 주려고 하는 것이다.

백신 여권에는 어떤 혜택이 있을까? ① 야외 마스크를 쓰지 않는 것 ② 코로나 양성자와 접촉한 경우에도 증상이 없는 한 자가 격리를 면제하는 것 ③ 해외에서 귀국자 중에 증상이 없으면 자가 격리를 면제하는 것 정도가 언급되고 있다.

우리 정부도 귀가 솔깃할 만한 이야기인데 뭔가 명확하지 않아서 주저하게 하는 부분이 있어 보인다. 바로 차별을 정당화할 정도로 백신이 유용한 것인가라는 문제다. 의학적인 측면에서 이 문제를 조명해 보려고 한다.

전체 인구의 65% 정도가 특정 항체를 갖게 되면 집단 면역이 형성된다고 하자. 이렇게 되면 바이러스 증식이 억제되어 해당 집단 내에서 바이러스는 번식을 못 하기 때문에 자연 소멸한다고 한다. 이러한 상태에 도달하기 위한 방법은 현재로서는 집단 내 구성원들이 직접 감염이 되어 회복하거나, 백신을 맞는 두 가지 방법만이 존재한다.

백신을 맞으면 비접종군에 비하여 90% 이상 코로나 감염 증상 발현자 수가 감소한다는 것은 백신 품목 허가 과정에서 위약 대조군 연구를 통하여 확인된 사실이다. 일반인은 이것으로 모든 문제가 해결된 것이라고 생각하기 쉽지만, 그 외 여러 문제들이 추가적으로 제기되고 있는데, 그와 관련된 미국 질병예방통제센터의 입장은 다음과 같다.

① 현재 허가된 Covid-19 백신은 새롭게 나타나는 변이 코로나 바이러스에 대해 감염을 막을 수 있다는 증거들이 제한적이지만 나타나고 있다.
② 백신이 있음에도 불구하고, 마스크 사용, 사회적 거리 두기는 여전히 전염을 막기 위한 중요한 방법이다.
③ 코로나 백신 접종률을 높이기 위해 백신을 맞은 자들에 대한 일련의 완화 조치들을 취하는 것을 추천한다.

여기에서 백신 여권과 관련되는 ③에서 언급되는 완화 조치들이 이 글에서 필자가 고민하는 부분이다. 미국 질병예방통제센터의 입장은 정당한가 하는 점이다.

코로나 인체 실험으로 알게 될 것들

윤리학계를 중심으로 작년부터 논의되었던 코로나 인체 실험(human challenge trial)이 시작되었다. 2021년 2월 영국에서 윤리위원회의 승인을 받아서 4월부터 Covid-19에 대한 인간 챌린지 시험(human challenge trial)이 시작되었는데, 연구팀 중 하나인 옥스퍼드대학 연구 계획을 보자.

자연적으로 코로나를 앓고 나서 완전히 회복한 18~30세 이하의 자원자 64명을 모집해 우한에서 채취한 코로나바이러스를 투여하고 그 중 50%에서 무증상 감염을 일으키는 최저 바이러스 용량을 결정하는 1상 연구를 진행하는 것이다. 자원자는 최소 17일 정도 병원에 머물다가 퇴원하며 이후 12개월 동안 추적 관찰을 하기 위해 적어도 8번 정도 재방문해 상태를 점검하게 된다.

재감염을 가능하게 하는 최저 바이러스 용량이 결정되면 좀 더 많은 자원자를 모집해 내년쯤에 2상 연구에 들어갈 예정인데, 여기서는 구체적인 재감염 관련 면역 기전을 연구하게 된다. 이러한 과정을 통해 백신 접종군에 대한 무증상 감염, 변이 바이러스에 대한 (백신 접종군, 자연 치유군) 재감염, 백신의 유효 기간 등과 같이 현재는 알기 어려운 과학적 사실들이 조금씩 베일을 벗게 될 것이다.

백신 접종자 중에서 무증상 감염자가 얼마나 되는지는 질병 예방이라는 백신의 목적에 관여하지 않았고 현실적으로도 이를 확인할 방법이 없었기 때문인데, 미국의 백신 품목 허가 당시 검토되지 않은 부분이다. 백신의 유효 기간 역시 마찬가지이다. 그러나 이런 사실들은 보건 역학적 관점에서는 매우 중요하다.

백신에 대한 과신보다 더 중요한 것들

하지만 우리가 이러한 사실들에 대해 전혀 정보가 없는 무지한 상태이다. 이런 상황에서 우리는 어떤 정책적 방향을 설정해야 하는가?

우리 매스컴은 연일 인도에서 발생한 대규모 발병 사례와 시신 화장 장면을 국민에게 보여 주고 있다. 국민들을 공포에 휩싸이게 만든다. 정부로서는 조속한 시일 내에 백신을 충분히 수입해서 전 국민에 대한 집단 면역을 달성하겠다는 정책을 제시할 수밖에 없다. 백신을 충분하게 수입하지 못해서 코로나 방역을 제대로 하지 못했다고 정부 여당을 질타하는 야당 정치인의 모습이 당당하게 보일 것이다.

하지만 필자는 개인적으로 이러한 모습을 보는 것이 편하지 않다. 백신이 가지는 특성에 의하면 우선 코로나바이러스에 취약한 환자군들에 대한 접종에 노력해야 한다. 60세 이상 연령군, 고위험군, 의료진들에 대한 접종에 집중하여 코로나 감염으로 인한 사망 사고의 발생을 낮추어야 한다.

그 이후에 저위험군에 대한 접종은 사회적 선택의 과정으로 인정해야 한다. Covid-19 감염자들이 혈전으로 사망하는 것과 Covid-19 백신을 맞은 사람들에게 혈전이 생기는 것은 사실상 같은 기전에 의한 것이다. 이익이 있으면 손해도 있기 때문에 개인은 각자 섬세한 이익 균형을 맞추는 작업을 하는 것이다.

그런 의미에서 실내에서 마스크를 쓰는 것, 사회적 거리두기 등은 코로나 발병이 지속하는 한 유지하면서 치료제 개발, 감염자 발생 상황, 의료 시설 여유 등에 맞추어 기존 방역 조치를 적절한 제거할 시기를 기다리면 된다. 반대로 백신 여권이나 그린 패스 같은 차별적 조치는 아직은 근거가 없다고 본다.

백신은 일종의 보험일 뿐

루이 파스퇴르가 탄저병(Anthrax), 광견병(Rabies) 백신 개발에 성공했을 때, 그는 모든 전염병을 백신으로 막을 수 있다고 생각했다. 하지만 그가 폐렴 백신을 만들려고 했을 때, 폐렴 구균의 변이성으로 인해 실패했다. 시간이 흘러 1977년이 되어서야 미국에서 최초로 폐렴 백신이 허가된다. 천연두가 백신으로 없어졌다는 경험적 사실이 모든 바이러스 감염병을 백신으로 제거할 수 있다는 것을 의미하지는 않는다.

백신은 보험이라고 생각해야 한다. 보험을 과도하게 가입하면 가정 경제가 망가지듯이, 백신에 과도하게 의존하면 국가 경제가 망가지게 된다.

인간이기 때문에 자연 선택의 대상이 되기를 거부하는 것이지만, 인간이 자연 선택을 결정할 수는 없다. 지난날 중증급성호흡기증후군(SARS)나 중동호흡기증후군(MERS)이 발병했다가 지금은 잠잠해 풍토병이 되어 간헐적 나타나듯이, 이번 Covid-19 역시 그럴 것이라고 생각하기 때문이다.

뇌, 신경 & 정신의학

뇌는 무엇인가?

원시 시대 머리뼈를 원형으로 절제하는 천두술(trepanation)은 사람의 머릿속에 있다고 믿는 악령을 내쫓기 위한 주술적 의미에서 시행한 것이다. 문명이 개화하여, 그리스 시대에서, 해부를 하여 죽은 자의 두개골 내 '뇌'를 보면서, 그 기능을 고민하게 된다. 특별한 형태를 기술하기 어려운 회백색의 유동성 물질에서 확인할 수 있는 것은 '뇌'를 절단했을 때, 내부에서 발견한 뇌실(Ventricle)과 그 속에 차 있는 투명한 액체 뇌척수액(Cerebrospinal fluid, CSF)이었다. 그래서 초기 이론은 뇌실과 뇌척수액의 기능에 대한 추측이었다. 이것을 뇌실 이론(ventricular theory)라고 하는데, 아리스토텔레스가 언급한 내용이 있으며, 갈레노스(Galen of Pergamon, 129~200년 무렵)도 제시한 내용이 있다. 이 이론은 대체적으로 중세까지 이론이 유지된다. 뇌실은 감각, 운동 및 인지 기능을 담당하며, 뇌척수액은 이러한 기능을 가능하도록 'psychic pneuma' 또는 'animal spirit'를 운반하는 것이라고 생각하였다. 뇌실은 4개가 있는데, 대뇌에 각각 한 개씩 존재하는 측뇌실(lateral ventricle) 앞부분에서는 감각을 받고, 뒷부분에는 동작이 내려간다고 했다. 주고받고 하는 과정은 신경(nerve)을 통하는데, 신경 내부에 빈 공간을 통해서 'psychic pneuma'가 흐른다고 했다. 참고로, 공기(air)를 호흡하면, 폐에서 'pneuma'가 형성되어 동맥 혈액을 통하여 인체로 분배되는데, 이것을 'vital pneuma'라 하고, 이것이 뇌로 가면 뇌척수액에 저장되면서 'psychic pneuma'이 형성된다고 했다.[75] 당시에는 빈 공간을 가지는 3가지 구조 중에서, 정맥(vein)에는 혈액, 동맥(artery)에는 'vital pneuma', 신경(nerve)에는 'psychic pneuma'가 흐른다고 했다.

데카르트의 견해(Cartesian theory)

1600년대 프랑스 철학자 데카르트는 마음, 신체 이원론(mind-body dualism)을 주장하였다. 데카르트는 인간과 자동화 인형(automaton)을 구분하는 기준은 영혼인데, 마찬가지로 동물은 영혼이 없기 때문에 인간과 구분된다고 하였다. 자동화된 움직임은 동물의 특징인데, 피

---

[75] Quin C.. The soul and the pneuma in the function of the nervous system after Galen. Journal of the Royal Society of Medicine, 1994: 87, 393-395.

부에 감각된 자극은 신경 내에 위치한 줄(filaments)를 움직여서, 움직이고자 하는 운동 신경의 밸브를 여는 작용을 하고, 그 결과 밸브가 열린 운동 신경 내로 '생기(animal spirit)'가 들어가면서 반사적 운동을 하게 된다고 하였다. 데카르트는 반사적 기능을 넘어서는 의도적(voluntary) 운동을 하기 위해서는 가능하게 하는 것은 제3뇌실 중앙에 위치한 송과선이 양측 망막에서 오는 정보를 분석하는 과정이 필요하다고 하였다. 양측 눈을 통하여 망막에 맺힌 정보를 송과선이 종합하는데, 송과선은 생기를 저장하고 배출하는 방식으로 그 흐름을 조절하여 의도적 운동을 가능하게 하는데, 영혼의 저장고로서 인간을 동물, 자동화 인형과 차이 나게 하는 것이라고 하였다. 데카르트는 제3뇌실 중앙에 위치한 송과선(pineal galnd)이 동물에 볼 수 없는 구조로서 양측 뇌에서 제공되는 정보를 중앙에서 종합하는 기능을 가지고 있다고 주장하였다. 뇌 중앙에 위치하면서 뇌척수액과 면을 접하고 있는 뇌의 여러 가지 기관들이 발견되었고, 송과선이 다른 포유류(동물)에 더 큰 것이 존재한다는 사실도 이후에 알려지지만 뇌 기능에 대한 연구가 진행되지 않았기 때문에, 반론은 무시되었다. 이후 뇌 기능에 대한 이해가 증대하여 뇌 지도가 작성되면서, 데카르트의 송과선 이론은 버려졌고, 감각과 운동에 관한 반사 이론은 살아남았다.

뇌 지도: 피니어스 게이지(Phineas Gage, 1823~1860년) 사례

1843년 9월 13일, 25살의 게이지는 동료들과 함께 버몬트주의 한 철도 공사에서 일하고 있었다. 구멍에 폭발물을 넣고 철 막대기로 구멍의 표면을 고르게 하기 위한 작업을 하던 중 다이너마이트가 폭발하였고 그 폭발로 철 막대기가 게이지의 왼쪽 뺨에서 오른쪽 머리 윗부분으로 뚫고 지나가 버렸다. 그 결과, 그는 안면, 두개골과 왼쪽 대뇌 전두엽이 손상되는 상처를 입게 되었다. 게이지는 의사 할로우(Dr. John Martyn Harlow)에게 치료를 받아 다행히 죽을 고비는 넘겼지만, 그의 머리에는 9cm가 넘는 지름의 구멍이 생겨 있었다. 그런데 죽을 것이라고 예상을 깨고 한 달이 지나자 그는 완벽하게 회복되었다. 그 후, 의사 할로우는 게이지의 가족과 몇 년 동안 함께 지내며 게이지의 행동들을 관찰한 후 'Recovery from the Passage of an Iron Bar Through the Head'라는 글을 발표했다. 할로우가 주목한 것은 사고 전후로 게이지의 성격과 행동 양상이 완전히 뒤바뀌었기 때문에, 그의 친구들은 그를 더 이상 게이지로 보지 않게 될 정도였다. 대뇌 전두엽 손상이 성격과 행동에 변화를 준다는 피니어스 게이지의 사건은 19세기 신경과학에 큰 논쟁을 불러일으켰다.

폴 브로카(Paul Broca) 사례

1861년 브로카는 비세트르(Bicêtre)병원에 레보르뉴(Leborgne) 라는 환자가 21년간 입원하고 있는데, 증상으로 발작, 말을 못 함(loss of speech), 우측 마비 증상을 보이지만, 이해력과 같은 정신 능력은 온전히 보유하고 있다는 소식을 들었다. 그의 별명은 그가 유일하게 발음할 수 있는 발음인 탄(Tan)이었다. 환자는 브로카를 만난 지 6일 만에 사망하는데, 사망 이후 부검을 통하여 좌측 전두엽의 1번째 뇌이랑(convolution, 가로 고랑; lateral sulcus 옆 부위)이 손상되었다는 것을 발견하였다. 이후 2년간 브로카는 12명의 부검을 더 시행하고 발음을 하기 위하여 대뇌가 관여하는 부위를 특정화하였다.

베르니케(Carl Wernicke) 사례

1870년 브레슬라우대학을 졸업한 베르니케는 졸업 후 4년 만에 뇌졸중에 의해서 뇌의 특정 부분(뇌의 실비안열 후방부, Wernicke's area)가 손상되었을 경우에는 방역 당국이 나타나는데, 환자는 문법적으로 틀리지 않는 유창한 말을 늘어놓지만, 의미를 알 수 없는 말을 하고, 타인의 말을 알아듣지 못하며, 글로 표현된 언어의 의미를 이해하지 못하는 증상이 나타난다는 발표를 한다. 수용성 실어증, 유창성 실어

중, 감각성 실어증으로도 불린다. 《실어증의 복합증상: 해부학적 기초를 통한 심리학적 연구를 통해서》에서는 언어 사용에 있어 베르니케 영역은 입력을 브로카 영역은 출력을 담당하며, 각 영역은 서로 연결되어 있다고 밝힌다.

정신수술(Psychosurgery): 전전두엽절제술(백질절제술), Prefrontal lobotomy(leukotomy)

뇌 기능 연구와 뇌 지도의 작성을 통하여 특정 뇌 부위 손상과 증상을 연결할 수 있었다. 그 성과에 힘입어, 뇌 깊숙한 속에 숨겨진 병리를 찾아내면, 광기라고 표현된 정신 질환이 신체질환과 마찬가지로 치료될 수 있을 것이라는 가정이 나타났다.

1935년 제2차 국제신경학 대회에서 미국 예일대학의 존 풀턴과 칼라힐 제이콥스 박사는 침팬지 뇌의 전두엽을 절제하면 정서 변화가 오는데, 발작적 분노와 고집을 부리던 침팬지가 수술 후에 흥분성이 없어진다는 논문을 발표했다. 이 학회에 참석하였던 포르투갈의 신경외과 의사 에가스 모니스는 두 달 후, 신경외과 의사 알메이다 리마를 설득하여 리스본의 산타마르타 신경과로 전원된 수용소 환자 20명의 머리에 구멍을 뚫고, 가는 쇠막대기에 예리한 철사를 끼워 넣은 도구로 뇌 신경을 잘라내는 수술을 시도했다. 그 결과 7명은 완치되었고, 7명은 증상이 완화되었으며, 6명은 변화가 없었다는 결과를 발표하였다. 모니스는 '백질절제술(leukotomy)'을 개발한 공로로 1949년 노벨생리의학상을 수상했다.

미국 워싱톤의 신경과 의사 월터 프리먼(Walter Jackson Freeman, 1895-1972)이 신경외과 의사 제임스 와츠와 함께 모니스의 수술을 미국에 1936년 도입한다. 1946년 프리먼은 안구 뼈 윗부분을 기구 또는 얼음송곳을 찔러서 뇌 속을 옆으로 휘젓는 수술법 '횡안와뇌엽절제술(Transorbital lobotomy)'을 개발해 미국 전역의 정신병원을 돌며 이 수술의 판촉 활동을 벌이기도 했다. 그 당시 통제가 어려운 정신질환 환자의 관리에는 연간 약 3만 5천 달러의 비용이 필요했지만, 이 수술을 하면 단돈 250달러만 든다는 점을 내세우며 2,400여 명의 환자를 집도했다. 하지만 전두엽절제술을 받은 환자가 조용해지고 온순해지는 것은 병이 치료되어서가 아니었다. 수술 후 환자는 무기력하고 무감각해지며 판단력이 떨어지는 부작용을 나타냈다. 존 F. 케네디의 여동생인 로즈마리도 공격적인 충동을 고치기 위해 이 수술을 받았다가 바보가 되어 수도원에 보내졌다. 프리먼은 일약 유명 인사가 됐고, 뉴욕타임즈의 표지에 실릴 정도로 큰 명성을 얻었다. 물론 이 비정한 수술을 반대한 의견도 있었다. 그들은 뇌 전두엽이 파괴되면서 자아가 상실되는 것이라는 것을 '탈전두엽치매(defrontalized dementia)'라는 단어로 표현하였다. 하지만 1960년대에 들어서면서 10년에 걸친 장기 추적 결과 수술에 문제가 많다는 사실을 밝히는 논문이 발표됐고, 1962년에 켄 키지(Ken Kesey)가 발표한 소설 〈뻐꾸기 둥지 위로 날아간 새〉가 퓰리처상을 받고 베스트셀러가 되면서 이 수술의 비윤리성과 인권유린이 세상에 알려지게 됐다. 이 수술이 얼마나 시행되었는지는 명확하지 않다. 1940년 중후반까지 700여 건 정도였다가 1949년대 갑자기 증가하여 그해 5,000여 건, 이후 1951년까지 모두 18,608명이 수술받은 것으로 보고되고 있다. 이 수술은 시간이 지나면서 사라지게 된다. 수술법에 대한 학문적 비판, '송곳 수술'을 하던 프리먼이 1967년 환자의 뇌혈관을 찢어 사망케 하는 의료 사고를 낸 것, 그리고 결정적으로는 1954년 새로운 향정신성 약물이 개발되면서 세상에서 사라지게 되었다.

뻐꾸기 둥지 위로 날아간 새

켄 키지(Ken Kesey)의 1962년 발표한 소설로서 원제목은 'One flew over the cuckoo's nest'이다. 이 소설은 1963년 D. 바서먼 각색으로 브로드웨이 무대에 상연되었고, 1975년에 밀로스 포먼(Milos Forman) 감독이 영화화하여 아카데미 작품, 감독, 남자, 여자 주연, 각색상을 받았다. 잭 니콜슨(Jack Nicholson)이 주연한 맥 머피(Randle Patrick McMurphy)는 폭행, 도박 및 미성년자 의제 강간(35살처럼 보이는 15세 여

자아이와 성행위를 한 것)으로 교도소에 가게 되는데, 그는 교도소보다 편하게 지내려고 정신감정을 받기 위해서 정신병원 후송을 선택한다. 하지만 그는 정신병원이 감옥보다는 자유롭지 않다는 것을 깨닫는다. 정신병원에서 말더듬이 빌리, 듣지도 말하지도 듯하는 거인 인디언 추장 브롬덴 등 여러 명의 환자들과 생활하면서, 머피는 간호사 래치드(Nurse Ratched)로부터 시작하는 보이지 않는 병원 내의 압력에 의해 짓눌려 사는 죽은 인간들임을 알게 된다. 메이저 리그 야구를 시청하고 싶은 머피는 일과표 변경을 하자고 환자들을 선동하지만, 래치드는 무시한다. 거절당하고 병실로 돌아온 머피는 흥분해서 시멘트로 고정된 세면대를 뽑아서 던지고 병원을 탈출해서 시내 술집에나 다녀오겠다고 합니다. 얼굴이 벌겋게 될 정도로 힘을 쓰는 머피 옆에서 다른 사람들은 그걸 어떻게 뽑냐고 한다. 그러자 머피는 '그래도 나는 시도는 해봤잖아. 빌어먹을 최소한이라도'이라는 명대사를 남긴다. 머피는 병원 차를 몰래 끌고 환자들을 끌고 병원을 빠져나가 낚시를 다녀오는 등 반항을 시도하지만, 결국 전기 쇼크 치료를 받게 된다(이 장면은 실제 잭 니콜슨이 전기 쇼크 치료를 받고 촬영한 것이 유명함). 머피는 탈출을 결심하게 되고, 탈출 전날, 환자들과 함께 파티를 벌인다. 술에 취한 머피는 빌리에게 같이 탈출하자고 권유하지만 빌리는 거부하자, 머피는 그에게 파티에 온 콜걸 캔디와 섹스를 할 것을 권하고 술에 취해서 그대로 잠이 든다. 다음 날 아침, 엉망진창이 된 병원에서 래치드는 캔디와 엉킨 채 자고 있는 빌리를 발견한다. 빌리는 말더듬이도 고쳐진 상태였지만, 래치드는 빌리에게 엄마에게 알리겠다는 질책을 받은 뒤, 정서불안, 말더듬이 재발하면서, 병원 사무실에 자살하고 만다. 분노에 찬 머피는 래치드 목을 조르지만 제압당하고, 이후 머피의 모습은 병원에서 보이지 않게 된다. 어느 날 새벽, 추장 브롬덴은 침실로 돌아온 머피를 발견해서 다가가는데, 그 순간에 머피 이마에서 수술 흔적을 보고는 그가 뇌(전두엽 절제술)수술을 받았다는 것을 알게 된다. 브롬덴은 머피를 베개로 눌러 질식사시키고, 커다란 세면기 좌대를 번쩍 들어서 병실 창에 던지고(머피가 이전에 구상한 탈출 방법) 병원을 탈출한다.

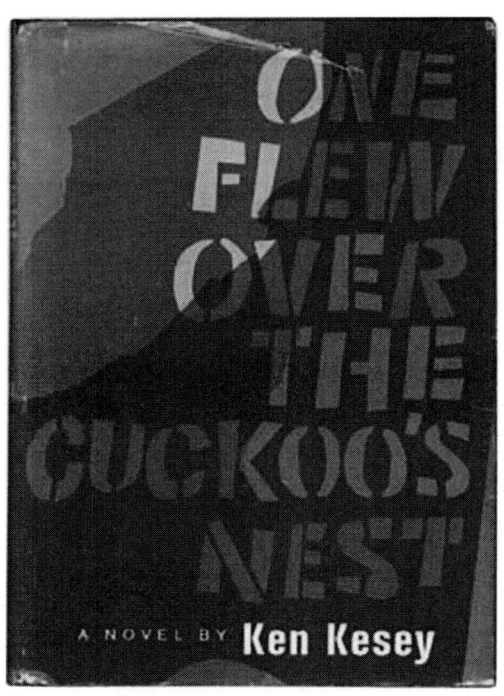

켄 키지(Ken Kesey)의 1962년 발표한 소설 표지

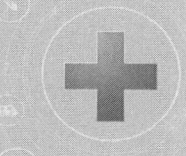

광기의 역사

광기(insanity)는 시대에 따라 다르게 취급되었다. 그리스·로마 시대에는 신이 인간의 마음을 뺏어가는 것 또는 육치적 질병 때문에 마음의 불균형이 나오는 것으로 보았다. 중세 유럽에서는 다시 악령을 원인으로 보았고, 17세기가 지나면서 생물학적 원인을 찾기도 했다. 원인도 불분명하고, 치료도 안 되지만 주변에는 언제나 실성했다고 하는 광인들이 존재했고, 가정이나 사회에 도움이 되지 않고, 성가신 문제만 일으키는 것으로 인식되는 광인에 대한 처우가 어떠했는지에 관하여 학자들 간에 논쟁도 있다.

미셸 푸코(Michel Foucault, 1926-1984)가 쓴 『광인의 역사』를 보면, 우선 시작을 기독교 세계에 존재하였던 나병 환자들에 대한 처우를 예시로 하고 있다. 예시를 한 이유는 당시에는 나병 환자들에 대하여 일반인 거주지 외곽에 거주할 장소를 따로 마련해 주고, 나름 살 수 있도록 처우를 해 주었다는 것이다. 이후 이유는 모르지만 나병이 사라진 뒤 사용했던 외곽 거주지는 버려진 채 흔적만 남기고 있는데. 이러한 배경에서 15세기의 광인에 대한 처우는 비교적 관대하였던 것으로 설명한다. 질병이 아니라, '속박으로부터 벗어난 사람들'이라고 기술하고 있다. 그러면서 '광인의 배(stultifera navis; the ship of pools)'라는 목판화 책을 소개한다. 이 관념에 변화를 가져온 결정적인 계기로 1656년 루이 15세에 발표된 행정 명령에 의하여, 파리에 비세트르(Bicêtre), 살피트리에르(Salpêtrière)라는 거대한 두 개 종합 병원(general hospital)이 설립되는 것을 들고 있다. 거대 수용 시설에 빈민, 범죄인, 광인들을 수용하면서부터 자선과 억압의 두 개념이 뒤섞이게 된다고 한다. 그는 당시 프랑스 파리와 영국 런던에 인구의 1%에 달할 정도로 많은 사람들이 갇히게 되었는데, 이것을 '대감금'이라고 표현하는데, 이러한 시설의 설립과 수용 과정에서 '광인'을 특정한 것이 정신의학의 시작이며, 16세기 영국 런던에 광인들을 수용하기 위한 베틀렘왕립병원(Bethlem royal hospital : 다른 이름으로 St. Mary Bethlehem, Bethlehem Hospital and Bedlam)이 그 사례라고 한다.[76] 이러한 푸코의 주장에 대하여는 실제 통계 수치가 그 정도까지는 아니라는 반박도 있지만(에드워드 쇼터), 그곳에 수용된 광인들에 대한 처우가 현재는 상상할 수 없을 정도로 열악하여, 사슬에 묶이고, 채찍에 맞으며 코를 돌릴 수밖에 없을 정도로 끔찍할 냄새가 나는 불결한 장소에서 생활하였다는 것은 부정할 수 없을 것이다.

---

76 점차 처리할 수 없을 정도로 많은 병자들이 수용되면서, 시설은 말 그대로 난장판이었다 ('bethlehem'이 'bethlem'이 되고 그 발음이 다시 'bedlam'으로 변하여 '난장판(uproar and confusion)'이라는 뜻으로 쓰이게 될 정도).

당시에 처참한 정신의학 상황에서 주목할 만한 개선으로는 흔히 프랑스의 필립 피넬(Philippe pinel, 1745~1826)이 언급된다. 그는 1792년에는 비세트르(Bicêtre) 병원장이 되었고 1794년에는 살피트리에르(Salpêtrière) 병원장이 되었다. 정신의학에서 피넬에 관한 문서를 찾아보면, 특징적으로 그를 나타내 주는 것은 파리 수용소(paris asylum)에 묶여 있는 미친 여성의 사슬을 풀어주는 그림을 볼 수 있다. 이 그림처럼, 두 병원(비세트르는 남성 환자, 살피트리에르는 여성 환자)에 수용되었던 정신질환자들을 묶고 있던 쇠사슬을 풀어주어 주었고, 개인의 특성에 비추어 치료적 대화를 통하여 정신과적 개입(psychological intervention)을 해야 한다고 주장한 것이 피넬의 큰 업적으로 언급된다. 이에 대하여도 푸코는 '피넬의 치료는 확대된 회피 치료(aversion therapy) 유형'으로 취급한다. 얼음물 목욕, 구속자켓(straitjackets)을 치료 방법으로 사용하는 것을 예로 들면서, 이러한 개입 방식은 이전과 마찬가지로 억압과 처벌 방식을 통하여 환자들이 요구에 순응할 때까지 고문하는 것이라고 한다. 2년 뒤 영국에서 윌리엄 듀크가 정신병 환자를 인도적으로 치료하는 요양원을 설립하였다. 19세기를 의료 전문화 시기로 보는 견해에서는 이 시설을 정신과 전문화 단계로 보고 있다. 치료적 수용소에는 당구대, 피아노, 독서실이 있었고, (목욕) 수치료(hydrotherapy), 전기자극 치료 시설이 있었고, 방혈, 지사제 처방이 내려졌다. 도덕적 치료로 잘 짜인 일과표를 지키는 것이 치료로 이용되었고, 처벌보다는 위로와 부드러움이 고통을 완화하고 회복을 도와준다고 했다. 작업 요법 및 기분 전환도 이용되었고, 가능하면 신체적 구속은 하지 않았다. 이러한 방식을 도입한 결과 환자 수는 급격하게 증가하였고, 수용소 시설은 이를 감당할 수 없게 되었다.

단순 감금에서 치료적 수용소과 도덕적 치료 개념이 도입되면서 정신질환자 수용소 숫자는 크게 확대되었다. 1800년대 초, 런던 베들렘, 파리 비세트르에 대략 1,000여 명 정도가 수용되어 있었다면, 1891년 파리에는 108개, 독일어권 국가에는 공공, 사립수용소가 각각 200여 개 있었다. 수용 시설도 커져서 런던에는 2,000병상이 넘는 거대 수용소가 여러 개 있었다. 1904년 미국에는 15만 명의 환자가 수용되어 있었는데, 통계적으로 인구 500명당 환자 1명이 입원한 것이었다. 이러한 환자의 급증 원인은 다양하게 제시되는데, 가정 또는 동네 구빈원에 있던 정신질환 환자들, 노인성 치매 환자들 또는 부랑자들이 치료적 수용소로 옮겨왔다는 재배치를 원인으로 드는 것과 신경매독, 알코올 소비 증가로 인한 정신질환자 수 증가를 원인으로 드는 것이 유망하다. 원인이 무엇이든 간에 수용 환자의 급증과 밀집도 증가는 치료적 수용과 도덕적 치료라는 개념을 삼켜버렸다. 만성 환자들을 집으로 돌려보낼 방법이 없다면, 치료는 의미가 없는 상황이 된 것이었다.

정신의학과 약물의 등장

두개골에 구멍을 내는 천두술이 머릿속에서 악령을 꺼내려는 의도에서 행해진 것처럼, 아편, 알칼로이드 등이 정신 의학 분야에 사용된 사례는 다수가 있다. 근대적 의미에서 뇌과학 성과를 고려하면, 1921년 오토 뢰비(Otto Loewi, 1873-1961) 교수가 1915년 헨리 핼릿 데일이 심장 조직에서 처음 발견한 아세틸콜린(Acetylcholine)을 신경전달물질이라는 것을 확인하고 미주 신경에서 방출되는 신경전달물질이라 하여 'vagus stuff'라 명명한 것에 있다.[77] 1920년에 들어서자 의사들이 이 물질을 조현병 치료에 적용하기 시작했다. 작동할 것을 기대하는 것이었지만, 기전은 잘 알지 못하였다. 1940년대 유행은 전기쇼크요법(EST)과 인슐린 혼수 요법이었지만, 과학자들은 꾸준히 약물을 찾고자 노력하는 시기였다. 1930년대부터 마취과학이 발달하기 시작했다. 당시에는 외과 의사가 방역 당국 시 마취 상태를 조절하여야 했는데, 수술 후 마취 사고로 인하여 사망하는 사례들이 나타나기 시작했다. 그래서 이 현상을 막기 위해서 마취제와 함께 병용할 수 있는 약물을 찾고 있었다. 해군 외과 의사였던 라보리(Henri Laborit (1914-1995)는 쇼크 방역 당국 시 자율신경계를 항히스타민제가 차단하면, 사망을 막을 수 있을 것이라는 생각을 갖고 프랑스 롱블랑 연구소(Laboratoires Rhône-Poulenc, 훗날 사노피 제약회사가 됨)에서 합성한 페

---

[77] 헨리 핼릿 데일과 오토 뢰비는 화학적 신경전달을 연구한 공로로 1936년 노벨 생리학·의학상을 수상하였다.

노티아진(phenothazine, PTZ) 유도체(derivatives) 프로메타진(Promethazine)을 유력한 약물로 선택하고 자기 수술에 사용하기 시작하였다. 그의 회상에 의하면, 매우 불안하고 긴장을 느끼는 지중해성 기질(mediterranean type) 환자에게 페노티아진을 투여하면, 환자들이 수술 후에 침착해지고, 주변 일에 무관심해지는 현상이 발생한다는 것을 알게 된다. 그는 외과 의사로서 쇼크 현상에 대하여 연구를 좀 더 진행하게 되는데, 1951년 파리의 발-드-그라스(Val-de-Grâce) 군 병원에서는 롱블랑 연구소에서 폴 샤르팡티에(Paul Charpentier)가 새롭게 개발한 RP4560(chlorinated promazine, 이후 chlorpromazine으로 명명)라는 또 다른 페노티아진 유도체가 좀 더 강한 신경 안정 효과를 가진다는 것을 알게 되었고, '무관심'을 만들어내는 이 물질을 정신과 환자에게 사용해 보기로 했다. 1952년 1월 조증 환자에 사용한 결과 한 달도 안 되어서 환자 상태가 호전되었고, 브릿지 게임을 할 정도가 되었다. 이 소식은 파리 전역으로 퍼져나갔다. 같은 해 1952년 3월 파리 생탕병원(Sainte-Anne Hospital Center)에 의사 장 들레이(Jean Delay, 1907-1987)와 피에르 데니커(Pierre Deniker, 1917-1998)는 클로르프로마진을 조현병 환자에게 투여하기 시작해서 그해 6월에 학회에 8 사용례를 발표하였고, 이때 약물의 효용성이 기존 치료법에 비하여 탁월한 것으로 나타났다. 예컨대, 정신 병력이 오래되고 상태도 안 좋은 환자가 3주 정도 약물 치료를 받자 퇴원할 정도가 된 것이었다. 이 약물이 프랑스에 퍼져나가면서, 1953년까지 프랑스 정신병원에서 환자들이 치료를 마치고 가정으로 돌아가는 비율이 급증하였다.

북미 대륙은 1953년 캐나다 몬트리올의 버던 기독병원(Verdun Protestant Hospital)에 하인츠 레만(Heinz Edgar Lehmann, 1911-1999)이 최초로 도입했다. 70여 명의 환자들에게 투여했고, 역시 놀라운 효과를 보였다. 1953년 롱플랑 사는 미국 스미스클라인 회사(Smith Kline & French, 현재 GlaxoSmithKline)에 CPZ 조제권을 허가하고, 1955년 항구토제 소라진(Thorazine)으로 미 식약국 품목허가를 받은 뒤, 정신질환자에게 처방되었다.

CPZ는 놀라운 효과를 보여주었지만, 부작용도 상당했다. 약물 추여 후, 환자들이 '가면을 쓴 듯한 표정으로 뻣뻣하게 걷는 것'이 당시에도 나타났는데, 투약 초기라서 특별한 관심을 표시하지 않은 것으로 보이는데, 약물 부작용으로 이차적 파킨슨병으로 보이는 추체외로 증상(extrapyramidal symptoms)이 나타난 것으로 판단하였는데, 이 증상은 이후 지연성 운동불능증(Tardive dyskinesia)로 불리게 된다. 약물 투약 후, 초기에 퇴원하였던 환자들은 이 증상이 나타나는 것을 회피하기 위해서 약 복용을 중지하는 수가 있는데, 그러면 수년 뒤 다시 증상이 재발하여 병원에 입원하는 경우가 많이 발생하였다.

클로르프로마진(chlorpromazine, CPZ)의 등장으로 뇌엽절제술은 막을 내리게 된다. 이 약물은 페니실린이 의학계에 등장할 때와 비견될 정도로 정신의학계에 체계적 변화를 가져오는데, 비록 치료가 되는 것은 아니지만, 정신병의 주요 증상들을 억제하는 것이 가능해 짐에 따라. 수많은 잠재적 조현병(정신분열증) 환자들이 희망 없는 강제 입원과 수용이라는 절차에서 벗어나 비교적 가정에서 정상적인 생활을 꾸리는 것이 가능해졌다. 뇌엽절제술에서 하려고 했던 효과를 약물로 가능해짐에 따라 정신외과(psychosurgery)의 시대는 막을 내리고 약물정신의학의 시대가 열렸다.

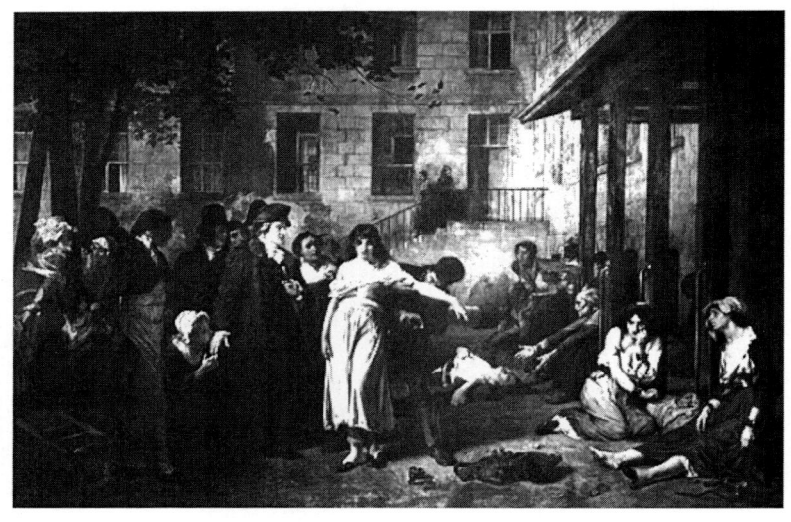

프랑스 필립 피넬이 살페트리에병원에서 구속되어 치료받던 여자 환자를 풀어주는 모습

아픔 소나타 #1. Intro - 체성 통증(Somatic pain)[78]

 급하게 서류를 정리하다가 자신도 모르게 느끼는 아릿한 손끝의 느낌. 그렇다. 종이에 손을 베인 것이다. 우리는 그것을 눈으로 보기 전에 느낀다. 불쾌한 감각이 느껴지는 곳으로 눈을 돌리면, 눈에는 손가락 끝에서 맺히기 시작하는 피 한 방울이 들어온다. 처음과는 조금 다른 종류의 화끈거리는 감각을 느끼게 된다. 이제 본격적으로 우리는 통증을 느끼는 것이다.

 통증은 신체가 유해한 자극에 반응하여 느끼는 불쾌한 감각이며, 손상에 대하여 자기 신체를 보존하려는 자기방어기제이다. 과학적으로 설명하면 통증은 신체 발초에 펼쳐진 통증 감각기에 의하여 감지되고, 감지된 통증 신호는 말초신경계를 타고 척수를 지나 중추신경계에 전달된다.

---

78 2020년 오피니언뉴스(http://www.opinionnews.co.kr)에 기고하였던 내용입니다.

통증도 종류가 있다

일반적으로 통증을 의미하는 체성 통증은 전달 속도가 빠른 말이집(myelinated) 신경 섬유가 담당하는 날카롭고 찌르는 듯한 감각과 전달 속도가 민말이집(unmyelinated) 신경 섬유가 담당하는 둔탁하면서 타는 듯한 감각 두 가지로 구분한다. 전자는 눈으로 보기 전에 초기에 몸으로 느끼는 경계가 분명한 경고성 통증이며, 후자보다 10배는 빠르게 인식된다. 이에 반하여 후자는 경계가 불분명하고 오래가는 묵직한 통증이다. 아프다고 눈을 돌려서 피 맺힌 곳을 보게 되면 본격적으로 느끼게 되는 통증이다.

데카르트 세계관과 동물 실험

18세기 근대적 세계관을 성립한 데카르트 세계관(Cartesian world-view)에 의하면, 인간은 사유하는 존재(res cogitans)이고, 동물은 이러한 사유가 없는 존재로서 연장물(res extensa)에 불과하다고 보았다. 생각하는 존재로서 실체를 가지는 인간과 이러한 실체가 없는 동물이 아파하는 것은 다른 것이라고 하였다. 데카르트는 신체와 정신을 분리한 이원론을 주장하였다. 신체의 측면에서 인간과 동물은 다를 것이 없고, 인간 신체는 자동화된 오토마톤(automaton)이라는 기계론적 인간론을 주장하였고, 정신의 측면에서는 인간과 동물이 엄격하게 구분된다고 하였다. 데카르트는 기계론적 인간론을 주장하면서 인과론에 기반한 과학을 주장하는데, 그 근거로 통증 기전을 설명하였다.

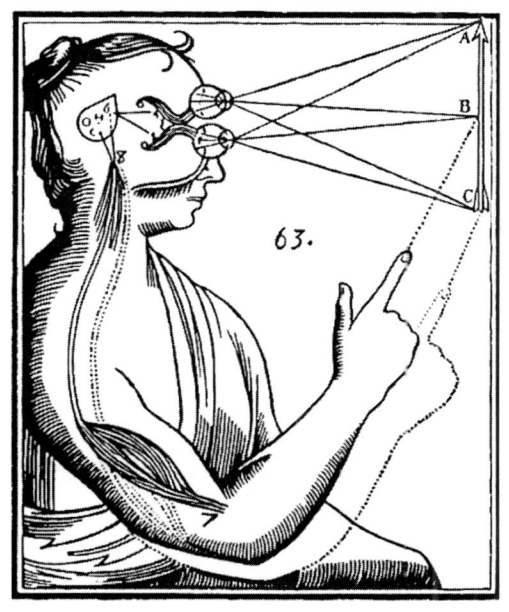

신체와 정신 이원론(body and mind dualism)을 설명하기 위하여 르네 데카르트(René Descartes; 1596-1650)가 저술한 그의 책 'De homine(1662)'

그림을 보면, 손가락으로 지적하는 지점이 C → B → A로 변하는데, 이 지점의 변화는 눈의 망막으로 인식하게 되고, 이 인식은 시신경 말단에서 밸브로 조절되는 '물질'(나중에 신경 전달 물질로 재해석되는데, 당시에는 'animal spirit(生氣; 생명 활동의 근원)'이라고 함)에 의하여 뇌로 전달되며, 이때 뇌실에 노출되어 있는 송과선(pineal gland)이 좌우측에서 전달되는 신호를 통합하여 인식한다고 주장하였다. 이러한 데카르트 주장은 송과선이 뇌의 중앙에 위치한 단일 기관으로 좌·우측 뇌에 연결되어 있고, 뇌실에 접해 있어서 뇌척수액과 닿아 있다는 신경해부학적 특징에 근거하는데, 이러한 주장은 사실 이미 로마 시대 갈렌(Galen. 129-199)에 의하여 논의되기도 하였지만 부정되기도 하였고, 인간보다 더 큰 송과선을 가진 야생 동물들이 있다는 사실도 알려지기도 하였지만, 어차피 대중들은 이를 검증할 의도도 능력도 없었다. 하물며 지금도 송과선은 지혜를 여는 제3의 눈이 되는 중요한 기관이라고 할 정도이다. 통증을 살펴보면, 손가락에 유해한 자극을 주면 손가락에 분포한 신경이 신경 말단에서 전달 물질을 분비하고 근육은 반사적으로 수축하게 된다. 그리고 손가락 지배 신경 말단에서 특정 물질이 뇌실에 전달되면, 송과선이 이를 받아들여서 신체 특정 부위에서 발생한 통증을 인식하게 된다. 송과선이 없는 동물은 말단에서 올라온 신호를 통합하여 인식하지 못하기 때문에 인간과는 다른 것이며, 사유하지 못하는 연장물이라는 주장이 성립하게 된다. 오래된 전통과 기독교에 의하여 신에 의하여 영혼을 부여받은 인간이라는 존재는 특별한 위치에 있는 것이었고, 이러한 생각을 데카르트는 이원적 이론화하였다. 이에 영향을 받은 포르 로얄(Port Royal) 수도원에서는 수도사들이 동물 실험을 하면서 동물이 내는 소리는 인간이 느끼는 통증과 비명과는 다른 것이며, 그것은 마치 시계가 내는 종소리와 같은 것이라고 하였다. 그들은 마취도 없이 살아있는 동물을 산 채로 해부하는 당시 관심을 모았던 혈액순환 연구를 하였다.

통증과 종차별론

공리주의적 추론에서 중요한 기준은 '최대 다수의 최대 행복'이다. 이때 행복의 주체를 인간에 한정할 것인가 아니면 행복을 느낄 수 있는 지구상에 모든 종으로 보아야 할 것인가? 소수의 인간 생명을 구하기 위하여 다수의 동물들이 동물 실험의 대상으로 쓰이는 것은 공리주의 관점에서 정당화될 수 있는 것인가? 1975년 피터 싱어가 저술한 '동물해방론(Animal Liberation)'에서는 이러한 주장은 종 차별이라고 한다. 이것은 노예나 여성에 대하여 도덕적 가치가 없다고 주장하는 것과 마찬가지 주장이라고 한다. 인종 차별과 성차별을 비도덕적인 것이라고 느낀다면, 종 차별 역시 마찬가지로 비도덕적이라고 보아야 한다. 의학 연구에서 침팬지를 사용하는 데 찬성하지만, 뇌가 없이 태어난 무뇌아를 실험 대상으로 사용하는 것은 비도덕적이라고 한다면 이것은 종 차별이 된다. 19세기 공리주의를 주장하였던 제레미 벤담 역시 동물의 통증을 도덕적인 계산에 포함하여야 한다고 주장하였다. 이 주장이 성공하기 위해서는 동물들도 통증을 느끼는 능력이 있어야 했다. 피터 싱어는 통증을 느낄 수 있는 동물종의 경계를 정하면서, 그 한계를 '굴(Oyster)' 정도라면 종 차별을 배제할 수 있을 것이라고 하였다.

통증은 그냥 사실이다

물론 동물 권리를 인간과 동일한 선상에서 바라보는 주장에 반대하는 견해도 있다. 예를 들자면, '권리'라는 것은 도덕적 행위자로 구성되는 공동체에서 인정되는 것으로서 실질적으로 도덕적 요구를 하거나 이를 요구할 수 있는 존재들에 의하여 발생하는 것, 또는 그러한 권리가 지성에 의하여 지켜지는 것이 필요하다는 반론이 있다. 이러한 견해에 의하면 동물에 대한 권리가 인정되지 않는 것뿐만 아니라, 인간 태아(물론 인간이 될 가능성 측면에서 인간 공동체의 준회원 권리를 주장할 수는 있을 것이다)나 배아 권리 역시 인정될 수 없다. 공동체라는 것은 그러한 공동체를 구성할 수 있는 능력이나 자격이 있어야 한다는 주장이다. 정치적 자유주의를 주장하는 롤즈(J. Rawls. 1921-2002)의 사회 구성 원리이기도 하다. 이러한 견해에 의하면 통증의 위치는 권리의 발생 근거와는 관련 없는 관찰되는 사실에 불과하다.

체성 통증이라는 사실에 기초하여 일어났던 논쟁을 간략하게 살펴보았다. 늘 글을 쓰면서 과학적 사실에 대한 인류의 상상력에 놀라곤 하는데, 이번 주제도 그런 것 같다.

인간 대상 연구/실험

 히포크라테스의 선서에도 있듯이 "해악 금지(Do not harm)", "실험은 위험하다(Experiment is perilous)"로 정리되는 오래된 전통이 있다. 인간 대상 실험의 역사는 오래된 전통이기도 한데, 과거에는 실험에 참여하는 자신이 직접 피험자가 되었다. 예컨대 중국의 염제 신농은 자신이 직접 독초를 먹고, 그 독성을 기록하였다고 한다. 서양의 John Hunter라는 과학자는 17th Century에 매독균(Syphilis)과 임질균(Gonorrhea)을 자신의 성기에 직접 감염시킨 후 그것을 관찰하였다. 1900년대 쿠바에서 시행된 황열(Yellow fever) 연구에서도 이러한 예를 찾을 수 있다. 대학병원에서 기생충 연구를 하면서 자신이 직접 기생충 알을 섭취하고, 자신의 몸에서 키우면서 실험을 수행하는 경우도 있다.

 조금 더 나아가면 자신이 피험자가 되지 않는 경우에도 자신의 가족 등 가까운 사람들을 대상으로 인체 대상 연구를 수행하였다. 소규모의 인체 실험 단계[79]에 들어선 예로는 제너(E. Jenner)가 종두법을 시행할 때 자신의 장남, 이웃 아이를 대상으로 하거나, 파스퇴르(L. Pasteur)가 광견병 백신을 연구할 때, 실험실 내의 성공과 동물 실험 후 미친개에 물린 아이에게 최초로 시행하면서, 동료와 토론 후 " 치료하지 않으면 아이의 사망이 피할 수 없을 것을 판단"하는 것을 들 수 있다.

1890년대 이후 병원균이 질병의 원인이라는 'germ theory' 성립으로 병원에 입원한 환자를 중심으로 임상 실험이 진행된다. 이후 점차 대상 환자 수가 증가했다. 예컨대 독일의 디프테리아(Diphtheria) 연구는 30명을 대상으로 수행되었고, 1901년, 소련에서 스미도비치(Smidovich)의 매독, 임질 연구는 수십 번의 실험을 반복하였다. 1910년, 미국에서 히데오 노구치(Hideyo Noguchi)는 매독의 진단 물질 "루테인(Luetin)"을 실험하기 위하여 400명의 정신병 환자와 고아를 대상으로 시험을 수행하였다. 피험자의 인권에 대한 침해가 나타나고 그 규모가 커졌다. 하지만 아직 인체 실험의 절대적인 빈도가 낮은 시대였고, 제1, 2차 세계대전을 거치는 동안, 군대에서 승리를 거두기 위하여, 전쟁에서 발생하는 감염병 등에 대한 치료법을 알아내기 위한 군진의학의 발달이 필요하였고, 전쟁이라는 특수 상황에서 개인의 인권은 무시되기 일쑤였다.

---

79 D J Rothman. Ethics and Human Experimentation. NEJM. 317;19:1195-1199.

나치 전범 재판과 뉘른베르크 강령[80]

1944년 9월 미국 재무상 헨리 모르겐하우(Morgenthau)는 루즈벨트(Roosevelt) 대통령에게 전후 유럽의 복구에 대한 자신의 계획을 제출하게 된다. 이 계획안에는 나치 지도자들에 대한 처리 방안이 포함되어 있었다. 이후 전후 처리로서 뉘른베르크에서 전범 재판을 하는 방안이 논의되었고, 1945년 얄타 회담에서 전후 처리로서 전범 재판을 시행하는 문제를 루즈벨트는 영국의 처칠(Churchill)과 소련의 스탈린(Stalin)이 논의하게 된다. 뉘른베르크 전범 재판은 1945년에 시작하여 1949년에 끝을 맺게 된다.

재판은 여러 분야로 나누어 진행되었는데, 그중의 하나가 23명의 의사들에 대한 재판이었다. 기소된 피고인들은 살만한 가치 없는 삶이라는 전제하에 정신병이 있거나 정신지체, 신체적 장애가 있는 사람들에 대하여 안락사(euthanasia)라는 이름의 살인을 저질렀거나, 수용소(concentration camp)에 갇힌 사람(죄수(priscner)라고 표현되고 있다. 무고한 시민이거나 전쟁 상대국 군인이 대부분이다)들을 대상으로 전쟁에 필요한 인체 실험을 동의 없이 시행한 범죄 혐의를 가지고 있었다. 재판은 140일 동안 진행되었고, 85명의 증인과 1,500여 개의 문서가 검토되었다. 7명은 석방되었으며, 16명에게 유죄가 인정되었고, 7명은

---

[80] http://www.law.umkc.edu/faculty/projects/ftrials/nuremberg/NurembergDoctorTrial.html accessed at 1 Nov 2005.

1948년 6월 교수형에 처해졌다.

1939년 9월부터 1945년 4월까지 시행된 대표적인 실험은 다음과 같다.

1) High-Altitude Experiments
2) Freezing Experiments
3) Malaria Experiments
4) Lost (Mustard) Gas Experiments
5) Sulfanilamide Experiments
6) Bone, Muscle, and Nerve Regeneration and Bone Transplantation Experiments
7) Sea-Water Experiments
8) Epidemic Jaundice Experiments
9) Sterilization Experiments
10) Spotted Fever (Fleckfieber) Experiments
11) Experiments with Poison
12) Incendiary Bomb Experiments

1943년 6월부터 1944년 9월까지 루돌프 브란트와 지버스(Rudolf Brandt and Sievers)는 112명의 유태인을 선발하여 뼈를 채취할 목적으로 선발하여 사진을 찍고, 인류학적인 검사를 시행한 후 살해하여 그들의 신체를 스트라스부르크제국대학으로 보냈다. 1942년 5월부터 1944년 1월까지 루돌프 브란트와 브롬(Rudolf Brandt and Blome)는 폴란드에 거주하는 독일인의 안전을 위한다는 명분으로 수만 명의 폴란드인에게 결핵을 감염시키고 적절한 치료가 되지 않는 수용소에 방치한 바 있다.

1939년 9월부터 1945년 4월까지 칼 브란트, 브롬, 브라크, 호벤(Karl Brandt, Blome, Brack, and Hoven)은 소위 안락사 계획을 수행하였다. 독일과 점령국 내의 나이가 많거나, 정신 이상이 있거나, 불치병에 걸리거나, 장애가 있는 아이들과 같은 자들은 식충이(eater)로 불렸으며, 독일이 전쟁을 수행하는 데 짐이 되는 존재로 간주하였다. 이와 같은 수만 명의 사람들을 병원, 보호소 등의 장소에서 독가스, 독약을 투여하는 방법으로 조직적으로 살해하였다. 이들의 가족이나 친척들에게는 심장마비와 같은 자연사에 의하여 사망한 것으로 통보되었다.

피고들이 자신들을 정당화했던 논리는 다음과 같은 것이었다.[81]

1) 자신들의 연구는 전쟁 중에 수행된 것으로서 그 시기는 민간인 및 군인의 생존을 위한 인체 실험을 수행하여야 할 극단적인 상황이었고 전쟁 중에는 사회의 모든 구성원들은 전쟁 수행에 기여를 해야 한다는 것.

---

[81] 김옥주. 뉘른베르크 강령과 인체 실험의 윤리. 의료·윤리·교육 제5권 제1호(통권 제9호).

2) 범죄자들을 연구 대상으로 삼는 것은 보편적으로 받아들여지는 관례이며, 인체 실험에 사용된 죄수들은 이미 사형선고를 받았다는 것.
3) 연구윤리에 관해 보편적인 기준이 존재하지 않는다는 것(피고 측은 전 세계적으로 행해졌던 인체 실험에 관련된 논문 60여 개를 인용했는데, 이들 실험 중 많은 부분이 자발적 동의를 얻지 않았고, 심각한 결과를 초래했었다).
4) 국가가 인체 실험의 필요성을 결정했고 의사들은 단지 명령을 따랐을 뿐이었다.
5) 결과적으로 연구 결과는 유용하였고, 인체 실험이 없이는 의학이 발전할 수는 없다는 것.

뉘른베르크 재판부는 판결문의 마지막 부분에 "허용가능한 의학 실험"이라는 제목으로 10개 조항을 발표했는데, 이것이 뉘른베르크 강령(The Nuremberg Code)으로 알려지게 되었다.

1) 자발적 동의(Voluntary consent)
2) 과학적 이득이 예상되어야 함(Anticipated scientific benefits)
3) 이득은 위험을 넘어야 함(Benefits outweigh risks)
4) 동물 실험을 우선 실시할 것(Animal experiments first)
5) 고통은 피해야 함(Avoid suffering)
6) 고의적 살인이나 장애는 금지(No intentional death or disability)

7) 해악으로부터 보호(Protection from harm)

8) 주체는 자유롭게 그만둘 수 있어야(Subject free to stop)

9) 자격을 인정받은 연구자(Qualified investigator)

10) 해악이 발생하면 연구자는 중지함(Investigator will stop if harm occurs)

헬싱키 선언(Helsinki Declaration)[82]

1945년 7월 여러 나라에서 모인 의사들의 비공식적인 모임이 영국 런던에서 열렸다. 모임의 목적은 1926년에 조직되어 회원국이 23개국에 이르렀으며 2차 세계대전이 발발함에 따라 활동을 멈추었던 국제의료전문가연합(L'Association Professionelle internationale des Médicins)을 재건하려는 것이었다. 새로운 단체의 이름은 세계의사협회(World Medical Association)으로 하였다. 1947년 9월 18일 27개국 의사 단체에서 파견된 대표들이 프랑스 파리에 모여 첫 번째 모임을 가지게 되었고, 정관과 부수 법령을 채택하였다.

인체를 대상으로 하는 생명의학 연구를 수행하는 의사들을 위한 지침서를 만들어야 한다는 생각은 1953년 의료윤리위원회(Medical

---

[82] http://www.wma.net/e/history/helsinki.htm accessed at 2 Nov 2005.

Ethics Committee)에서 시작되었다. 이 움직임은 인체 실험에 대한 끔찍한 결과를 목격하고 이에 대한 뉘른베르크 재판과 그 결과물로서 뉘른베르크 강령이 만들어진 것이 원인이 되었다. 1954년 8차 세계의사회 회의에서 "인체 실험에 관한 결의: 연구와 실험 종사자를 위한 원칙"이 채택되었다.

① 실험은 언제나 개개인에 대한 일반적인 존중의 원칙을 지키는, 자격을 갖춘 과학자들에 의해서 수행되어야 한다.
② 의학 실험의 첫 번째 결과는 항상 사리 분별과 조심성을 가지고 발표하여야 한다.
③ 인체 실험의 일차적 책임은 연구자에 있다.
④ 건강한 피험자에 대한 실험에서 연구자는 충분히 정보를 제공한 뒤 자유의사에 의한 동의를 구하는 모든 절차를 취해야 한다. 환자가 피험자인 경우는 환자나 가까운 친지에게 동의를 구해야 한다. 연구자는 실험의 성격, 실험의 이유, 실험이 내포한 위험 등을 피험자나 피험자에 대해 법적 책임이 있는 사람에게 알려야 한다.
⑤ 대담한 수술이나 치료법은 오직 절박한 상태의 환자에게만 행해질 수 있다.

1954년부터 1960년 사이에 의료윤리위원회는 활동을 계속하여, 5개 조항을 수정하고 발전시켜서 헬싱키 선언(Declaration of Helsinki)을 제시하였다.[83] 1961년 최초로 상정되었고, 1964년 핀란드 헬싱키에서 열린 세계의사협회(World Medical Association) 제18차 총회에서 채택되었다. 이후 1975년 제29차 일본 도쿄 총회에서 일차 개정이 되었다. 이 개정에서 17개 조항을 추가하였고, 여러 개의 기존 조항을 고쳤다. 결과적으로 기본 원칙(Basic principle)이 확장되었으며, 치료적 측면이 있는 연구와 순수한 과학 목적의 연구를 구분하는 계기가 되었다. 1983년 제35차 이태리 베니스 총회, 1989년 제41차 홍콩 총회, 1996년 제48회 남아프리카공화국 섬머셋 총회, 2000년 제52회 스코틀랜드 에딘버그 총회에서 개정되었다. 2002년 미국 워싱톤 총회에서 제29조에 대한 설명(Note of Clarification)이 추가되었고, 2004년 일본 도쿄 총회에서 제30조에 대한 설명(Note of Clarification)이 추가되었다.

헨리 비쳐(Henry Beecher)의 논문

하지만 이러한 선언이 윤리적인 실험을 담보하지는 못하였다. Henry Beecher가 1966년 NEJM에 "Ethics and Clinical research"라는 제목으로 22개 임상 연구의 윤리성을 문제 삼았는데, 지적된 연구를 살펴보면, 장티푸스(typhoid fever)에 대한 클로람페니콜(chloramphenicol)의 유효성을 알아보기 위하여, 위약 대조군 연구를 시행하였

---

[83] 김옥주. 뉘른베르그 강령과 인체 실험의 윤리. 의료·윤리·교육 제5권 제1호(통권 제9호).

는데, 그 결과 위약을 받은 대조군은 22.9%의 사망률을, 클로람페니콜을 받은 환자군은 7.97%의 사망률을 보인 것이 있고, 약물의 간독성을 알아보기 위하여 시설에 수용된 건강한 피수용자들에게 특정 약물을 투여하였는데, 그 결과 간 기능장애에 빠진 피실험자에 대하여 간 생검을 시행하였고, 이후 회복한 피실험자 4명에게 다시 동일한 약물을 투여하여 간 기능장애에 다시 빠지게 한 후, 3명에게 다시 간 생검을 시행한 연구 등이 있다.

Jewish Chronic Disease Hospital 사례

1960년대 뉴욕에 위치한 유태인 만성질환병원에서 배양한 암세포를 이용한 임상 연구를 하는데, 정신착란 환자(면역 기능이 약해진 것으로 간주되는) 혈관에 암세포를 주입하여 약해진 면역체계가 이를 어떻게 처리하는지 관찰하는 것이었다. 다행히 암세포들을 환자의 면역체계가 막아내었지만, 사전에 그러한 결과가 나올지는 모르는 상황이었고, 환자 또는 보호자들에게 해당 실험을 설명하지도 않았다. 해당 결과가 학회에서 발표되자, 이에 대하여 나치의 인간 실험과 다른 점이 무엇인가라는 윤리적 비난이 제기되었다.

The Willowbrook 사례

1960-1963년 윌로우브룩주립학교에 재학 중인 발달이 더딘 저지능 소아에 대하여, 간염의 전염, 간염 예방과 증상 완화에 관한 감마 글로브린(gamma globulin)의 효과를 살피는 것을 목적으로 시행되었다. 방법으로는 건강한 아이들에게 의도적으로 접종시킴. 초기에는 감염자의 대변에서 추출한 감염원을 먹이고, 후기에는 좀 더 정제된 바이러스를 주사하였다. 당시 연구자는 "어차피 학생들은 학교에 있는 동안 대부분이 감염될 것이므로, 주의 깊게 조절되는 연구 조건 아래서 인위적으로 감염되는 것이 나을 수도 있다"는 항변을 하였다. 하지만 연구 도중 학교 정원 초과로 새로운 학생들을 받을 수 없게 되었는데, 부모가 연구에 동의하는 경우에 입학이 특별히 허가되었고, 이로 인하여 부모들의 선택권이 제한되는 상황도 나타났다(The Willow Brook Hepatitis Study).

의학이 아닌 사회과학에서도 인권 침해적 상황이 나타났다. 1970년대 초기 사회과학자 L. Humphries에 의해 공공 화장실에서 동성적 행동에 대한 연구가 수행되었는데, 연구 수행 과정에서 사람들의 이름과 주소를 얻기 위하여 그들의 면허증 번호나 다른 확인 가능한 정보를 사용하였고, 대다수의 사람들이 집에서 가족과 있을 때 동성적 행동에 관하나 정보가 노출되면서 곤란에 빠지게 되었다. 사람들은 그들이 연구에 참여하고 있다는 사실을 이해할 수 있는 시간이 없었고, 연구 보고서에서 그들 중 몇몇의 정보가 공개되었다. 밀그람의 연구에 의하면 인간은 공적으로 주어진 목적이 있을 경우에, 개인의 생명이 위험한 상황에서도 자신에게 주어진 임무를 수행하는, 권위에 대한 복종 의식이 존재한다고 하였다. 결국 인간 심리를 보면 자기가 스스로 윤리적인 결정을 하고 수행하는 것이 매우 어려울 수 있다는 점을 보여 주었다. 연구는 대개 공공의 이익이라는 공적 목적을 가지고 수행되므로, 연구 과정 중에서 나타날 수 있는 인권 침해를 무시하기 쉽다는 것을 의미한다. 이러한 결론은 현실에서도 나타났다.

벨몬트 보고서(Belmont report)[84]

미국의 공중위생국(Public Health Service)은 앨라바마 주 터스키지에 거주하는 흑인을 대상을 으로 매독에 대한 자연 상태에서의 연구를 진행하였다. 1932년부터 1972년까지 진행된 이 연구에는 약 600명의 피험자가 등록되었다. 이 중에 400명은 대부분 제2기 단계 매독에 있었고, 300명은 대조군으로서 매독에 걸리지 않은 같은 연령대의 흑인 남자들이었다. 이들 환자에 대해서는 병명을 가르쳐 주지 않았고, 나쁜 피를 가졌기 때문에 척수 천자를 시행하여야 한다는 설명이 전부였다. 그동안 매독의 치료를 위해서 시약들이 개발되었으나 전혀 치

---

[84] 구영모, 권복규, 황상익, 생명윤리 제1권 제1호(창간호), 2000 : 179-193면.

료의 기회를 가지지 못하였고, 표준 치료법으로 확립된 페니실린조차 투여되지 못하였다. 연구가 진행되는 기간 중인 1966년 공중위생국에 조사원으로 근무하던 피터 벅스턴(peter Buxtun)에 의하여 의문이 제기되었고, 이를 계기로 질병관리본부(Center for disease control, CDC)에 조사를 착수하였으나, 특별한 결론이 내려지지 못한 채 연구 중지 조치가 내려지지 않았다. 이에 실망을 느낀 벅스턴은 이를 언론에 제보하였고, 이를 계기로 큰 반향을 가져왔다. 터스키지 매독연구(Tuskegee syphilis study)[85]가 문제화되면서 미 행정부는 1972년 연구를 중지하게 되고, 1973년 터스키지 희생자는 정부를 상대로 하는 소송을 제기하게 된다. 미 의회에서 공식적으로 논의를 거쳐 소위 벨몬트 보고서(The Belmot Report; 1979)가 나오게 된다.

청문회 결과, National Research Act of 1974이 제정되었고, 보건교육복지부(DHEW)로 하여금 연방 규정에 피험자 보호에 관한 규정을 법제화하도록 하였다. 해당 위원회가 만들어졌고(the National Commission for the Protection of Biomedical and Behavioral Research), 상기 위원회가 결정하기까지 DHEW에 의하여 지원되는 생존 태아를 대상으로 하는 연구 중지되었다. 위원회는 1974-1978까지 활동하였고, The Belmont Report 발표하였다. 또한 임신부, 태아, 재소자, 아동, 정신지체 및 정신 수술(Psychosurgery)의 이용에 대한 보고서 제출되었다.

---

[85] 김장한, 조현아, 이재담. 의료윤리 II. 광연재. 2004;44-99면.

1970년대 후반, WHO 산하의 국제의학기구협회(The Council for International Organization of Medical Science, CIOMS)에서 1982년 "사람을 대상으로 하는 생명의학 연구에 대한 국제윤리가이드라인"을 제안하였다. 다국가 임상 연구들의 시행으로 개정 작업이 필요. 1993년 공포하는데, 2002년 아프리카, 아시아 등의 입장을 고려한 개정안이 발표되었다.

연구 관련 윤리위원회의 성립

뉘른베르크 재판, 헬싱키 선언을 통해서 의학계는 반성도 하고, 인체를 대상으로 하는 연구에 적용할 윤리 가이드라인도 만들어졌지만, 이후 실제 개별 연구에서 이 기준들이 지키지 않는다면, 이것을 어떻게 처리할 것인가에 대한 고민을 하게 되었다. 비처(H. Beecher) 교수는 비윤리적인 방법으로 수행된 인체 대상 연구에 대해서는 그 결과가 과학적으로 합당하다고 하더라도, 학술지 편집 위원회가 논문 심사 단계에서 게재 불가를 선택해야 한다고 주장하였다. 하지만 이러한 주장에도 불구하고, 실질적으로 윤리적 기준을 지키지 못한 인체 대상 연구를 사전에 막아야 할 필요성이 존재하였다. 의과학자들은 인체 대상 연구계획서를 해당 분야 전문가들이 미리 검토하여 연구가 인체에 미치는 위험을 사전에 점검하는 체계를 만들게 되었다.

미국의 경우

1953년, 미국 국립보건원(National Institues of Health, NIH)는 임상연구 병원인 임상 센터(Clinical Center, CC)를 베데스타(Bethesda) 지역에 건립하면서, CC에서는 건강한 피험자를 대상으로 수행되는 연구의 경우에 대하여, 연구에 직접적인 관여가 없는 동료 연구자가 사전에 심사하는 제도를 도입하였다. 그 기준은 뉘른베르크 강령(Nuremberg code)에 맞추고자 하였다. 연구의 직접적인 이익을 향유하지 않는 건강한 피험자를 보호하려는 연방 정부 차원의 첫 번째 시도로서, 당시에는 환자를 대상으로 하는 연구에 대하여는 최신의 치료를 받을 가능성을 막는다는 이유로 심사하지 않았다.

이러한 기관 내 심의기구(Institutiional Review Board, IRB)는 독립된 조직으로서 의학, 과학자, 비과학자 1인 및 기관 외 종사자 1인으로 구성되며, 모두 5인 이상의 위원이 포함되어 있으며, 의무는 인간의 권리를 보호하기 위하여 연구계획서를 심사하고, 승인하며, 연구 진행과정을 지속 심사하는 임무를 수행하였다.

미국에서 연구윤리가 문제가 된 터스키키 사건 이후 벨몬트 리포트가 발표되었고, 미연방 정부는 1974년 국가연구법(National Research Act of 1974)을 제정하여, 기관 내 윤리위원회를 설치하여 인간 대상 연구에 대한 사전 심사를 하도록 하였다. 1981년, 보건복지부(Department of Health, Education & Wealfare, DHEW) 해당, 미연방규정(Code of federal regulation, CFR)을 개정하여 인체 보호에 대한 일반 규정을 Title 45 Section 46 Code of Federal Regulation subpart A에 도입하였고, 보통 규정(Referred as The Common Rule)[86]이라고 하였고, 1991년 미식약국(U.S. Food & drug administration, FDA)를 포함한 16개 연방 기구가 일반 규정(The Common Rule)의 내용을 도입 개정하고, 연방정부로부터 인체를 대상으로 하는 실험의 연구비를 받고자 하는 모든 연구는 소속기관 윤리위원회: 기관 내 심의위원회(Institutional Review Board, IRB)의 검토를 거쳤다는 사실을 증명할 것을 요구하게 되었다.[87]

---

[86] 'common rule'이라는 명칭이 붙게 된 유래는 정확하게 알기 어렵다. 미루어 짐작하면, 영국법에서 판사에 의해서 창조된 판례가 집적된 'common law'가 있는데, 제정법(statue law)과 대비하여 보통법으로 번역하고 있다. 이런 생각이 바탕에 깔린 것이라면, 'common rule'은 '보통 규정', '보통 규칙'으로 번역하는 것이 타당할 것 같다.

[87] Baruch A. Brody. The Ethics of Biomedical Research. An International Perspective. New York. Oxford. 1998:35-54

권위에 대한 복종에 대하여

공적 이익을 달성하기 위하여 명령이 내려지면 A는 특정한 행동을 하여야 한다. 하지만 명령에 따른 행동을 하게 되면, 상대방의 생명은 위험하게 된다. 권위에 기하여 명령이 내려왔을 때, A는 과연 어떠한 행동을 취할 것인가? 여기서 중요한 것은 '공적인 목적을 달성하기 위한 행위'라는 전제이다. 행위자인 A는 자신의 행동을 충분히 변명할 만한 명분을 가지고 있다.

스탠리 밀그램의 실험[88]

뉘른베르크 전범 재판이 지난 지 얼마 되지 않은 때이다. 스탠리 밀

---

[88] '권위에 대한 복종(obedience to authority)'은 밀그램이 자신의 실험 내용을 정리하여 기술한 책. 에코리브르 번역 출판. '밀그램 프로젝트'라는 영화를 볼 것을 추천함.

그램(Stanley milgram, 1933-1984)은 제2차 세계 대전 당시 발생한 독일 나치의 유대인 학살에 대한 의문을 가지고 있었다. 그 당시에 명령에 의하여 학살 행위에 가담한 사람은 자신의 행위가 잘못된 것이라는 것을 알지 못하였을까? 어떻게 그런 일이 일어날 수 있었을까?

1961년 발표된 예일대 심리학과 조교수 밀그램의 연구에 의하면 '인간은 공적으로 주어진 목적이 있을 때, 개인의 생명이 위험한 상황에서도 자신에게 주어진 임무를 수행하는 권위에 대한 복종 의식이 존재한다'고 하였다. 결국 인간 심리는 스스로 윤리적 결정을 하고 수행하는 데 어려움이 있다는 점을 보여 주었다. 연구는 대개 공공의 이익이라는 목적을 가지고 수행되므로, 연구 과정 중에서 나타날 수 있는 인권 침해를 무시하기 쉽다는 것이다.

그의 실험은 다음과 같다.

신문에 광고를 내서 '학습과 기억에 관한 실험'에 참가하려는 희망자를 모집한다. '체벌이 학습 능력에 미치는 영향'이라는 제목의 실험을 하는데, 두 명이 한 조가 되어 한 명은 학생역, 다른 한 명은 선생역을 맡는다. 학생역은 단어 조합을 암기하는 기억력 시험을 치르는데, 오답을 말하면 선생역은 전기 충격이라는 벌을 내린다. 학생역은 밀폐된 방에 들어가서 몸이 의자에 묶인 채, 양손에 전극을 고정시킨다. 전기는 15볼트에서 시작하여 총 30단계이며, 마지막은 450볼트의 고압이 된다. 오답을 말하면, 전달하는 전압이 증가하는데, 대체로 75볼트가 넘어가면 신음 소리를 내고, 단계가 증가하면서 더욱 고통스러운 소리를 낸다. 345볼트가 되면 학생역 피훈자의 반응은 끊어져 버린다. 이 정도면 의식을 잃었거나, 더 이상 실험을 진행하는 것이 위험하다는 것을 누구나 알 수 있을 정도이다. 하지만, 이때 외부 실험 설계자(하얀 옷을 입은 밀 그램 조교)는 강압적이지 않게 일반적인 어조로 선생역을 맡은 피험자에게 미리 준비해 둔 4가지의 대사를 차례대로 읊었다.

1. 계속 진행해 주십시오.
2. 실험을 위해서는 계속 진행해야만 합니다.
3. 계속 진행해 주셔야만 합니다.
4. 당신에게는 이것 외의 다른 선택지가 없습니다.

이 실험에서 선생역을 맡은 피험자는 과연 얼마나 실험을 거부할까? 실험 초기에는 1명이라도 그렇게 할 수 있을까 의심할 정도였다. 하지만 실제 실험에서는 40명 참가자 중에서 26명(65%)이 최종 450볼트까지 전기 충격을 가한 것으로 나타난다.

실험 설계를 바꾸어서 선생역을 두 명으로 한 다음에, 한 명은 원래대로 전압 버튼을 누르는 역할을 하고, 다른 한 명에게는 외부 실험 설계자 대신 전압 수치를 큰 소리로 읽게 하는 역할을 하게 하였다.

이 경우에는 450볼트를 누른 자가 40명 중에서 37명이나 되었다.

실험 설계를 바꾸어서 선생역을 한 명으로 하고, 두 명의 실험 설계자를 참여시키고, 150볼트 단계부터 한 명은 실험을 지속하도록 요구하고, 다른 한 명은 실험이 위험하므로 실험 중지를 요구하였다. 이 실험에서는 더 이상 높은 전압을 가한 선생역은 없었다.

이 실험에서 선생역이 들은 학생역의 신음 소리는 전기 충격을 실제로 가한 것이 아니고, 사전에 녹음된 소리에 불과하였다.

밀그램 교수의 실험 이후 여러 버전으로 여러 나라에서 실행되는데, 그 결과는 모두 자신의 행동을 변명할 만한 거리가 있는 경우, 권위에 대한 복종을 보인다는 것이었다. 이 실험은 인간에게 도덕적인 행동을 스스로 결정할 능력이 부족하다는 것과 명분과 권위에 대한 복종은 국민성이나 특수한 시대 상황 문제가 아니라 인간성 본연의 문제일 수 있다는 점을 보여 주는 것이다.

한나 아렌트의 해석[89]

나치의 유대인 대학살, 홀로코스트(Holocaust)를 가능하게 하였던 예루살렘의 도살자 아돌프 아이히만(Otto Adolf Eichmann, 1906-1962)은 외교적 마찰에도 불구하고 아르헨티나에서 이스라엘의 모샤드에게 체포되어 예루살렘에 압송되어 재판을 받게 된다.

기자였던 한나 아렌트(Hannah Arendt, 1906-1975)는 미국에서 예루살렘으로 날아가서 재판을 직관하는데, 재판이 진행될수록 기존에 나치 부역자들에게 가지고 있던 생각, 즉 그들은 타고난 악인일 것이라는 생각이 바뀌게 된다. 그렇다면 이 엄청난 살육은 어떻게 가능하게 되었을까?

재판정에서 아이히만은 일단 선량한 아저씨의 모습을 보인다. 머리가 벗겨진 가끔 코를 훌쩍이며 법정으로 걸어 들어와 심문을 받는 모습을 보였다. 답변 과정에서 아돌프 아이히만은 정신병자가 아니었고, 자신은 권한이 거의 없는 '배달부'에 불과했고, 상급자의 지시에 아무것도 덧붙이지 않고 성실히 임무를 수행했을 뿐이라는 증언을 한다. 아이히만은 유대인 학살에서 자신이 수행했던 능동적인 역할과 반유대주의 신념을 숨기고, 단순히 자신은 국법과 체제에 따른 선량

---

[89] '예루살렘의 아이히만: 악의 평범성에 대한 보고서'는 한나 아렌트가 저술한 책임. 한길사 출판 번역.

한 시민이자 공무원으로 행세하였다. 아렌트는 그 모습을 보고 독가스를 투입하고 수많은 사람을 눈도 깜짝하지 않고 죽인 자가 우리와 다름없는 일반인 모습이었는데, 그들은 왜 양심과 자제를 발휘하지 않았을까?

아렌트는 저서 '예루살렘의 아이히만'에서 아이히만을 보고 '악의 평범성(Banality of evil)' 개념을 주장했다. 1938년 아이히만은 시온주의자들과 협력하여 독일계 유대인들 수천 명을 팔레스타인으로 이주시키는 일을 한다. 이후 1942년 반제 회의 이후, 유대인 학살을 위한 최종 해결책(Final solution)이 시행됐을 때, 아이히만은 이것을 충실히 실행하는데, 1938년 아이히만이 동정 때문에 유대인들을 이주시킨 것이 아니었던 것처럼, 1942년 이후 유대인에 대한 증오 때문에 홀로코스트를 시행한 것이 아니라고 한다. 한나 아렌트가 본 아이히만은 권력욕이 강하며 명예에 집착하는 인간이었고, 그의 반유대주의 사상이나 나치즘은 이러한 명예욕을 실현할 수 있는 훌륭한 수단이었다. 한나 아렌트는 아이히만이 현실 감각을 없는 사고와 무능을 보이는 상투어를 쓰는 것을 보고, 악의 평범성이 사고의 무능성에서 비롯되었다고 해석했다. 이러한 해석은 이 비극들이 나치 지도자들의 문제가 아니라, 다른 나라에서도 일어날 수 있는 문제라는 지적을 하는 것이었다.

유대인 공동 사회는 아이히만을 비롯한 나치 지도자들이 적대감을 가지고 유대인 학살을 의도한 것이고, 법정에서는 진술은 거짓 가면을 쓴 것이라는 인식을 공유하고 있었기 때문에, 한나 아렌트는 심한 비난과 배척을 받게 된다.

미국에서 일어난 권위에 대한 복종

의학 연구 분야에서 권위에 대한 복종이 나타난 사건으로 미국의 터스키기 매독 연구 사건을 들 수 있다. 1932-1972년 사이 앨러바마의 터스키기에 거주하는 흑인 600명을 대상으로 매독의 자연사 연구가 진행되었다. 1932년 실험 시작 당시 매독은 치료제가 개발되지 않은 난치병이었기 때문에, 매독 환자를 통하여 매독의 자연사를 관찰하는 연구였다. 문제는 실험 시작 이후에 페니실린과 같은 매독 치료제가 개발되는데, 이들에게는 제공되지 않았다. 모집된 터스키기의 흑인 농부들을 관리하였던 인근 의사들마저 연방 정부 보건국의 지시에 따라 약을 제공하지 않고, 뇌척수액 채취와 같은 침습적 행위를 하였고 역시 약을 주지 않는 데 동조하였다. 이 실험의 전모가 신문에 폭로되었을 때 사회적 비난이 크게 일어났다. 실험을 진행하던 측은 매독 자연사 연구에 참여한 환자들은 오래전에 매독을 앓았던 이후라서 이제는 모두 제4기에 들어섰고, 이 경우라면 페니실린과 같은 항생제를 투여하는 것이 의미가 없다는 항변을 하였다. 이로 인하여 법무부 장관이었던 로버트 캐너디 상원의원 주도하에 청문회가 열리게 되었다. 정부위원회가 만들어졌고(the National Commission for the Protection of Biomedical and Behavioral Research), 보건교육복지부(DHEW)가 지원하는 생존 태아를 대상으로 하는 연구를 중지시켰다. 위원회는 1974-1978까지 활동하고, 결과물로 벨몬트 리포트(The Belmont Report)를 발표하였다. 또한 임신부, 태아, 재소자, 아동, 정신 지체 및 정신수술(Psychosurgery)에 대한 보고서가 제출되었다. 미 의회에서 연방 연구법(National Research Act of 1974)을 제정하였고, 보건교육복지부로 하여금 연방 규정에 피험자 보호에 관한 규정을 법제화하도록 하였다.

아웃사이더 이론

공공의 이익을 위하여 개인의 자유를 얼마나 제한할 수 있을까? 공공의 이익이라는 개념은 범위가 불명확한 것이라서, 자유 제한의 한계를 설정하는 것이 매우 어렵다. 상당수에서 과잉 행정, 과잉 입법과 이로 인한 갈등, 위헌성 문제가 나타난다. 아마도, 이러한 제한을 주장하는 입장은 그것이 옳다고 생각하는 타당한 근거가 있을 것이다. 하지만 개인의 지적 수준이 높더라도 같은 생각을 가진 동질 집단이 어리석은 판단을 내리는 경우를 종종 본다. 타당한 근거라고 믿어 의

심치 않는 것이 정말 옳다는 것을 어떻게 알 수 있을까? 자신의 의견이 옳다는 것을 증명하는 유일한 방법은 자신의 의견에 반박하고 반증할 자유를 완전히 인정해 주는 것이다(존 스튜어트 밀, 자유론. 반론의 자유). 존 스튜어트 밀의 자유론은 다수결의 결정에서 소외되는 소수자들에 대한 배려를 이야기한다. '우리는 한 사람이 모두와 다른 생각을 한다고 해서, 그의 생각을 짓눌러서는 안된다. 그것은 마치 전제군주 한 명이 자기 생각과 다르다고 해서, 국민 모두의 생각을 억제하거나 통제하는 것과 같다.' 이러한 배려를 해야만, 결정에서 소외된 아웃사이더들은 의견을 내고 반박을 할 용기를 가지게 된다. 그렇지 않다면 아웃사이더는 침묵할 것이고, 그렇다면 다수의 결정이 옳다는 확인을 할 방법도 사라지는 것이다.

시장에서 수요와 공급에 의하여 가격과 생산량이 정해지는 것처럼, 밀은 사상의 자유시장론을 주장하지만, 완전한 자유 시장이 존재하기 어려운 것처럼, 현실에서도 사상의 자유 시장은 존재하기 어렵다. 누군가에 의하여 선 당할 수도 있고, 사실이 숨겨질 수도 있다. 이러한 모든 어려움을 극복하고 진실에 도달할 수 있다고 하지만, 그렇게 되기까지 치러야 할 대가는 매우 클 것이다.

터스키기 사건 이후에도 의학 연구에 대한 절차적 통제가 법제화되고, 내부 동료 심사와 승인 절차가 연방 차원에서 규정되었다. 하지만, 권위에 대한 복종 문제가 다른 분야에서는 여전히 일어나는 것 같다.

대표적인 것이 9.11 테러 이후, 쿠바 콴타나모만 미군 해군 수용소에서 일어난 적법 절차 없이 행하여졌던 수용자들에 대한 고문 사건이다.[90] 오바마 정부에서 폐쇄하였지만, 트럼프 정부가 다시 유지 명령을 내리게 된다. 밀그램 실험에서 실제로 명령을 거부하고 실험실을 떠난 소수의 사람이 있다. 이들은 사실 이 사회에서 꼭 필요한 사람임에도 불구하고, 주어진 조건에서는 모난 돌이 된다. 우리가 관용을 중요시하여야 하는 이유가 될 것이다. 판단하는 시점에는 모난 돌의 가치를 알 수 없기 때문이다.

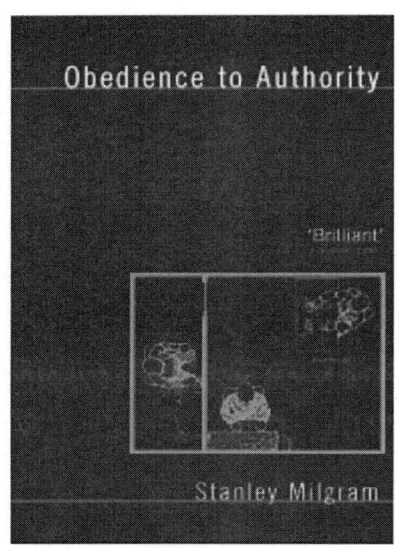

---

90 영화 '모리타니안' 콴타나모 수용소 수감 실화를 추천함.

인간을 대상으로 하는
의학 연구에 관하여[91]

전염병이 어떻게 발생하는 지는 오래된 논쟁거리였다. 과학 혁명 이전에는 질병이 유기체의 부패 때문에 발생한다고 보았다. 유기체가 부패하면 독성 물질인 미아즈마(miasma)가 발생하고, 그것이 공기를 통해서 퍼지는데, 사람들이 나쁜 공기를 통해서 이 물질에 접촉하면 병에 걸린다고 믿었다. 그래서 전염병을 예방하는 방법은 썩은 냄새 나는 공기를 환기시켜 주는 것이고, 질병 치유는 자연 치유력이었다. 고깃덩어리를 공기 중에 놓아두면 그 표면에 구더기가 생긴다거나 심지어 광에서 쥐가 발생한다는 자연발생설 역시 같은 수준의 이론이었다.

18세기 유럽에 콜레라가 번지기 시작하였다. 14세기 중세 유럽을 휩쓸었던 흑사병의 재림이었는데, 인도, 중동을 거쳐 서서히 동유럽으로, 이후 서유럽으로 번져 나갔다. 1854년 8월 영국 런던 소호 지역

---

91 2019년 오피니언뉴스(http://www.opinionnews.co.kr)에 기고하였던 내용입니다.

브로드 거리에서 첫 콜레라 환자가 발생하였다. 매일 한두 명이던 환자가 8월 말부터 9월 초에 갑자기 매일 50~100여 명씩 발생하였다. 콜레라균에 오염된 물을 마신 사람들은 수 시간 또는 수일 내에 갑자기 심한 복통, 구토, 쌀뜨물 같은 설사를 하게 된다. 설사의 양이 대략 시간당 1리터 정도 되기 때문에, 환자는 증상 발생 수 시간 내에 극심한 탈수와 전해질 이상으로 사망하게 된다. 하지만 당시에는 아무도 질병의 원인을 몰랐고 치료법도 몰랐다. 미아즈마 이론에 의하면, 오염된 템스강에서 퍼지는 나쁜 공기가 원인이었다. 하지만, 의학자 존 스노우(John Snow)는 물에 포함된 독성 물질이 원인이라고 생각하였다. 그는 환자가 발생한 집을 방문하여 발병한 환자 수를 막대로 지도에 표시하였는데, 환자가 마을 공동 우물을 중심으로 가까운 거리에 다수 분포하는 것이 관찰되었다(그림 1, 원표시).

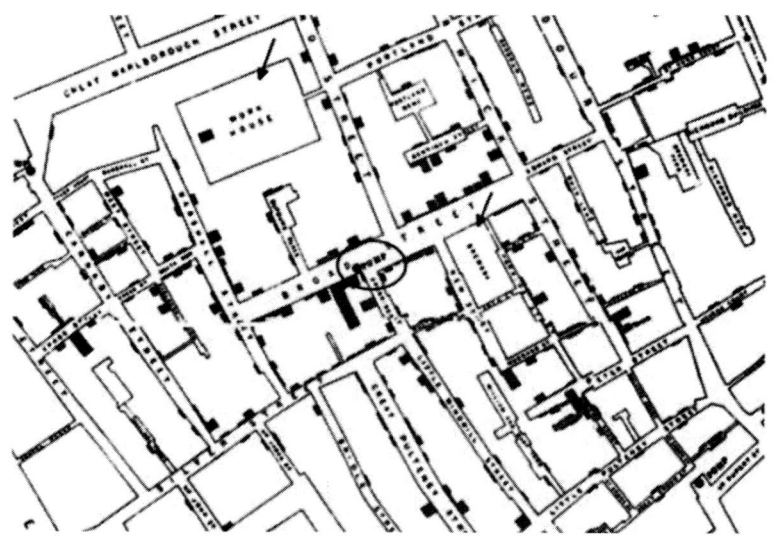

[그림 1] 1854년 런던 콜레라 유행 당시 존 스노우가 작성한 발병자 지도(까만 블록 표시)

그는 시 당국에 브로드 거리 공동 우물의 펌프 손잡이를 제거하여야 한다고 주장하였다. 시 당국이 그의 의견에 따라 펌프 손잡이를 제거하자, 환자 발생 수가 급감하였다. 당시 집에는 땅을 파서 분변이나 오수를 저장하는 구덩이를 만들었는데, 구덩이에 오수가 차면 퍼서 템즈 강에 버리는 방식으로 처리하였다. 당시 문제가 되었던 공동 우물 옆 1미터도 안 되는 거리에 오수 구덩이가 있었다. 추정컨대, 첫 환자로 사망한 5개월 된 아기 세라 루이스의 설사 기저귀를 오수 구덩이에 버렸기 때문에, 구덩이 벽의 갈라진 틈 사이로 오수가 스며들면서 콜레라가 우물을 오염시켰던 것이었다. 나중에 확인된 내용에 의하면, 비록 인접한 거리의 맥주 양조장 인부는 양조에 사용되는 물을, 수공업 작업장 인부는 작업장 내 자체 우물물을 먹었기 때문에 희생자가 없거나 적었고(그림 1, 화살표 참조) 먼 거리 거주하면서 공동 우물에서 물을 길어다 먹은 사람들은 콜레라에 희생되었다. 콜레라가 물을 통해서 전염된다는 수인성 전염병이라는 것은 통계적 방법과 사례 정리에 의하여 입증된 것이다.

이후 30년간 미생물학의 급속한 발달이 있었다. 로베르트 코흐(R. Koch)는 탄저균을 배양한 다음, 배양한 균을 실험동물에 접종하여 발병시키고, 병소에서 균을 채취하여 현미경으로 모습을 확인하면서, 특정 점(germ)에 의하여 특정 질병이 발병한다는 점 이론(The germ theory)를 확립하였다. 루이 파스테르(L. Pasteur)는 광견병 백신 실험과 인체 적용을 하였고, 가축 질병 치료를 위해 탄저균 백신을 만들어서 프랑스와 해외 판매를 하면서 많은 돈을 벌었다. 특정 점(germ)을 찾으면 백신으로 치료할 수 있다는 백신 만능론도 나왔다. 병원에 입원한 환자를 중심으로 임상 실험이 진행되었고, 점차 대상 환자 수도 증가되었다. 독일의 디프테리아 연구는 30명을 대상으로 수행되었고, 소련 스미도비치(Smidovich)의 매독, 임질 연구는 수십 번의 실험을 반복하였다. 노구치 히데요는 일본 미생물학자이고, 1913년 미국 록펠러 연구소에서 매독균을 발견하였고, 노벨생리의학상에 9회 추천될 정도로 유명한 인물이다. 현재는 일본 천엔 지폐에 인물이 인쇄되어 있기도 하다.

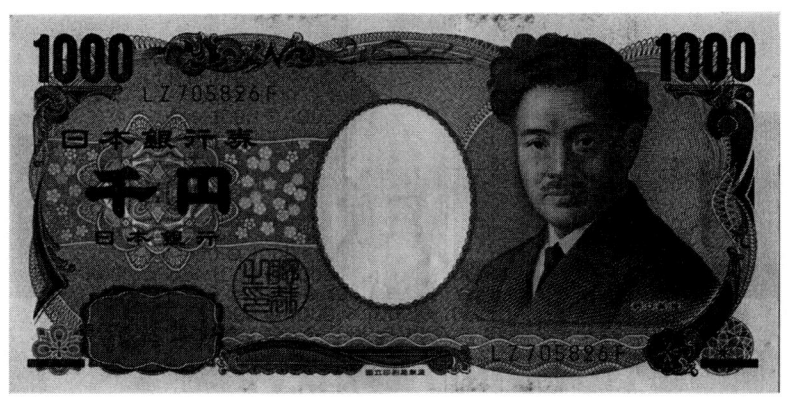

노구치 히데요가 인쇄된 지폐

그는 매독의 진단 물질로 "루에틴(Luetin)"의 효과를 실험하기 위하여 400명의 정신병 환자 및 고아에게 이 물질을 사용하였다.

제1, 2차 세계대전을 거치는 동안 군대에서 승리를 거두기 위한 감염병 등에 대한 치료법을 알아내기 위한 군진의학이 발달하였고, 전쟁이라는 특수 상황에서 인권은 무시되었다. 나치 독일에 대한 뉘른베르크 전범 재판(Nüremberg trial)은 1945년에 시작하여 1949년에 끝을 맺게 된다. 재판은 여러 분야로 나누어 진행되었는데, 그중의 하나가 23명의 의사들에 대한 재판이었다. 일본 군국주의에 대한 극동국제군사재판(International Military Tribunal for the Far East, IMTFE)은 1946년부터 1948년까지 진행되었다. 일본 관동군 731부대에서 시행한 인체 실험에 대한 기소 내용이 포함되어 있다. 하지만 냉전이 도래하면서, 전후 처리 문제에서 일본은 철저한 청산이 되지 않았다.

의학의 발전은 인류에 생명과 건강을 보호하는 일차적 목적을 가진다. 하지만 부가적으로 개인에게는 명예와 경제적 이득을, 국가에는 산업적, 정치적 이득을 가져다준다. 이러한 부차적인 이득이 일차적 이득을 압도하는 것이 현실의 모습이다. 신약 개발의 경쟁에 뛰어든 우리나라는 IT에 이어서 BT만이 장래의 먹거리라고 한다. 먹고 사는 것도 중요하지만, 그게 전부는 아니지 않는가? 인간은 목적이 아닌 수단으로 전락하였던 역사적 사건들은 너무나도 많다. 사회 구성원 개개인이 인간 가치에 대하여 최소한의 기준을 가지고 있지 않다면, 사회를 위한 어떠한 담론과 절차 논의가 무슨 의미가 있겠는가?

그만둘 자유에 관하여[92]

흔히 상대를 비난하는 말로, "저 친구는 끈기가 없어"라고 한다. 한 번 하겠다고 했으면 끝까지 해야 한다는 의지가 중요하다는 의미이다. 유사한 의미로 'pacta sunt servanda(약속은 지켜져야 한다)'는 로마법상의 법 원칙이 있다.

계약의 절대성

약속의 의미가 어느 정도인지 이해하기 위해 디즈니 제작 만화 영화 "인어 공주"의 한 장면을 보자. 철없는 막내딸 에리얼이 사람이 되겠다고 문어 마녀와 계약을 하는 장면이 나온다. 계약 내용은 그녀의 꼬리를 다리로 바꾸어 주지만, 목소리를 잃게 되고 나중에 사랑하는

---

[92] 2020년 오피니언뉴스(http://www.opinionnews.co.kr)에 기고하였던 내용입니다.

사람이 다른 사람을 사랑하게 되면 그녀는 죽게 된다는 것이다.

뒤늦게 이 사실을 알게 된 바다의 왕 아버지 포세이돈은 삼지창을 휘두르며 마녀를 벌하려 하지만, 마녀는 계약서를 방패 삼았고, 문서 위에 빛나는 에리얼의 서명은 삼지창의 공격을 두위로 끝나게 한다.

서구에서 약속 내용은 어떻게 해석하였을까? 16세기 말 이태리를 무대로 한 셰익스피어의 희곡 〈베니스의 상인〉에서 재판관으로 분한 포샤는 샤일록에게 계약서에 따라 안토니오의 살 1파운드를 가져가도 좋지만, 만약 그의 살을 베어 낼 때 피를 한 방울이라도 흘린다면, 샤일록의 전 재산을 몰수하겠다고 말한다. 더 나아가 털끝만큼이라도 1파운드에서 차이가 나서는 안 된다고 한다. 굴론 '1파운드의 살'이라는 계약 문구가 '피'도 가져갈 수 있다는 해석이 가능하다. 그러나 현미경으로 세상을 보게 되면, '인육 계약'의 文구만이 적법한 것이 된다.

현대 민법 이론에는 조금 여유가 있다. 계약 성립 단계에서 하자가 있거나 계약 자체가 불공정하다면 이를 무효로 할 수 있다. 에리얼이 미성년자라면 포세이돈이 이를 취소할 수 있고, 계약 내용이 '공서 양속' 위반이라며 무효를 주장할 수도 있다. 하지만 지금도 계약 성립 이후에 발생한 사유라면, 사정 변경은 거의 인정하지 않는다. 계약의 참여자가 그만둘 자유를 인정한다면, 그것은 계약 자체를 인정하는 것과 상치되는 것이기에 이론적으로 공존의 가능성이 없을 것으로 보는 것 같다.

뉘른베르크 재판을 통해 세워진 '인간 존중의 원칙'

하지만 인간을 대상으로 하는 연구에 있어서 인간 존중의 원칙은 연구 대상자인 피험자에게 자유롭게 그만둘 권리를 인정하고 있다. 더 나아가 이에 대한 어떠한 법적인 불이익을 부과할 수도 없고 이를 제한하기 위한 어떠한 문구를 첨부하는 것은 금지된다.

신약 개발을 하기 위해 임상 시험을 시작할 때, 연구자는 연구 계획서를 임상시험심의위원회에 제출해 동료 심사를 받아야 한다. 이때 임상 시험 참여 환자에게 나누어 줄 설명문을 함께 제출하여야 하는데, 원칙적으로 설명문에는 연구 참여자가 언제든지 자유롭게 연구 참여를 철회할 권리를 보장한다는 내용이 명시되어야 한다. 일반적으로는 연구자에서 구두로 참여 철회 의사를 통보하면 끝이다. 임상 시험을 주관하는 제약사 입장에서는 매우 불리한 법 원칙이다. 계약에 관한 로마법 원칙의 전통에 비추어 보면 어처구니조차 없어 보이는 이 원칙은 어떻게 성립되었을까?

1945 독일 뉘른베르크에서는 세계 제2차 대전의 전범을 단죄하는 재판이 열렸다. 국가 요인급들에 대한 전범 재판을 끝내고, 미군 점령지에서 미군 군사 법정의 명의로 12개의 뉘른베르크 부속재판(subsequent Nuremberg trials)이 열리는데, 그중 하나가 "의사 재판(doctor's trial)"이라고 해 민간인, 유대인 학살과 인체 실험을 한 의사들에 대한 재판이었다.

대부분의 피고는 포로수용소 소장이자 독일인 의사들이었는데, 이들은 우생학 이론에 따라 장애인, 중증 환자, 전쟁 포로, 점령국 민간인, 유대인들을 상대로 의학 실험을 하고, 그 과정에서 고문, 살해, 대량 살인을 했다. 전범 재판의 유죄 판결문에 그들이 위반한 것으로 보아야 하는 10가지 인간 대상 연구에 관한 기본 원칙이 기재되는데, 이것을 '뉘른베르크 강령'이라 한다. 이것을 세계의사협회가 받아들여 1964년 임상 연구를 하는 전 세계 의사들에게 준수해야 하는 원칙으로 '헬싱키 선언'을 하게 된다.

언제부터인가 계약은 법과 같은 효력을 가지며, 이를 어긴다면 세상이 어떻게 유지될 수 없을 것이라는 생각을 했던 것 같다. 계몽주의 시대에 계약 자유의 원칙은 못 가진 자들로 하여금 노동을 팔고, 그 계약에 종속되도록 하는 사회를 만들었다. 내가 누군가에게 노예 계약을 맺고 이를 위반할 경우, 엄청난 액수의 손해 배상을 하기로 계약을 했다면 이는 지켜져야 하는가? 인간에 대한 존엄은 이런 경우에 자유롭게 그만둘 권리를 인정해야 하지 않을까?

　신약을 개발하는 과정에 참여하는 임상 시험 과정에서 시험군에 참여한 환자가 몸이 안 좋거나 또는 마음이 바뀌어 앞으로 진행될 시험 참여를 거부할 경우, 제약사로서는 그동안 그 환자의 데이터를 얻기 위해서 사용한 비용과 데이터의 효용이 떨어지게 된다. 하지만 그렇다고 하기 싫은 임상 시험에 계속 참여하여야 하고 그렇지 않다면 계약 위반으로 손해배상을 해야 하는 것일까? 인간 대상 연구에 대한 일반적인 법 원칙으로 '자유롭게 그만두는 것(free to stop)'은 인간 존엄성에 대한 매우 품격 높은 법 원칙을 정립한 것이라고 본다.

반인륜적 범죄를 처벌하지 못한 '도쿄 재판'

　법규만을 유일한 연구 대상으로 하고 법의 이념적 측면 및 사회적 기반을 고려하지 않았던 개념 법학의 입장에서는 이해할 수 없을 것이다. 일본 전범에 대한 '도쿄 재판'은 미국의 주도하에 서구 11개국이 재판부로 참여했고, 조선과 같은 아시아 국가들은 피해자이지만 재판부 구성에 참여하지 못했다. 그 결과, 뉘른베르크 재판과 다르게 인류에 반하는 범죄(Crimes against Humanity)를 처벌하지 못하게 된다.

예컨대, 731부대의 인체 실험과 살인, 점령지 국민에 대한 대량 학살은 기소조차 되지 않았다. 독일 전범에 대한 인류의 반성과 성찰이 바로 이 부분에 있다는 것 때문에 지금도 도쿄 재판의 문제점에 대해 아쉬워하는 부분인데, 이 청산되지 못한 과거 문제가 근래 사건까지도 연결되는 것 같다.

일제 강점기 전쟁 위안부 문제나 강제징용 문제에 대해 계약법을 들이대면서, 취업 사기의 피해자라거나 단지 돈 벌러 간 자들이라고 주장하는 대학 교수가 있고, 이에 동조하는 의견도 있어서 인터넷이 다소 소란스럽다.

일제 말기 시대 논리에 따라 전쟁에 어떻게 그 정도의 자유를 보장할 수 있을까?라는 주장을 할 수도 있다. 하지만, 인간 존엄성에 대한 도덕적 수준을 높여야 한다고 판단했고 옳고 그름에 대한 잣대를 정해야 한다면, 당연히 우리는 이 원칙을 지지해야 한다.

그러고 나서 돌이켜 생각해야 한다. 이 사건은 이 원칙이 전면적으로 적용해도 되는 사례인지? 과연 피고인들에게는 적법 행위 기대 불가능성이라는 개인적 면책 사유는 없었던 것인지? 개인적으로 이런 면책 사유 주장들은 '인류에 반하는 전쟁 범죄'를 옹호하는 꼴인데, 안타깝게도 반인륜적 범죄자들을 도쿄 재판에서 처벌하지 못한 것이 원인이라고 본다.

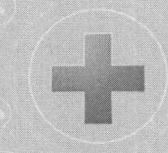

인체 유래 물질에 관하여

인체 유래물의 법적 지위

인체로 분리된 인체 유래물(또는 인체 파생물)은 법체계에서 두 가지의 평가를 받게 되는데, 하나는 인체의 일부로서 개인의 인격을 구성하였던 것으로서 인격권에 기초한 접근이고, 다른 부분은 인체와 분리된 물건으로서 취급하는 물권법에 기초한 접근이다. 즉 인체 유래물은 인격권과 물권법이 만나는 곳에 위치한 일종의 긴장 관계[93]에 위치하고 있다.

인체 유래물에 대한 논의를 위해서는 이와 유사한 것에 기존 논의를 살펴볼 필요가 있는데, 인간이 사망한 이후에 남겨지는 시체에 대한 논의가 있다. 기존 법조계의 논의 내용은 시체의 권리 객체성, 시체 및 장기의 처분권은 누구에게 귀속할 것인가 그리고 처분권의 구

---

[93] 송영민, 사체 및 인체로부터 파생된 물질의 귀소권자, 의료법학 2003;4(2):398-419.

체적인 내용은 무엇인가이다. 시체에 대한 상주의 처분권에 초점이 맞추면서도 인격권에 기초하여 죽은 자의 생전 의사를 존중하여야 한다는 입장이다. "어느 사람의 그의 신체에 관한 인격권의 효력이 사망 이후에도 존속하는 것으로 파악한다. 따라서 생전에 그의 신체에 관한 결정권은 사망한 후에도 사체의 운명에 대하서도 영향을 미치며, 그에 관해 타인에게 맡겨 놓지 않는 한, 그에 대한 존중은 유족에게 귀속된다."라고 표현하고 있다.[94] 인격권을 강조하여, 유족의 처분권에 제한을 가하는 것이다.

하지만 사망한 자가 생전에 그의 신체 처분에 관하여 내린 결정을 유족들이 존중하지 않는다면, 이를 강제할 방법이 실질적으로 없다. 예를 들어, 장기 등 이식에 관한 법률(이하 장기이식법) 제18조 제2항 제1호 단서, 인체조직 안전관리법(이하 인체 조직법) 제8조 제1항 단서를 보면, 사망한 자가 생전에 장기나 조직을 기증하겠다는 의사를 표시한 경우라도 유가족은 이를 명시적으로 거부할 수 있다. 현재 논의되고 있는 사체에 대한 인격권적 접근은 죽은 자의 생전 의사의 존중이며, 그 한계는 의사의 강제될 수 없다는 것이다.

한편, 인체 유래물의 경우에는 이들 물질의 경제적 가치가 증가함에 따라, 살아있는 자의 인격권과 경제적인 처분권도 함께 살펴볼 필요가 있다. 인체 유래물의 이전과 관련되어 기증자와 수증자 간의 경

---

[94] 안법영. 장기 등의 기증계약, 의료법학 2006;5(2):247.

제적 이해관계를 어떻게 규율할 것인가라는 문제는 새롭게 대두하고 있는 부분인데, 인체 유래물에 대한 각국의 기본적인 접근 방식에는 큰 차이가 있다.

현행 민법에는 인체 유래물에 대한 구체적인 규정을 가지고 있지 않기 때문에, 관련된 개별 법규의 내용을 살피는 것이 민법 해석을 하는 데 중요하다. 우선 인체 유래물은 일반 물건과 달리 사법상의 거래가 자유롭지 못하다. 생명윤리 및 안전에 관한 법률(이하 생명윤리법) 제13조 제3항, 장기이식법 제6조, 인체조직법 제5조, 혈액관리법 제3조 등은 인 체유래물의 매매를 엄격하게 금지하고 있다.

하지만 구체적으로 개별적으로 인체 유래물을 살펴볼 필요가 있다. 관습적으로 매매를 인정하여 오던 모발의 경우를 살펴보자. 매매를 인정한 근거로는 모발은 계속적으로 재생 가능하고, 대부분의 사람들은 주기적으로 이를 자른다. 즉 완전한 재생이 가능하다. 잘라낸 모발은 다시 사람에게 이식하지 않기 때문에 인체조직법 제3조 제1호에 의한 이식재로서 매매 금지 대상에 포함되지 않는다. 한편 재생 가능성에서 모발과 유사한 인체 유래물로는 혈액이 있다. 헌혈 후 일정한 시기가 경과하면 인체의 조혈 기능은 완전히 회복된다. 그러므로 재생 가능성은 거의 완전하다고 인정할 수 있다. 하지만 이러한 회복 기간을 무시하고 짧은 기간 내에 다시 헌혈을 하게 되면 건강을 해치는 결과가 나타날 수는 있다. 물론 절차적으로 이 부분을 적절히 조절할 방법이 있다고 주장할 수 있지만, 매혈을 인정하게 되면 이러한 기간을 무시하고 매혈을 하려는 동기가 더욱 부여된다. 그러므로 거래를 허용하여야 한다는 주장이 터무니없는 것은 아니지만, 우리나라는 혈액관리법에서 혈액의 거래를 금지하고 있다. 하지만 과거에 우리나라는 매혈을 허용하였고, 현재도 이를 허용하는 나라가 있다.

전체적으로 보면, 인체 유래물에 대한 거래는 제공하는 자에 미칠 건강상의 영향과 이를 허용할 경우에 그 사회에 미칠 도덕적 해악을 복합적으로 고려하여 매매를 금지한 것으로 보아야 하고, 해당 사회가 가지는 도덕적 기준은 상당한 차이가 있다는 것을 알 수 있다.

다른 측면에서 "소유권의 객체로서 물권법적 규율 필요성은 특히 분리된 신체 일부가 가공되지 않은 상태에서 곧바로 이식되지 않을 경우, 또는 가공되는 경우에도 일정 기간 유지 보관이 필요한 경우에 부각된다. … 장기는 통상 적출되고 곧바로 이식되므로 물권법적인 규율의 적용이 사실상 문제 되지 않는다."[95] 라는 지적도 고려할 필요가 있다. 인체 유래물이 곧바로 이식되지 않고 저장되거나, 가공되어 일정 기간 유지 보관하는 경우에 소유권의 객체로서 취급되어야 할 필요성이 나타난다는 지적은 인체 유래물이 가지는 고유한 특징보다는 인체 유래물의 보관 및 이전 상황에 따라 법적 규율의 내용이 달라질 수 있다는 것을 의미한다.

---

[95] 안법영, 2006: 237-8.

그러나 인체에서 유래하였다는 특성은 보관, 저장의 기간이나 변형 등의 과정과 관계없이 인정되는 본질적인 부분이기 때문에, 단순히 보관 저장되는 인체 유래물의 경우에만 물권법적 규율의 필요성이 발생한다고 하는 것은 인격권의 내용을 좁게 해석하는 것이다. 인체 유래물의 물권법적 규율은 언제나 인격권적인 시각의 범위 내에서 이루어져야 하는데, 그것은 그 물질이 가지는 본질적인 특성, 즉 인체에서 유래하였다는 사실을 우리가 존중한다는 사실에서 출발하기 때문이다.

인체 유래물의 이전의 형태는 현재 두 가지 단계로 나누어져 규율되고 있다. 첫째는 인체로부터 해당 물질을 적출하는 단계이다. 이 단계에서 대부분의 법은 매매를 금지하기 때문에 소유권의 이전은 기증의 법리에 의한다. 둘째는 기증을 받은 연구자 또는 단체가 기증받은 인체 유래물을 일정 기간 보관한 상태에서 다른 연구자나 단체에 이전하는 것이다. 대개 바이오뱅크(biobank) 등을 매개로 이루어진다. 현대 연구에서 대규모 바이오뱅크와 연구 결과물에 대한 권리는 중요한 이슈가 되고 있다. 본 논문에서는 인체 유래물이 적출되어 기증되는 일차적 물질 이전과 공급받은 연구자 등이 기증받은 인체 유래물을 제3자에게 이전하는 이차적 물질 이전을 구분하고, 이 두 관계를 구분하고, 각 단계에서 물권법적인 규율과 인격적인 규율이 어떻게 차별적으로 전개되는지를 고찰하고자 한다.

일차적 물질 이전: 인체 유래물의 기증

일반적으로 인체 유래물에 대한 매매는 금지하고 있기 때문에, 인체 유래 물질의 처분권은 기증을 통하여 일차적으로 이전된다. 기증자는 연구자가 제공한 설명문을 읽고 검체 기증동의서에 서명을 하게 된다. 일반적으로 인체 유래물의 매매를 금지한다고 하여서 기증된 인체 유래물의 연구 과정에서 발생하는 특허 등의 경제적 권리를 모두 포기하여야 하는 것은 아니다. 물질 이전의 실상은 최초 기증자에 대한 금전적 이득을 금지하고 있을 뿐 그 이후의 물질 소유자들은 자유롭게 금전적 이득을 취할 수 있고, 인체 유래물에 관련된 시장은 현재 가장 번성하는 분야에 속한다.[96]

이차적 물질 이전: 물질이전계약(Material Transfer Agreement; MTA)

환자 등이 연구 등을 위하여 수술 등을 시행하면서 자신의 조직 등을 기증하는 형태의 인체 유래물 이전을 일차적 물질 이전이라고 한

---

[96] 생명공학과 특허전략, 이처영, 대광서림, 개정판, 2003; 57-62. 기존의 품종 개량 방법에 의한 특허 외에 미생물의 경우 1980년 원유 분해 능력이 있는 유전자조작 박테리아에 대하여 특허를 인정한 차크라바티(chakrabarty) 판결, 동물의 경우 1988년 하버드 쥐에 대하여 특허가 인정되었고, 이후 유전자 조작을 통한 식물 특허, 유전자의 기능, 인간배아줄기세포 등 생명공학의 많은 분야에서 특허가 인정되면서 인체 유래 물질이 가지는 재산적 가치가 부각되게 된다.

다면, 이렇게 모인 인체 유래 시료를 다른 연구자 등에게 이전하는 형태를 이차적 물질 이전이라고 하겠다. 인체 유래 물질은 세포주 은행 또는 조직 은행 등과 같이 중앙에 인체 유래물을 집적하여 보관하는 자가 연구 등을 위하여 특정 인체 유래물을 필요로 하는 연구자 등에게 물질을 이전하는 형태를 띠게 된다. 물질이전계약은 당사자의 유형에 따라 둘로 구분할 수 있는데, 비영리단체로서 대학교, 연구 기관 사이에 이루어지는 MTA와 비영리 기관과 영리 기관 또는 영리 기관 간의 MTA이다. 일반적으로 비영리 기관(학교, 연구 기관 등)간의 물질 이전계약은 연구의 촉진을 위해서, 연구 기관 상호 간의 상호 협조의 정신에 비추어 규정이 간단하다. 그리고 MTA 추진하는 과정에서 소요되는 시간과 노력을 절약하기 위하여 공식적인 계약 형식을 만들어 놓고 당사자에 따라 일부 조항을 수정하는 형태의 계약을 하게 된다. 미국의 국립보건원(National Institutes of Health; NIH)은 1990년대에 생물학 물질이전표준계약(Uniform Biological Material Transfer Agreement; UBMTA)을 제정하였는데, 인체 유래 물질 시료도 이 범주에 포함된다. UBMTA에는 두 가지의 샘플 문서가 포함되어 있는데 하나는 the Implementing Letter Agreement이고 다른 하나는 the Simple Letter Agreement이다. 전자는 이전 대상 물질이 특허나 특허 신청의 대상이 되는 것이거나 상업적 허가의 대상이 되는 경우이고, 후자는 이를 제외한 나머지를 규율하는 것이다. UBMTA의 사용은 임의적인 것이며, 공급자나 수급자가 특정한 권리에 더 관심을 가진다면 일반적인 MTA 절차를 밟게 된다. MTA는 연구 등을 목적으로 공급자와 수급자가 사이에 이루어지는 물질 이전 계약 전반에 관한 것으로서 인체 유래물의 이차적 이전은 물질이전계약(Material Transfer Agreement; MTA)의 한 분야이다. 공급자가 제공하는 물질은 인체 유래 시료를 비롯한 생물학적 제재, 약을 포함한 화학적 물질이나 컴퓨터 프로그램과 같은 소프트웨어도 이러한 공급 계약의 대상이 되며, 공급자가 제공한 물질과 이 물질로부터 유래하는 유래 물질(derivatives)과 변형 물질(modifications)도 역시 MTA의 규율 대상이다. 학교, 연구 기관이 영리 기관으로부터 물질을 이전받는 경우에는 대개 영리 기관인 회사가 제공하는 물질이전 계약서를 이용하며, 그 내용이 좀 더 복잡해진다. 대개 회사는 UBMTA보다 좀 더 엄격하게 공급받는 자, 연구자의 권리를 제한하는 계약 형태를 요구한다. 특히 특허에 관하여 회사는 이전 물질과 이로부터 유래하는 미래의 발명에 대하여 배타적인 권리를 주장한다. 개별 계약마다 연구자의 의무와 스폰서 회사의 권리가 다르기 때문에 개별 연구자로서는 이러한 문제를 해결하기 어렵고 이를 위하여 학교, 연구 기관에서는 계약을 위한 자문기구를 두고 있는 편이다. 예컨대 미국의 버클리대학의 경우에는 the Industry Alliances Office(IAO)를 구성하고 모든 기업체와 맺는 MTAs를 개별적으로 검토하고 협상하여 승인하는 역할을 하고 있다. 심사 과정을 신속하게 하기 위하여 연구자는 MTA와 함께 MTA Review Form을 작성하여 제출하여야 한다.[97] 학교가 영리 기관에 물질을 이전하는 경우도 이와 유사하다. 이용하고자 하는 물질이 회

---

[97] http://www.spo.berkeley.edu/guide/mtaquick.html Accessed at 2007 March 20.

사에서 품목을 게시하여 판매되는 것이라면, 매매를 통한 소유권의 이전이 가능하므로 특별하게 MTA를 통하여 이전받을 필요는 없다.

일차적 물질 이전은 기증의 법리에 의하여 물질에 대한 처분권을 넘겨주는 것에 의하지만, 이차적 물질 이전인 MTA는 일반적으로 임치(bailment)의 법리에 의하여 규율 받게 된다. 물론 MTA를 하면서 기증을 할 수도 있지만, 물질을 공급하는 측이 유리한 입장에서 물질을 이전하기를 원하기 때문에 현실적으로 이차적 물질 이전에서 기증의 법리를 적용하는 경우는 거의 일어나지 않는다. 예컨대 신약 개발을 위하여 공급자 측에서 세포주를 제공하고 연구자가 이를 이용하여 약물의 안전성과 유효성을 측정하는 경우에 연구자는 MTA에 의하여 일정 기간 내에서 한정된 분야에만 이 세포주를 사용할 수 있다. 계약 기간이 종료하면 남은 물질을 반환하여야 하고, 반환하지 못하는 부분은 파기하여야 한다. 또한 원 공급자의 승낙이나 지시 없이 제3자에게 세포주를 재이전하지 못한다. 또한 물질 이전 이후 수행되는 연구를 통하여 기증되는 물질과 그 부산물(derivatives)에 의하여 발생하는 특허권 등을 기증자에게 유보한다는 내용은 일반적으로 유효한 것으로 보고 있다. 그렇기 때문에 인체 유래물의 이차적 이전을 할 때 공급자가 부당한 이득을 취하는 것을 방지하기 위하여 확보된 인체 유래 물질이 이전하는 경우에 보관 및 제공에 필요한 비용만을 청구하는 것으로 법으로 규정하고 있다(예컨대 생명윤리법 제34조 제2항)고 하더라고, 인체 유래 물질을 이전하면서 물질 공급자가 자신의 경제적인 이득을 충분히 확보할 수 있다.

이와 같은 이유로 인하여 MTAs에 관한 현재의 논의는 계약 조건들의 해석에 초점이 놓여 있다. 논의 주제들은 다음과 같다. 1) MTA에서 물질(material)은 공급되는 물질과 변형물(modifications) 및 파생물(derivatives)을 포함한다. 공급자는 변형물과 파생물을 넓게 정의하여 장차 발생할지 모를 발명과 특허에 대한 권리를 확보하려고 한다. 그러나 이러한 권리를 무한정으로 인정하기는 어렵다. 예컨대 프라즈미드를 공급하였고, 이를 받은 연구자가 이것에 특정한 유전자를 삽입하여 연구한 경우, 특정 유전자가 삽입된 프라즈미드는 원래 공급 물질의 변형 또는 유래물이라고 할 수 있다. 그러나 세포주를 공급한 경우, 연구자가 세포주를 이용하여 특정 화학물의 독성을 스크린하고, 이를 이용하여 독성이 낮은 화합물을 선택하여 약물로 개발하였다면 이 약물을 세포주의 파생물이라고 하기는 곤란할 것이다. 미연방 정부 연구소는 연구자 간의 계약에 관하여 연방 정부 연구소 시설을 이용하여 발생하는 장래의 발명을 MTA에서 이전하는 것을 금지하고 있기 때문에, 이전 물질의 변형물과 파생물을 넓게 인정하는 것은 이러한 금지 규정을 우회적으로 일탈하는 방법이 될 가능성이 있다. 2) 비밀 유지와 출판의 권리: 물질 이전에 수반하여 관련 정보들이 전달되며, 연구의 진행과 함께 추가적인 정보를 필요로 하게 된다. 연구 결과를 해석하고 출판하거나, 대상 물질로부터 추가적인 연구를 하기 위해서는 추가적인 정보가 필수적이다. 대개 물질을 공급하는 측에서 일차적으로 물질에 관련된 정보를 가지고 있다. 공급자는 특허 출연을 명목으로 연구자의 연구 결과 발표하는 것을 일정한 기간 제한하고, 그 기간 동안 연구자가 발표하기로 예정되어 있는 논문 초록, 발표문 등을 검토하는 권리를 가진다. 검토를 위한 기간은 30일 정도를 요구하는 것부터 일체의 출판을 금지하는 경우까지 다양하다. NIH의 경우 소속 연구자의 출판에 대하여 간섭하는 일절의 행위를 허용하지 않고 있다. 다만 공동 연구를 수행하는 측에서 굳이 출판할 필요가 사항이 아닌 비밀에 해당한다는 요구가 있을 경우 심각하게 이를 고려하고 있다. 3) 특허 및 후속 연구 결과에 관한 권리: 공급자와 수급자 간에 특허에 관한 권리를 누가 가질 것인가에 관한 조항으로서 매우 민감하다. 공급자가 공급한 원래 물질(original material)뿐 아니라 변형(modification) 또는 그로부터 파생한 물질(derivatives)로 인하여 발생한 연구 결과에 대하여도 공급자가 권리를 주장하는 경우가 있다. 원래 공급된 물질로부터 공급자의 아이디어나 개념으로부터 유래한 것으로 인정된다면, 공급자가 변형 물질에 대한 권리를 가질 수 있다. 연구가 연방 정부의 기금에 의하여 실행된 경우에 연구 결과로 인한 발명(invention)에 대하여 연방 정부는 일정한 권리를 주장할 수 있다(Bayh-Dole Act). 4) 인체를 대상으로 하는 연구: MTA에서는 이전 물질을 이용할 연구에 대한 개략적인 연구 내용을 기재하여 이를 공급자가 확인하고, 특정한 연구를 하지 말 것을 지시할 수 있다. 제한되는 연구에는 이전 물질을 인체를 대상으로 사용하여서는 안 된다는 것이 대표적이다. 인체에 대한 실험을 하기 위해서는 MTA 외에 임상 시험에 대한 계약(Clinical trial agreement: CTA)을 하게 된다. 5) 워런티(Warranties)와 면책(Indemnification): MTA에 있어서 일반적인 거래상의 워런티(Warranty of merchantability)와 특정한 목적에 적합하다(fitness for particular purpose)는 적용되지 않는다.

영국은 역학 연구를 위한 전 세계에서 가장 광범위한 'UK Biobank'를 만드는 작업을 2006년 시작하였는데, 그 내용은 40-69세 사이의 영국 의료보험체계(National Health System)에 편입된 국민들 50만 명으로부터, 동의하에 의료 기록을 추적하여 정리하고 1억 5천 백만 개의 혈액과 소변 표본을 채취하여 초저온 냉동고에 저장하는 계획을 세웠다. UK Biobank는 명시적으로 상업성을 배제하면서, 최대한 공익에 봉사하는 모델을 도입하고 있다. 프로토콜(protocol)[98] 2.8에는 이차적 물질 이전 단계에 관한 권리 의무를 기술하고 있다. 공급자인 UK Biobank가 수급자인 학술 연구자 또는 영리 연구자들 그리고 다른 나라의 연구자들에게 공정한 기회를 제공하기 위하여 제공에 관한 우선순위를 정하고 이를 집행하기 위하여 최선을 다한다거나, 검체 등을 제공할 때 적절한 비용만을 책정하는 것은 일반적인 Biobank의 정책과 다르지 않다. 가장 큰 차이점은 2.8.5로서 제공받은 검체 등을 이용하여 발견된 정보는 일정한 기간 이내에 반드시 발표되고 공유되며, UK Biobank로 다시 제공돼야 한다는 점이다. 결과뿐만 아니라 분석 방법에 대한 공개를 요구받을 수도 있다. 이러한

---

[98] http://www.ukbiobank.ac.uk/docs/UKBProtocolfinal.pdf. Accessed at 2007 Sep 7.

정보 공개에 대한 예외는 논문을 작성하기 위한 시간, 특허를 청구하거나 다른 경쟁적인 측면에서 우위를 가지기 위한 때이다. 이러한 요구를 거부하면 더 이상 UK Biobank를 이용할 수 없도록 하였다. 검체를 제공하는 기증자에 대한 경제적인 대가는 없으며, 비록 그러한 검체 등으로 인하여 최종적으로 경제적 이익이 발생하였다고 하여도, 기증자는 이를 요구할 수 없는 것으로 하였다. 다만 실제로 사용된 비용(교통지, 주차비 등)에 대한 보상으로 가능한 것으로 하였다. 이 사업을 추진하면서 가장 논쟁이 있었던 부분은 이차적 이전에서 영리 회사(더 나아가 외국의 영리 회사)들에 대하여 영국(또는 외국)의 학술 연구자와 동일한 비용을 청구하는 것이 타당한가라는 점이다. 또한 검체 등을 제공받은 영리 회사들의 연구 결과물에 대하여 지적재산권을 취득하지 못하도록 한다면, 이들이 연구에 참여하려고 할 것인가라는 점이다. 이 부분에 대하여 제안으로는 영리 회사들에게는 비용 청구를 좀 더 하고, 연구 결과 취득한 지적재산권에 일정한 부분을 환수하는 것이었다.[99] 그러나 이 부분은 다음과 같이 정리되는데, 연구 계획서는 영리, 비영리 등의 구분 없이 과학적, 윤리적 측면에서 동일한 기준에 의하여 심사되며, 자료에 대한 접근 권리는 선의(bona fide)의 연구자들인 경우에 동일하게 인정된다. UK Biobank 자체는 상당한 경제적인 이득을 가져오는 지적 소유권을 획득하기 위하여 존재하지 않으며, 연구를 위한 공통의 가치 있는 자원으로 존재한다. 그

---

[99] 15 May and 12 June 2003. People Science & Policy Ltd(PSP). http://www.ukbiobank.ac.uk/docs/people-science-policy.pdf. Accessed at 2007 Sep 7.

럼에도 불구하고 자원을 이용한 연구(공공, 영리, 학술 또는 자선)로 인하여 결과적으로 경제적 가치 있는 발명이 이루어지는 것은 기회는 존재할 수 있다. 영리 회사에 대하여도 그들의 연구 계획서가 UK Biobank의 과학적, 윤리적 기준에 합당하기만 하다면 이들에게 자원은 배분될 것이다.[100] 검체 등의 공급자가 경제적인 권리를 일체 주장하지 않았다는 측면에서 보면 현재 존재하는 Biobank의 태도 중에서 가장 진보적인 형태로 평가할 수 있다.

결론

장기를 비롯한 인체 유래물을 둘러싼 갈등은 금전으로 환원할 수 없는 인체라고 하는 인격성과 이를 둘러싼 경제적 이득의 획득이라는 두 가지 가치의 충돌로 설명할 수 있다. 그러므로 인체 유래물에 대한 인격권적인 접근은 기증자의 의사론을 벗어나서 물권법의 내용을 결정하는 요소가 되어야 한다. 인체 유래물 시장은 매우 빠르게 확장되고 있는 시장이며, 이미 전 세계적으로 경쟁이 치열한 분야이다. 인체 유래물의 매매를 금지한다고 하여 인체 유래물이 재산권 대상이 되지 못하는 것은 아니다. 비록 무어 사건에서 인체 유래물을 재산법의 적

---

[100] Version 2.0, July 2006. UK Biobank Ethics and Governance Framework. http://www.ukbiobank.ac.uk/docs/EGF_Version2_July%2C06%20most%20uptodate.pdf. Accessed at 2007 Sep 7.

용 대상에 포함되지 않는다고 보았지만, 그 이후 관여자들은 경제적인 이득을 충분히 누리고 있다. 또한 테드 슬라빈의 사례처럼 인체 유래물의 가치를 스스로 실현하는 경우는 금지가 불가능한 또 다른 방법이 될 수 있다.

이러한 현실은 우리에게 두 가지의 관점을 제시하여 준다.

하나의 관점은 최초 기증자의 물권법적 권리를 가능한 확장하는 것이다. 우리 사회가 윤리적 관점에서 인체 유래물의 매매를 금지한다고 하여, 매매를 제외한 다른 경제적 이득의 획득의 기회마저 인정하지 않는 것은 타당하지 않다고 보는 입장이다. 만약 인체 유래물을 재산법의 적용 대상이 된다고 본다면, 무어 판결 내용은 우리 민법상 가공의 법리에 기초하여 "…가공으로 인하여 가액의 증가가 원재료의 가액보다 현저히 다액인 때에는 가공자의 소유로 한다(민법 제259조 제1항 단서)."를 적용하여야 하는 것으로 보는 것이 타당하다.

만약, 무어 사건에 우리 민법상 가공의 법리를 적용한다면, 생성된 세포주에 대한 소유권과 특허권은 연구자인 골데(Golde)에게 귀속하지만, 이로 인하여 발생한 이익 중에서 재료의 가치에 해당하는 만큼의 이익은 원재료의 제공자에게 부당이득으로 돌려주어야 한다. 그러나 가공의 법리를 적용하기 위해서는 몇 가지 해결하여야 할 문제가 있다. 첫째는 인체 유래물의 금전적 가치를 산정하여야 한다. 그러나 인체 유래물에 대한 매매가 법적으로 금지되어 있기 때문에 객관적인 시장 가치를 산정하는 것이 실질적으로 불가능하다. 기증자로서는 자신의 조직에 대한 가치를 높게 평가할 것이고, 연구자로서는 어차피 적출물로서 폐기 처리되어야 할 것이라고 볼 수 있다. 그러한 측면에서 보면 무어 사건에서 법원이 인체 유래물은 '재산법(property law)이 아닌 공공 정책이나 공중 보건의 원칙하에 처리되어야 한다'는 것을 강조한 이유를 알 수 있을 듯하다.

연구자는 수없이 많은 실험을 통하여 실패와 성공을 거듭하는 것이므로, 어떤 특정한 조직을 이용한 실험이 성공하여 특정한 성과(예컨대 특허 등)를 성취하였다고 하더라도, 그것은 특정한 인체 유래물의 기증에 의한 것이 아니라 기존에서 수없이 많은 사람들이 기증한 것들의 바탕 위에 성립된 것으로 보아야 한다는 주장을 하게 된다. 연구자의 이러한 주장이 인정되는 경우로서, 연구를 위하여 검체를 기증한 경우라면 인체 유래물로부터 발생한 경제적 가치에서 연구자의 기여가 대부분 또는 전부를 차지하며, 기증자의 유래물의 경제적 가치는 '영'에 수렴한다고 보는 것이 타당하다. 하지만 연구 성과의 본질적인 부분이 인체 유래물의 고유한 특성에서 유래하였다면, 그래서 그 물질이 없었더라면 연구가 성공할 수 없었을 것이라는 가정이 인정된다면, 인체 유래물 자체의 경제적 가치를 일정 부분 인정할 여지가 나타나게 된다.

무어 사건에서 연구자는 특허 신청된 세포주와 세포주 생성 방법에 대하여 가공의 법리에 의하여 소유권을 취득하고, 무어는 세포주를 만들기 위한 비장 조직을 제공하였는데, 만약 그것이 다른 사람의 비장으로 대체될 수 없는 성질의 것이라면, 세포주를 만드는 방법에 대한 특허 부분을 제외한 세포주 자체로부터 발생하는 경제적 가치(예컨대 세포주 분양 시 발생하는 매매 대금 등)의 일정 부분은 무어에게 반환되어야 한다.

또 다른 문제는 기증과 관련해서 기증자의 동의 의사를 어떻게 판단할 것인가라는 점이다. 위 사건들 이후 과학계에서는 인체 유래물을 기증받을 때 검체 기증 동의서를 작성하고, 그 내용에 '기증 이후에 검체로부터 발생하는 특허를 비롯한 모든 권리에 대하여 포기한다'는 포기 조항을 넣은 동의서를 사용하고 있다. 일반적으로 다수의 환자들을 대상으로 검체를 기증받기 위한 표준화된 서식의 동의서에서 권리 포기 조항을 넣는 것은 한쪽 당사자에게 일방적으로 유리한 조항은 무효로 볼 여지는 있다. 그러나 충분한 설명에 기하여 동의를 하였다면, 그것은 권리 포기로서 유효하다고 볼 수 있다. 더욱이 과학계로서는 이러한 권리 포기 조항이 연구자를 보호하기 위하여 반드시 필요하다고 주장하고 있다. 이 부분 역시 개별적으로 판단 가능하다고 본다.

다른 관점은 바이오뱅크를 포함한 이차적 이전 단계 연구자들의 경제적 이득을 가능한 제한하는 방식이다. 전술한 바와 같이 가장 선전적인 체계를 가지고 있는 영국의 UK Biobank는 자신들의 조직을 경제적인 유인으로부터 독립시키고, 연구 결과를 공개하고 다시 공유하는 과정을 강제함으로써 공동의 자산으로서 성립된 바이오 뱅크의 존립을 정당화할 수 있었다.

그럼에도 불구하고 이차적 이전된 검체를 이용하여 영리 회사 등이 연구를 하고 특허 등을 통하여 경제적 이득을 획득하는 것을 막지는 못하였다. 하지만 현재로서는 영국식의 해결 방식이 사회적으로 가장 유력하다. 바이오뱅크가 경제적인 동기에서 벗어나 공정한 관리자가 된다면 일차적 물질 이전 단계에서 인체 유래물에 대한 기증을 통하여 모든 경제적 권리를 포기하는 것이 정당화될 수 있다고 본다. 그러므로 이 경우 공정한 관리자로부터 인체 유래물을 이전받은 연구자가 발생시킨 경제적 성취는 연구자에게 귀속되는데, 이 경우는 검체 제공 동의서상의 권리 포기 의사를 유효하다고 인정하는 것이다. 이러한 공정한 관리자가 아니고 검체 은행이 경제적인 동기에 의하여 움직이거나, 피험자(환자)로부터 검체를 기증받은 연구자가 연구를 직접 수행하는 경우는 결국 검체 기증자에게 기증을 받은 검체를 이용하여 이후 관여자들이 경제적 이득을 취득하는 것이 된다.

이러한 경우라면 앞서 설명한 무어 사건에서 설명하였듯이 자신이 제공한 비장 조직이 이러한 세포주를 가치 있게 하는 본질적인 요소이고, 그것이 다른 사람의 비장 조직에 의하여 일반적으로 대체될 수 없는 성질의 것이라면, 세포주 자체로부터 발생하는 경제적 가치의 일정 부분을 반환받을 권리가 있고, 이러한 권리를 표기하는 의사표시는 무효로 보아야 한다.

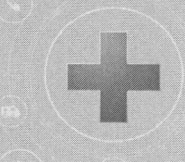

내 몸 장기를 이용한 특허 가능한가?[101]

미국에서 발생한 아래의 네 사건은 인체로부터 유래한 혈액, 조직 등과 같은 물질(인체 유래물)을 의학 연구에 사용하는 경우 기증자, 연구자 또는 연구 기관 간의 법률관계가 금전적 이익의 측면에서 어떻게 되는지를 조명한 것이다.

아직은 일반에게 널리 알려지지는 않은 사례들이지만, 개인의 권리와 사회적 이익이 충돌하는 분야로서 우리 사회의 발전을 위해 앞으로 해결해야 할 문제라고 판단해 그 사건들을 소개한다.

테드 슬라빈 사건

---

[101] 2020년 오피니언뉴스(http://www.opinionnews.co.kr)에 기그하였던 내용입니다.

혈우병 환자인 테드 슬라빈(Ted Slavin)은 1950년대 이후부터 유일한 치료법인 수혈을 통해 혈액응고인자를 투입받아야만 했다. 당시에는 수혈을 통한 감염을 방지할 기술이 부족한 바람에, 슬라빈은 수혈 과정에서 B형 간염 바이러스(Hepatitis B virus, HBV)에 반복 노출됐고, 그 결과 그의 혈액에는 일반인에게서는 상상할 수 없을 만큼 높은 농도의 B형 간염 바이러스 항체가 형성돼 있었다.

슬라빈은 자신의 혈액에 포함된 HBV 항체가 HBV 연구를 위해 매우 중요하다는 사실을 알게 됐고, 그것을 이용해 돈을 벌 생각을 했다. B형 간염 백신을 만들기 위해서 제약사들은 연구용 간염 항체를 지속적으로 공급받는 것이 중요했다. 슬라빈은 이들 제약사 연구자들에게 자신의 혈청(serum)을 구입할 의사가 있는지 문의해 처음에는 혈액 1mℓ에 10달러, 한번 주문에 500mℓ까지 판매했다.

슬라빈은 국립보건원(National Institutes of Health, NIH)의 연구자들과도 접촉해 자신의 항체를 이용한 연구를 할 의향이 있는지 타진, 바루치 브럼버그(Baruch Blumberg)가 B형 간염 치료제를 개발하는데 자신의 혈청을 무료로 제공하기도 했다.

그는 최초로 HBV 백신이 만들어지는데 최고의 조력자가 되었고, 브럼버그는 노벨상을 수상한다. 슬라빈은 자신과 유사한 상황의 혈우병 환자들을 모아서 에센셜 바이오로직스(Essential Biololgics)라는 회사를 설립했으며, 이후 다른 기업에 합병시키는 등 이렇게 형성된 재산 상당 부분을 사회에 기증했다.

존 무어 사건

털세포백혈병(hairy cell leukemia)에 걸린 31세 존 무어(John Moore)는 1976년 UCLA 병원에 방문해 비장적출술을 받았다. 수술 후 외래를 정기적으로 방문하는 단계가 되었다.

무어는 워싱턴 주 씨애틀로 이사하게 됐는데, 외래 진료를 거주지 인근에서 받고자 했다. 하지만 주치의 데이비드 골데(David Golde)는 비행기 표를 사주면서 자신에게 계속 진료받으러 올 것을 종용했다. 외래 진료 중에 골수 채취, 채혈, 정액 채취 등 검사가 진행됐다.

7년이 지난 1983년 다니고 있던 UCLA 병원 간호사가 무어에게 동의서를 하나 써달라고 했다. 내용인즉 무어의 절제 비장으로부터 발생할 모든 재산적 권리를 캘리포니아대학에 이전한다는 것이었다. 무어는 당시 수술 이후 무슨 일이 일어났는지 알지 못했다.

동의를 거절한 무어는 변호사에게 사건을 의뢰했는데, 변호사는 무어의 적출된 비장에서 유래한 암세포를 이용해 특이 항체를 생성하는 '모 세포주(Mo cell line)'가 만들어져 1984년 특허 신청(US patent No. 4 438 032; March 20, 1984)까지 됐다는 사실을 알아냈다.

주치의인 골데는 이 세포주를 바이오벤처 회사에 넘기고 7만 5,000주의 주식과 33만 달러를 받았다. 세포주의 경제적 가치는 30억 달러를 넘는 것으로 추정된 데 따른 보상이었다.

무어는 13가지의 이유를 들어 소를 제기했다[102](수술 당시 작성한 수술동의서에는 "적출된 조직은 폐기할 것"이라는 문구가 기재되어 있었으며, 수술동의서 어디에도 검체를 연구에 기증한다는 내용이 없었기 때문에 골데의 행위는 무어의 재산적 이익을 침해하는 횡령(conversion)이라는 주장이 가장 유력했다).

캘리포니아 법정에서 1심에서는 골데와 대학 측이, 2심은 무어가 승소했다. 이 문제가 세간에 알려져 대중 매체들이 보도에 열을 올렸고, 시민운동가들과 과학자들 간 논쟁도 일어났다.

과학계는 무어의 청구를 받아주게 되면 과학계의 연구가 불가능해진다고 주장했다. 반면 시민단체 등은 착취를 막기 위해서 기증자의

---

[102] Moore v. Regents of the University of California. Supreme court of California 793 P.2d 479 (Cal. 1990).

권리를 보호해야 한다고 반박했다.

1990년 캘리포니아주 최고법원은 무어의 권리를 부정했다. 주요한 근거로, 보건과 안전에 관한 주 제정법들(state health and safety statutes)에 의하면 절제된 조직을 포함한 생물학적 물질들은 재산법(property law)이 아닌 공공 정책이나 공중 보건의 원칙으로 처리되어야 한다는 점, 판례법에 의하면 생물에 특허를 인정하기 위해서는 '인간 창작(human ingenuity)'의 결과라는 점을 중요한데, 특허 세포주(cell line)에 대해 무어로부터 세포(cell)가 유래했다는 사실만으로 그에게 소유권이 있다고 한다면, 그것은 세포주가 발명의 결과물이라는 특허 인정 사실과 상치되는 것이라는 것이다.

그러므로 개인에게 속했던 세포와 절제된 이후 성립된 연구 결과물과는 법적으로나 사실적으로 구분된다고 했다. 무어는 이 사건을 연방최고법원에 상고했으나 역시 기각됐다. 그는 2001년 사망했다.

카나반병 환자들 사건

유전병인 카나반(Canavan)병을 앓고 있는 환자와 가족들은 2003년 병원이 자신들의 조직을 이용해 산전 유전질환 검사방법을 개발했다고 주장했다.[103] 피고인 병원은 원고의 조직을 분석해 카나반병을 가지고 있는 유전자 부위를 찾아내 해독하고, 이를 진단하는 방법을 특허받았다.

원고들은 명시적으로 인체 유래물 기증동의서를 작성했다는 점에서 무어의 사례와는 달랐다. 법원은 피고가 검체를 기증받을 때 연구로 인해 발생할 경제적인 이익을 설명하지 않고 막연하게 기증동의서를 받은 경우라도, 이를 남용(misuse)나 사기(fraud)라고 할 수는 없다고 판시했다.

법원은 원고에게 인체 유래물에 대한 소유권과 그로부터 발생하는 연구 결과물에 대한 재산권적인 주장을 인정하지 않았다.

카타로나 교수 사건

워싱턴대학의 비뇨기과 교수인 카타로나(Catalona)는 1980년대부터 전립샘(prostate) 조직을 모아왔다. 전 세계적으로 가장 큰 조직 은행의 하나로서 약 3만 6,000명의 환자로부터 4,000개의 표본과 25만 개의 혈액 표본을 가지고 있었다.

---

[103] Greenberg et al v. Miami Children's Hospital. 264 F. Supp. 2d 1064 (S.D. Fla. 2003)

검체를 기증받을 당시 사용하는 동의서에는 "당신의 동의는 자발적이고, 언제나 동의를 철회할 수 있습니다"라고 기재되어 있었다. 카타로나는 저장된 조직을 자신의 연구에 사용하기도 하고 다른 연구자, 바이오 벤처 등에 무료로 나누어 주기도 했다.

조직 은행을 구축하기 위해 연방 정부의 연구비, 환자들의 부담이 일부 사용됐으나 워싱턴대학은 카타로나에게 급여를 지불하고, 조직들을 저장·처리하는데 수백만 달러의 비용을 지불했다며 조직에 대한 권리를 주장하고 싶었다.

문제는 2003년 카타로나가 시카고의 노스웨스턴대학(Northwestern University)으로 자리를 옮기면서 발생한다. 그는 1만명의 검체기증자들에서 편지를 썼는데, 내용은 "당신은 나를 믿고 검체를 제공했고, 나는 이 검체들을 당신의 미래 치료와 다른 사람들을 돕기 위해 협동 연구에 사용하고자 합니다"라면서 이를 위해 그들이 제공한 조직을 카타로나 박사와 노스웨스턴대학에 보내는 데 동의해 달라는 것이었다.

이에 동의하는 6,000통의 답신이 도착했지만 워싱턴대학은 이 요청을 거부했으며 일부 환자들은 워싱턴대학에 검체 기증 동의를 철회한다는 편지를 보내기도 했다.

이 문제들을 해결하기 위해 워싱턴대학은 카타로나를 상대로 소를 제기했는데, 소가 진행되는 도중에 일부 검체 기증자들은 카타로나에 가담해 공동 피고가 되기도 했다.[104]

결론을 요약하면 판결은 동의서에 기재되어 있던 '동의 철회권'이 향후 또는 현재 진행 중인 연구에 더 이상 자신의 인체 유래물을 사용하지 말라는 청구를 할 수 있을 정도이지만(명확하게 설시하지는 않지만), 자신이 기증한 검체를 구체적으로 카타로나에게 돌려주라고 지정하는 효력은 인정할 수 없다고 했다.

인체 유래물에 대한 각국의 규제는 구체적인 부분에서 차이가 있다. 미국은 주에 의해 혈액, 정자와 같은 것은 재생이 가능한 인체 유래물의 매매를 인정한 입법례가 있고, 난자의 경우도 매매하는 것을 특별히 처벌하지 않는 경우가 있다.

겨울 방학이 되면 영국의 여대생들이 난자를 팔기 위해서 미국으로 여행 간다는 영국 신문의 비판적 기사나 캘리포니아주에서 백인 여대생 난자를 10만 달러에 구한다는 광고 소식을 접하곤 한다.

그곳에서는 왜 흑인 난자는 1만 달러인데 백인은 10배나 비싼가라는 불평등이 논쟁거리가 되기도 한다. 이에 반해 우리나라는 혈액, 생식세포, 조직, 장기 등 인체 유래물의 매매를 엄격하게 처벌하고 있다.

---

104 (Washington University v. Catalona. 437 F. Supp. 2d 985 (E.D. Mo. 2006)

그래서 인체 유래물은 기증을 통해서만 연구자 또는 연구 기관에 소유권이 이전된다.

인체 유래물 매매 금지… 기증 거쳐 소유권 이전

기증자는 연구자가 제공한 설명문을 읽고 검체 기증동의서에 서명을 하게 된다. 오늘도 수술을 받기 위해서 대학병원에 입원한 환자에게 의사는 수술동의서를 내밀 것이다.

잘 읽어 보면, 그 내용에는 아마도 적출된 조직, 장기 등이 폐기된다는 내용 외에 향후 연구를 통해 특허 등이 청구될 경우에 그 권리를 포기한다는 내용도 포함되어 있을 것이다.

현재 법적으로 환자가 이런 주장을 할 가능성이 거의 없는 상황인데, 병원 측이 예방적 문구로 넣어 둔 것이다. 수술을 받으러 온 환자의 입장에서는 기증 동의를 거절하는 것은 상상하기 어렵다. 하지만 우리는 불편함을 느낄 수도 있다. 테드 슬라빈처럼 영리하지 못한 것을 한탄해야 하는가? 아니면 인체 유래물의 매매를 인정하라고 주장해야 하는가?

인체 유래물의 매매를 불법화하는 것은 최초 기증자에 대한 금전적 이득을 금지하고 있을 뿐, 그 이후에 기증을 받은 자들은 연구를 통해 경제적 이득을 얻고, 조직을 이용한 연구 진행 과정에 참여하는 기회를 얻는 것에 제한이 없다.

실상 인체 유래물에 관련된 연구 시장은 현재 가장 이윤이 번성하는 분야에 속한다. 이 문제는 의학 연구에 있어서 금전적인 이해관계를 어떻게 조절해야 하는가, 라는 매우 어려운 부분과도 연결되어 있다.

금전적 동기 자체를 없앤다면 연구 자체가 축소되고, 금전적 동기를 제한 없이 인정하면 의학 연구는 인간에 대한 존중을 도외시한 사기 도박판으로 흐를 가능성이 높게 되기 때문이다.

개인적으로는 연구의 공공성과 사회 전체를 바라보는 측면에서 기증 이후에 연구자가 성취한 연구 결과를 적절하게 사회로 환원하도록 입법을 하는 것이 필요하다고 본다. 전 세계적으로 살펴보아도 적절한 예를 찾기 어려울 정도로 어려운 작업이다. 아마도 엄청난 영감이 필요할 것이다.

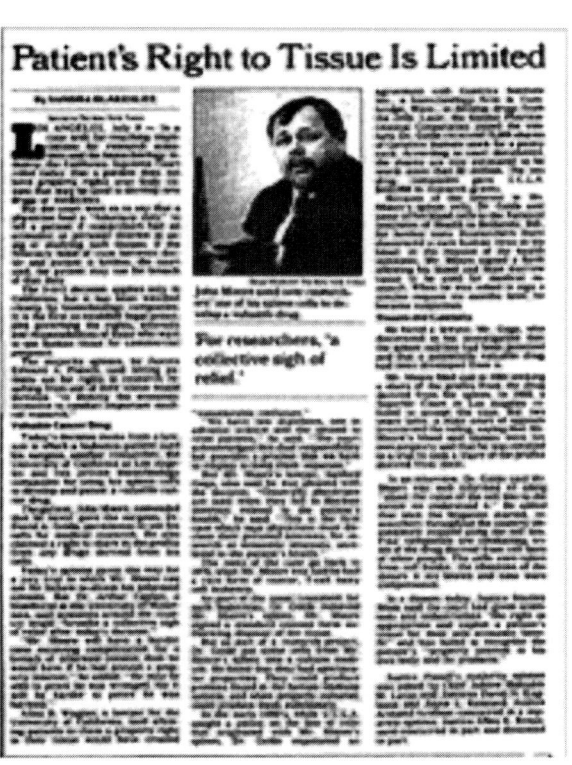

1990년 7월 10일 발행된 뉴욕타임즈 기사. '조직에 대한 환자의 권리가 제한되다 (The patient's right to tissue is limited)'라는 제목으로 존 무어 사건을 기사화하고 있다.

제3장

임상 시험과 신약 개발

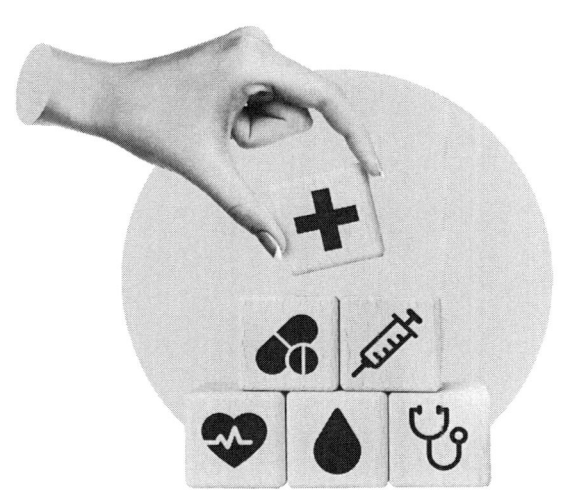

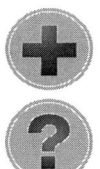

약물 규제 발달

　임상 연구는 '인간을 대상으로 하는 의학 연구'로서, '인간을 대상으로 하여 의학적 처치군과 대조군과의 효과를 비교하는 전향적 연구'[105]라고 정의할 수 있고, 그중에서 '신약 개발 목적으로 인체를 대상으로 시험약 처치군과 대조군과의 치료 효과를 비교하는 실험을 하는 것'[106]은 임상[107] 시험(clinical trial)으로 정의하여 사용한다.

　1938년, 미국의 한 제약회사에서는 설파닐라마이드(Sulfanilamide) 시럽을 만들어 시판하였다. 당시에는 판매 전에 인간을 대상으로 하는 임상 시험 제도가 없었기 때문에, 약물의 안전성을 시장에 판매 전에 확인하지 않았다. 시럽을 만들기 위하여 달콤한 맛이 나는 다이에

---

[105] Friedman LM, Furberg CD, DeMets DL, Fundamentals of clinical trials, 3rd ed. Springer-Verlag New york Inc, 1998:2.
[106] 의약품이라고 할 때 임상 시험 위한 의약품, 백신 및 생물학적 제재를 포함한다. 약사법 및 임상 시험의 전반적인 고려사항, 2004, 식약청고시. 생물의약품평가자료집 13.
[107] "병상에 임하다"라는 사전적 의미가 있으며, 이에 해당하는 "clinical"은 병상(bed)을 의미하는 그리스어 "kline"에서 유래하였고, "환자를 돌보는 시설"이라는 의미가 있다.

틸렌 글라이콜(Diethylene glycol)을 용해제로 사용하였는데, 이 용해제의 독성으로 인하여 109명 아동이 사망하였다. 미국 식약청은 1938년. 식품의약품 및 화장품법(Food, Drug and Cosmetic act, FD&C act) 제정하고 본격적인 임상 시험 승인제도를 도입하였다.

독일에서 개발된 탈리도마이드(Thalidomide)는 1957년 수면장애와 입덧 방지약으로 시판 시작되어 1960년대 초까지 Contergan, Softenon 등의 상품명으로 80개국에 판매되었다. 임신 초기에 이 약을 복용한 임산부들로부터 단지증(phocomelia) 및 심장, 신장 생식지 및 신경계의 심각한 기형이 동반된 신생아가 수만 명 태어났다. 일본의 경우, 1950년대의 탈리도마이드(일본 제품명 이츠민), 1960년대의 스몬 사건, 클로로킨 사건, 1970년대의 에이즈 오염 혈액 제제 사건이 있다.[108]

일본, 유럽, 미국은 신약 개발과 약품 허가에 관한 규제를 만들었고, 이와 함께 임상 시험의 국제적 공조의 필요성을 절감하였다. 이로 인하여 1990년대 초 International conference on Harmonization (ICH)가 탄생하게 된다.[109]

---

108 植木 哲. 醫療の 法律學. 有斐閣 1998: 213-42

109 Shein-Chung Chow, Jen-Pei Liu. Design and Analysis of Clinical Trial. 2nd ed. New-Jersey. Wiley-Interscience. 2005: 1-34

임상 시험 제도의 발달[110]

미국의 예를 들어 보도록 한다. 1880년대 중반 미 의회는 외국으로부터 불량 약물이 수입되는 것을 감시하기 위하여 약물 수입법(Drug Importation Act)를 제정하는데, 약물의 안전성과 질에 대한 최초의 규제 법률이다.

1901년 미국에서는 디프테리아가 확산되었는데, 당시 표준 치료법으로 알려져 있던 항디프테리아 독소(Diphtheria antitoxin)를 제조하여 소아 환자들에게 투여하였는데, 당시 이 항독소를 만들기 위하여 디프테리아를 주사 맞았던 말들 중 한 마리가 파상풍(Tetanus)에 감염되어 있었다. 이로 인하여 말로부터 채취한 항독스를 주사 맞은 7명의 소아 환자가 파상풍으로 사망하였다. 1902년, 연방의회는 생물학제재 컨트롤법(the Biologics Control Act)를 제정하여 바이러스, 혈청, 항독소 등에 대한 순도(purity), 역가(potency)와 안전성(safety) 규제를 하기 시작하였다.

1906년, 미 농무부의 화학장(chief chemist)이었던 하비 와일리(Harvey Wiley) 박사의 보고서에 의하여, 루즈벨트는 주간 통상(interstate commerce) 분야에서 가짜 상표를 붙인(misbrand), 불량(adulterated)

---

[110] Shein-Chung Chow. Jen-Pei Liu. Design and Analysis of Clinical Trials. 3p. 2nd ed. Wiley Interscience. U.S.A. 2004.

음식, 음료 및 약물의 거래를 규제하기 위하여 the (Pure) Food and Drugs Act를 제정하였다. 1902년과 1906년에 제정된 두 법은 미식약국(FDA) 설립의 기초가 되었다. 하지만 약물 자체에 대한 규정, 약물과 식품에 대한 조사 권한을 정부에 부여하지 않았다. 1912년, the Food and Drug Act 개정(Sherley Amendment)에 의하여 잘못되거나, 사기적인 표시(labeling)를 한 약물에 대한 구체적인 규제 권한이 부여되었다.

1933년 FDA에 권한을 확대하기 위한 입법안이 제출되었고, 약 5년간 상원에서 논의되고 있었다. 미국의 입법 과정에서 늘 문제가 되는 연방과 주간에 권한을 어떻게 배분할 것인가에 대한 논쟁이 있는 것인데, FDA 권한의 확대는 주간 통상 규정을 근거로 한 연방 권한의 확대를 의미하는 것이기 때문이었다. 그러던 중, 1937년 설파닐라마이드(sulfanilamde) 사건이 발생하였다. 이 설파제는 감염성 질병에 대한 최신 약물(항생제)이었는데, 한 제약사가 어린이들이 복용을 위하여 시럽제를 만들기로 하였다. 하지만 이 약은 물에 녹지 않았기 때문에, 적절한 용매로서 에틸렌 글라이콜(ethylene glycol)이 선택되었다. 이 용매는 독성이 있었고, 이 시럽 제제를 복용한 아이들 중에서 107명이 사망하였다. 이로 인하여 시중에 판매되는 약에 대한 안전성 문제가 이슈화되었다.

1938년 FDA 권한 확대 법안이 힘을 받아 개정되었고, 연방 음식약

및 화장품법(the Federal Food Drug and Cosmetic Act, FFDCA)가 제정되었다. 규제 대상이 식품, 약물 외에 화장품, 의료기기까지 넓어졌고, 시장 판매 전에 해당 물품에 대한 안전성 평가를 하여 품목허가를 하게 하였으며, 규제 대상을 생산하는 공장에 대한 기준과 공식적인 실태 조사(Inspection)가 도입되었다.

1962년 입덧 방지제로서 팔렸던 탈리도마이드(thalidomide) 복용 약화 사고로서 수많은 기형아가 유럽에서 출산하였지만, 당시 미국에서는 이 약물의 시장판매가 허용되지 않았기 때문에, 임상 실험을 위하여 복용하였던 몇몇 외에는 유럽의 참화를 비껴갈 수 있게 되었다. 이로 인하여 미국민들은 FDA가 수행하였던 역할(Dr. Frances Kelsey, an FDA medical officer)에 대한 강한 지지를 보냈으며, 좀 더 강한 규제가 가능한 상황이 되었다. 그 결과 케파우버-해리슨 개정(Kefauver-Harris Amendment)이 이루어졌다.

이 수정 법안에 의하여 이제 미국에서 판매되는 약물들은 판매전에 유효성을 입증하는 자료를 제출하게 되었다. 1971년 방사선 관련 조직, 독성 물질 관련 조직들이 FDA로 이전하면서 현재의 모습을 갖추게 된다.

1992년 Prescription Drug User Fee Act(PDUFA)를 제정하여 소위 "user fee program"이 시행되었다. 1992년부터 1997년까지 이 조치

로 신약 품목허가(NDA)를 위한 심사 기간이 30개월에서 15개월로 단축되었다. 1997년 FDA Modernization Act가 제정되었다. 이에 의하여 의료기기의 경우 위험도가 낮은 품목에 대한 판매전 통지의무를 면제하였고, 제1등급과 중간 이하의 위험도를 갖는 제2등급의 의료기기들은 FDA가 아닌 제삼자에 의한 심의를 허용하도록 한 것 등 FDA의 몇 가지 조치들을 명문화하였다.

임상 시험 관련 법적 책임

임상 시험은 인간을 대상으로 하는 의학 실험으로서, 방법상으로 약물 외에 수술, 간호 등으로 범위가 확대되어 있다.

임상 시험과 관련된 법적인 책임은 민법상 손해배상(대개는 불법행위), 형법상 업무상 과실치사상죄, 상해죄 등, 행정법상으로 비윤리적 실험에 대한 제재로서 면허정지(의료법)가 특히 문제가 되며, '생명윤리 및 안전에 관한 법률'에 의한 제재도 문제가 될 수 있다.

임상 시험의 목적은 연구(experimental)와 치료(therapeutic)로 나눌 수 있다. 치료 목적을 가지는 임상 시험은 일반적인 치료와 유사하게 볼 수 있으나, 치료 목적이 없는 경우는 피실험자에 대한 보호가 더욱 중요하다.

이러한 점 때문에 법적 책임을 구성하는데, 일반적인 의료행위와 차이를 보이는데, 미국의 예이지만 치료적 목적이 없는 경우에 치료 목적이 있는 것으로 설명하고 동의서를 받았다면, 설명에 의한 동의(informed consent)를 받지 않았다고 보기 때문에, '기망에 의한 사기'를 이유로 한 손해배상 청구를 하거나, 징벌적 손해배상(punitive damages)을 청구하는 등 여러 형태의 법적 주장이 가능하다.

또한 임상 시험에는 다수의 당사자들이 관계되는데, 실험자 측에는 연구 책임자 외에 연구 후원자, IRB, 시험 참여 병원, 개별적인 의뢰를 받은 전문가 등이 관련되어 있으므로, 의료과오소송에 비하여 비교적 과실을 입증하기 용이하며, 피실험자 측은 다수의 피실험자가 동일한 취급을 받았다는 측면에서 집단 소송의 대상이 될 수 있다.

피실험자에 대한 인권 침해가 문제가 되면 정부 연구비 지급이 중단될 수 있다. 우리나라의 경우 아직 임상 시험과 관련되어 손해배상이나 형벌 등의 구체적인 법적제재가 취해 진척이 없으나, 앞으로 손해배상 소송과 연구비의 수여와 관련된 불이익을 받을 가능성은 항상 존재할 것으로 보인다.

임상 시험 관련된 몇 가지 불법행위 사례들[111]

Berman v. Fred Hutchinson Cancer Center

유방암 환자에게 항암제를 투여하면서, 위장관 점막, 신장, 간의 손상을 막아주는 Pentoxifylline를 사용하는 것이 고용량의 항암제 투여를 가능하게 하여 줄 것이라고 판단하였다. 환자에게 동의를 얻는 과정에서 PTX의 정맥주사가 가능한 것으로 설명하였으나, 실제로는 알약만이 허가된 품목으로 사용 가능하였다. 환자는 항암요법의 부작용으로 인한 장기의 손상으로 사망하였고, 이 알약을 복용하는 동안 지속적인 구토에 시달렸다.

법적인 문제로서 적절한 설명이 없었기 때문에 사기(Common law fraud/intentional misrepresentation)를 소인으로 한 손해배상 청구가 가능하였다. 미국의 경우, 거액의 징벌적 손해배상(punitive damages), 고통과 통증에 대한 위자료(damages for pain and sufferings) 배상이 가능하다.

---

111 Shein-Chung Chow, Jen-Pei Liu. Design and Analysis of Clinical Trial. 2nd ed. New-Jersey. Wiley-Interscience. 2005: 614-616.

Wright v. Fred Hutchinson Cancer Center

골수이식수술을 하면서 이식 실패로서 나타나는 이식편대숙주반응(Graft versus Host Disease, GVHD)를 막기 위하여 T-림프구 제거 실험을 하였다. 화학요법, 방사선 요법을 시행하고 골수 이식을 시행하였으나, 82명의 피험자 중에서 80명이 치료 과정상의 요인으로 판단되는 백혈병의 재발, 이식 실패로 사망하였다. 심리에서 임상 시험 과정의 과실 행위(Negligent conduct of the trial)가 문제 되었다. 구체적으로 임상시험심사위원회(IRB)에 사망 사고에 대한 신고를 하지 않았고, IRB가 요구한 동의서 형식을 개정하지 않은 것이 문제가 되었다.

암백신제 개발 연구: Robertson v. Oklahoma

연구 목적은 the phase I/II melanoma vaccine trial로서 피실험자는 진행된 흑색종 환자로 하였고, 실험의 목적은 흑색종을 외과적으로 제거한 후, 재발을 막기 위한 암 백신을 만드는 것이었다. 구체적으로 피실험자가 백신의 효력에 대하여 질문하였을 때, 70-75%의 완치율을 가지며, 다른 어떤 백신보다 효능이 뛰어나다고 하였다. 그러나 결과적으로 백신은 실패하였고, 피험자인 원고 측은 세 가지의 주장을 하였다.

① 피실험자에게 허위의 사실이 설명되었고, ② 설명에 의한 동의(Informed consent)가 결여되었으며 ③ 실험을 시행하는데 과실이 있었다.

재판이 진행되면서 새로운 사실들이 밝혀졌는데, 연구자는 전임상 동물 실험에서 백신이 안전하였다는 안전성을 입증하지 못했다. 백신용 흑색종 세포주의 저장을 다른 세포주와 같이하였기 때문에 오염의 가능성이 있는 세포주를 사용한 것이 되었다. 또한 백신 제조 당시에 적절치 못한 취급자가 관여하였고, 멸균 시험과 품질이 문제가 되었다. 또한 실험 계획서를 충실히 따르지 않았고, 계획서 변경을 하면서 IRB의 승인을 미리 받지 않았다. 계획보다 많은 수의 피실험자를 모집하였는데, 문맹자가 포함되어 있었다. Immunex(sponsor 회사)는 연구자가 백신을 이용한 동물 실험을 시행하지 않았다는 것을 몰랐다. IRB는 동의서와 실험 계획서의 수정, 사례 보고 양식, 피실험자 모집 정보 등의 검토를 소홀하게 하였다. 임상 시험을 진행하면서, 사망 사례를 IRB에 보고하지 않은 것, IRB가 요구한 동의서 변경을 따르지 않는 것이 문제가 되었다.

Professional standard를 거부한 판결:
Grimes v. Kennedy-Krieger Institute

납중독으로부터 아이들을 보호하기 위하여, lead paint abatement procedures를 시행하면서, 피실험 아이들을 납에 노출시켰다. 노출 농도는 비슷한 사회경제적 수준(당시 95%의 가정이 위험 농도에 노출되어 있었다.)의 노출 이하였으나, 인체에 위험한 수준이었다. 존스홉킨스(Johns Hopkins)병원의 IRB는 위험을 평가하길 실험의 이익이 위험을 능가한다고 하였다

이에 대하여 법원(Maryland's highest court)은 환자의 동의나 IRB의 승인이 책임의 면제 사유가 될 수 없으며, 위험-이득에 관한 IRB의 전문가 견해를 법원이 선택하지 않을 수 있다고 판시하였다.

유전자 치료: Gelsinger v. University of Pennsylvania

18세의 Gelsinger는 OTC 결핍증(Ornithine transcarbamylase deficiency, OTC)을 가지고 있었는데, 저단백 다이어트(low protein diet)와 약으로 조절하면서 문제없이 비교적 잘 살고 있었다. 당시 그는 자신에게 주어질 이익보다는 OTC를 가지고 태어날 후세의 아기에게 도움이 될 것이라고 믿었고, 실험 자체의 위험성이 적을 것으로 판단하였다. Adenovirus를 운반체(vector)로 하여 임상 1상 유전자 치료를 받

왔다. 1999년 9월 13일 vector 주사 후, 다음 날부터 심한 고열이 발생하였고, 17일 다장기부전으로 사망하였다.

설명의무위반, 사기, 연구 책임자와 스폰서와의 금전적 관계, 및 제조물 책임 추궁이 문제가 되었다. 동의서에 동물 실험에서 수 마리의 원숭이가 사망하였다는 사실을 누락시킨 사실, FDA에 Gelsinger 이전의 환자가 동일한 실험에서 심각한 간 독성이 나타났다는 것을 보고하지 않았다는 사실, FDA에 의하면 adeno virus를 vector로 제조하기 위해서는 25개월 이상 실험실에서 보관한 이후에 제조하여야 하는데 이 실험에 쓰인 vector는 2개월 저장된 것이라는 점, 또한 Gelsinger의 실험 전 혈액 암모니아 수치가 시험 실시 기준을 넘었는데도 무시되었다는 점이 문제가 되었다.

Ellen Roche 사건(Johns Hopkins Medical Institutions)

2000년 9월 18일 Johns Hopkins Bayview Medical Center의 IRB는 깊은 호흡을 통한 기관지 이완법에 관한 실험을 승인하였다. 이 실험은 "기관지 과민증과 폐 확장에 대한 관계"에 대한 연구의 일환이었으며 NIH에서 연구비를 받은 것이었다. 2001년 4월 16일 존스 홉킨스 천식 및 알러지 센터의 직원이었던 24세의 Ellen Roche가 시험에 지원을 하게 된다. 동월 23일 실험 약물인 Hexamethonium을

1 gram 기관지 흡입을 통하여 투여받은 첫 번째 피실험자에게서 호흡이 가빠지고, 마른기침이 지속되며, 폐활량이 줄어드는 부작용이 나타남. 5월 3일 증상은 없어졌고, 폐활량도 어느 정도 회복되었다. 5월 4일 세 번째 피실험자로서 동일한 약물을 투여받은 Ellen은 마른기침이 발생하였다. 동월 9일 호흡곤란, 저산소증 및 흉부 x선 촬영상 이상 소견이 나타났고, 연구자는 첫 번째 피실험자와 함께 이 사실을 IRB에 보고하였으며, 연구는 정지되었다. 2001년 6월 2일 Ellen은 다장기부전으로 사망하였고, 7월 16일 존스홉킨스병원 내의 위원회 토로 Ellen의 사망이 실험에 의한 결과임을 인정하고, 이를 FDA에 보고하였다. 동년 10월 11일 Ellen의 가족과 재판 외 화해로 사건은 종결된다.

이 사건의 보고 이후 미 정부의 The Office for Human Research Protection(OHRP)은 7월 16-18일 동안 동 사건에 대한 조사와 함께 존스홉킨스병원이 수행하고 있는 모든 인간 대상 실험에 대한 피실험자 보호 체계를 조사하였다. 동월 19일 연방 정부기금에 의하여 수행되고 있는 모든 인간 대상 실험에 대한 안전성이 확보될 때까지 동 병원에 대한 연구비의 집행을 보류한다는 결정을 내린다. 결국 2002년까지 전체 2,600개 연구 Protocol에 대한 재심사 결과를 OHRP에 제출하고서야 연방기금 수여 재개를 받을 수 있었다.

Ellen 사건에서 문제가 된 점은 동의서에 실험 약제가 임상 사용을 위한 승인이 없다는 사실을 적시하지 않았다는 점. 약제를 흡입을 통하여 투여하는 방식에 대한 안전성이 입증되지 않았으며, 흡입제도 약사가 아닌 사람에 의하여 실험실에서 만들어졌다는 점. 첫 피실험자에게 발생한 호흡 곤란에 대한 평가가 완전하지 못하였으며, 이를 윤리위원회에 알리지 않았다는 것이었다. IRB에 대하여는 실험 약물의 폐 독성에 관한 논문들이 IRB 심사 때 제출되지 않았으나, IRB가 제대로 심사하였더라면 관련 논문들을 찾을 수도 있지 않았겠는가, 라는 의문이 제기되었다.

신약 개발 과정

전임상 시험 단계

　인체에 신약 후보가 되는 약물을 직접 투여해 보는 임상 시험이 필수적이다. 이때, 인체에 약물을 투여하기 전에 화학실험이나 동물에 투여해 안전성에 대한 검사를 하는 것을 임상 시험 '전의 시험'이란 의미에서 '전임상 시험'이라 한다. 최근에는 임상을 하면서 전임상(pre-clinical)에 해당하는 동물 시험과 시험실 내(In vitro) 시험을 함께 진행하기도 해서 비임상(nonclinical)이라는 단어를 쓰기도 한다. 전임상 시험에서 약물이 안전하면서도 약효가 있다는 것이 입증되면 자료를 정리하여, 품목허가 준비를 위한 임상 시험계획서(IND, Investigational New Drug)를 식약처에 제출한다. 식약처 승인이 있으면 임상 1, 2, 3상 시험을 시행한다(약사법 제34조).

임상 시험 실시 단계

임상 시험은 실시 시기에 따라 크게 1상·2상·3상·4상으로 분류된다.

제1상 임상 시험(phase I study): 약물의 안전 용량 범위 파악

약을 인체에 투여했을 때 견딜만하다고 생각되는 최대용량과 약물 투여 후 흡수, 분포, 배설, 대사되는 약의 기본적인 약동학적 특성을 알기 위해 1상 임상 시험을 시행한다. 약물에 따라서 인체에 미치는 영향이 미미하다고 판단되는 경우는 건강한 자원자를 대상으로 하고, 항암제와 같이 인체에 미치는 영향이 크다고 판단되는 약물은 직접 암 환자를 대상으로 한다. 일반적으로 15~30명 정도의 소수를 대상으로 한다.

제2상 임상 시험(phase II study): 약물의 효과 및 안정성 평가

신약 후보 물질의 유효성에 대한 예비 증거, 용량과 안전성에 대한 추가 정보를 얻기 위하여 시행된다. 이 과정을 통해 다음 단계의 임상 시험(제3상 임상 시험)으로 진행할지도 결정된다. 제1상 임상 시험 결과 안전성이 확보된 최대 약물 용량이 투여되며, 제1상 임상 시험보다 참여 환자 수가 증가하는 반면 참여 환자의 자격 규정은 엄격해진다. 1상보다는 더 많은 100여 명 정도(일반 약제의 경우)의 환자가 참여한다. 과량 투여 시 독성에 대한 관찰과 환자들에게 전임상에서와 같은 효능이 있는지를 확인하면서 최적의 용법과 용량을 결정하는 단계이다.

제3상 임상 시험(phase III study): 약물의 우수성 평가

새로운 치료제가 기존의 치료제보다 효과가 더 우수하다거나, 효과는 같더라도 부작용이 더 적다는 것을 통계적으로 검증하는 단계로 수백~수천 명을 대상으로 한다. 2상 결과를 바탕으로 약물의 용량, 용법을 결정하고, 다수의 환자들에 약품을 투여, 약품의 안전성 및 유효성에 대해 관찰하는 단계이다. 3상은 1상과 2상에서 안전성에 대한 자료가 어느 정도 확보됐기 때문에 유효성 검증에 일차 목적을 두며, 대조군 연구를 실시한다. 다국적 또는 다기관 연구 형식으로 많이 시행된다.

품목허가(NDA)

안전성, 유효성 테스트를 통과했다면 3상 임상 시험에 대한 결과 보고와 함께 NDA(New Drug Application) 서류를 식약처에 제출한다. 식약처는 임상에 관련한 서류를 검토해 안전성에 문제가 없고 효과가 있는 신약이라고 판단되면 판매에 대한 품목 허가를 한다.

제4상 임상 시험(phase IV study), 시판 후 조사(post marketing surveillance)

약품 시판 허가 후 장기 투여 시 나타날 수도 있는 드문 부작용을 검토하고 이를 통해 안전성을 다시 확립하는 과정이다. 식약처는 재심사한 결과와 함께 기존 시판 허가 사항에 대한 내용을 검토하고, 안전성과 유효성에 크게 문제가 있다고 판단될 경우 시판 허가가 취소를 내릴 수 있다. 대리 표지자(surrogate end point)를 이용하여 신속 허가(accelerated approval)을 받은 경우에는 제4상 연구를 통하여, 대리 표지자와 임상적인 혜택과의 관련성을 규명하는 작업을 추가적으로 하게 된다. 품목허가 후 시장에 판매된 지 15일 이내에는 약물과 관련된 부작용(심각하거나 또는 예상하지 못하였던)에 대하여 즉각적인 보고를 하여야 한다. 또한 품목허가 이후 2년 주기로 식약처는 제약회사의 약물 제조 과정이 cGMP(current Good Manufacturing Practice)를 준수하고 있는지를 조사한다.

절차 생략이 가능한 경우

언급한 전임상, 임상 1, 2, 3상 시험 절차는 약물의 품목허가를 받기 위한 일반적인 국제적 기준이다. 그런데 일정한 조건을 만족하면, 이러한 까다로운 절차를 일부 생략해 주는 제도를 운영하고 있다. 그 중에서 논란이 많이 되었던 것이 줄기세포와 같은 세포치료제이다.

2009년 식약청 고시를 보면 다음과 같은 내용이 있다.

> *제7조(연구자임상시험계획승인등)*[112] ① 제6조의 규정을 준용한다. 다만, 세포치료제와 같이 신기술(Biotechnology)을 이용하여 생산된 의약품으로 연구자임상시험을 실시하고자 하는 경우에는 식품의약품안전청장이 지정한 임상시험실시기관의 임상시험심사위원회(IRB) 승인서, 해당 분야 관련 전문가 5인 이상의 임상시험에 대한 동의서와 임상시험계획서를 첨부하여 임상시험계획승인신청서를 제출할 수 있으며 식품의약품안전청장은 이를 근거로 임상시험계획을 승인할 수 있다.

일반적으로 약물 개발을 위하여 임상시험계획 승인을 위하여 제출하는 자료는, [1. 개발계획, 2. 서론, 3. 구조결정, 물리화학적 및 생물학적 성질에 관한 자료(위약 포함). 4. 비임상시험성적에 관한 자료 5.

---

[112] 의약품 임상 시험 계획 승인 지침(식품의약품안전청 고시 제2009 - 34호)

임상시험성적에 관한 자료(제출 가능한 경우), 6. 임상시험계획서, 7. 근거자료 목록, 8. 임상시험자 자료집] 인데, 4. 비임상시험 성적 자료는 [가. 약리작용에 관한 자료 (1) 효력시험자료, (2) 일반약리시험자료 또는 안전성약리시험에 관한 자료, (3) 흡수, 분포, 대사 및 배설시험자료. 나. 독성에 관한 자료 (1) 단회투여독성시험자료, (2) 반복투여독성시험자료, (3) 유전독성시험자료, (4) 생식발생독성시험자료, (5) 발암성시험자료, (6) 시험물질특성에 따른 기타독성시험자료(국소독성, 의존성, 항원성 및 면역독성 등)]로 방대하다.

이어서 이런 규정도 있다.

제8조(제출자료의 면제등)

① 다음 각호의 어느 하나에 해당하는 경우 제4조에서 정하고 있는 자료 중 개발계획, 임상시험계획서 및 임상시험자자료집만을 첨부하여 임상시험계획승인서를 제출할 수 있으며 제3호의 경우에는 임상시험계획서 및 임상시험자자료집만을 제출할 수 있다.

1. 다음 각목에 해당되지 않는 의약품

가. 세계 최초로 국내에서 개발하는 의약품

나. 외국에서 개발 중인 의약품

2. 임상시험계획승인신청 전에 식품의약품안전청장과 제14조 규정에 따라 사전상담절차를 거쳐 임상시험 실시의 타당성이

인정된 경우

　3. 품목허가 후 허가조건 이행을 위하여 실시되는 임상시험의
　　경우

불법적 임상 시험

　2004년 4월 히스토그램(주), 퓨처셀뱅크, (주)이노셀 등 3개 바이오 벤처 회사와 의료기관인 조앤오다클리닉이 자체 개발한 줄기세포와 면역세포를 난치병 환자를 대상으로 임상 시험하였다. 당시 식약청 조사에 의하면 이들은 전임상 시험 절차 없이 임상 시험을 시작했으며, 투여할 세포에 대한 외래 바이러스를 포함한 안전성 검사를 시행하지 않았다. 임상시험심사위원회의 임상시험계획서 승인과 식약청의 임상 시험에 대한 사전 허가를 모두 받지 않았고, 자체 의료 경험에 비추어 투여 용량을 결정하였다.

　히스토그램(주)와 제주한라병원은 2003년 10월 기자 회견을 열어 탯줄 혈액에서 얻은 줄기세포를 이용하여 말기 간경화 환자 두 명을 치료하였다고 발표하였다. 이후 전국에서 수십 명의 간경화 환자가 제주한라병원으로 몰려 줄기세포 시술을 하였다. 그러나 시술받은 대부분의 환자들은 2-5개월이 경과한 이후에도 별다른 치료 효과가 없었고,

상당수는 경증 간경화증 환자였다. 더욱이 치료에 성공하였다고 발표한 2명 중에 1명은 2004년 2월 숨진 것으로 밝혀졌다. 아주대병원, 의정부성모병원, 한양대병원 등 대학병원은 벤처 기업으로부터 줄기세포를 공급받아 뇌경색, 무혈성대퇴골괴사증, 버거씨병에 대하여 시술을 하였는데, 당시 아주대병원은 5건 가운데 1건만 응급 임상 승인을 받았고, 의정부성모병원, 한양대구리병원은 6건과 2건의 줄기세포 임상 시험을 하면서 정부의 사전 승인을 받지 않았다. 보건복지부는 불법 임상 시험을 한 조앤다오클리닉이 시술한 줄기세포 치료가 학문적으로 인정되지 않는 것이라는 대한의학협회의 회신에 근거하여 조앤다오클리닉 의사 2명에게 각각 1개월의 면허정지 처분을 내렸다.

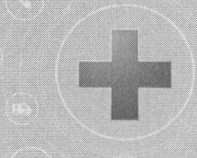

글로벌 신약 개발도
'기회는 평등하고 과정은 공정한가'[113]

인간 대상 연구 중에서 신약 개발 등을 위하여 임상에서 시행하는 각종 연구를 임상 시험(Clinical trial)이라고 한다. 인간을 대상으로 하기 때문에, 여러 가지 윤리적 문제들이 많이 발생하는데, 오늘 이야기하고자 하는 것은 임상 시험 연구 계획서를 만들 때 발생하는 선진국과 개발도상국 간 상대적 불평등에 관한 문제이다.

신약을 개발하는데 임상 시험을 선진국에서 하는 것보다 후진국을 이용하는 것이 여러 가지 측면에서 유리하다. 물론 임상 시험 결과 품질은 보증되어야 할 것이다. 개발도상국에서 임상 시험을 하게 되면, 여러 가지 면에서 비용이 적게 든다. 단순하게 보면, 당연하다고 생각될 수도 있지만, 구체적으로 들여다 우리에게 시사하는 바가 큰 윤리적 쟁점이 있는데 그중 하나가 위약군에 대한 상대적 불평등 문제이다.

---

113 2019년 오피니언뉴스(http://www.opinionnews.co.kr)에 기고한 내용입니다.

AIDS 치료제 임상 실험을 놓고 벌어진 윤리 논쟁

1990년대 아프리카 9개국에서 AIDS 치료제인 Zidovudine(AZT)에 대한 임상 시험이 진행되었다. 인간면역결핍바이러스(HIV)에 감염된 임산부가 출산을 할 때, 신생아가 수직 감염을 받아서 AIDS 환자가 되기 때문에, 신생아 감염률을 줄이기 위한 임상 시험이 필요했다. 전혀 치료를 하지 않을 경우에 신생아 감염률은 25%이고, 당시 미국에서 표준 약물 요법으로 알려진 '076 요법'(AZT 500 gm(하루 5번)을 임신 14주부터 투여, 분만이 시작되면 임산부에게 AZT 정맥주사, 신생아에게 시럽으로 AZT를 복용)을 하면 비용은 800달러 들고, 신생아 감염률은 8%가 된다.

문제는 표준 용량을 사용하기에는 아프리카 각국의 재정 상황이 나빴기 때문에, 가능한 저렴한 비용으로 수직 감염을 막을 방법을 찾아야만 했다. 미국 정부의 후원을 받아서 아프리카 구호를 위한 목적으로 만들어진 임상시험계획서는 전통적인 위약 대조군(Placebo-controlled group) 방식으로 연구가 구성되어 있었다. 시험군은 'AZT 300 mg(하루 3번)를 임신 36주부터 복용하고 분만이 임박하면 3시간마다 복용하는 단기 요법'이었다. 이 경우 비용은 80달러였고, 신생아 감염률은 15%였다. 연구 결과에 따르면, 10분의 1 비용으로 HIV 감염률을 10% 포인트 낮출 수 있게 되었다. 아프리카를 위한 희망적 연구 결과였지만, 문제는 이 연구를 진행하면서 위약군에게 전혀 약물을 투여하지 않았다는 것이다.

1997년 New England Journal of Medicine에서 일단의 학자들이 연구윤리 문제를 제기하면서 논쟁이 일어났다. 임상 시험이 비윤리적이라고 주장하는 측은 이미 성립된 AZT 표준 요법을 위약군에게 제공하였어야 했다고 했고, 그렇더라도 연구 결과에 전혀 문제가 없었을 것이라고 했다. 또한 인간 대상 연구에 대한 기본 원칙을 선언하고 있는 헬싱키 선언 29조에 의하면, '위약 대조군은 증명된 예방, 진단 또는 치료 방법이 없는 경우에만 허용된다'. 그렇기 때문에 이미 알려진 최선의 치료 방법이 있다면 그것은 연구 대상자에게 제공되어야만 했다.

윤리적으로 문제가 없었다고 주장하는 측은 아프리카의 재정 형편상 임상 시험에 참여한 연구 대상자들은 처음부터 AZT 투여받을 확률이 없으며, 이 부분에 대하여 충분히 설명하고 동의를 받았다는 것이었다. 즉 아프리카의 표준 치료는 원래 아무것도 하지 않는 것이라는 주장을 하였다. 알려진 최선의 치료 방법은 연구 대상자가 속한 상황에서 제공 가능한 것을 고려하는 것이기 때문에 미국의 치료를 기준으로 아프리카에서 최선의 치료를 결정하는 것은 아니라고 주장이었다.

전자가 주장한 연구 방법론은 '활성 대조군 연구(Active-controlled

study)'라고 한다. 활성 대조군도 위약을 받기 때문에, 위약 대조군 연구의 한 형태이지만, 위약군에게 표준 치료가 제공되기 때문에, 임상 시험 결과가 순수하게 시험약의 효과인지를 증명하기에는 부족한 점이 있다. 그렇기 때문에 임상 시험을 계획하는 연구자나 회사들은 연구 대상자에게 가능하면 약을 주지 않는 전통적인 의미의 위약 대조군 연구를 선호하게 된다.

국제기구, 차츰 각국의 경제적 차이 인정하는 추세

이 문제에 대한 윤리적 결론이 무엇인지는 명확하지 않다. 하지만 양측 입장을 지지하는 진영은 어느 정도 구분이 되는데, 전자와 같이 강한 윤리적 입장을 지지하는 측은 2000년도 말까지는 국제 사회에서 입지를 넓히고 있었다. 하지만 시간이 지나면서 서구가 선도하는 임상 시험 관련 기구들과 국제기구들이 후자의 입장을 취하게 되었다.

대표적으로 세계보건기구(WHO) 국제의학기구협회(CIOMS)에서 제안한 2002년 개정 윤리지침 가이드라인 11 주석은 위약만을 제공하는 것이 가능한 경우를 '단지 경미한 위험을 일으키는 경우', 또는 '활성 대조가 신뢰할 만한 결과를 내지 못할 경우'에 더하여 '확립된 효과적인 시술을 사용할 수 없고, 가까운 장래에도 사용할 것 같지 않은 국가나 지역에서의 사용을 위한 연구'에 가능한 것으로 하면서 후자의 입장을 취하고 있다. 이로써 국제적으로는 헬싱키 선언의 '알려진 최선의 치료' 원칙의 예외가 인정되며, 그 경우 중에 언급한 아프리카 AIDS 연구가 포함되는 것으로 되어 있다.

안타깝게도 이런 윤리적 논란을 일으키며 찾아낸 AZT 단기 요법은 아프리카에서 거의 적용되지 못하였다. 정부가 출산마다 치료비 80달러를 지불하는 것을 재정이 허락하지 않았기 때문이었다. 하지만 연이어 'Nevirapine'이라는 약물이 나왔는데, 우간다에서 시행한 연구에서 산모와 신생아에게 한 알(single dose)씩 투여하는 것으로 신생아 발병률을 7~8% 수준으로 낮출 수 있다는 것이 나타나면서, 바이러스에 약물 내성이 발생할 수 있다는 단점에도 불구하고 가성비 때문에 아프리카 대륙에서 받아들여지기 시작했다.

의료 윤리학에서는 윤리적 딜레마에 대해 '자율성, 선행, 악행 금지, 정의'라는 윤리적 원칙에 기하여 분석하는 방법이 있다. 아프리카 AIDS 연구에서 강한 윤리적 입장을 주장하는 측은 '인간을 수단이 아닌 목적으로 대우하여야 한다'는 것이다. 정의 원칙에 기하여 답하고자 하는 것으로서 이것은 칸트의 의무론적 윤리적 입장에서 출발한다. 선진국에서 시행할 수 없는 임상 시험은 개발도상국에서도 시행하지 않는 것이 인간을 목적적 존재로 대하는 것이라고 말하는 것이다.

강한 의무론적 윤리관에 대한 반박을 직관적으로 하기는 어렵다. 왜냐하면 그것은 자체로 옳다고 보는 시각이 전제되어 있기 때문이다. 하지만 임산부들에게 연구의 방법에 대해 충분히 설명하고 이에 동의한 경우라면, 자율성의 원칙에 의하면 합당하다. 이 연구를 통해 진짜 약을 받은 임산부 신생아들의 HIV 감염을 막을 수 있다면 그 자체로 이익을 발생한 것이며, 연구 결과가 장차 다른 신생아들에게 적용될 수 있다면 공리주의 관점에서도 선행 원칙에 합치한다.

또한 임상 시험에 참여하여 위약군에 포함되더라도 특별하게 추가적인 해악을 끼치지 않는다는 점에서 악행 금지의 원칙에 반하지 않는다. 강한 윤리적 원칙들이 서로 부딪히는 상황에서 어떠한 해결책을 선택할지는 제한된 공간과 시간 속에서 담론에 참여한 자들이 스스로 결정하는 것이다. 그 결과가 최종적인지 또 바뀔 것인지는 모르지만, 국제적 임상 시험에서 국제기구들은 각국의 경제적 차이를 일정 부분 인정하는 기준을 선택했다.

요사이 우리 사회에 '기회는 평등하고, 과정은 공정하였는가? 그리고 결과는 정의로운가?'라는 질문이 회자되고 있다. 필자는 이 질문 역시 의무론적 윤리관의 또 다른 표현이며, 직접적인 반론 역시 제기하기 어렵지만, 사실은 윤리적 딜레마라고 본다. 비난하고자 하는 문제들이 과연 해당 기준에 포섭되는지에 대한 의문이 가능하며, 또한 경계 사례로서 다른 윤리적 기준이 적용될 가능성도 있다. 사실도 변할 수 있고, 전제에 따라 해석도 변할 수 있다. 가장 중요한 것은 담론의 참여자들이 열린 시각으로 문제를 바라볼 준비가 되었는가, 라는 점이 아닐까 한다.

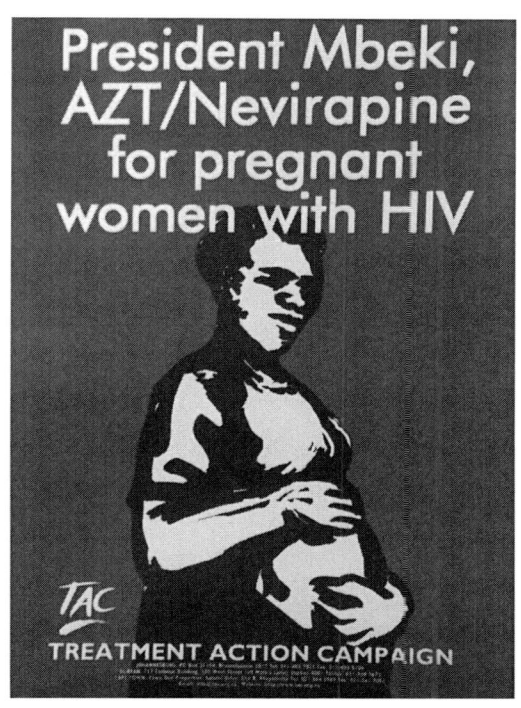

아프리카에서 시행된 산모와 신생아를 위한
에이즈 치료 선전 포스터

한약 급여화를 위한 조건들[114]

B.C. 1640년경 제작된 앗시리아 쐐기문자를 보면, '병든 담낭은 환자의 심장을 침범한다. 삼나무 추출물, 염소젖/ 야자 와인, 보리, 황소와 곰고기와 저장고의 와인'을 물에 넣어서 불에 잘 달여서 약을 준비하도록 하고 있다.

히포크라테스 시대에 치료를 위해 식물의 뿌리를 이용하는 전문가 집단들이 있었고, 이들을 리조토마이(rhizotomoi; 식물의 뿌리를 의미하는 그리스어 리조마(Rizoma)에서 유래한 단어)라고 불렀다. 중국의 염제 신농은 자신이 직접 독초를 먹고 그 독성을 기록하였다는 이야기도 있다.

중세에도 약에 대한 규정이 있었다. 프리드리히 2세(1194~1250)가 만든 멜피 헌법에는 약업(pharmacy)에 관한 규정에 "집에서 잘못된(bad)

---

114 2020년 오피니언뉴스(http://www.opinionnews.co.kr)에 기고한 내용입니다.

약 또는 해로운(harmful) 약 또는 독물(poisons)을 팔거나 팔고자 하는 자는 사형에 처한다"라고 하고 있다. 그렇지만, 약물을 정부가 품목별로 허가하면서, 제약사의 생산 시설을 규제하는 현대적인 약물 규제는 비교적 최근에 전 세계적으로 표준화된 제도다.

근대적 약물 규제 성립

약물의 안정성과 질에 대한 최초의 규제 법률은 1880년대 중반 미 의회가 외국으로부터 불량 약물이 수입되는 것을 감시하도록 약물 수입법을 제정한 것이었다. 1901년 미국에 디프테리아가 확산되는데, 당시 표준 치료법으로 알려져 있던 디프테리아 항독소를 제조해 소아 환자들에게 투여했는데, 항독소를 만들기 위해 사용하였던 말 중 한 마리가 파상풍에 감염되어 있었다. 이로 인하여 주사 맞은 107명의 소아 환자가 사망하는 사고가 있었다.

그래서 미국 연방의회는 1902년부터 1912년까지 연방 정부가 약물에 대한 규제 권한을 갖기 위한 식약청법을 만드는 작업을 했다. 미국은 주와 연방의 권한을 조절하는 것이 매우 어려운 일이다. 그래서 연방 정부가 약물에 대한 구체적 규제 권한을 가지지는 못한 상태였던, 1937년 설파닐라마이드(sulfanilamde) 사건이 발생했다.

설파제 항생제로서 당시 최신 약물이었는데 맛이 써서 소아용으로 쓰기가 어려웠다. 한 제약사가 복용을 쉽게 하기 위해 시럽 제제를 만들었는데, 이 약은 물에 녹지 않았기 때문에 용매로서 에틸렌글리콜(ethylene glycol)을 썼다. 이 용매는 동결을 방지하기 위하여 자동차 부동액에 사용되는 것으로 달콤한 맛이 났지만, 마시면 대사성 산중으로 사망하는 독극물이었다. 이 시럽 제제를 복용한 아이 107명이 사망하였다.

1938년 기존 식약청법이 개정돼 규제 대상이 식품, 약물 외에 화장품, 의료기기까지 넓어졌고, 시장 판매 전에 해당 물품에 대한 안전성 평가를 통해 품목허가를 했다. 규제 대상을 생산하는 공장에 대한 기준과 공식적인 실태조사제도 이때 도입됐다.

이에 반해 유럽은 입법이 미루어졌다. 1950년대 독일 그뤼넨탈 제약사가 탈리도마이드(thalidomide)라는 약물을 개발하여 콘터간(contergan)이라는 이름으로 판매했다. 처음에 이 약물은 수면제, 진정제로 사용되었는데, 점점 더 처방 적응증이 넓어지면서 구토 산모들의 입덧 방지용에도 쓰이게 되었다. 동물 실험에서 치사량 측정을 할 수 없을 정도로 안전성이 높았다는 회사 연구 결과에 소개될 정도여서, 이 약은 약국에서 의사 처방 없이 살 수 있었다. 14개 제약사들이 면허 생산을 해 46개국에서 37개의 이름으로 판매됐다. 영국에서 1958년 디스타발(Distaval) 이름으로 판매되는데, 당시 약 설명서에 '임산부에 사용해도, 산모와 아이에게 전혀 문제가 발생하지 않는다'는 기술이 있었다.

그러는 동안 유럽에는 손발이 짧아진 기형아들의 출생이 늘어났다. 물개사지증(phocomelia)이라고 하는데, 당시 의학계는 태반을 통해 약물이 태아에게 전달되는 데 대한 지식이 부족한 탓에 유전 질환의 가능성을 높게 보기도 했다. 결국 약의 복용과 사지가 짧아지는 기형 발생과의 인과 관계를 알아내는데 5년의 시간이 걸렸다. 임신 초기 20~37일 사이에 그 약을 복용한 산모의 태아 대부분에서 기형이 발생했다. 1만 명이 넘는 아기가 기형으로 태어났고, 절반 이상이 출산 또는 수개월 내에 사망했다.

반면에 미국은 거의 피해를 입지 않았다. 식의청법에 의해 'Frances Oldham Kelsey'라는 직원(의사)이 식약청법에 의하여 약물 장기 복용자에게 나타나는 신경 손상에 대한 보고서 미제출을 이유로 수입 허가를 내주지 않아 미국 내에서는 약물이 판매되지 않은 것이다. 이로 인해 미국민들은 식약청에 대한 강한 지지를 보냈고, 그 결과 수정 법안에 의해 미국에서 판매되는 모든 약물들에 대해 판매 전 유효성 입증 자료를 제출할 것을 요구할 수 있게 되었다.

'탈리도마이드 사건' 이후, 약물에 대한 시장 판매전 품목 허가제가 도입되고, 허가를 위해 해당 약물의 안전성과 유효성 자료를 식약청에 제출하는 제도가 전 세계적으로 통용되게 된다. 미국은 1962년 유효성 증명 입법을 통해 법 이전부터 사용되어 왔던 약물, 그래서 비교적 안전하다고 인정되었던 약물(소위 grandfathered drug)에 대한 품목허가 기준을 제시했다. 신약과 달리 안전성 입증자료를 면제해주고, 일정 기간 내에 유효성을 입증해 품목허가를 받으라는 것이었다. 법 시행 이후 기간 내에 유효성을 입증받지 못한 약물은 시장에서 퇴출당하기에 이르렀다.

한약 첩약 급여화의 조건

한약 첩약 급여화가 의료계 파업의 한 주제가 됐다. 한약 처방의 표준화와 생산 과정의 품질 관리라는 전제 조건이 없는 상태에서 3개 증상에 대한 한약 첩약의 유효성 평가를 해 국민 건강보험으로 이를 급여화하겠다는 게 정부 정책이다. 미국이 1962년 유효성 증명 입법을 통해 법 이전부터 사용되어 왔던 약물(소위 grandfathered drug)에 대한 품목허가를 어떻게 처리하였는지 정부는 살펴볼 필요가 있다. 정부가 원하는 대로 첩약의 유효성을 인정할 수 있다면, 품목허가라는 약물 규제의 기본을 채택하는 것이 당연한 다음 조치이기 때문이다. 다른 선진국들은 '할아버지 약'들을 어떻게 정리했는지 한번 살펴봤다.

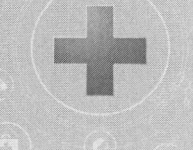

기적의 항암제 'CAR-T' 치료받아야 하나?[115]

암 진단이 사망 선고라는 상식과 같던 이야기가 이제는 바뀔 수 있을까? 수술, 항암 치료, 방사선 치료가 우리가 아는 대표적 치료법이었는데, 지난 20년 동안 이런 상식을 극복하기 위한 항암치료제 개발이 눈부시게 이뤄졌다.

예컨대 만성 골수성 백혈병에 대한 치료 효과가 너무 뛰어나서 임상 시험 도중에 기존 표준 치료를 포기하고 모든 피험자들에게 투여하기로 결정할 정도였던 '글리벡(Gleevec)'은 스위스 노바티스(Novartis)사가 개발한 항암제이다.

글리벡은 필라델피아 유전자(백혈병 유발 유전자)가 만들어내는 티로신 카이네이즈 활성을 선택적으로 억제하는 치료제다. 기존 연구로

---

[115] 2021년 오피니언뉴스(http://www.opinionnews.co.kr)에 기고한 내용입니다.

밝혀낸 의학 사실에 기초해 암 작동 기전에 정확하게 표적을 정해 약물을 개발한 결과, 이 같은 획기적인 성과를 냈다. 전 세계 해당 백혈병 환자들은 이 약물 개발 소식을 듣고 하루라도 빨리 판매되기를 애타게 기다렸다.

2001년 초, 빠르게 품목허가가 났을 때 미국에서 '글리벡'의 1년 약값은 2만 6,000달러였다. 우리나라는 당시 보건복지부가 건강보험정책심의위원회를 열고 글리벡 보험 약값을 정당 2만 3,045원으로 확정했다. 한 달에 3백만 원 이상 소요되는 것이다.

이에 건강연대를 비롯한 시민단체들은 장기 복용해야 하는 암 환자 형편상 이같이 책정된 글리벡 약가를 수용할 수 없다면서 생산 원가나 투자 비용을 밝히라며 시위를 벌이기도 했다.

비슷한 예가 되거나 더 할 수도 있는 사례가 최근 발생했다. 지난 2017년 8월 노바티스사의 CAR-T((Chimeric Antigen Receptor T-cell: 키메라 항원 수용체 T세포) 치료제인 '킴리아(KYMRIAH)'는 25세 이하의 불응성 또는 재발성 B세포 급성 림프구성 백혈병(B-cell precursor acute lymphoblastic leukemia)에 미국 FDA의 허가를 받았고, 2018년 5월 성인으로 2회 이상의 체계적 치료에 불응 또는 재발한 거대 B세포 림프종(large B-cell lymphoma)성 요법으로 적응증이 확대된 항암제다.

일각에서 '기적의 항암제'라 불리는 킴리아의 허가 당시 서류에 의하면 소아 환자의 경우 기존 약물 요법은 관해율(자타각적 증상이 감소하는 비율)이 40% 이하로 실망스러운 수준인 반면, 새 항암제인 킴리아는 관해율이 80%라고 분석하고 있다.

대체 치료 방법이 없었던 환자로서는 눈이 번쩍 뜨이는 결과라고 할 수 있다. 그런데 이 치료제 구입 가격은 47만 5,000달러로 계산되어 있는 것이 또 문제가 됐다.

우리나라의 식약처도 올해 3월 5일에 노바티스사 '킴리아주'를 승인했다. 이제 환자 가족들은 국민 건강보험 적용을 해 달라고 청원을 할 것이다. 하지만 식약처에서 품목허가를 하는 것과 해당 치료법에 대한 건강보험을 승인하는 것은 다른 문제다.

한국보건의료연구원에서 해당 의료 기술에 대한 비용 편익 분석을 하게 될 수도 있지만, 이 치료제는 이미 효능이 입증됐기에 문제가 되는 것은 결국 약값일 것이다. 결국은 정책적 판단이 건강보험 적용을 결정하게 될 것이다.

CAR-T 치료법은 뭘까?

CAR-T 치료법은 자신의 T세포를 외부에서 조작한 후 다시 인체 내로 투여해 암세포를 공격하게 한다는 의미에서 '입양세포치료법(adoptive cell transfer)'으로 분류된다.

종양 내부에는 암세포를 공격하는 림프구가 있는데, 이것을 종양침윤림프구(tumor-infiltrating lymphocytes)라고 한다. 그러나 림프구의 공격에도 암세포를 이겨낼 수 없기 때문에 암이 전이되는 것인데, 이 림프구를 외부에서 도와주자는 개념의 치료법이다. 타인의 림프구를 이용하면 정상 조직마저 공격당하기 때문에 환자 본인의 T 림프구를 채취해 체외에서 배양, 재투입하는 방식이다.

CAR-T 세포는 암세포에서 발현되는 특정 항원을 인식하는 항체로 만든 수용체와 항체 결합 시 해당 T세포를 증식시키는 세포 내 신호 전달 부위가 결합되어 있다.

실험실에서 이 단백질을 만드는 CAR 유전자 사슬을 제작해 바이러스 내부에 넣은 다음에 환자의 혈액에서 추출한 T세포가 실험실에 도착하면 준비된 바이러스 감염을 이용해 CAR 유전자를 주입한다. 특정 항원을 투입하면 10^6개 수준으로 증식해 환자에게 주입할 T세포 치료제가 만들어진다.

적응증인 급성 림프구성 백혈병 환자 암세포에는 표적 항원 CD19가 과다 발현되는 것이 잘 알려져 있으므로, 제약사는 이 부분을 인식하는 단클론 항체의 단일사슬 변이 부분(single chain variable fragment) 염기서열과 T세포 증식을 유도하는 내부 신호 체계를 가진 CAR 유전자를 만들어서 치료제로 품목허가를 받은 것이다.

치료 단계는 다음과 같다.

① 환자의 혈액에서 T세포를 분리한다.
② GMP 인증을 받은 시설에서 T세포 바이러스 벡터를 이용하여 CAR 유전자를 전달한다.
③ CAR-T를 증폭 배양한다.
④ 환자의 림프구를 제거하기 위해 세포독성 항암제를 투여한다.
⑤ 준비된 CAR-T를 환자에게 투여한다.

②, ③ 단계에서 제약사 시설을 이용하게 되는데, 약값으로 5억 원 정도가 청구된다. 미국의 경우에는 ①, ④, ⑤ 단계를 병원에서 시행하면서 추가로 수억 원의 치료비가 청구될 것으로 예상된다. 적게 잡아도 10억 원 이상이다.

우리나라 환자들은 ②, ③ 단계를 미국에서 수행해야 하기 때문에 시간과 비용이 더 들 수 있는 반면, 병원비 자체는 매우 낮을 것이다.

너무 비싼 약값

의약품에 대한 특허 보호는 새로운 의약품의 개발을 촉진하는 효과가 있는 반면, 개발된 의약품의 독점적인 생산, 판매로 인해 의약품 가격이 고가로 설정하게 되는 구조적 문제가 있다.

아이러니하게도 획기적인 효과를 가진 의약품이 개발하는 제약사는 더욱 독점적인 판매를 희망하기 때문에 가격에 대한 환자들의 반발이 더 크게 나타나곤 한다. 다국적 제약사들은 신약의 개발 과정에서 많은 비용이 들어간다고 주장한다.

2013년 포브스 기사에 의하면, 약물 하나를 시장에 내놓기까지 3억 5천만 달러가 소요되고, 다수의 약물을 내놓는 큰 제약사들은 실패 비용까지 고려해 50억 달러까지 비용을 잡는 것으로 보고되고 있다.

최근 결과인 2020년 학술지 논문에 의하면 2009~2018년간을 조사한 결과, 신약 개발 비용은 3억 1천만 달러에서 28억 달러가 드는 것으로 보고되고 있다. 이는 과거보다는 신약 개발 비용이 줄어든 것이다. 그러나 절대적 수치가 크기도 하지만, 신약 개발 비용을 추산해 적정한 약값을 산정하는 것이 얼마나 어려운지를 보여주는 반증이기도 하다.

다국적 제약사들은 의약품 공급에 앞서서 각 나라들과 약값 협상을 한다. 약값 협상 과정에 상대방 정부가 약값 인상에 동의하지 않을 경우에는 독점권을 이유로 국내 출시를 하지 않거나 공급을 제한한다. 물론 생산이 제한적인데 수요가 증가해 물량 부족 현상을 겪고 있기 때문에 공급이 원활하지 않다는 이유를 대며, 조속한 시기에 이를 해소하기 위해 노력하겠다고 둘러댄다.

하지만 이면에는 가격에 대한 불만이 자리하고 있다. 가격 인상을 요구하지도 않으면서 물량 부족을 이유로 공급을 줄이는 경우도 있다. 어차피 판매를 독점하기 때문에 장래 가격 인상을 위해 전략적으로 미리 경고를 해 놓는 것이다.

생명을 위협하는 특정 질환에 대한 환자 수는 전 세계적으로는 많으나 개별 국가로 본다면 일반적인 대사 질환과 달리 제한적인 경우도 있어 다수의 약물들이 희귀의약품으로 지정되기도 한다. 이렇게 시장이 좁은 경우는 경제성으로 인해 대체 치료제 개발조차 더디기에 사실상 다국적 제약사들이 갑의 위치에 서게 되는 것이다.

이에 더해 이번 CAR-T 치료제에는 다음의 방어 논리도 제시되고 있다. 이 치료법의 뛰어난 치료 효과로 인해 일회 치료제로는 비싸 보이지만, 저렴한 다른 치료 방법을 택하거나 치료하지 않는 것에 비하면 환자가 죽기 전까지 의료에 소비하는 비용 또는 각종 사회적 비용을 감안하면 총비용이 절약된다는 주장이다.

이것은 차후 시간을 가지고 검증이 필요한 부분이다.

AI 타이탄들의 전쟁

AI VALLEY

Copyright ⓒ 2025 by Gary Rivlin
All Rights Reserved
Korean translation copyright ⓒ 2025 by RH Korea Co., Ltd
Korean translation rights arranged with Harper Business,
an imprint of HarperCollins Publishers through EYA Co.,Ltd

이 책의 한국어판 저작권은 EYA Co.,Ltd를 통해 Harper Business,
an imprint of HarperCollins Publishers과 독점 계약한 ㈜알에이치코리아에 있습니다.
저작권법에 의하여 한국 내에서 보호를 받는 저작물이므로 무단전재 및 복제를 금합니다.

1조 달러 시장의 승자를 결정할 게임의 법칙

AI 타이탄들의 전쟁

게리 리블린 지음

김동규 옮김

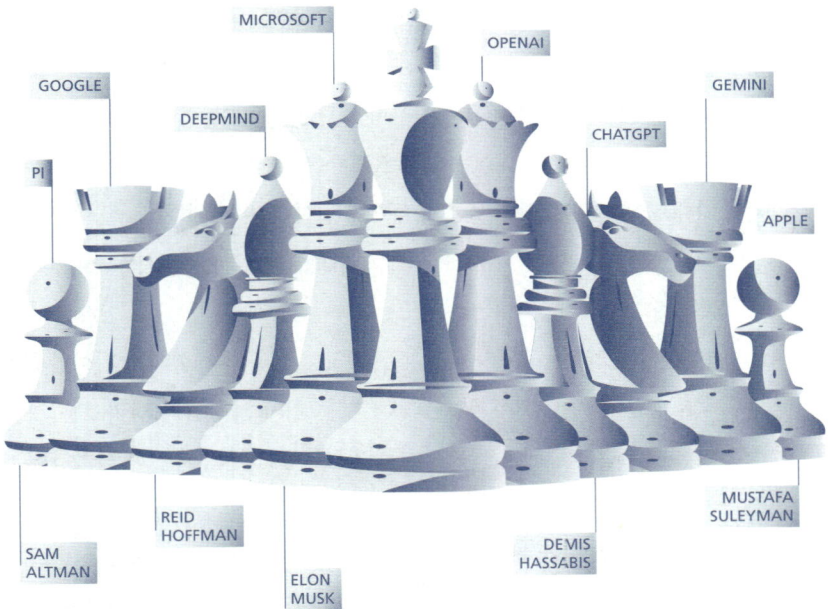

알에이치코리아

이 책을 먼저 읽은 분들의 찬사

인공지능은 지난 70년간 두 번의 혹독한 겨울을 견디고 드디어 꽃을 피우기 시작했습니다. 능란한 스토리텔러인 저자는, 리드 호프먼과 무스타파 술레이만이라는 두 명의 흥미로운 인물을 통해, 지금도 진행 중인 혁신의 역사를 우리에게 들려줍니다. 인류의 수고로움을 덜어줄 새로운 지능의 출현을 두려움과 기대로 바라보는 모든 분에게 일독을 권합니다.

_송길영, 마인드 마이너, 《시대 예보》 저자

《AI 타이탄들의 전쟁》은 하루가 다르게 급변하는 인공지능 생태계의 이면을 생생하게 조명한 흥미진진한 책입니다. 저자는 기자 출신답게 날카로운 시선으로 리드 호프먼을 중심으로 펼쳐지는 인공지능 업계의 복잡한 역학관계를 예리하게 포착합니다.

특히 오픈AI의 샘 올트먼 해고 사태와 그 여파로 인한 무스타파 술레이만의 마이크로소프트 합류 과정을 다룬 대목에서는 마치 한 편의 스릴러를 읽는 듯한 몰입감을 선사합니다. "처음 출시한 제품이 하자가 없다면 너무 늦게 출시한 것이다."라는 리드 호프먼의 격언이 보여주듯, 이 책은 인공지능 기업들의 속도전과 그 이면의 치열한 경쟁을 적나라하게 드러냅니다.

빅테크 기업들의 조 단위 투자 경쟁부터 스타트업들의 생존 전략까지, 인공지능 기업의 현재와 미래를 입체적으로 조망하는 이 책은 "지금 실리콘밸리에 있는 대부분의 인공지능 스타트업이 결국 살아남아 부자가 될 가능성은 크지 않다"는 냉정한 전망으로 마무리됩니다. 과연 이 예측이 현실이 될지, 인공지능 시대를 살아가는 우리 모두가 지켜봐야 할 대목이기도 합니다. 기술과 자본, 그리고 인간의 야망이 교차하는 인공지능 전쟁의 최전선을 들여다보고 싶은 모든 이에게 권하는 필독서입니다.

_박상길, 《비전공자도 이해할 수 있는 챗GPT》 저자

언젠가 미래의 AI들도 이 책을 읽고, AI를 만들기 위해 기업들이 어떻게 경쟁하고, 싸우고, 서로 속이기까지 했는지 답할 것이다. 지금은 우리 인간들이 재밌게 읽을 차례다.

_스티븐 레비, 〈와이어드〉 편집장

게리 리블린의 저널리즘이 빛나는 것은, 사회의 부조리에 누구보다 예민하게 반응하는 감수성 덕분이다.

_〈뉴욕타임스〉 서평

── 들어가며 ──

리드 호프먼과 일론 머스크, AI에 눈을 뜨다

2015년, 스탠퍼드대학교에서 멀지 않은 팔로알토에 위치한 유명 식당 '후키 스시'. 일론 머스크는 그날도 어김없이 늦었다. 링크드인 공동 창업자 리드 호프먼이 일론이 즐겨 찾는 이 식당의 개인실에서 그를 기다리고 있었다. 머스크는 미닫이문과 다다미가 갖춰진 후키 스시의 개인실을 특히 좋아했다. 억만장자들은 다른 사람들의 시선을 피해 조용한 공간에서 만나기를 선호하는 법이다.

일반 대중에게는 머스크가 훨씬 더 유명하지만, 팔로알토를 비롯한 실리콘밸리 안에서는 호프먼 또한 그에 못지않은 인지도를 가지고 있다. 두 사람은 1990년대 말 페이팔에서 함께 일하며 처음 인연을 맺었고, 이후 각자의 길에서 기술 업계의 중요 인물이 된 후에도 가끔 만나 식사를 해 왔다. 그들의 식사 자리는 단순한 만남을 넘어, 서로의 관계를 더욱 깊이 있게 다지는 시간이기도 했다.

호프먼은 여러 면에서 머스크를 존경했다. 그는 머스크가 다른 기업가들에게 영감이 된다는 점에서 '북극성'이라 칭하며 아낌없는 찬사를 보냈다. 실리콘밸리는 대담한 사상가를 높이 평가하는 문화가 있지만, 현실적으로는 대다수 창업가가 급진적인 혁신보다는 점진적인 개선이나 틈새시장 공략에 집중하는 경우가 많다. 그러나 머스크는 그런 분위기와는 달리, 부정적인 시선을 개의치 않고 인간의 삶을 근본적으로 바꿀 수 있는 원대한 비전을 추구해 왔다.

반면 호프먼은 머스크를 함께 일하기 어려운 '득불장군'으로 여기기도 했다. 그의 눈에 머스크는 "기막힌 아이디어를 본능적으로 알아보는 재능"을 지녔으나 동시에 "자신이 신이라고 생각하는" 성향이 있었다. 머스크는 모든 사안을 직접 처리해야 직성이 풀리는 사람이었다.

둘의 만남은 처음부터 일종의 '거래'에 가까운 성격을 띠고 있었다. 2015년 어느 추운 밤, 두 사람이 마주 앉은 자리에서 머스크가 갑자기 인공지능 이야기를 꺼냈다. 호프먼은 회의적인 반응을 보였다. 그는 1980년대 후반, 스탠퍼드대 학부 시절에 인공지능에 대해 배운 적이 있었다. 당시 그의 지도 교수는 이 분야의 권위자였고, 호프먼은 여름 학기 동안 교수의 연구실에서 인공지능을 연구하기도 했다. 하지만 당시의 인공지능은 고작 컴퓨터가 원과 사각형, 개와 고양이를 구분하게 만드는 수준에 머물러 있었다. 호프먼은 컴퓨터에게 동물이나 도형이 어떻게 생겼는지 알려주는 일보다는, 세상에 실질적인 영향을 주는 일을 하고 싶었다.

AI의 실체를 직접 확인한 호프먼이 보기에 그건 아이들 소꿉놀이에 불과했다. '인공지능'이라는 용어는 1950년대에 등장했지만, 그 후로 AI는 인류에게 실망만 안겨 주었다. 학창 시절 잠깐 경험했던 AI는 그의 기억 속에서 잊혔고, 그날 저녁 머스크와 마주 앉으면서 비로소 다시 떠오른 것이다.

호프먼은 시큰둥한 기색을 내비쳤다. "내가 인공지능에 대해서는 좀 아는데, 글쎄." 그러나 머스크는 곧바로 반박했다. 그는 당시 푸에르토리코에서 열린 AI 관련 회의에 참석했다가 막 돌아온 참이었다. 그 회의에는 약 80명의 학자가 참석했고, AI가 인류에 해를 끼칠 수 있는 가능성에 대비하고자 '삶의 미래 연구소Future of Life'가 새롭게 결성되기도 했다. 이 단체는 2014년 MIT의 우주론 학자 맥스 테그마크의 주도로 설립되었으며, 벨기에 브뤼셀과 미국 캘리포니아에 본부를 두고 있었다. 당시 구글은 AI 경쟁에서 앞서기 위해 수억 달러를 투자하고 있었고, 페이스북, 마이크로소프트, 중국의 바이두도 마찬가지였다.

머스크는 구글이 최근 AI 스타트업 딥마인드를 6억 5,000만 달러에 인수한 사실도 언급했다. 딥마인드는 인간 두뇌의 작동 방식을 모방한 '신경망' 프로그램을 개발하고 있었다. 그중에는 자가학습을 통해 수많은 비디오게임을 동시에 플레이하는, 그야말로 초인적인 수준의 알고리즘도 있었다. 단지 게임이긴 했지만, 머스크는 딥마인드의 투자자로서 직접 시연 장면을 본 적이 있었다. 머신러닝, 즉 기계학습의 속도는 그야말로 경이로웠다. 딥마인드의 엔지니어들이 오전에 새로운 게임을 기계에 학습시키면, 점심 무렵엔 뛰어난 게이머만 기계를 이길 수 있었고, 저녁이 되면 그 누구도 기계를 이길 수 없었다. 머스크와 호프먼은 이 머신러닝의 원리가 다른 분야에 적용될 때 어떤 일이 벌어질지 함께 상상해 보았다.

머스크가 말했다. "세상에 이런 일들이 벌어지고 있는데, 우리도 준비해야지." 순간 호프먼도 직감했다. AI는 단순한 기술이 아니라 거대한 변화를 예고하고 있었다.

호프먼도 AI 분야에서 자신이 할 수 있는 역할을 찾아보기로 결심했다. 그의 방식은 똑똑한 사람들을 찾아가 배우는 것이었다. "나는 해변에 누워 있는 걸 좋아하지 않아요. 진짜 좋은 시간은 똑똑한 사람들이랑 뭔가를 해낼 때입니다."

― 목차 ―

이 책을 먼저 읽은 분들의 찬사 ··· 4

들어가며 리드 호프먼과 일론 머스크, AI에 눈을 뜨다 ··· 6

서문 | AI 때문에 실리콘밸리가 무너지고 있다 ··· 15
"사실상 돈을 벌 수 있는 기간은 18개월, 길어야 24개월입니다."

1장 | AI의 운명을 가를 첫 싸움 ··· 27
"당신처럼 똑똑한 젊은이가 왜 이런 일에 시간을 낭비합니까?"

2장 | 리드 호프먼, 기회를 따라 움직이다 ··· 43
"쉬운 돈벌이의 시대가 끝나고 있었다."

3장 | 마이크로소프트, 시장에 폭군이 들어서다 ··· 65
"마이크로소프트가 그 시장에 뛰어들면 어떡할 건가요?"

4장 | 딥마인드, 끝나지 않는 자금 유치 전쟁 … 95
"AI 문제를 해결하려면 회사를 구글만큼 키워야 하는데, 그럴 시간이 없어요."

5장 | 오픈AI, 똑똑한 인재들이 모이다 … 123
"일론 머스크가 떠났습니다. 지원을 끊었습니다."

6장 | 사티아 나델라, 마이크로소프트를 새로 고침 하다 … 147
"마이크로소프트 주가가 2000년 봄 이후 처음으로 오르기 시작했다."

7장 | 구글과 딥마인드, 혁신과 현실 사이에서 … 167
"갑자기 모든 일이 보류되었습니다."

8장 | 리드 호프먼, 큰 힘에는 큰 책임이 따른다 … 193
"스타트업 창업이란 절벽 끝에서 몸을 던진 후, 추락하는 동안 비행기를 만들어야 하는 일과 같다."

9장 | 술레이만, AI와 인간이 친구처럼 대화하는 시대 … 213
"앞으로 5년 안에는 가능성의 영역을 넘어 불가피한 현실이 될 것이다."

10장 | 챗GPT, AI의 대중화가 시작되다 ··· 231

"1등이 아니면 아무리 정의를 떠들어도 소용이 없습니다."

11장 | 정지된 실리콘밸리에 떨어진 AI 유성 ··· 257

"천하무적의 기업은 없습니다. 어떤 기업이라도 한순간에 무너질 수 있습니다."

12장 | 마이크로소프트 vs 구글, 빅테크 AI 대전 ··· 273

"진짜 경쟁이 시작되었습니다."

13장 | AI의 질주, 기대와 위기의 경계에서 ··· 285

"지금 분위기가 아주 미쳤어요. VC들이 다 달려들고 있어요."

14장 | AI는 인간을 대체하지 않는다 ··· 305

"아무리 경쟁이 치열하더라도 AI가 나아갈 방향과 그 속도를 조종하는 일은 우리 손안에 있습니다."

15장 | 인플렉션AI, 친절한 AI를 만들어라 ··· 323

"우리 목표는 사용자가 AI와 훨씬 더 자연스럽고 편안하게 대화하도록 해 주는 것입니다."

16장 | AI 산업의 봄날은 언제까지 ··· 347

"이 말도 안 되는 회사들이 투자를 척척 받는 꼴을 좀 보세요."

17장 | 친구 같은 AI를 꿈꾸는 수많은 회사 ··· 375

"다른 제품과 확연히 차별되어야 한다고 생각했습니다."

18장 | 통제할 수 없는 미래, AI는 어디까지 가는가 ··· 395

"정부가 사사건건 간섭할수록, 미국은 세계 시장에서 점점 뒤처지게 될 겁니다."

19장 | 스타트업의 끝, 거대 기업의 품으로 ··· 421

"기업 역사상 초유의 사태입니다."

계속되는 이야기
마이크로소프트, 구글, 메타, 애플, 오픈AI 그리고 스타트업들 ··· 449

감사의 글 ··· 470

글의 출처 ··· 473

· 서문 ·

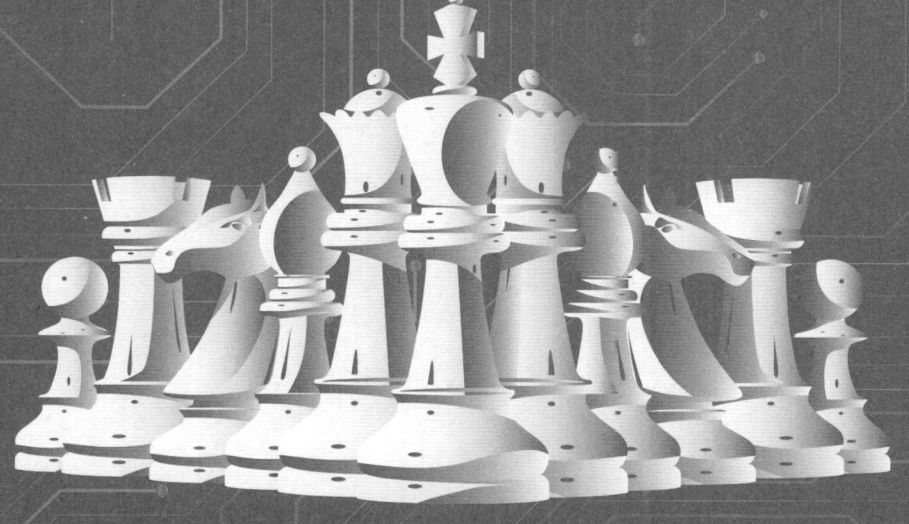

AI 때문에 실리콘밸리가
무너지고 있다

"사실상 돈을 벌 수 있는 기간은 18개월, 길어야 24개월입니다."

AI 시대가 본격적으로 열리면서 실리콘밸리 스타트업 생태계가 흔들리기 시작했다. 더 이상 차고에서 출발한 작은 스타트업이 대기업으로 성장하던 시대는 끝난 것일까. AI 산업은 막대한 자본, 방대한 데이터, 고가의 컴퓨팅 자원 등 스타트업이 넘기 힘든 높은 벽을 세웠다. 그런 상황에서 자본과 인력을 모두 갖추고 화려하게 출발한 인플렉션AI는 과연 어떤 길을 걷게 되었을까. 이 책은 그 도전과 좌절의 흐름을 따라가 본다.

THE WAR OF AI TITANS

　리드 호프먼과는 2000년대 초 그가 링크드인을 만든 직후부터 알고 지내던 사이였다. 나는 처음에 〈와이어드〉에 그에 관한 글을 기고했고 이후 〈뉴욕타임스〉 실리콘밸리 취재 기사에도 그를 언급한 바 있었다. 꽤 오래 그로부터 단체 메일을 매년 두 통 정도 꼬박꼬박 받아 왔다. 메일은 주로 호프먼이 썼거나 흥미롭게 생각한 글 등, 유쾌하고 낙관적인 내용들이었다. 대체로 기술 분야의 최신 트렌드를 폭넓게 다루고 있었지만 정치적인 내용도 섞여 있었다. 아마 다른 날이었다면 읽지 않고 삭제 버튼을 눌러 버렸을지도 모른다.

　그것은 "친애하는 친구에게"로 시작하는 정중한 편지였다. 뒤이어 약어가 등장했다. ICYMI In Case You Missed It. 혹시 놓쳤을까 봐 쓴다고 했다. 아닌 게 아니라 정말 내가 몰랐던 소식이었다. 그해 초 호프먼이 링크드인을 창업한 지 20년 만에 다시 인공지능 관련 스타트업의 공동 창업자가 되었다고 했다. 회사명은 인플렉션AI였다.

우선 당시까지만 해도 내가 인공지능에 대해 깊이 생각해 본 적이 없음을 고백해야 할 것 같다. 나는 〈스타트렉〉이나 〈로스트 인 스페이스〉 같은 TV 프로그램을 보며 자란 세대로서 한때는 친구처럼 지내는 로봇과 세상을 지배하는 컴퓨터를 상상했었다. 그럼에도 1990년대부터 2000년대까지 기술 업계를 취재하면서 정작 AI에 대해 진지하게 생각해 본 적은 없었다.

하지만 메일을 읽자마자 호프먼의 창업 아이디어에 매료되고 말았다. 컴퓨터 시대가 시작된 이래 인간은 기계와 소통하기 위해 새로운 언어를 만들고 배워야만 했다. 반면 호프먼이 이끄는 인플렉션AI의 목표는 기계가 인간의 언어를 이해하도록 만드는 것이었다. 마침내 우리는 컴퓨터만 알아보는 기호가 아니라 인간의 언어로 컴퓨터와 대화할 수 있게 된 것이다.

나는 스스로를 프로그래머라고 생각해 본 적은 없지만, 젊은 시절 잠깐 코딩에 손댄 적이 있다. 대학 시절 초창기 컴퓨터 언어인 포트란을 공부하면서 꽤 힘들었던 기억이 있다. 컴퓨터와 소통하는 유일한 수단이었던 펀치 카드(두꺼운 종이에 다양한 크기의 구멍을 뚫어 컴퓨터가 인식하는 문자와 명령을 나타내던 초기 입력 수단-옮긴이 주)를 사용하느라 꽤나 고생했다. 노스웨스턴대학교 컴퓨터 센터의 으스스하고 억압적인 분위기가 감도는 낮은 건물에서 밤늦게까지 그 작업을 했다. 고무줄로 묶은 베이지색 펀치 카드 뭉치를 컴퓨터 관리자에게 건네면, 1시간쯤 지나 컴퓨터가 뱉어낸 오류 메시지를 받았다. 그럴 때면 속이 쓰렸다. 대부분 오타나 사소한 실수였지만, 그 하나 때문에 다시 수십 장의 카드를 뒤져 오류를 찾아 고쳐야 했고, 다시 줄을 서서 차례를 기다려야 했다. 그래서 우리가 늘 쓰는 인간의 언어로 코딩할 수 있는 컴퓨터는 내게 마치 신이 내린 선물처럼 느껴졌다.

나는 인터넷 시대가 막 시작되던 1996년부터 IT 분야에 대해 글을 쓰기 시작했다. 당시 나는 아마존닷컴이라는 작은 온라인 서점에 막 투자한 유명 벤처 투자자들과 인터뷰했다. 그들 중 한 명은 아마존이 서점을 넘어서는 존재가 될 것이라고 말했지만, 나는 그 말을 '언젠가 CD나 DVD도 팔겠구나' 정도로만 이해했다. 당시 구글 직원은 40명 정도였는데, 그때만 해도 구글이 당시 검색 엔진 업계를 지배하던 알타비스타를 앞지를 것이라고 예상한 사람은 아무도 없었다. 그리고 AI 분야에서도 같은 일이 일어난다.

． ． ．

이 책에서 주로 다룰 또 한 명의 인물이 있다. 무스타파 술레이만이다. 그는 리드 호프먼의 친구이자 인플렉션AI의 공동 창업자 중 한 명이다. 그는 인플렉션AI의 사업 모델을 구상하고 호프먼을 영입해 회사를 시작했다. 당시의 나는 두 사람의 아이디어가 성공한다면 수억 명까지는 아니더라도 최소한 수천만 명의 사용자를 확보할 사업이 되리라 생각했다. 술레이만의 야망은 호프먼 못지않게 컸다. 그의 목표는 IQ가 높을 뿐만 아니라 EQ, 즉 감성 지능까지 갖춘 AI를 만드는 것이었다.

술레이만이 나에게 보여 준 창업 당시 메모에는 이렇게 적혀 있었다. "이것은 전에 없던 종류의 물건이다." 미리 정해진 대본대로 답하는 알렉사나 시리와는 차원이 달랐다. 그가 꿈꾼 것은 우리의 "흥미를 불러일으키고 질문을 계속하게 만드는" 매력적인 대화 상대였다. 그리고 마치 우리가 심리 상담사를 대하듯 어려운 문제를 털어놓으면 인내심 있게 들어주고 조언까지 하는 존재였다.

메모를 그대로 옮겨 보면 다음과 같다. "하루를 되돌아보며 생각을 정리할 때 곁에서 도와준다. 단순히 내 말을 들어주는 것뿐 아니라 피드백도 준다. 때로는 그 피드백이 나를 자극할지도 모른다."

영화 〈그녀 her〉에 나오는 듯한 가상 세계의 파트너는 단지 시작에 불과했다. 술레이만은 장차 사용자의 기호를 속속들이 파악하고 학습하는 AI 에이전트를 만들 계획이었다. 마치 유능한 비서가 상사에 대해 모든 것을 알고 있는 것처럼 말이다. 그는 이 디지털 비서가 사용자가 원하는 예약을 대신하고, 아이들 선물을 고르고, 친구들과의 점심 식사까지 준비하게 될 것이라고 말했다. 술레이만은 인플렉션AI의 CEO가 된 후 이렇게 말했다. "앞으로는 전 세계 모든 사람이 저마다 개인 AI를 보유하게 될 것입니다." 당시 이 회사의 최종 목표는 실리콘 밸리의 거대 기업처럼 수조 달러 규모는 아니더라도 최소한 수백억 달러의 가치를 지닌 기업이 되는 것이었다.

그러나 인플렉션AI는 만만치 않은 경쟁자들과 맞서야 했다. 구글과 마이크로소프트 같은 대기업은 물론 벤처 투자를 받은 여러 스타트업도 저마다 AI 에이전트를 개발하고 있었다. 그들 모두 무모한 도전을 하고 있었고 인플렉션AI도 예외는 아니었다.

게다가 인플렉션AI는 호프먼과 술레이만을 AI 논쟁의 중심으로 몰아넣기도 했다. 2023년 광범위한 불안감을 불러일으킨 기업 가운데 다수가 바로 이처럼 '생성형 AI'에 특화된 곳들이었다. 생성형 인공지능이란 입력된 데이터를 모방해 텍스트, 이미지, 영상, 음성 등 다양한 결과물을 만드는 시스템을 말한다. 이 기술은 대중의 경탄을 불러일으켰고, 업계에서는 불의 발견에 비견된다는 평가까지 나왔다. 그러나 인간과 거의 구분하기 어려운 기술이 등장하자 공포를 느끼는 사람도 생겼다. 자연스럽게 철학적, 윤리적 질문이 제기되었다.

술레이만이 구상하는 AI가 인간의 말에 공감을 표현한다고 가정해보자. 그러나 그것이 단지 인간의 언어 패턴을 분석한 결과로 기계가 자동 생성한 문장이라면, 과연 그것을 공감이라고 부를 수 있을까? 생성형 AI는 제작자조차 설명할 수 없는 실수를 여러 차례 저질렀고, 해마다 기하급수적으로 발전하지만 그만큼 위험도 크다. 인간이 만물의 영장이라는 지위를 상실할 경우, 그 결과가 무엇이 될지를 묻는 실존적 질문이 제기되었다.

이런 흐름 속에서, 호프먼에 이어 술레이만도 이른바 '제3의 길'을 제시하며 논쟁의 최전선에 나서게 되었다. 그들은 인류가 레이저를 쏘는 로봇에게 지배당할 것이라는 파국론자도, 인공지능의 발전을 늦추거나 규제하려는 시도에 반대하는 가속론자도 아니었다.

2016년, 스티븐 호킹은 이 문제에 대해 이렇게 말했다. "강력한 AI

의 부상은, 좋든 나쁘든 인류 역사상 가장 중대한 사건이 될 것입니다. 그 두 방향 중 어느 쪽으로 결론이 날지는 아직 아무도 모릅니다." 호프먼과 술레이만의 생각도 본질적으로는 호킹의 의견과 같았다. 인간이 충분한 주의를 기울이고 시간을 낭비하지 않는다면, AI는 그 엄청난 힘을 선한 방향으로 사용할 수 있다고 생각했다.

· · ·

1990년대 중반부터 실리콘밸리 안팎의 사정에 대해 글을 써 온 나로서는 또 다른 실존적 질문 또한 외면할 수 없었다. AI가 실리콘밸리 자체에 어떤 의미가 있을까 하는 점이었다. 실리콘밸리의 본질은 언제나 스타트업이었다. 구글과 페이스북은 차고와 친구 집 거실에서 출발해 기술 기반 대기업으로 성장했다. 하지만 AI, 특히 생성형 AI 분야는 성공에 따른 보상이 엄청난 만큼 초기 자본 또한 많이 필요하다. 이러한 점이 과연 스타트업이 경쟁력을 가질 수 있을지에 대한 의문을 낳았다. 생성형 AI에 필요한 데이터는 구글, 페이스북, 마이크로소프트처럼 거대한 기업만이 수집하고 확보할 수 있는 수준이다. 신생 스타트업은 시작할 엄두조차 내기 어려웠다.

게다가 컴퓨터가 이러한 모델을 학습하고 실행하는 데 필요한 시간과 자원 또한 막대했다. 업계에서는 이를 '컴퓨팅'이라고 부른다. 스타트업이 대형 모델 하나를 학습시키는 데만 수백만 달러어치의 컴퓨팅 비용이 들 뿐만 아니라, 만약 이 모델이 성공해 사용자 기반을 확보하게 된다면, 이후에는 수십억 달러 규모의 추가 컴퓨팅 비용이 발생한다.

AI는 스타트업의 인재 채용 환경에도 영향을 미치고 있다. 예전에는 스타트업 직원들이 성공했을 때 받을 지분을 기대하며 상대적으로 낮은 급여에도 만족했지만, AI 시대에는 더 이상 이러한 방식이 통하지 않게 되었다. AI 분야의 유능한 개발자라면 거액의 계약금과 연봉 100만 달러는 기본이며, 회사 지분까지도 요구한다. 오늘날 AI 분야에서 돈을 버는 구조는 아무래도 거대 테크 기업에 유리하게 짜여 있다.

심지어 실리콘밸리 덕분에 성공한 호프먼조차 내심 걱정을 안고 있었다. 그는 이렇게 말했다. "AI를 둘러싼 경제 구조 때문에 실리콘밸리 스타트업의 성공 공식이 완전히 바뀌고 있습니다." 과거 실리콘밸리는 일종의 스타트업 공장 같은 존재였다. 스타트업 초기 단계에 투자하는 벤처 펀드 NFX를 설립한 제임스 커리어는 실리콘밸리를 두고 "스타트업 산업 생태계"라고 부르기도 했다. 하지만 최소 수억 달러의 초기 자금이 필요한 산업이라면 과연 어떤 스타트업이 시작할 엄두를 낼 수 있을까?

2023년 겨울, 창업가를 비롯한 스타트업 생태계 사람들의 표정에서 일말의 불안감을 읽을 수 있었다. 기술 업계에서는 매 시기마다 새로운 거대 기업이 등장하는 흐름이 이어져 왔지만, AI 시대에도 과연 그 흐름이 계속될지는 확신하기 어려운 분위기였다. 사람들은 2010년대 기술 산업을 장악한 구글, 페이스북, 마이크로소프트, 애플 같은 대기업들이 결국 AI 분야까지 장악해, 차세대 기술 강자의 탄생을 막는 것은 아닐까 하는 두려움을 갖고 있었다.

이런 상황에서 인플렉션AI의 출발은 분명 주목할 만했다. 술레이만은 AI 업계에서 스타로 통했다. 시리아 출신 택시 기사의 아들로 런던에서 태어난 그는, 일론 머스크가 초밥을 먹으며 열변을 토했던 바로 그 딥마인드의 공동 창업자였다. 딥마인드는 AI 분야에서 최초로 본격적인 성공을 거둔 스타트업으로 평가받는다. 인플렉션AI의 세 번째 공동 창업자인 카렌 시모니언 역시 딥마인드 출신으로, 업계에서 최고 수준의 연구자로 꼽히는 인물이다.

이들의 비전은 거대했고, 투자도 화려했다. 2022년 봄, 호프먼이 몸담고 있던 벤처캐피털 그레이록은 인플렉션AI 설립을 위해 1억 달러를 투자했다. 그레이록이 60년 역사상 단일 기업에 투자한 금액 중 가장 컸다. 호프먼은 여기에 본인 자금 4,000만 달러를 추가로 투자했고, 빌 게이츠, 구글 전 CEO 에릭 슈미트, 영화배우 애쉬튼 커처, 가수 윌 아이 엠까지 투자에 참여했다. 이 자금으로 술레이만은 딥마인드, 구글, 오픈AI 등 여러 AI 연구소에서 인재를 대거 영입하며 '드림팀'을 꾸렸다. 2023년 6월 기준, 인플렉션AI가 유치한 투자금은 13억 달러에 달했다. 설립된 지 15개월밖에 되지 않은 스타트업으로는 엄청난 규모였다.

인플렉션AI는 과연 AI 스타트업으로서 자리 잡을 수 있을까. 그들은 AI 업계의 치열한 경쟁 속에서 어떤 길을 개척해 나갈까. AI 스타트업 붐이 일면서 수많은 기업이 경쟁에 뛰어들었다. 한 AI 전문 웹사이트에 따르면, 2023년 한 해 동안 AI 스타트업이 1만 개를 넘었다. 그 중 대부분 소규모 기업이었고, 수조 달러를 꿈에 다가갈 수 있는 회사는 극히 드물었다.

이 책을 쓰기 시작한 2023년 초, 나는 스탠퍼드 경영대학원에서 열린 벤처 투자자 제임스 커리어의 강연에 참석했다. 기술 분야에서 내가 만난 사람 중 그만큼 똑똑하고 존경스러웠던 사람은 드물었으며, 그의 분석은 늘 명쾌하고 날카로웠다. 그는 1994년 등장한 인터넷이 새로운 테크 기업 시대를 열었고, 14년 뒤인 2008년에는 스마트폰이 등장하며 또 다른 거대 테크 기업의 세대를 만들었다고 설명했다.

그러고는 이렇게 덧붙였다. "지금부터는 생성형 AI가 대세입니다." 그는 2022년 중반을 중요한 기점으로 지목하며, 한마디 경고도 잊지 않았다. "사실상 돈을 벌 수 있는 기간은 18개월, 길어야 24개월입니다."

· 1장 ·

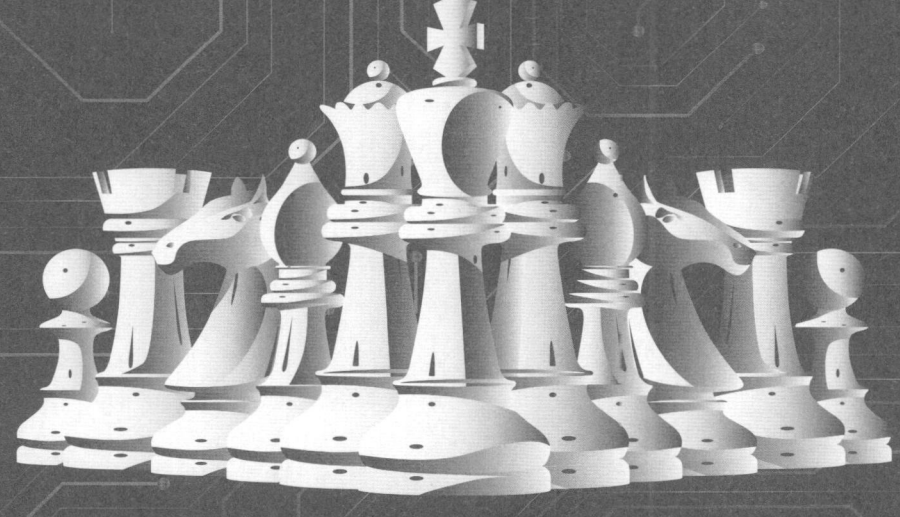

AI의 운명을 가를 첫 싸움

"당신처럼 똑똑한 젊은이가 왜 이런 일에 시간을 낭비합니까?"

AI의 시작은 기대를 모았지만, 결과는 번번이 실망뿐이었다. 초기 AI는 늘 과장된 약속에 비해 턱없이 부족했고, 상용화와는 거리가 멀었다. 무엇이 답일지 누구도 확신하지 못한 혼란의 시기. 연구자들은 기술의 갈림길에서 격렬하게 부딪혔다. 한쪽은 규칙 기반 AI, 다른 쪽은 생성형 AI. 어느 쪽이 미래가 될지, 선택의 시간이 다가오고 있었다.

THE WAR OF AI TITANS

1956년 여름, 연구자 20여 명이 기대를 안고 다트머스대학교 캠퍼스에 모였다. '인공지능'이라는 용어를 처음 만든 다트머스의 젊은 수학 교수 존 매카시John McCarthy가 그들을 초대한 것이다. 참석자들은 수학과가 위치한 대학 건물 꼭대기 층에서 논의를 시작했다. 그리고 8주간 진행될 비밀회의의 목적을 이렇게 정의했다. "언어를 사용해 추상적인 개념을 만들고, 인간의 몫으로 남아 있던 문제를 해결하며, 스스로 발전하는 기계를 개발한다." 그렇게 시작된 '다트머스 하계 인공지능 연구 프로젝트'는 인공지능이 하나의 학문 분야로 자리매김하는 계기가 되었다.

그러나 이후 인공지능 연구는 고상하고 비현실적인 목표를 추구하면서, 실제 성과는 기대에 훨씬 못 미치는 모습을 보였다. 그들은 10년 안에 기계가 체스 세계 챔피언을 이기리라 전망했다. 그러나 현실은, 기계가 체커스 경기에서 챔피언급 선수를 이기는 데 35년 이상이 걸렸고, 체스 마스터를 이기기까지는 더 오랜 시간이 필요했다. 초창기 AI 신봉자들의 무한한 낙관주의가 치명적인 실책이었다.

매카시보다 앞선 선구자도 있었다. 제2차 세계대전 당시 나치의 암호를 해독한 것으로 유명한 영국의 수학자 앨런 튜링Alan Turing이었다. 튜링은 1948년에 쓴 〈지능을 가진 기계〉라는 논문에서, "기계가 지능을 지닌 것처럼 행동할 수 있는지를 알아보는 연구를 제안한다."라고 말했다. 2년 후, 그는 기계가 생각할 수 있는지를 판단하는 시험 방법도 제안했다. 그가 이미테이션 게임imitation game이라 명명한 이 시험법은 오늘날 '튜링 테스트'라는 이름으로 알려져 있다. 이 테스트의 핵심은 "컴퓨터가 인간과 구별할 수 없을 정도로 자연스러운 대화를 할 수 있는가."라는 질문이다. 튜링은 2000년까지는 컴퓨터가 이 시험을 통과하리라 보았다. 하지만 그 예측은 20년 이상 빗나갔다.

이 일화는 인공지능이라는 분야가 출범한 이후 60년에서 70년의 역사를 압축해서 보여 준다. AI는 새로운 전환점을 곧 맞이할 것처럼 보였지만, 예측과 현실 사이의 격차는 마치 영원히 10년일 것처럼 좁혀지지 않았다.

◦ ◦ ◦

이런 상황에서 당시 크게 주목받은 연구자가 있다. 프랭크 로젠블랫Frank Rosenblatt이다. 그는 다트머스 회의가 시작되기 불과 몇 주 전에 박사 과정을 마쳤다. 비록 뉴햄프셔주 하노버에 모였던 학자 명단에 그의 이름은 없었지만, 코넬대학교 교수였던 로젠블랫 역시 똑같은 어려움을 겪고 있었다. 인공지능에 대한 기대는 지나치게 높은데 막상 성과는 너무 저조했다.

그는 심리학 박사 학위를 취득한 이듬해에 발표한 연구 논문에서 퍼셉트론Perceptron이라는 개념을 제시했다. 논문에서 로젠블랫은 이렇게 말했다. "전자 컴퓨터가 출현한 이후, 지각과 인지, 개념 형성, 경험을 일반화하는 능력 등, 그동안 인간의 전유물로만 여겨졌던 기능을 과연 기계가 처리할 수 있는지에 대한 관심이 점점 높아지고 있다." 그는 자신의 연구 분야인 인간의 두뇌를 모델로 삼았다. 19세기부터 과학자들은 인간의 두뇌가 단일하고 연속적인 신경망이 아니라, 수많은 뉴런이 상호 연결된 복잡한 구조라는 사실을 알고 있었다. 로젠블랫의 목표는 인공 신경망을 구축해 인간의 두뇌를 모방하는 것이었다. 그는 이 아이디어를 바탕으로 미 해군연구소The Office of Naval Research로부터 연구 기금을 지원받았다.

이후 기술 업계에서는 '베이퍼웨어vaporware'라는 신조어가 생겨났다. 실제로 존재하지도 않은 제품이 마치 곧 출시될 것처럼 요란하게 홍보하는 관행을 일컫는 말이다. 로젠블랫 역시 그런 허풍과 무관하지 않았다. 1958년, 그가 워싱턴 DC를 방문해 기자와 관계자에게 자신의 아이디어를 소개했지만 실제로 전자두뇌를 만든 것은 아니었다. 그는 미국 기상청에서 빌린 IBM 메인프레임 컴퓨터를 이용해, 자신이 고안한 개념을 시연한 것뿐이었다. 시범은 간단했다. 컴퓨터가 자가 학습을 통해 왼쪽에 표시가 있는 카드와 오른쪽에 표시가 있는 카드를 구별하게 만든 것이었다. 하지만 로젠블랫은 이 정도면 자신의 이론이 입증된 것이라 확신했고, 매우 흡족해했다.

다음 날, 〈뉴욕타임스〉 1면에는 "해군, 행동 학습 기계를 선보이다." 라는 제목의 기사가 실렸다. 기사에는 "해군이 오늘 공개한 초기 형태의 전자 컴퓨터는 스스로 걷고, 말하고, 보고, 쓰고, 자기 복제도 가능할 뿐 아니라, 심지어 자신의 존재를 인식할 수도 있을 것이다."라는 내용이 담겼다. 〈뉴요커〉 역시 로젠블랫의 발명품을 다루며, "인간의 두뇌에 필적할 만한 라이벌이 등장했다."라고 평했다. 오클라호마의 한 지역 신문은 "해군, 생각하는 프랑켄슈타인을 발명하다."라는 자극적인 제목의 기사를 1면에 실었다.

당시 로젠블랫의 외모는 미치광이 과학자보다는 단정한 회사원에 가까웠다. 그는 머리를 짧게 자르고, 유행하던 두꺼운 검정 뿔테 안경을 썼으며, 옥스퍼드 셔츠 위에 색이 짙고 폭이 좁은 넥타이를 맨 차림이었다. 한 역사학자는 그를 "음악, 천문학, 수학, 컴퓨터 등 모든 분야에 전문가처럼 보이는 진정한 르네상스형 인물"로 평가했다. 대중의 관심을 사로잡는 카리스마와 대담한 비전을 동시에 지닌 인물이었던 셈이다.

스탠퍼드 인공지능연구소 소장 크리스 매닝Chris Manning은 로젠블랫에 대해 이렇게 말했다. "그가 주장한 '생각하는 컴퓨터'는 실제보다 과장된 면이 많았습니다. 허풍도 있었죠. 하지만 프랭크 로젠블랫이 오늘날 우리가 '신경망'이라 부르는 개념, 즉 인간의 뇌를 닮은 컴퓨터라는 아이디어를 처음 개척한 것은 사실입니다." 오늘날 이 기술은 '머신러닝'으로 불린다. 일일이 코드를 짜는 대신, 컴퓨터가 스스로 학습하고 시행착오를 거치며 과업을 수행하는 능력을 키우는 방식이다.

문제는, 로젠블랫은 자신의 개념을 실현할 구체적인 수단을 갖고 있지 않았다. '생각하는 기계'라는 개념이 언론의 주목을 받은 지 1년쯤 지나, 그는 '마크 I'이라는 장치를 구상했고, 미국의 우정공사, 공군과 개발 계약을 맺었다. 우편물을 분류하고 항공 사진을 판독하는 용도였다. 그는 후원자들을 만나기 위해 워싱턴으로 돌아왔고 또다시 기자들에게 둘러싸였다. 그는 그중 한 명과 커피를 마시다가 퍼셉트론이 "스스로 사고하는 최초의 기계"라고 단언했다. 비록 이 기계가 사랑이나 기쁨 같은 감정을 느낄 수는 없겠지만, 인간처럼 학습하고 통찰력을 발휘하며, 아이디어를 전달할 수 있다는 것이 그의 주장이었다.

· · ·

동료 학자들은 기자들처럼 열광적인 반응을 보이지는 않았다. 1956년 여름, 다트머스에 모였던 과학자들 역시 신경망 개념에 흥미를 느끼긴 했지만, 당시에는 인공지능보다는 '규칙 기반 컴퓨팅'이라는 접근 방식에 더 큰 공감대가 형성되어 있었다 이들은 인간처럼 학습하는 신경망을 구축하기보다는, 인간의 지식과 추론 능력을 컴퓨터가 따라 하도록 일일이 프로그래밍하는 방식을 추구했다.

이러한 방식은 당시 '상징형 AI'라 불렸으며, 훗날 '전문가 시스템'

으로 발전했다. 이 노선을 가장 열렬히 지지한 인물이 MIT 교수 마빈 민스키Marvin Minsky였다. 그는 다트머스 회의의 공동 주최자 중 한 명이었고, 이후 존 매카시와 함께 MIT 인공지능 프로젝트를 창설했다. 대학원 시절 신경망을 실험해 본 적이 있었지만, 결국 이 방법에는 가망이 없다고 판단했고, 1960년대 중반에는 규칙 기반 AI가 정답이라는 결론에 도달했다. 얼마 지나지 않아 학계의 대다수도 그의 판단을 따르기 시작했다.

1967년, 민스키는 "한 세대 안에 인공지능 관련 문제 대부분이 해결될 것"이라고 장담했다. 같은 노선을 따르던 허버트 사이먼Herbert A. Simon도 1980년대 중반이면 "사람이 할 수 있는 모든 일을 기계도 할 수 있을 것"이라고 예측했다.

민스키는 자기주장이 강하고 갈등을 일으키는 성격이었다. 그는 여러 방식으로 로젠블랫을 조롱했다. 이를 상징적으로 보여 주는 장면이 있다. 1966년 푸에르토리코에서 열린 소규모 AI 회의에서 한 젊은 연구원이 마크 I 을 활용한 신경망 실험을 발표했다. 발표가 끝난 뒤, 민스키는 손을 들고 이렇게 물었다. "당신처럼 똑똑한 젊은이가 왜 이런 일에 시간을 낭비합니까?" 그는 퍼셉트론이 인간의 두뇌를 모방할 수 있다는 주장이 터무니없다고 몰아붙였고, 청중은 웃음을 터뜨렸다. 그 직후 민스키는 신경망의 한계를 다룬 책의 공동 저자가 됐고, 그 책의 제목은 바로 《퍼셉트론》이었다. 그는 신경망을 "미래가 없는 개념"이라고 일축했고, 정부 예산은 규칙 기반 AI로 이동했으며, 학계도 머신러닝에 대한 관심을 잃기 시작했다.

AI의 발전이 지지부진했던 이유는 무엇보다 컴퓨터 자체의 한계에 있었다. 방대한 정보를 저장하고 신속하게 처리해 결과를 도출하기에는 당시 컴퓨터 성능이 턱없이 부족했다. 한 연구자는 마치 연료가 존재하지 않는데 제트 엔진을 설계해야 하는 상황과 같다고 한탄한 바 있다. 그는 컴퓨터가 지능을 발휘하려면 성능이 수백만 배는 더 향상되어야 할 것이라고 했다. 실제 로젠블랫이 퍼셉트론을 실행하기 위해 만든 마크 I 컴퓨터는 방 하나를 가득 채울 정도로 거대했지만, 그 안에 들어 있는 인공 뉴런의 수는 고작 400개에 불과했다. 반면 인간의 뇌에는 860억 개에 이르는 뉴런이 있다.

그렇다고 해서 AI라는 이름 아래 등장한 과장된 주장과 환상이 멈춘 것은 아니었다. 오히려 더욱 강해졌다. 1960년대에는 높이 180cm에 바퀴가 달린 로봇 셰이키Shakey를 개발한다는 소식에 세간의 관심이 집중되었다. 셰이키는 스스로 움직이도록 설계된 자율 로봇으로는 최초의 사례였다. 물건을 가져오라는 명령을 받으면, 스스로 행동 방침을 결정해 움직일 수 있도록 설계되었다. 적어도 이론상으로는 그랬다.

실제로 제작된 셰이키는, 사무실 캐비닛에 TV 카메라, 안테나, 바퀴를 달아 놓은 듯한 모습이었다. 이 로봇은 A 지점에서 B 지점까지 이동하는 간단한 임무조차 겨우 해냈고, 연료도 몇 분 만에 바닥났다. 그럼에도 〈라이프〉는 셰이키를 세계 최초의 '전자 인간'으로 대서특필했다. 1960년대 후반 열린 AI 회의에서 어떤 연사는 지능형 로봇이 곧 가정에 도입되어 더러운 빨래를 집어 들 날이 멀지 않았다고 말하기도 했다.

셰이키에 탑재된 지도 소프트웨어는 이후 상용 내비게이션 앱의 기초가 되었다. 이 로봇의 핵심 원리는 인간의 언어를 처리하는 기술에 기반을 두고 있었다. 그러나 과도하게 부풀려진 기대 탓에 셰이키는 자율 로봇의 발전을 이끄는 이정표가 되기보다는 실망의 상징으로 남게 되었다.

1960년대 중반 등장한 챗봇 엘리자Eliza는 AI 기술 초기 단계에서 오랜 시간 관심을 끌었다. 다만 엘리자에 대한 관심은 개발자의 의도라기보다는 사용자들의 과도한 기대에서 비롯된 것이었다. MIT의 컴퓨터 과학자 조셉 와이젠바움Joseph Weizenbaum은 AI라는 이름 아래 쏟아지던 허황들을 풍자할 의도로 엘리자를 만들었다. 특히 컴퓨터의 대화 능력이 피상적이라는 점을 드러내고자 했다.

엘리자라는 이름은 조지 버나드 쇼의 희곡 〈피그말리온〉에 등장하는 엘리자 둘리틀에서 따온 것이다. 이 챗봇은 사용자의 말을 단순한 패턴으로 받아들이고 되풀이하는 기능밖에 없었다. 예를 들어 "오늘 기분이 우울해요"라고 하면 "왜 오늘 기분이 우울한가요?"라고 되묻는 식이었다. 하지만 사람들은 엘리자를 농담거리로 생각기보다는, 심리 상담가나 친구처럼 대했다. 와이젠바움은 10년 후 자신이 쓴 책에서, 사람들이 엘리자에 보인 반응에 큰 충격을 받았다고 고백했다. 그는 특히 자신의 비서조차 엘리자와 대화하는 동안에는 방을 비워 달라고 요청했다는 일화를 전했다.

이후 1970년대에 접어들며 AI는 급속히 침체기에 빠졌다. 연구자들은 이 시기를 'AI 겨울'이라 불렀다. 국방부는 국방고등연구계획국DARPA을 통해 셰이키 프로젝트에 막대한 자금을 투입하고 있었다. 군은 셰이키 같은 로봇이 정찰을 하거나 최소한 보초라도 설 수 있기를 기대했지만, 수백만 달러를 쏟아부은 끝에 들은 보고는 "컴퓨터가 좌우를 구분할 수 있다."였다. 결국 정부의 AI 자금은 다른 분야와 마찬가지로 고갈되었다. 1974년부터 1980년까지, AI의 첫 번째 겨울이 왔다.

1982년에 이르러 마빈 민스키는 AI가 지금까지 과학이 맞닥뜨린 문제 중 가장 어려운 것이라고 인정했다. 그는 책《퍼셉트론》의 성공을 후회했고, 결국 희망은 신경망 기술에 있다는 점도 받아들였다. 하지만 그의 이러한 변화가 로젠블랫에 대한 사과로 이어지지는 않았다. 로젠블랫은 책이 출간된 지 불과 2년 뒤, 마흔세 번째 생일을 앞두고 보트 사고로 익사했다.

· · ·

샌프란시스코에서 남쪽으로 약 72킬로미터 떨어진 산타클라라. 이곳에 본사를 둔 인텔이 생산한 실리콘 반도체 칩이 개인용 컴퓨터를 탄생시켰고, 이 지역에 새로운 별명이 붙었다. '실리콘밸리'라는 명칭은 1971년 한 컴퓨터 잡지의 기자가 한때 과일 산지로 유명했던 산타

클라라 밸리 지역을 새롭게 지칭하면서 처음 등장했다.

PC 혁명과 함께 기술 산업의 중심이 점차 미국 서부로 옮겨 갔다. 개인용 컴퓨터의 등장은 완전히 새로운 시장과 기회를 열었다. 1980년 애플이 상장하면서 투자 수익이 200배에 이른다는 이야기가 퍼지자, 많은 벤처투자자가 이 지역으로 몰려들었다. 투기꾼들은 살구, 자두, 체리로 차 있던 과수원을 불도저로 밀어 버리고 그 자리에 사무실과 산업 단지를 세웠다.

AI 개발 초기 수십 년간 이 분야의 중심지는 주로 미국 동부였다. 그러나 1930년대 스탠퍼드대학교 공학부 학장이었던 프레더릭 터먼Frederick Terman이 대학의 연구 활동을 영리 기업과 연계하려 시도하면서 서부로 이동할 기반이 마련되었다. 1939년, 그의 제자였던 빌 휴렛Bill Hewlett과 데이브 팩커드Dave Packard가 팔로알토의 한 차고에서 전자기기 회사를 창업했다. 제2차 세계대전 직후, 스탠퍼드는 이런 창업 정신을 장려하는 취지로 졸업생과 교수가 기술 창업에 도전할 수 있도록 인근 지역에 산업 단지를 조성했다.

'인공지능'이라는 용어를 만든 존 매카시 역시 1960년대 초 MIT를 떠나 스탠퍼드 인공지능연구소 설립에 힘을 보탰다. 연구자들은 대학 캠퍼스 위쪽 언덕에 위치한 반원형 목조 건물에서 로봇, 음악 생성 기계, 시청각 컴퓨터 등 거의 모든 주제를 연구했다. 수십 년 동안 스탠퍼드는 IBM, 제록스, 록히드, 제너럴 일렉트릭 등 거대 기업을 배출했고, 1980년대에는 세계 최고의 AI 연구소로 자리매김했다.

1980년대 초부터 AI에 대한 관심이 다시 급격히 증가했다. 이른바

'전문가 시스템'이 주목받기 시작했는데, 실상은 마빈 민스키가 주장한 규칙 기반 AI의 다른 이름일 뿐이었다. 스탠퍼드의 에드워드 파이겐바움Edward Feigenbaum 교수가 주장한 이 개념은, 특정 전문가의 지식을 프로그램화해 컴퓨터에 심을 수 있다는 것이었다. 예를 들어, 석유 시추 현장에 안전 관리자를 일일이 배치해 모든 작업자를 감시할 필요 없이 전문가의 판단 기준을 컴퓨터 프로그램에 담아 현장에 적용할 수 있다는 식이었다.

당시에도 AI를 가지고 그럴듯한 수익 모델을 제시하는 기업에 자금이 집중되었다. 많은 하드웨어 회사가 존 매카시가 만든 프로그래밍 언어 LISP의 성능을 극대화하겠다는 목표로 설립되었다. 이런 분위기 속에서 'LISP는 Lots of Idiotic Stupid Parentheses(멍청한 괄호들의 나열)'라는 농담이 프로그래머들 사이에서 유행하기도 했다. 텍사스 인스트루먼트와 제록스 같은 기업은 LISP 기반 장비를 개발해 판매했고, AI 연구자들이 자주 사용하던 또 다른 언어 프롤로그Prolog의 인기를 활용하려는 기업들도 속속 생겨났다. 자동차 제조업, 소매유통업, 법조계 등 특정 산업군에 전문가 시스템을 적용하려는 스타트업이 우후죽순으로 설립되었다. AI 시스템을 개발하거나 운영하는 기업을 위해, 맞춤형 디지털 툴을 제공하는 회사들도 등장했다.

분석가들은 전문가 시스템이 수십억 달러 규모의 시장으로 성장할 것이라고 내다봤다. 당시 박사 학위를 막 마친 제리 카플란Jerry Kaplan 은, 막대한 자금이 이 분야로 쏟아지는 걸 보며 주변 연구자들이 앞다퉈 학위를 포기하고 창업에 나섰다고 회고했다. 그는 스탠퍼드에서 박사 후 연구를 하던 중, 실리콘밸리 전체가 창업 열기로 들끓는 분위기를 체감했고, 자신도 창업을 결심했다. 이후 지도교수였던 파이겐바움과 함께 테크날리지Teknowledge라는 회사를 설립하고, 직접 영업에 나섰다.

카플란은 당시를 회상하며, 얼마 전까지만 해도 자신의 교수였던 파이겐바움이 잠재 고객 앞에서는 그들이 듣고 싶어 할 말을 능숙하게 내뱉었다고 말했다. 정유회사 임원과의 미팅이 잡히면, 아직 개발되지도 않은 전문가 시스템이 시추 작업에 어떤 효과를 낼 수 있는지 청산유수로 설명했다. 카플란은 파이겐바움이 로젠블랫이나 민스키와 닮은 점이 있다고 느꼈다.

그는 이어 "엄청난 수의 기업이 생겨났지만, 대부분은 형편없는 수준에 불과했습니다."라고 덧붙였다. 테크날리지는 1985년 상장에 성공하며 소수의 승자 중 하나가 되었지만, 카플란 본인은 규칙 기반 AI에 대한 신뢰를 잃게 되었다. 일일이 코드를 짜서 기계에 학습시키는 방식은 시스템을 지나치게 복잡하게 만들었고, 실제 비즈니스 현장에서 쓰이기엔 한계가 많았다. 그는 결국 "이런 방식은 절대 통하지 않는다는 결론에 도달했습니다."라고 말했다.

그런 결론에 도달한 사람은 카플란만이 아니었다. 자금 흐름이 끊기자 산업 전반의 동력도 멈췄고 1987년에는 두 번째 AI 겨울이 찾아왔다. 이번 침체는 이전보다 훨씬 길고 깊었다. 스탠퍼드의 크리스 매닝Chris Manning은 "1990년대 말까지 AI 분야에서는 눈에 띄는 진전이 거의 없었습니다."라고 말했다.

제임스 마니카James Manyika는 그 시절을 "매우 외로웠다"고 회상한다. 짐바브웨 출신인 그는 마침 두 번째 AI 겨울이 닥치던 시기에 옥스퍼드에서 AI 분야 박사 과정을 시작했다. 당시에는 AI를 주제로 논문을 쓰지 말라는 충고가 많았다고 한다. 박사 과정을 밟은 후에도 상황은 달라지지 않았다. 연구비를 지원받고 싶다면 '기계 지능'이나 '머신러닝'이라는 표현을 써야 했고, 'AI'라는 단어는 피하는 것이 상식이었다.

· 2장 ·

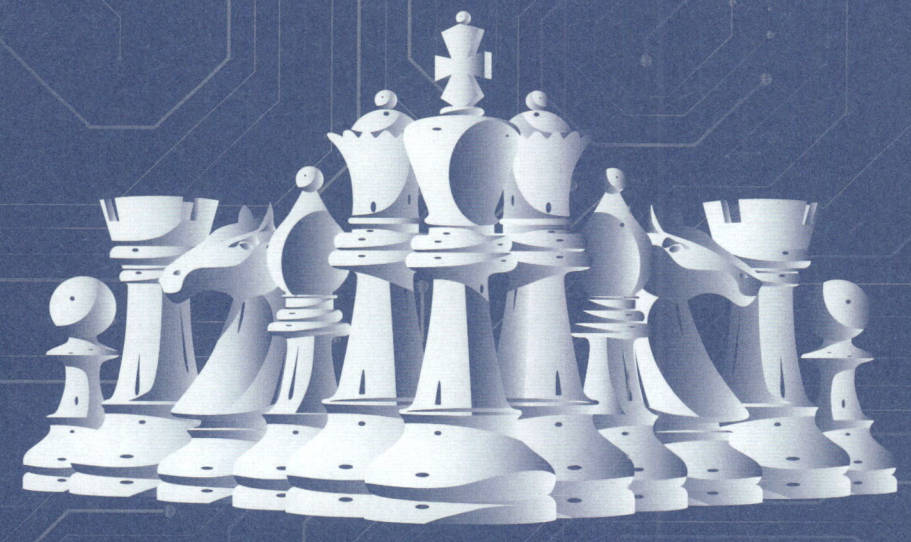

리드 호프먼, 기회를 따라 움직이다

"쉬운 돈벌이의 시대가 끝나고 있었다."

리드 호프먼은 대학 시절 AI에 회의적이었다. 기술은 아직 걸음마였고, 현실은 기대에 한참 못 미쳤다. 하지만 그는 판을 쉽게 떠나지 않았다. 첫 창업이 실패로 끝난 뒤, 피터 틸의 부름을 받아 페이팔에 합류했고, 링크드인을 창업하고, 마크 저커버그를 만나 초기 페이스북에도 투자했다. 연이어 성공을 거둔 그는 실리콘밸리 대표 벤처캐피털 그레이록에 합류하며, 다시 AI에 주목하기 시작했다.

THE WAR OF AI TITANS

리드 호프먼은 1985년 가을 스탠퍼드대학교에 진학했다. 그 당시에도 스탠퍼드대학교는 실리콘밸리에서 벌어지는 수많은 혁신의 중심지였다. 예를 들어, 당시 가장 큰 명성을 누리던 기업 중 하나가 실리콘그래픽스였는데, 1980년대 초 스탠퍼드에서 탄생했다. 이 회사는 영화 산업에 첨단 특수 효과 기술을 제공해 〈쥬라기 공원〉, 〈포레스트 검프〉, 〈터미네이터 2〉 같은 작품이 탄생하는 데 핵심적인 역할을 했다. PC보다 한 단계 높은 컴퓨터 범주인 워크스테이션을 개척한 썬 마이크로시스템즈와, 인터넷 시대를 연 시스코 시스템즈 또한 스탠퍼드 출신이었다.

호프먼은 대학 시절을 충실히 보냈다. 그는 스탠퍼드에서 처음 개설된 기호체계학Symbolic Systems을 전공한 10명 중 한 명이었다. 이 전공은 인공지능을 포함해 컴퓨터 과학, 언어학, 심리학 등 여러 분야를 융합한 학문이었다. 당시 일부 학생 사이에서는 이 과를 '유사 컴퓨터 과학'이라며 비웃는 분위기도 있었지만, 호프먼은 다양한 수업을 폭넓게 수강할 수 있다는 점을 높게 평가했다. 배움에 굶주린 사람들과 밤새워 중요한 주제를 토론할 수 있는 환경에 들어간 것이다.

그런 친구 중 한 명이 피터 틸이었다. 그는 훗날 인공지능 분야에서 결정적인 영향을 끼치게 된다. 두 사람은 의외의 계기로 친구가 되었다. 틸은 종교적 색채가 강한 가정에서 자랐고, 호프먼은 1960년대 반문화의 공기를 마시며 성장했다. 호프먼의 아버지는 어린 아들을 어깨에 태운 채 베트남 전쟁 반대 시위에 나가기도 했다. 호프먼은 "걷기도 전에 최루탄 가스를 피해 달아나는 법부터 배웠다."라고 회상했다.

두 사람은 2학년 때 '마음, 물질, 의미'라는 철학 수업에서 처음 만났다. 호프먼은 "그가 보기에 나는 동정심이 흘러넘치는 공산주의자였을 겁니다. 그리고 내 눈에는 그가 영락없이 자유 지상주의 괴짜로 보였지요."라고 말했다. 첫 수업이 끝나자마자 1시간 넘게 논쟁을 벌인 두 사람은 이후로도 오랜 시간 토론을 이어 갔다. 결국 틸이 도널드 트럼프의 대선 캠페인에 100만 달러 이상 기부했을 때, 두 사람은 우정을 지키기 위해 정치 이야기를 하지 않기로 합의했다. 고학년이 되었을 때 두 사람은 각각 좌파와 우파를 대표해 전교 학생회에 출마하기도 했다.

호프먼이 스탠퍼드에 입학할 무렵, 두 번째 AI 겨울이 시작되었다. 하지만 그는 어린 시절부터 공상과학 소설을 탐독해 온 만큼, 컴퓨터가 무엇을 할 수 있는지에 대한 관심을 쉽게 잃지 않았다. "나에게 로봇과 인공지능은 전혀 낯선 개념이 아니었지요." 그는 전설적인 제록스 PARC(팔로알토 연구센터)에서 하계 인턴십 기회를 얻었다. 이 연구소는 마우스, 아이콘 등 컴퓨터 역사에 굵직한 혁신을 남긴 곳이다. 호프먼은 이곳에서 AI 프로젝트에 참여했고, 한 학기를 휴학할 만큼 몰두했다. 다음 해 여름에는 IBM에서 전문가 시스템 관련 프로젝트에 참여하기도 했다.

고학년이 된 호프먼은 AI 분야의 거장 데이비드 루멜하트David Rumelhart의 지도를 받았다. 루멜하트는 신경망의 정보 처리 능력을 획기적으로 향상한 '병렬 분산 처리 모델'의 선구자였다. 그는 스탠퍼드 재직 기간 내내 호프먼에게 든든한 멘토가 되어 주었다.

그럼에도 불구하고 호프먼은 AI 연구 자체에는 큰 매력을 느끼지 못했다. 이후 일론 머스크와 식사를 하던 자리에서 당시의 AI는 아직 걸음마 단계에 있었다고 회상하기도 했다. 연구비가 줄어든 것도 이유였지만, 컴퓨터 자체의 처리 능력이 워낙 낮아 제대로 된 성과를 내기 힘들다는 현실적 한계도 존재했다. 그는 "당시 컴퓨터 용량으로는 그저 장난감 수준의 문제나 풀 정도였습니다."라고 말했다. 그가 스탠퍼드 재학 시절에 이룬 가장 큰 업적이라고 해 봐야 고작 수표에 인쇄된 숫자를 컴퓨터로 일관되게 읽을 수 있다는 것 정도였다. "인공지능이 조만간 실현될 가능성은 없다는 결론을 내렸습니다. 그래서 다른 일을 해야겠다고 생각했지요."

PC가 실리콘밸리를 탄생시켰다면, 인터넷은 이 지역에 불을 지폈다. 도화선 역할을 한 사건은 1995년 8월 넷스케이프 커뮤니케이션즈의 기업 공개였다. 월드와이드웹과 브라우저를 최초로 발명한 사람은 영국인 팀 버너스리였지만, 이 개념을 통해 실질적인 부를 창출한 쪽은 넷스케이프의 연구팀이었다. 두 번째 AI 겨울이 막 끝나갈 무렵 설립된 이 회사는 초보자도 쉽게 인터넷을 사용할 수 있게 하는 사용자 친화적 브라우저를 개발했다. 또한 클릭 가능한 아이콘과 수많은 이미지로 구성된 역동적인 대화형 웹페이지를 만들어 냈다.

넷스케이프는 설립 16개월 만에 상장에 성공했고 곧바로 주식 열풍을 불러일으켰다. 수익은 아직 없었지만 회사의 미래 잠재력을 알아본 수요가 엄청났다. 거래 첫날 주가가 네 배 이상 상승했다. 실리콘밸리 투자자들이 말하는 '증명 지점'이 도래한 셈이었다. 제대로 된 인터넷 회사에만 투자하면 누구나 부자가 되는 시대가 시작되었다.

넷스케이프의 상장은 수많은 창업자에게 영감을 주었고, 마침내 '닷컴 시대'가 열렸다. 1990년대에 넷플릭스, 아마존, 구글 같은 대히트작에 투자한 벤처투자자 존 도어는 이 시기를 "지구 역사상 합법적으로 돈을 가장 많이 벌 수 있었던 시기"라고 회고했다. 실리콘밸리는 인터넷의 세계적 확산을 이끌며 기술 혁신의 수도로 자리매김했다.

호프먼의 성공 여정도 당시 수많은 창업가의 이야기와 크게 다르지 않았다. 넷스케이프가 상장한 직후, 호프먼과 피터 틸은 팔로알토에서 북쪽으로 240킬로미터 떨어진 해안 마을 괄라라의 할머니 댁으로 자동차 여행을 떠났다. 호프먼이 애플의 이월드eWorld라는 온라인 서비스에서 근무한 지 약 1년이 지난 시점이었다. 틸은 한 투자은행에서 파생상품 거래를 담당하고 있었다. 두 사람은 주말 내내 "인터넷 회사를 창업하는 방법을 이야기하며" 시간을 보냈다. 틸은 직접 벤처 펀드를 조성할 생각이었고, 호프먼은 회사를 창업하고 싶다고 말했다.

호프먼은 틸을 비롯한 스탠퍼드 인맥을 통해 여러 벤처캐피털과 미팅할 기회를 얻었다. 틸의 어머니는 실리콘밸리 최고 로펌 중 하나인 윌슨 손시니에서 근무했으며, 그녀를 통해 호프먼은 유명 벤처투자자와도 연결될 수 있었다. "아직 투자를 요청할 만큼 사업 계획이 구체적으로 나온 것도 아니었습니다. 그저 이 판이 어떻게 돌아가는지 살펴보는 단계였으니까요."라고 호프먼은 회고했다.

1996년 초, 애플은 이월드 사업을 접었다. 맥 전용 인터넷 서비스는 수요가 크지 않았고, AOL과 유사하면서도 요금은 더 비쌌던 탓에 좋은 평가를 받지 못했다. 머릿속에 구체적인 계획만 있었다면 창업의 적기였겠지만, 호프먼은 이때 일본 전자 대기업 후지쯔가 월즈어웨이WorldsAway라는 가상현실 프로젝트를 개발하고 있다는 사실을 업계 네트워크를 통해 알게 되었다. 그는 이 서비스의 외관과 기능을 총괄하는 제품 관리자로 고용되어, 아바타 기반의 온라인 커뮤니티를 구축하는 팀을 이끌게 되었다.

이 세계에서는 게임 관리자 역할을 맡은 사람이 '마법사'라 불리며 흰색 가운을 입었고, 캐릭터는 손을 흔들고 인사하며 감정을 표현할 수 있는 아바타 형태로 구현되었다. 호프먼은 당시 메타버스 개념이 처음 소개된 닐 스티븐슨의 《스노크래시》를 읽은 상태였다. 그는 월즈어웨이 프로젝트를 통해 초기 형태의 메타버스를 직접 구현하고 있던 셈이었다.

호프먼은 성격이 급한 편이었다. 회사 지분을 조금만 내놓으면 수백만 달러를 유치한다는 이야기가 실리콘밸리 곳곳에서 들려왔다. 1994년에는 스탠퍼드대 학생 5명이 익사이트Excite라는 콘텐츠 검색 포털을 창업했고 이 회사는 2년 만에 상장에 성공했다. 창업자들은 모두 20대 중반이 채 되지 않았지만 수천만 달러를 손에 쥐게 되었다. 1996년 한 해에만 150개가 넘는 기술 스타트업이 상장했고 이듬해 상반기에도 100개 이상이 상장에 성공했다. 호프먼은 말했다. "1997년 여름쯤부터 초조해지기 시작했습니다. 인터넷 시장이 그야말로 뜨겁게 달아올랐지요. 이제 시간이 별로 없다는 생각이 들었습니다."

월즈어웨이에서 일한 지 약 20개월이 지났을 무렵, 비디오 게임 업계의 선구자 패트릭 페렐Patrick Ferrell로부터 제품 시연 요청을 받았다. 아타리의 임원 출신이자 1980년대 말 게임 전문 잡지 〈게임프로〉의 창간인이기도 했던 그는 회사를 대형 출판사에 매각한 뒤, 개인 컨설팅 회사를 운영하고 있었다. 후지쯔가 월즈어웨이를 분사하려는 계획을 세우고 있었고, 페렐은 이를 돕기 위한 자문 중 한 명이었다.

호프먼은 평소처럼 폴로 셔츠에 청바지를 입은 수수한 차림이었다. 미팅이 끝난 후 그는 엘리베이터 앞에서 페렐에게 말을 걸었다. "나한테 사업 아이디어가 있습니다. 당신은 사업가 기질이 대단한 분이신 것 같은데, 한번 들어 보시겠습니까?" 페렐은 호기심이 생겨 그를 저녁 식사에 초대했다.

· · ·

페렐의 집은 실리콘밸리 서쪽 외곽 지대인 산타크루즈 산맥 기슭 로스앨토스힐스에 있었다. 회사를 창업해 상장하거나 수억, 혹은 수십억 달러에 매각한 창업자들이 모여 사는 마을이었다. 당시 휴렛팩커드의 데이비드 팩커드를 비롯해 기술 업계의 유명 인사가 다수 거주하고 있었다. 페렐의 집 바로 길 건너에는 야후의 창업자 제리 양이 살고 있었다. 양과 친구 데이비드 필로는 스탠퍼드 재학 시절 '제리와 데이비드의 월드와이드웹 가이드'라는 정보 사이트를 만든 뒤, 이름을 야후로 바꾸고 1996년에 상장시켰다. 얼마 지나지 않아 스탠퍼드대학교 캠퍼스에서 구글이 탄생했고 공동 창업자 세르게이 브린 역시 회사를 상장한 후 로스앨토스에 집을 샀다.

페렐은 스테이크를 굽고 레드 와인을 한 병 땄다. 1997년 여름만 해도 '소셜 네트워킹'이라는 단어는 온라인 소통보다는 현실의 인간관계를 지칭하는 학술 용어로 더 자주 쓰였다. '소셜 미디어'라는 말이 사전에 등재된 것도 그로부터 10년은 지난 후의 일이며, 프렌드스터나 마이스페이스 같은 개척자가 아직 등장하지 않았던 시점이었다. 마크 저커버그가 겨우 바르 미츠바(유대교에서 남자아이가 13세가 되면 치르는 성년식-옮긴이 주)를 치른 때였다.

호프먼은 1980년대 기술 혁명의 선구자 로버트 멧칼프가 네트워크의 위력을 설명하며 남긴 격언, 이른바 멧칼프의 법칙을 인용했다. 구성원 수가 늘어날수록 네트워크의 가치는 기하급수적으로 증가한다는 내용이었다. 호프먼은 사람들이 충분히 모이기만 하면, 현실에서처럼 온라인에서도 관심사에 따라 서로를 찾아 나설 것이라고 설명했다. 사람들은 사업적인 인맥, 데이트 상대, 테니스 파트너 등 다양한 관계를 온라인에서 형성할 것이며, 그는 이들을 위한 디지털 광장을 만들고자 했다. 초기에는 비즈니스 네트워킹으로 시작해 점차 확장해 나가는 방식이었다. "그는 그날 저녁 식사 시간에 소셜 네트워킹이라는 개념을 모두 설명했습니다."라고 페렐은 회고했다.

하지만 호프먼이 만난 벤처투자자들은 그의 설명에 큰 반응을 보이지 않았다. 실리콘밸리에는 "너무 늦어도 안 되지만, 너무 빠른 것도 좋지 않다"는 격언이 있다. 페렐은 이렇게 말했다. "기막힌 사업 아이디어가 있다며 전화를 걸어 놓고는 다시는 연락이 없는 사람도 많습니다." 자정을 넘기며 나눈 대화 속에 카베르네 소비뇽 빈 병은 늘어났다. 페렐은 호프먼에 대해 "그는 자신의 아이디어에 열정을 쏟았지만, 내 이야기도 진지하게 들어 주었어요. 꼭 의견이 같지 않더라도 대화를 나눌 수 있는 사람이었죠."라고 말했다.

페렐은 그가 창업할 회사에 일정 금액을 투자하기로 했다. 호프먼은 몇 주 후 후지쯔에 사직서를 제출했다. 그가 처음 구상한 회사명은 릴레이션닷컴relationship.com이었지만, 페렐은 데이트 사이트 느낌이

난다고 주장했다. 둘은 와인을 마시며 브레인스토밍을 했고, '소셜 네트워킹'이라는 말을 합쳐 뒷부분을 잘라낸 '소셜넷SocialNet'이라는 이름이 탄생했다. CEO는 페렐이, 부사장은 호프먼이 맡았다. "직함은 정했지만, 실질적으로는 동업자 의식이 더 강했어요."라고 페렐은 말했다.

호프먼은 기술과 제품 개발을, 페렐은 재무와 영업을 맡았다. 그들은 페렐이 투자한 자금으로 엔지니어 몇 명을 고용하고 사이트를 구축하기 시작했다. 두 사람 모두 주급은 최저 수준인 400달러 정도로 정했고, 회사 지분도 소량만 배분했다. 비용을 아끼기 위해 호프먼의 임대 주택을 사무실로 삼았고, 페렐 역시 자신의 집을 업무 공간으로 내주었다. "거지 소굴이나 다름없었죠. 피자 박스가 널려 있었고, 게임 테이블 위에서 컴퓨터 작업을 했습니다." 호프먼은 낡은 도요타를 타고 다녔다. "입을 옷이 떨어지면 빨래 가방을 들고 우리 집에 와 세탁기를 돌리며 회의하곤 했어요."라고 페렐은 회상했다.

페렐은 샌드힐 로드를 오르내리며 벤처투자자들과 미팅을 가졌지만, 그들에겐 소셜 네트워킹이라는 개념이 낯설었다. 대부분 소셜넷을 단순한 데이트 사이트로 오해했고, 관련 서비스에 대한 불만만 늘어놓았다. 결국 이들은 미네소타의 한 벤처캐피털에서 1차 라운드 자금으로 500만 달러를 유치했다. 호프먼, 페렐, 그리고 주요 투자자가 포함된 이사회가 구성되었고 1998년 초 팀은 마운틴뷰에 새 사무실을 마련했다.

당시 웹사이트 구축은 어렵고 비용이 많이 들었다. 모든 요소를

HTML로 직접 코딩해야 했고 디자인 반영도 쉽지 않았다. 게다가 소셜넷은 고객군에 따라 4개의 웹사이트를 따로 구축하려 했다. 비즈니스 인맥 형성, 룸메이트 및 아파트 공고, 스포츠 활동, 데이트를 위한 플랫폼이었다.

초기에는 일주일에 100시간씩 일했다. 제품 디자인 책임자 앨런 블루는 "열정 때문에 힘든 줄도 몰랐어요."라고 말했다. 호프먼은 그 누구보다 많은 시간을 쏟았다. 페렐은 "호프먼은 항상 일에 몰두했어요. 나는 주말에는 쉬지만, 그는 지식을 채우지 않으면 견디지 못하는 타입이었죠."라고 설명했다.

웹사이트 디자인은 당시 기준으로 뛰어났고 서비스에 대한 평도 좋았다. 하지만 몇몇 실수가 있었다. 사용자들이 가명을 사용하도록 했던 점이 대표적이다. 데이트 사이트에서는 괜찮았을지 몰라도, 비즈니스용 사이트에는 맞지 않았다. 호프먼은 "진짜 신분을 드러내야 했다"는 사실을 너무 늦게 깨달았고, 사용자 피드백을 얻기 위해 좀 더 일찍 베타 서비스를 시작하지 못한 점도 후회했다. "스타트업을 하면서 가장 마지막에 얻은 교훈이었습니다." 그는 "너무 뼈저리게 깨달았다는 말로도 부족하지요."라고 덧붙였다.

창업 2년 후, 페렐은 벤처투자자들에게 밀려 회사를 떠났다. 호프먼 역시 2차 투자금 유치 전에 자신도 물러나게 될 것임을 알게 되었다. "보고서를 다 보고 있었으니 저도 더 이상 이사회에 머무르지 못한다는 걸 알았어요. 너무나 억울했지만, 뾰족한 수가 있는 것도 아니었지요." 그는 "배와 함께 가라앉을 선장이 될 생각이었지만, 함교에서 밀려난다면 그럴 기회조차 없겠지요."라고 말했다.

그보다 앞서, 피터 틸이 자신의 스타트업 컨피니티Confinity에 그를 이사로 초청했다. 소셜넷을 시작한 지 2년 반이 지난 2000년 1월, 닷컴 버블의 끝자락에 호프먼은 컨피니티에 합류했고, 이 회사는 곧 '페이팔'이라는 이름으로 바뀌었다.

· · ·

피터 틸은 원래 벤처기업을 창업할 생각이 없었다. 그가 진짜 하고 싶었던 일은 괄라라에서 세웠던 계획대로 벤처투자자가 되는 것이었다. 그는 친구와 가족에게서 받은 돈으로 직원을 뽑고, '틸 캐피털'이라는 투자 회사를 차렸다. 그리고 샌드힐 로드에 사실상 벽장이나 다름없는 작은 방을 임대해 그럴듯한 회사 주소를 확보했다.

피터 틸은 실리콘밸리에서 벤처캐피털을 시작한 지 얼마 되지 않아, 디지털 결제 문제를 해결하려 애쓰던 우크라이나 출신의 컴퓨터 천재 소년 맥스 레브친을 만났다. 원래 그는 유망한 스타트업을 찾아 투자하려 했을 뿐이지만, 레브친이 가진 잠재력에 직접 뛰어들고 싶다는 마음이 들었다. 1990년대 말은 전자상거래가 막 부상하던 시기였지만, 당시 온라인 거래 중 디지털 방식의 비율은 고작 10분의 1에 불과했다. 그 시절 대부분의 온라인 거래는 여전히 수표를 우편으로 보내 결제하는 방식이었다. 피터 틸은 레브친이 디지털 결제 시장을 바꿀 가능성이 크다고 판단했고, 벤처투자자의 꿈을 잠시 접기로 했다.

1998년 말, 그는 레브친과 함께 컨피니티의 CEO 겸 공동 창업자가 되었다. 컨피니티는 팔로알토 시내에 사무실을 냈는데, 공교롭게도 바로 아래층에는 또 다른 디지털 결제 회사가 있었다. 일론 머스크가 창업한 엑스닷컴X.com이었다. 두 회사 모두 온라인 결제 시장을 선점하려는 목표를 가지고 있었고, 시장의 주목을 받았다. 두 기업의 잠재력을 알아본 벤처캐피털들이 경쟁을 막기 위해 급히 합병을 주선했고, 머스크가 CEO를 맡게 되었다.

머스크는 엑스닷컴이라는 이름이 인터넷에서 가장 멋지다고 생각해 회사명을 그대로 유지하려 했지만, 결국 컨피니티가 운영하던 서비스 이름인 '페이팔'이 회사명이 되게 된다. (이후 머스크는 엑스닷컴이라는 이름을 훗날 다른 사업에서 다시 사용하게 된다.)

틸은 벤처투자사에 리드 호프먼을 회사의 최고운영책임자로 추천했지만, 투자사들은 그를 달가워하지 않았다. 회사는 큰 적자를 내고 있었고, 현금을 철저히 관리할 사람이 필요했다. 그들이 보기에 호프먼은 그런 역할을 맡기엔 다소 물러 보였다. 그러나 틸은 대학 시절부터 지켜본 친구가 충분히 해낼 수 있다고 믿었고, 회사 지분 일부를 내줄 의향도 있었다.

당시 머스크는 CEO 자리를 이용해 독단적으로 의사결정을 내리고 있었고, 이에 맞서는 역할도 호프먼이 맡아야 했다. 호프먼은 회사에 합류한 직후, 머스크를 끌어내릴 방안을 논의하는 내부 모임에 참여하게 된다. 당시 머스크는 첫 번째 아내와의 신혼여행도 오랫동안 미룬 상태였다. 틸이 CEO로 선임된 뒤, 머스크 측 인물들의 반발과 불만을 잠재우는 일도 호프먼이 맡게 되었다.

2023년에 들어 수많은 AI 스타트업이 등장했지만, 이들이 직면한 재정 현실은 당시 페이팔과 크게 다르지 않다. 이들이 안고 있는 핵심 과제는 '현금 소모율burn rate' 관리였다. 창업자가 급여와 각종 비용으로 매달 지출하는 현금 규모를 뜻하는 벤처 업계 용어다. 페이팔은 벤처투자금으로 수천만 달러를 확보했지만, 신용카드 수수료와 마케팅 비용으로 각각 매달 수백만 달러를 지출했고, 사기로 인한 손실까지 더하면 상황은 더욱 악화되었다. 호프먼은 이렇게 말했다. "그때처럼 돈을 쓰느니, 차라리 회사 옥상에 올라가 100달러짜리 지폐를 무더기로 뿌리는 편이 나았을 겁니다." 2000년 9월 당시 페이팔의 월간 현금 소모율은 1,200만 달러였고, 은행 잔고는 약 6,500만 달러에 불과했다.

그 무렵 기술주 중심의 나스닥 지수는 80퍼센트 이상 폭락했고, 벤처캐피털들은 더 이상 "시장 점유율이 전부"라는 말을 하지 않았다. 불과 몇 달 전만 해도 수익 구조조차 불확실한 스타트업에 수백만 달러를 투자하던 이들이, 이제는 수익성을 입증하지 못하면 단칼에 외면했다. 쉬운 돈벌이의 시대는 끝나고 있었다.

어느 주말, 페이팔의 핵심 경영진은 괄라라에 있는 호프먼의 조부모 집에 모여 사흘간 워크숍을 열었다. 호프먼은 이렇게 회상했다. "문제는 우리가 앞으로 뭘 해야 하느냐는 거였어요." 그러나 문제는 그뿐만이 아니었다. 페이팔 서비스는 대부분 이베이에서 이용되고 있었지만, 이베이 판매자들이 선호하는 결제 수단이 페이팔이었음에도 이베이 측은 자사에서 인수한 다른 결제 서비스를 더 적극적으로 밀고 있었다. 이베이 입장에서는 타사의 결제 시스템이 자사 플랫폼에서 지배적인 위치를 차지하는 상황을 달가워할 리 없었다.

페이팔 경영진은 첫째 날에는 문제를 정리하고, 둘째 날에는 해결책을 고민했으며, 셋째 날에는 '페이팔이 완전히 무용지물이 된다면'이라는 가정을 놓고 솔직하게 의견을 나누었다. 이 회의에서 페이팔은 비용 구조를 정리하고, 이베이의 모방 서비스도 막아낼 수 있었다. 2002년 초 상장 당시 기술 업계는 여전히 침체 상태였고, 월스트리트는 실리콘밸리 기업에 대해 회의적인 시선을 거두지 않았다. 그럼에도 페이팔의 주가는 상장 첫날 50퍼센트 이상 상승했다. 그리고 5개월 후, 페이팔의 최대 고객이자 최대 경쟁자였던 이베이가 결국 14억 달러에 페이팔을 인수했다. 머스크가 받은 2억 달러는 쫓겨난 CEO로서의 악감정을 조금이나마 덜어 주었을 것이다.

호프먼이 페이팔에서 일하는 동안 소셜넷은 독일의 한 온라인 데이트 회사에 인수되었다. 원래 투자자들은 10퍼센트에서 20퍼센트의 투자 수익을 올렸고, 호프먼이 얻은 이익은 4만 달러에서 5만 달러 사이였다. 반면 그가 보유한 페이팔 지분의 가치는 나중에 현금화할 시점에 이르면 무려 900만 달러로 뛰어오른다. 호프먼은 이렇게 말했다. "그전엔 내가 전화해도 받지 않던 사람들이, 페이팔에서 일하고 나선 오히려 먼저 저녁을 먹자고 연락하더군요. 갑자기 신분이 달라진 느낌이었습니다."

패트릭 페렐은 이렇게 말했다. "이런 말을 하면 리드가 화낼지도 모르지만, 그는 이베이가 페이팔을 인수한 후 나한테 '드디어 빌어먹을 돈을 벌었다.'라고 말했어요. 이젠 벤처캐피털에 굽신거리지 않고도 다음 회사를 시작할 자금이 생겼다는 거죠." 적어도 당분간은 말이다.

・ ・ ・

페이팔이 매각된 후 호프먼이 가장 먼저 한 일은 여행이었다. 그는 몇 년째 일주일에 100시간씩 일하느라 심신이 지쳤으므로, 우선 쉴 필요가 있었다. 가장 먼저 향한 곳은 호주였고 옥스퍼드 시절 함께 공부했던 친구를 만나 시간을 보냈다. 호프먼은 친구에게 실리콘밸리에서 소셜네트워크 벤처기업 프렌드스터가 돌풍을 일으키고 있다고 전했다. 그리고 프렌드스터가 사람들에게 사교의 장을 제공하듯 자신도 커리어 분야에서 유사한 서비스를 제공하는 비즈니스 인맥 사이트를 구상 중이라고 덧붙였다. 그러자 친구는 어떤 사업이든 적당한 기회가 오기를 6개월이나 1년씩 기다릴 이유가 없다고 했다. 호프먼도 그 점을 잘 알고 있었기에 바로 일에 착수하기로 했다.

실리콘밸리로 돌아온 호프먼은 소박한 원룸 아파트를 임대했다. 그곳 거실에서 시작한 서비스가 바로 링크드인이었다. "저는 먼저 제품의 대략적인 형태를 구상하고 사업 모델을 짜맞춘 다음, 적임자를 구하는 식으로 일을 진행합니다." 그 적임자 중 한 명이 앨런 블루였다. 소셜넷에서 제품 설계자로 일했던 그는 이제 링크드인의 공동 창업자가 되었다. 블루는 호프먼의 집을 찾았을 때 방 안에 아마존 포장 상자가 산처럼 쌓여 있는 모습이 가장 인상 깊었다고 말한다. 책, 게임, 전자제품 등 흥미로운 물건을 사 모았지만 너무 바빠 상자를 열 엄두도 못 내고 있었던 것이다. 블루는 "도무지 그 집에서 누가 산다고 보기 어려운 몰골이었지요."라고 말했다. 하지만 호프먼은 그곳에서 일하고 살았다.

한겨울. 실리콘밸리 사람들은 닷컴 붕괴 이후 시기를 이렇게 불렀다. 벤처캐피털의 투자가 급감하면서 2003년 투자액 규모는 2000년 대비 80퍼센트나 줄어들었다. 링크드인이 설립된 시점은 실리콘밸리가 아직 겨울을 벗어나지 못하던 때였다. 마크 핀커스도 같은 시기에 소셜네트워크 사이트 트라이브를 설립했다. 그는 훗날 호프먼과 절친이 되었다. 핀커스는 2000년대 초 실리콘밸리를 "조용하고 어둡고 슬픈 곳"이라고 회상한다. 그들은 처음에는 정치 분야에서 만났지만, 당시 온라인 업계 종사자들이라면 누구나 느꼈던 암울한 분위기에 깊이 공감했다. 핀커스는 "그 당시 투자에 관심 있는 사람은 아무도 없었습니다."라고 말했다.

핀커스는 1990년대에 스타트업을 두 번 창업했고, 하나는 7개월 만에 3,800만 달러에 매각했으며, 다른 하나는 2000년에 상장했다. 그는 여러 벤처 회사에 수백만 달러씩 투자하는 벤처투자자이기도 했다. 핀커스와 호프먼은 프렌드스터, 식스어파트 등 당시 인기 소셜네트워크 사이트에 함께 투자했고, 서로의 스타트업에도 투자했다. 두 사람은 서로 회사 지분을 1퍼센트씩 주고받는 방안을 고민하기도 했지만, 핀커스는 그것이 우정에 방해될까 봐 우려했다. 그는 "링크드인의 가치가 트라이브보다는 훨씬 더 클 거라고 생각했어요."라고 말했다.

핀커스는 "우리 관계는 마치 친구와 식당 계산대에서 누가 계산할지를 두고 다투는 것 같지요."라고 덧붙였다. 물론 현실은 훨씬 중대했다. 1퍼센트 지분을 주고받지 않음에 따라 수억 달러의 수익 기회를 놓쳤으니 말이다.

호프먼은 처음 몇 달간 링크드인을 자신의 돈으로 운영했다. 덕분에 벤처캐피털에게 힘들게 사업 모델을 설명하기 전, 창업팀이 경험을 쌓을 시간이 있었다. 그는 자신이 차지할 회사 지분도 늘릴 수 있었고, 실제 외부 자금이 필요할 때 더 유리한 입장을 확보할 수 있었다. 프렌드스터의 초반 성공은 벤처캐피털에게 소셜네트워크 사이트의 잠재력을 입증해 줬고, 2003년 호프먼은 세쿼이아캐피털이 주도한 1차 라운드에서 470만 달러를 유치했다. 이후 링크드인은 호프먼의 아파트에서 멀지 않은 곳에 사무실을 마련했다. 1년 뒤에는 그레이록파트너스로부터 1,000만 달러의 2차 라운드 투자를 받았다.

1차 투자가 성사될 무렵 링크드인에 합류한 조시 엘먼은 호프먼을 처음 만났을 때 적잖이 놀랐다. 당시 이미 실리콘밸리에서 유명인사였던 호프먼이 헐렁한 바지에 맞지 않는 폴로 셔츠, 빛바랜 재킷 차림으로 나타났기 때문이다. 예상과 전혀 다른 모습에 당황하던 엘먼은 곧바로 그의 이야기에 빠져들었다. 호프먼이 회사의 비전을 열정적으로 설명하기 시작했고, 엘먼은 그의 말에서 큰 가능성을 보았다. 그렇게 엘먼은 링크드인의 첫 제품 관리자로 합류하게 되었다.

링크드인에 합류한 지 2년째 되던 해, 호프먼은 20살의 마크 저커버그를 만났다. 당시 저커버그는 더페이스북이라는 회사를 위한 종잣돈을 마련하기 위해 분주했다. 호프먼은 그때의 저커버그에 대해 이렇게 말했다. "지금의 그는 말을 잘하지만, 당시에는 책상만 우두커니 바라보며 한마디도 하지 않았습니다." 호프먼은 저커버그의 설명을 듣자마자 자기가 투자하고 싶었지만, 일단 틸을 소개해 주었다. 호프먼 자신도 소셜 네트워킹 사이트를 경영하는 처지였으므로 아무래도 전면에 드러나기가 꺼려졌다. 그는 틸에게 제1 투자자 자리를 양보했다(일반적으로 가장 큰 금액의 투자자가 거래 조건을 정하게 된다). 그렇게 틸이 50만 달러, 나머지 7만 5,000달러를 호프먼과 핀커스가 분담하며 저커버그의 회사에 투자했다.

페이스북이 가장 놀라운 성과를 거두긴 했지만, 호프먼은 그 외에도 수많은 기업에 투자해 성공을 일궈냈다. AI 스타트업에 투자하기 시작했을 무렵, 그는 '황금 손'을 지닌 인물로 알려졌다. 페이팔 이후 그가 처음으로 투자한 벤처기업 아이언포트는 이후 시스코에 8억 7,000만 달러에 매각되었다. 벤처 투자를 막 시작했을 때 7만 5,000달러를 투자한 태양광 패널 회사 나노솔라는 훗날 수십억 달러의 기업 가치로 성장했다. 초기 단계에서 10만 달러를 투자한 한 음악 스트리밍 서비스는 이듬해 CBS에 인수되며 그에게 660만 달러의 배당금을 안겼다. 그는 사진 공유 앱 플리커에도 투자했는데, 이 회사는 6개월 뒤 야후에 3,500만 달러에 매각되었다. 마크 핀커스의 게임 회사 징가와 그루폰 등 여러 스타트업에도 투자해 결국 상장을 이끌어 냈다. 물론 자신이 창업한 스타트업에도 직접 투자했다. 링크드인은 2012년 상장한 뒤 2017년 마이크로소프트에 262억 달러에 인수되었다. 이 거래는 당시 소프트웨어 업계 역사상 최대 규모였다. 프렌드스터, 디그, 식스어파트 등도 재정적 보상은 크지 않았지만 투자 성과 면에서는 주목할 만한 사례로 남았다.

호프먼에게 벤처투자는 운명과도 같은 일이었다. 그는 창업가보다 회사를 키울 줄 아는 사람이 경영을 맡아야 한다는 사실을 일찍이 깨닫고, 2009년 링크드인 CEO 자리에서 물러났다. 이후 링크드인 회장직은 유지한 채 실리콘밸리의 대표적 벤처투자 회사이자 데이비드 제가 몸담고 있던 그레이록 파트너스에 합류했다. 호프먼은 이렇게 말했다. "저는 기업가들이 회사를 성장시킬 수 있도록 돕는 일이 더 보람 있었습니다."

그레이록 사람들은 처음엔 호프먼이 사업도 제대로 꾸리지 못해 허둥대는 사람들에게 투자하는 모습을 보며, 그를 영입한 것이 실수였던 건 아닐까 의심했다. 그가 주목한 사업 중에는 아무런 검증도 없이 낯선 사람을 집에 들여 함께 지내게 하는 경우도 있었다. 당시로서는 이해하기 어려운 방식이었다. 우버, 공유 경제, 긱 경제gig economy(프리랜서나 임시직 중심의 사업 방식−옮긴이 주) 같은 개념이 등장하기 훨씬 이전의 일이었기 때문이다. 제는 이렇게 회고했다. "당시 기록을 보면, 저는 에어비앤비 투자를 매우 회의적으로 보고 있었습니다." 또 다른 파트너는 "우리 모두 그가 미쳤다고 생각했습니다."라고 단호하게 말했다.

그들은 반신반의하면서도 결국 투자를 단행했다. 호프먼이 벤처투자자로서 처음 투자한 이 회사는 원금의 거의 1,000배에 달하는 수익을 그레이록에 안겨 주었다. 1965년 그레이록 설립 이래 최고의 수익률이었다.

그리고 이제 AI분야의 투자가 시작될 때였다. 데이비드 제는 이렇게 말했다. "저는 인플렉션AI에서도 그 정도의 성과가 나올 수 있다고 생각합니다."

• 3장 •

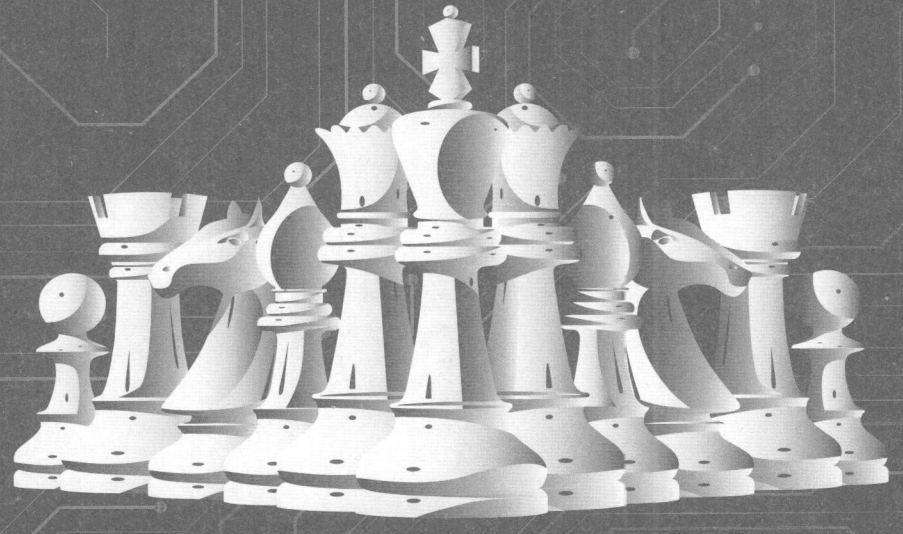

마이크로소프트, 시장에 폭군이 들어서다

"마이크로소프트가 그 시장에 뛰어들면 어떡할 건가요?"

인터넷 시대가 열리자, 마이크로소프트는 스타트업에게 가장 큰 공포의 대상이 되었다. 마이크로소프트는 넷스케이프를 무너뜨렸고, 시장을 장악해 버렸다. 당시 실리콘밸리 사람들이 배운 교훈은 단순했다. 대기업이 뛰어들면 끝난다는 것이다. 그렇다면 AI 분야도 똑같이 흘러갈 것인가?

한편 엔비디아의 GPU가 등장하며 연산 속도가 비약적으로 향상되었고 신경망 연구가 주류가 되었다. 컴퓨팅 파워, 데이터, 신경망 기술이 맞물리며 AI 시대를 열 준비가 되어 가고 있었다.

THE WAR OF AI TITANS

시계를 돌려, 리드 호프먼이 아직 애플의 이월드 사업부에서 고군분투하던 1995년으로 가 보자. 당시 오클랜드에 살던 나는 〈월스트리트저널〉의 기술업계 담당 기자 파스칼 재커리를 만났다. 지금 생각해 보면, 그가 나에게 연락해 온 시점은 마치 운명처럼 느껴진다. 그는 내게 기술 업계에 대한 기사를 써 보지 않겠냐고 제안했다.

당시 나는 한 차량 총격 사건을 중심으로 오클랜드 사회 전반에 만연한 총기 폭력 문제를 다룬 책을 막 출간한 참이었다. 이후로는 무언가 새로운 일에 몰두하려 애쓰고 있었는데, 특히 인터넷이 눈에 들어왔다.

1994년, 나는 모뎀을 구입해 컴퓨서브CompuServe에 가입하고 당시 용어로 '웹 서핑'을 처음 해 보았다. 하지만 컴퓨서브는 사용자명이 숫자로만 자동 부여된다는 사실을 알고, 곧 아메리카온라인AOL으로 갈

아탔다. 그 시절은 리스트서브listserv(특정 그룹에 속한 사람들에게 전자 메시지를 보내는 인터넷 서비스-옮긴이 주), 온라인 포럼, 전자게시판, 야후 같은 웹 디렉토리(여러 웹사이트 주소를 모아둔 목록 사이트-옮긴이 주)가 활발히 쓰이던 시대였다. 넷스케이프가 막 출시되었고, 샌프란시스코 지역에 사는 사람이라면 그 사실을 모를 수 없었다.

인터넷으로 돈을 벌기 위한 경쟁이 벌어지는 모습을 보며, 문득 1880년대 말 오클라호마 땅을 차지하려는 대규모 쟁탈전이 떠올랐다. 넷스케이프의 상장은 1970년대의 오일머니, 1980년대의 정크본드와 차입매수처럼, 또 한 번의 '눈먼 돈' 경쟁이 시작되었다는 신호로 보였다.

어쨌든 기술 업계 기사를 한 편 쓰면 원고료로 얼마를 받는지 듣고 나자, 더 이상 망설일 이유가 없었다. 내가 그동안 써 온 정치·사회 분야 기사보다 세 배나 많았다. 다른 이들은 부를 좇아 실리콘밸리로 향했지만, 내게 더 절실했던 건 카드값을 갚는 일이었다.

· · ·

실리콘밸리는 물리적인 장소이면서 동시에 하나의 개념이다. 샌프란시스코 남쪽에서 약 64킬로미터 떨어진 산호세까지 이어지는 지역을 가리키지만, 일반적으로는 기술 업계 전체를 통칭하는 표현으로 더 자주 쓰인다. 마치 '월스트리트'가 뉴욕의 한 거리이자 동시에 금권의 상징인 것처럼 말이다. 훗날 내가 〈타임〉지의 실리콘밸리 담당 기자가 되었을 때 취재한 기업 중에는, 시애틀에 본사를 둔 아마존과 텍사스 오스틴 외곽에 있는 델도 포함되어 있었다.

실리콘밸리는 볼거리가 그리 많은 곳은 아니다. 일명 '실리콘밸리의 월스트리트'라 불리는 샌드힐 로드는 스탠퍼드대학교 인근에 자리한 간선도로인데, 나지막하고 개성 없는 건물 사이로 길게 뻗어 있다. 이 도로의 특징이라면 샌프란시스코행 고속도로와 쉽게 연결된다는 점 정도다. TV 프로듀서라면 스탠퍼드대학교의 명소인 후버 타워나 애플, 구글 본사 앞에 세워진 조형물을 실리콘밸리의 대표적인 전경으로 고를지도 모른다. 하지만 사실 이곳은 수많은 고속도로가 교차하고, 비슷비슷한 사무실 건물들이 드문드문 흩어져 있는, 끝없이 이어진 교외 지역에 불과하다. 실리콘밸리의 진짜 실체는 좀처럼 눈에 띄지 않는다.

1996년에 내가 처음으로 기술 분야의 기사를 쓴 매체는 실리콘밸리 벤처투자 회사들이 후원하는 〈업사이드〉라는 잡지였다. 당시 컴퓨서브와 AOL 같은 온라인 서비스는 전화선을 이용하는 것 말고는 접속할 방법이 없었다. 그러나 전화 회사의 연선은 케이블 회사의 두꺼운 전송선에 비해 데이터 전송 능력이 턱없이 모자랐다. 텍스트 한 페이지를 다운로드하는 데 시간이 몇 분씩 걸렸다. 내 취재 목적은 대형 케이블 회사들이 인터넷을 어떻게 생각하는지 알아보는 것이었다.

첫 인터뷰는 당시 선마이크로시스템즈의 최고기술책임자이자, 이후 구글 CEO가 되어 실리콘밸리의 대표적 인물로 떠오른 에릭 슈미트와의 좌담회였다. 두 번째로 만난 사람은 미래연구소에서 예측가로 활동하던 폴 사포Paul Saffo였다. 당시 나는 그가 케이블 회사들이 직면한 기술적 과제에 대해 설명한 내용을 절반밖에 이해하지 못했다. 하지만 "우리는 언제나 신기술의 단기적 효과는 과대평가하고, 장기적 영향은 과소평가한다"는 그의 지적만큼은 지금도 또렷하게 기억한다.

기사를 쓰기 위해 인터뷰했던 사람 중에는 벤처투자자 존 도어John Doerr도 있었다. 그는 나중에 "인터넷은 역사상 가장 큰 부를 창출한 주역"이라고 말했다. 클라이너퍼킨스라는 벤처캐피털에서 일하던 도어는 사실상 내 앞길을 제시해 준 인물이다. 인터넷 대역폭이 확대된다는 것은, 온라인상에서 음악과 영화가 유통되고 사람들이 물건을 사고팔 수 있다는 가능성을 뜻했다. 수개월 뒤, 도어가 이끄는 투자팀은 아마존닷컴이라는 회사에 수백만 달러를 투자했다. 도어가 몸담은 클라이너퍼킨스는 세쿼이아캐피털과 함께 구글에 최초로 투자한 벤처캐피털이기도 하다.

산업 전문 매체는 언제나 내가 대기업에 관한 기사, 특히 마이크로소프트나 선, 또는 케이블 대기업에 대한 내용을 써 주기를 원했지만, 나는 모두가 제2의 넷스케이프를 꿈꾸던 스타트업 생태계에 관심이 있었다. 창업자들은 나를 매료시켰다.

그리고 이 고수익 도박에 돈을 거는 벤처투자자들도 마찬가지였다. 벤처투자자들은 성공보다 실패 가능성이 훨씬 더 크다는 것을 경험으로 알고 있었지만, 한 번만 크게 성공하면 나머지 모든 손실을 만회하고도 남는 보상이 돌아오는 것도 알았다. 나는 창업자들이 인터뷰에 응하는 대로 모두 찾아가 만났다. 〈샌프란시스코〉 매거진에 실릴 특집 기사를 위해 한 달을 바쳐 한 벤처기업을 취재한 적도 있었다. 클라이너퍼킨스의 젊은 투자자들이 샌프란시스코와 산호세를 잇는 양대 도로인 101번과 280번 고속도로를 오르내리는 동안 그들을 그림자처럼 졸졸 따라다녔다.

벤처투자자 중 한 사람은 "개구리에게 부지런히 키스하다 보면 틀림없이 왕자를 만나겠죠."라고 말했다. 수많은 사람들이 실리콘밸리로 몰려갔던 이유는 기존 대기업에서 일자리를 얻기 위함이 아니라 벤처캐피털의 투자를 받을 수 있는 스타트업을 차리기 위해서였다. 그들이 "로켓에 올라타기 위해서"라고 말하는 것을 한두 번 들은 것이 아니다.

· · ·

1990년대 후반에 스타트업에 대해 글을 쓴다는 것은 곧 마이크로소프트에 대해 쓰는 것을 의미했다. 워싱턴주 북부 레드먼드에 본사를 둔 이 대기업은 업계의 거의 모든 화제를 독점하고 있었다. 회사의 이름이 내가 참석했던 거의 모든 사업설명회에 단골로 등장했다. 창업팀들이 사업 아이디어를 꺼내면 벤처캐피털의 입에서 항상 같은 질문이 나왔다. 마이크로소프트가 해당 분야에 손을 대면 어떻게 되느냐는 것이었다. 그럴 가능성이 조금이라도 보이면 거의 모든 벤처캐피털이 발을 뺐다. 심지어 제법 탄탄한 회사를 운영하는 사람들조차 끊임없이 마이크로소프트를 언급했다.

알고 보니 그럴 만한 이유가 있었다. 마이크로소프트 측 사람이 실리콘밸리의 한 스타트업과 접촉했다는 소문이 돌고 있었다. 명목상으로는 제휴 계약이나 인수 가능성을 논의하기 위해서였지만, 마이크로소프트에서 나온 팀은 대기업인 자신들에 깊은 인상을 주고 싶어 하는 창업자들을 만나 최대한 많은 정보를 끌어냈다. 그들의 진짜 목적은 대개 6개월쯤 후에 드러났다. 마이크로소프트가 바로 그 시장에 자체 제품을 들고 진출한다고 발표하는 것이었다.

마이크로소프트는 끊임없는 불만의 대상이었다. 출시할 준비가 전혀 안 된 버그투성이 제품을 내놓는 바람에 고객을 베타 테스터 취급한다는 원성을 듣기도 했다. 직원들은 협력사 사람들을 함부로 부려 먹고, 다른 회사의 아이디어를 가로채는 등 오만한 깡패처럼 행동했다.

불만의 화살은 결국 마이크로소프트의 얼굴인 빌 게이츠로 향했다. 사람들은 시연 중 노트북이 갑자기 말을 듣지 않으면 "고마워요, 빌 게이츠."라고 말했고, 그러면 좌중에서는 폭소가 터졌다. 마이크로소프트의 하급 제품 관리자가 다른 회사의 코드를 훔친 사건이 벌어졌을 때도 사람들은 실제 범인이 게이츠인 양 반응했다. 게이츠는 심술궂고, 거만하며, 의욕이 넘치고, 성공한 인물이었다. 그는 승승장구하는 마이크로소프트의 화신이었으며, 실리콘밸리의 나머지 모두에게는 악당 같은 존재였다.

· · ·

"모든 책상과 가정에 컴퓨터를 보급해 마이크로소프트 소프트웨어를 실행하게 하겠다." 이 말은 사실상 빌 게이츠가 하버드대학교 2학년이던 1975년부터 외쳐 온 마이크로소프트의 모토였다. 하지만 이런 거창한 구호만으로는 소프트웨어 산업 전반을 장악하려는 그의 야심을 온전히 설명할 수 없었다. 1990년대에 이르자, 마이크로소프트 윈도우는 사실상 전 세계 컴퓨터의 표준 운영체제가 되었고, 이를 기반으로 마이크로소프트는 수십억 달러 규모의 기업으로 성장할 수 있는 발판을 마련했다.

마이크로소프트의 프로그래머 군단은 윈도우에서 실행되는 소프트웨어 패키지를 제작하던 경쟁사들을 가장 먼저 공격했다. 1990년대 초만 해도 가장 널리 쓰이던 스프레드시트는 로터스 1-2-3였고, 문서 작성 프로그램으로는 워드퍼펙트가 1위를 달리고 있었다. 그러나 마이크로소프트는 작은 소프트웨어 업체들이 갖추지 못한 막강한 재력을 지니고 있었다. 마이크로소프트가 제공하는 오피스 스위트에는 자체 제작한 스프레드시트와 워드 프로세서, 프레젠테이션 소프트웨어가 포함되어 있었고, 이 패키지의 가격은 경쟁사에서 개별 프로그램을 구입하는 것보다 훨씬 저렴했다. 게다가 이들 소프트웨어가 작동하는 운영체제가 미리 설치되어 있다는 점도 큰 장점으로 작용했다. 마이크로소프트는 경쟁사를 따돌리고 자사 제품군을 지원하기 위해 고의로 윈도우를 설계했다는 비난을 수없이 들었다. 결국 로터스와 워드퍼펙트는 역사의 뒤안길로 사라졌고, 엑셀, 워드, 파워포인트는 운영체제만큼이나 지배적인 존재가 되었다.

내가 기술 분야의 글을 쓰기 시작할 무렵에는 이미 마이크로소프트가 기업용 제품 시장을 공략하고 있었다. 마이크로소프트는 수백 명, 나중에는 수천 명에 이르는 프로그래머를 고용해 데이터베이스 프로그램, 서버 소프트웨어, 기타 지원용 패키지 등 강력한 기업용 애플리케이션을 구축함으로써 대기업을 사로잡는 데 성공했다. 이들은 개당 99달러짜리 소비자용 소프트웨어를 과감히 포기하고, 전용 소프트웨어에 수백만 달러도 기꺼이 지불할 수 있는 인터내셔널하베스터, 모빌, 조지아퍼시픽 같은 대기업을 목표 고객으로 삼았다.

마이크로소프트는 인터넷의 잠재력을 재빨리 인식하지 못했고, 이로 인해 실리콘밸리 사람들은 점점 불안해졌다. PC 시대가 무르익자 사람들 사이에서 IBM이 그랬듯이, 마이크로소프트 역시 인터넷에 발목이 잡힐지도 모른다는 우려가 커졌다. 기술 업계에서는 늘 새로 등장한 기업이 기존의 대기업을 집어삼키기 마련이다. 어제의 거인이 내일의 공룡이 되는 것이다.

그러나 내가 샌프란시스코 최남단의 덤버턴 브리지를 지나 팔로알토, 마운틴뷰, 먼로파크 같은 곳을 드나들던 1995년 중반, 게이츠는 이미 '인터넷 해일'이라는 제목의 글을 썼다. 그것은 게이츠의 선전포고였다. 그 글에 따르면, 그는 이미 회사 최고 경영진과 인터넷의 중요성에 대해 논의했으며 이후 전 직원에게도 그 내용을 공유했다. 게이츠는 "나는 인터넷을 가장 중요하게 생각한다."라고 말했고, 그해 말 기자와 경제 분석가들이 모인 자리에서는 "우리 회사야말로 인터넷에 진심입니다."라고 선언했다.

실리콘밸리의 자랑이자 기쁨이었던 넷스케이프는 마이크로소프트보다 더 빨랐다. 직원들의 능력도 마이크로소프트에 뒤지지 않았고, 공동 창업자 마크 안드레센Marc Andreessen은 이미 유명 인사가 되어 있었다. 그는 게이츠만큼이나 거만하고 잘난 체했다. 안드레센은 넷스케이프가 윈도우를 "버그가 약간 있는 컴퓨터 구동 장치" 정도로 만들어 버리겠다고 선언했다.

하지만 마이크로소프트 OS는 모든 컴퓨터에 미리 설치되어 출시되는 제품이었다. 넷스케이프가 '내비게이터'라는 웹 브라우저를 내놓자 마이크로소프트는 모든 윈도우 제품에 인터넷 익스플로러를 끼워 파는 방식으로 대응했다. 사용자들은 내비게이터나 그 밖의 브라우저를 따로 다운로드할 수도 있었지만, 처음부터 기본 탑재된 브라우저를 쓰는 편이 훨씬 편하다고 느꼈다. 1997년 하반기쯤 되자 인터넷 익스플로러를 사용하는 사람이 내비게이터보다 더 많아졌다. 결국 넷스케이프는 이듬해 백기를 들고, 버지니아주 덜레스에 본사를 두고 있던 AOL에 매각되고 말았다. 2000년대 초반이 되자 인터넷 익스플로러는 브라우저 시장의 95퍼센트를 점유하게 되었다. (앞으로 이 책에는 스타트업뿐만 아니라 대기업, 그중에서도 마이크로소프트에 관한 이야기가 많이 등장할 것이다.)

넷스케이프가 항복하자, 마이크로소프트의 위세에 불만을 품고 있던 사람들은 이제 아예 분노를 느끼기 시작했다. 슈미트는 마이크로소프트에 대해 이렇게 말했다. "그들은 중국 군대와 같습니다. 군사를 소모품 취급하며 끝없이 보내는 인해전술을 구사하니까요." 실리콘밸리의 유명 CEO 스콧 맥닐리Scott McNealy(바로 슈미트가 일하던 선마이크로

3장 | 마이크로소프트, 시장에 폭군이 들거서다

시스템즈의 사장이었다)는 마이크로소프트를 '데스 스타Death Star'(영화 〈스타워즈〉에 등장하는 절대 악의 상징-옮긴이 주)라고 불렀다. 거의 모든 사람이 이 회사를 '악의 제국'으로 인식했고, 실리콘밸리는 그들에 맞서 세상을 구하려는 연합군 세력이었다. 1996년 클라이너퍼킨스는 윈도우에 맞서는 새로운 플랫폼을 구축하겠다며 1억 달러 규모의 기금을 조성했다. 이 모임에는 넷스케이프, 선, 오라클, IBM 등 쟁쟁한 기업들이 참여했고, 언론은 이 움직임을 ABMAnyone But Microsoft 운동, 즉 마이크로소프트 저항 연합이라고 불렀다.

그러나 저항은 헛된 일이었다. 당시 내가 자주 만났던 한 창업가는 마이크로소프트는 물론 다른 누구에게도 회사를 팔 생각이 없었다. 하지만 결국 마이크로소프트에 회사를 매각하지 않을 수 없었다. 그들이 제시한 조건을 받아들이지 않으면 데스 스타가 시장에 진입해 자신이 피땀 흘려 일군 회사를 송두리째 없애 버릴 것이었기 때문이다. 그는 나에게 익명을 요청했다. 지금까지 마이크로소프트에 거액으로 매각된 회사를 사람들이 어떻게 대했는지 익히 지켜봤기 때문이었다(핫메일은 4억 5,000만 달러, 링크익스체인지는 2억 6,500만 달러에 팔렸다). 그런 창업자들은 주변에서 배신자라는 조롱을 들었다. 어쩌면 마이크로소프트는 〈스타워즈〉의 데스 스타가 아니라 〈스타트렉〉의 보그족일지도 모른다. 온 우주를 떠돌며 만나는 모든 종족과 생명체를 꿀꺽 삼킨 뒤, 우주선 사령부에 충성하는 존재로 개조해 버리는 집단 말이다.

나는 1999년에 《빌 게이츠 잡기 작전The Plot to Get Bill Gates》이라는 책을 썼다. 부스스한 머리에 공부벌레처럼 커다란 안경을 쓴 게이츠가 업계를 장악한 현실에 분노하는 사람들의 이야기였다. 게이츠는 소프트웨어 업계를 집어삼키고 있었고 그에 맞서는 이들의 모습은 너무나 무력해 보였다. 나는 그 책에서 게이츠를 최대한 객관적으로 묘사하려고 애썼지만, 그는 시장 점유율 확대에 광적으로 집착하는 인물이 분명했다.

그러나 빌 게이츠가 지금까지 무너뜨려 온 CEO들 역시 다시 바라봐야 했다. 그 CEO들은 너무나 큰 상처를 입은 나머지 오직 복수심만이 남아 있었다. 그들은 게이츠만큼이나 오만했고, 자신들이 경멸하는 적의 위력과 권세에 맞서 싸울 수밖에 없는 자존심 강한 동지들이었다. 싸움을 포기하지 않은 이들이 진짜로 겪은 수모는, 마이크로소프트의 지배력이 너무 강력해 결국 그들과 협력하지 않고는 이 업계에서 살아남을 수 없다는 현실이었다. 물론 그들의 마음 한켠에는 부러움도 있었다. 1990년대 말, 게이츠의 순자산은 무려 600억 달러에 달했으니 말이다.

나는 책을 쓰는 동안 마이크로소프트 본사가 위치한 레드먼드를 몇 차례 방문했다. 마이크로소프트의 체계적이고 기계적인 성장 방식을 보며 깊은 인상을 받았다. 사실 조금 두렵기까지 했다. 그곳 사람들은 옷차림부터 경쟁사 직원들과 달랐다. 매일 티셔츠와 청바지를 입고 출근했고, 날씨가 더운 날엔 반바지 차림도 눈에 띄었다. 이런 모습은 머지않아 IT 업계의 표준처럼 받아들여졌다.

그러나 앳된 얼굴의 이 컴퓨터광들은 겉모습과 달리, 여느 포춘 500대 기업만큼이나 무자비하고 잔인한 상어 같았다. 부족한 카피 제

3장 | 마이크로소프트, 시장에 폭군이 들어서다

품이라도 주저 없이 시장에 내놓는 날랜 모방자였고, 그 뒤에는 24시간 신기능 개발과 제품 개선에 몰두하는 직원들이 있었다. 다른 회사가 감히 경쟁할 엄두조차 못 내도록 모든 직원이 각자의 자리에서 최선을 다하고 있었다. 마이크로소프트는 PC 제조사에 윈도우 가격을 대폭 할인해 줌으로써, 그들이 경쟁사 소프트웨어를 탑재할 가능성을 원천적으로 차단했다. 그 결과 마이크로소프트에 특정 제조사가 필요한 게 아니라, PC 제조사들이 윈도우를 더 간절히 필요로 하게 되었다. 마이크로소프트 직원들은 제조업체에 넷스케이프 내비게이터나 기타 경쟁 제품을 끼워팔지 말라고 거리낌 없이 요구할 수 있었다.

마이크로소프트의 위세는 내 책이 출간된 해인 1999년에 최고조에 달해 있었다. 한창 책을 집필하던 동안, 미국 연방 법무부와 20개 주 검찰총장들이 마이크로소프트가 자사 인터넷 브라우저 사업을 구축하는 데 운영체제 시장에서의 독점적 지위를 이용했다는 혐의로 회사를 기소했다. 2000년 3월, 나스닥 시장이 큰 폭으로 하락하면서 닷컴 붕괴가 시작되었고 마이크로소프트를 포함한 거의 모든 테크 기업에 깊은 타격을 안겼다. 몇 주 후, 연방 판사는 마이크로소프트가 인터넷 익스플로러와 윈도우를 묶음으로 판매한 행위가 미국 독점금지법 위반에 해당한다고 판결했다. 그 시점엔 넷스케이프가 회생하기에는 이미 늦었지만, 어쨌든 판사는 마이크로소프트를 운영체제 부문과 소프트웨어 제조 부문, 두 회사로 분리하라는 명령을 내렸다.

마이크로소프트의 항소로 회사 분리 명령은 결국 무산되었지만, 그로 인한 피해는 분명하게 나타났다. 마이크로소프트 사람들은 판사의 분리 명령이 유효하던 그 수개월을 '잃어버린 시간'이라고 불렀다. 연방정부와의 합의에 따라 마이크로소프트는 프로그램 인터페이스를 협력업체에 공개해야 했고 이는 중요한 경쟁우위를 하나 잃은 셈이 되었다. 합의 사항에는 사내에 독점금지 준수 위원회를 설치하는 조항도 포함되어 있었다. 무엇보다 속도가 생명인 소프트웨어 업계에서 관료 조직이 늘어난다는 것은 곧 의사 결정이 느려진다는 뜻이었다. 1990년대의 무섭고 잔인했던 마이크로소프트는 이제 사라졌다. 마이크로소프트는 연방정부의 감독 아래 운영되는 힘없고 온순한 거인이 되었다.

· · ·

내 책은 적절한 시기에 나온 셈이었다. 모든 대형 뉴스 채널의 프로듀서들이 내 연락처를 단축번호에 저장해 두었을 정도였다. 당시 나는 〈인더스트리 스탠다드Industry Standard〉라는 갓 출범한 인터넷 비즈니스 전문지에서 일하고 있었다. 책이 출간된 지 몇 달 후, 게이츠는 미련 없이 CEO 자리에서 물러나면서 친우이자 2인자였던 스티브 발머Steve Ballmer를 후임으로 지명했다. 그날 나는 CNN, MSNBC, 폭스와 차례로 인터뷰하며 삽시간에 언론 출연 3관왕을 달성했다. 세 방송국 모두 샌프란시스코의 스카이라인을 배경 화면으로 내가 뉴욕에 있는 앵커와 인터뷰하는 장면을 내보냈다. 다른 적이라면, 한 방송국은 화창한 전경을, 두 방송국은 안개 자욱한 경치를 배경으로 사용했다는 것 정도였다.

인터뷰 기자들은 하나같이 당연한 질문을 던졌다. 게이츠가 왜 후임으로 발머를 선택했느냐는 것이었다. 솔직히 나도 뭐라고 대답해야 할지 몰랐다. 나는 발머가 매우 열정적인 인물이라는 점(한번은 전사 회의에서 너무 오랫동안 큰 소리로 말하는 바람에 성대가 찢어져 수술을 받은 적도 있었다)과 마이크로소프트의 핵심 부서를 훌륭히 이끌어 왔다는 점 정도로 답했다. 그는 초창기부터 운영체제 부문을 맡았고, 이후에는 회사 성장의 핵심 동력이 된 기업용 소프트웨어 사업을 주도해 왔다. 1980년대 초, 게이츠가 발머에게 경영대학을 그만두고 함께 일하자고 설득했고 이후 두 사람은 마이크로소프트를 기초부터 함께 일궈 왔다.

하지만 그가 과연 마이크로소프트가 앞으로도 경쟁 우위를 유지하도록 이끌 수 있는 인물이었을까? 내가 책에서 의도한 것은 1990년대에 벌어진 소프트웨어 전쟁을 전체적으로 조망해 보자는 것이었다. 나는 내가 들은 이야기를 상식적인 선에서 되풀이했을 뿐이다. 발머는 똑똑하고 유능하며, 자신이 옳다고 믿는 바에 전념하는 인물이었다. 그러나 그는 기술 전문가는 아니었다. 그리고 컴퓨터 업계를 지배하는 소프트웨어 회사의 수장은 당연히 기술에 해박한 인물이어야 한다는 시각이 존재하는 것도 사실이었다.

나는 기술 분야에서의 저술 활동은 이제 끝났다고 생각했다. 닷컴 붕괴 이후, 더 이상 내가 할 일은 없어 보였다. 온통 열정적인 사람들 사이에서 오직 나만 회의론자였다. 어떤 편집인이 나를 두고 '파티장 한가운데 있는 스컹크'라고 표현한 적도 있었다. 기자들은 과장된 기업

가치와 풋내기 CEO가 세상을 바꾸겠다 하는 진부한 이야기에 귀를 기울였다. 나는 아무리 인터넷이 혁신적인 기술이라 해도, 그 단기적 영향은 늘 과장된다는 폴 사포의 경고를 떠올렸다. 결국 그런 기업들이 하나둘 사라지고, 한방의 기회들도 모두 사라진 후, 18개월 동안 IPO에 대한 소문조차 들리지 않았다. 더는 내 회의적인 시선을 필요로 하는 사람도 없었다. 시장은 모든 사람을 냉소적으로 만들고 있었다.

나는 2002년에 샌프란시스코를 떠나 뉴욕으로 가서 카지노에 관한 책을 쓸 계획이었다. 당시 동부 지역에서는 10년 전 단 두 개 주에만 있던 카지노가 30개가 넘는 지역으로 급속히 확산되고 있었다. 그러나 고향인 뉴욕에 도착하기도 전에 〈와이어드〉에서 도저히 거절할 수 없는 제안을 해 왔다. 그래서 다시 기술 업계에 관한 글을 쓰기로 했다. 그 직후인 2003년에는 〈뉴욕타임스〉의 실리콘밸리 담당 기자가 되었다. 샌프란시스로 돌아온 나는 소셜 미디어가 부상하는 현상을 계속 취재했다. 그중에는 '더페이스북닷컴'이라는 작은 스타트업과, 기업형 소프트웨어 시장을 통째로 뒤흔들지도 모를 서비스형 소프트웨어(Software as a Service, 줄여서 SaaS[사스])라는 개념도 포함되어 있었다.

2005년, 허리케인 카트리나가 남부 해안을 강타하자 나는 〈뉴욕타임스〉 본사의 지시에 따라 뉴올리언스로 향했고, 거의 모든 주택과 사업체가 홍수 피해를 입은 이 도시의 재건 상황을 취재하기 시작했다. 그 일을 계기로 지난 10년간 실리콘밸리를 중심으로 활동해 온 시간이 마무리되었다. 이후 나는 인종이나 정치 문제를 주로 다루면서 가끔 기술 관련 기사를 쓰곤 했다. 그러다 AI가 등장하면서 다시 이 분야로 돌아오게 되었다.

• • •

두 번째 AI 겨울은 대략 1993년 정도부터 해소되기 시작했지만, 그것도 대학이나 연구실에 한정되었다. 벤처투자 업계와 창업가들과는 상관없는 이야기였다. 게다가 유명 대학에 소속된 AI 연구자들은 여전히 두뇌의 작동 방식을 모방해서 만든 신경망이라는 개념을 인정하지 않는 경우가 많았다. 여전히 규칙 기반 AI가 대세였다. 스탠퍼드 인공지능연구소의 크리스 매닝은 컴퓨터가 인간처럼 유창하게 말할 수 있도록 학습시키는 방법, 즉 자연어 처리 연구에 주력하고 있었다. 그는 컴퓨터가 언어의 규칙을 이해할 수 있으리라 기대하고, 방대한 양의 문장을 도표화해 가지 구조로 데이터베이스화하는 작업을 계속했다. MIT, 버클리, 카네기멜런 등의 연구자들은 미리 정의된 언어 규칙을 컴퓨터에 프로그래밍하는, 일종의 규칙 기반 감정 분석법을 실험 중이었다. AI가 실생활에 응용되기까지는 아직 가야 할 길이 멀었다.

그러나 프랭크 로젠블랫의 정신을 이어받은 제프리 힌튼Geoffrey Hinton이 점차 영향력을 발휘하면서 눈에 보이지 않는 변화가 조용히 진행되고 있었다. 힌튼은 신경망을 외면하던 바로 그 세대와 같은 시대에 교육을 받은 인물이었다. 그는 1960년대 후반 케임브리지대학교에서 학부 과정을 마친 뒤 에든버러대학교에서 대학원 과정을 이어

갔다.

힌튼은 케임브리지 재학 시절 한 교수에게서 컴퓨터가 마치 생명체처럼 스스로 학습할 수 있도록 프로그래밍할 수 있다는 개념을 처음 접했고, 큰 흥미를 느꼈다. 하지만 에든버러에서 만난 교수들은 하나같이 그 개념을 철저히 반박하는 이들이었다. 그들은 민스키를 비롯한 여러 학자가 이미 이 접근법이 잘못되었음을 입증했다고 주장했다. 그러나 힌튼은 민스키의 책을 직접 읽은 적이 있었고 그들의 주장은 전혀 설득력 있게 들리지 않았다. 그는 로젠블랫의 방법이 옳다고 믿었고 주변이 온통 부정론자뿐인 상황에서도 자신의 길을 꿋꿋이 걸어 나갔다.

힌튼은 케임브리지에서 여러 차례 전공을 바꾸며 겨우 학위를 마쳤다. 그는 화학, 물리학, 철학, 미술사 등을 전전한 끝에 결국 두뇌 및 실험 심리학에 몰두하기로 마음먹었다. 게다가 그는 인공지능 분야의 선구자가 되기에는 자질이 부족해 보였다. 프로그래밍 실력도 뛰어나지 않았고, 수학에도 소질이 없었다. 인공지능의 기초가 되는 선형대수학조차 그에겐 약점이었다.

시기도 그리 좋지 않았다. 그가 에든버러에서 인공지능 분야로 박사 학위를 받고 졸업한 1978년은 하필이면 AI에 첫 번째 '겨울'이 닥친 시기였다. 힌튼이 아직 대학원에 있을 무렵, 영국 정부가 발표한 보고서에는 25년간의 AI 연구가 남긴 것은 실망뿐이라는 내용이 담겨 있었다. 영국에서는 교수직을 구할 수 없었고 미국에서도 학계 일자리를 찾기란 쉽지 않았다. 특히 신경망을 선택한 풋내기 박사에게는 자리를 내줄 만한 곳이 드물었다.

힌튼은 캘리포니아대학교 샌디에이고 캠퍼스UCSD에서 박사후 연구과정을 시작하며 비로소 한숨을 돌릴 수 있었다. 그곳의 한 연구원은 UCSD를 '지하 신경망 연구실'이라 부르기도 했다. 힌튼은 호프먼의 스탠퍼드 시절 지도교수였던 데이비드 루멜하트가 발표한 획기적인 논문에 제2 저자로 참여했는데, 이 논문은 신경망 이론 신봉자들에게 중요한 돌파구가 되었다.

그 무렵 힌튼은 이미 카네기멜런대학교 컴퓨터과학과에서 일하고 있었다. 그곳에서 그는 동료들과 함께 '볼츠만 머신Boltzmann machine'이라는 것을 개발했다. 19세기 물리학자의 이름을 딴 이 발명은 신경망 연구에 있어 큰 도약이었다. 단층 구조였던 로젠블랫의 퍼셉트론과 달리, 볼츠만 머신은 다층 신경망 구조를 취함으로써 인간 두뇌의 작동 방식에 한층 더 가까이 다가갔다. 이런 다층 구조는 인간의 뇌가 복잡한 정보를 처리하고 추상적으로 사고하는 방식을 흉내 내며 보다 복잡한 문제 해결을 가능하게 만들었다.

물론 볼츠만 머신 역시 퍼셉트론처럼 특정 지시에 반응해 답을 내놓는 방식이 아니라, 주어진 데이터를 기반으로 학습하는 방식이었다. 아직 실용화와 거리가 멀다는 점에서는 앞선 모델들과 다를 바가 없었으므로, 힌튼은 여전히 주변인 신세를 면치 못하고 있었다.

· · ·

사람들의 흥미를 끈 것은 볼츠만 머신이 아니라, 1980년대 중반에 발표된 사이크Cyc라는 과학 실험이었다. 백과사전encyclopedia을 줄여 이름 붙인 사이크는 스탠퍼드대학교의 젊은 교수 더글러스 레나트Douglas Lenat가 고안한 프로젝트였다. 전문가 시스템의 아버지로 불리는 에드워드 파이겐바움의 제자였던 그는, 1984년 '상식을 갖춘 기계'를 만들겠다는 꿈을 안고 대학을 떠났다. 인간에게는 직관이 있다. 그리고 직관을 뒷받침하는 진실과 상식은 언뜻 쉽게 이해할 수 있는 것 같지만, 이를 구체적으로 기술하기란 쉬운 일이 아니다. 예컨대 다섯 살 아이도 음식은 삼키기 전에 씹어야 한다는 것, 사람은 동시에 두 곳에 있을 수 없다는 것, 동물은 눈으로 보고 귀로 듣는다는 것 등을 자연스럽게 이해한다. 레나트는 벤처 자금으로 고용한 연구자들과 함께 이러한 상식과 규칙들을 하나하나 컴퓨터에 학습시켰다. 이를 위해 수백만 줄에 달하는 코드를 직접 작성해야 했다.

그러나 사이크는 미래를 향한 길을 제시하기는커녕, 규칙 기반 방식이 얼마나 어려운지를 보여주는 사례에 불과했다. 그들이 만든 시스템은 수많은 예외를 추가할수록 가능한 경우의 수가 기하급수적으로 늘어나 감당하기 어려울 만큼 복잡해졌다. 이 방식이 끝없는 헛수고임을 보여 주는 또 다른 예가 바로 무인 자동차였다. 연구자들은 도로 위에서 벌어지는 모든 상황을 일일이 코드로 작성해 자율주행차 제어 시스템에 입력해 왔지만, 몇 년이 지나도 뚜렷한 진전은 없었다. 경찰관의 수신호, 다른 운전자의 예기치 못한 행동, 도로의 잔해, 악천후 등 사소한 변수 하나가 전체 프로그램을 무용지물로 만들기 일쑤였다.

사람은 엄격한 규칙이 아니라 경험을 통해 배운다. 심지어 레나트 본인조차 자신의 노력이 헛수고임을 어느 정도 알고 있었던 듯하다. 그는 프로젝트를 시작한 지 2년 만에 이 작업을 수작업으로 끝내려면 2,000년이 걸릴 것이라고 털어놓았다. 그가 사망한 2023년까지 1,500만 줄의 코드가 작성되었지만, 사이크 프로젝트는 여전히 완성과는 거리가 멀었다.

규칙 기반 AI는 1990년대에 한 차례 성공을 맛본 적이 있다. 1995년에 출시된 초기 챗봇 엘리스ALICE는 전 세계 수천 명의 관심을 끌었고, 〈뉴욕타임스〉는 이를 두고 "진짜 사람인 줄 착각할 만큼 징그럽도록 인간적인" 채팅 프로그램이라고 보도했다. 앨리스의 개발자 리처드 월리스Richard Wallace는 카네기멜런대학교에서 컴퓨터 과학으로 박사 학위를 받은 인물로, 엘리자의 단순한 호출-응답 방식에서 영감을 얻었다. 엘리스는 사람들의 대화에 가장 자주 등장하는 수천 가지 질문과 문장에 대한 응답을 미리 정해 자동으로 내놓는 시스템이었다. 예를 들어 누군가 "요즘 잘 지내요?"라고 물으면, "그저 그렇죠 뭐, 오랜만이네요."라고 응답하는 식이었다. 하지만 이처럼 미리 준비된 답변은 겉보기엔 자연스러워도 상대가 진지한 고민을 털어놓거나 친구에 대한 이야기를 이어 가려 할 경우 더 깊은 대화로 확장되기 어려웠다.

마침내 규칙 기반 컴퓨팅도 매우 높은 수준의 체스 실력을 보여 주며, 마빈 민스키의 예측이 현실로 입증되었다. 1997년, 체스 세계 챔피언 가리 카스파로프와 IBM의 슈퍼컴퓨터 딥블루Deep Blue의 대결이 성사되었다. 사실 게임 분야는 오래전부터 AI 기술의 시험장이었다. 1950년대 케임브리지의 한 박사 과정 학생이 컴퓨터에 틱택토(오목과 비슷한 3x3 게임 –옮긴이 주) 고수가 되는 프로그램을 입력한 것이 그 시작이었다. 10년 뒤 '머신러닝'이라는 용어를 처음 만든 IBM의 아서 새뮤얼Arthur Samuel이 체커 플레이 프로그램을 개발했다. 그가 게임 프로그램을 작성한 이유는 컴퓨터에 게임을 학습시키는 과정에서 연구자들이 또 다른 복잡한 문제를 해결하는 데 필요한 구조를 확보할 수 있다고 보았기 때문이다.

카스파로프와 딥블루의 대결을 앞두고 〈뉴스위크〉 1면에는 "두뇌가 마주한 최후의 심판"이라는 제목의 기사가 실렸다. 또 다른 신문은 카스파로프를 "인류의 방어자"라고 칭했다. 알다시피 딥블루는 최종전에서 단 19수 만에 승리를 거두었고 인류는 패배했다. 카스파로프는 실리콘밸리에서 온 이 적수에게 "신의 한 수를 두었다"는 유명한 말을 남겼다. 이 충격적인 패배 이후, '최고의 지적 생명체'라는 인류의 지위가 이제 기계에게 넘어가는 것 아니냐는 우울한 담론이 퍼졌다. 칼럼니스트들은 "기계가 체스 세계 챔피언이 된 지금, 인간이 할 수 있는 일이 남아 있기는 한 걸까?"라며 자조적인 논평을 내놓았다.

그러나 돌이켜 보면 딥블루의 승리는 인류에 암흑을 안긴 사건이라기보다, 규칙 기반 컴퓨팅이 정점에 도달한 순간이었다. 1997년 당시 사람들은 IBM의 업적을 경외심과 두려움이 뒤섞인 감정으로 바라보았다. 하지만 25년 뒤, 기술 분야 작가 클라이브 톰슨은 〈MIT 테크놀로지 리뷰〉에 기고한 글에서 이 순간을 "끝도 없이 이어지던 수작업 코딩에 마침표를 찍은 날"이라고 표현했다. 그는 딥블루를, 소행성 충돌로 멸망할 운명을 미처 알지 못했던 육중한 공룡에 비유했다.

• • •

제프리 힌튼은 주변 학자들의 반감에도 불구하고 신경망에 대한 믿음을 끝내 버리지 않았다. 그는 "딱히 신념을 지켰다기보다, 그냥 제 눈에는 자명해 보였으니까요."라고 말했다. (힌튼은 신경망 연구에서의 선구적 업적을 인정받아 2024년 노벨상을 공동 수상했다.)

하지만 1990년대와 2000년대에도 주류 학계와 AI 분야에 연구비를 지원해 온 정부 기관들은 여전히 신경망에 희망이 없다고 판단하고 있었다. 힌튼처럼 학계에서 외톨이였던 요슈아 벤지오Yoshua Bengio는 1990년대, 신경망을 이용해 컴퓨터가 말하는 법을 학습하도록 한다는 주제로 박사학위 논문을 썼다. 지금 생각하면 획기적인 주제였지만 그는 "남들 눈에는 아주 이상하고, 엉뚱하고, 미친 생각처럼 보였을 겁니다."라고 회상했다. 또 다른 초기 신경망 신봉자였던 앤드류 응Andrew Ng은 2000년대 초 보스턴에서 열린 한 학회에서 신경망이야말로 미래 연구의 핵심 방향이라고 주장했다. 그러나 발표 도중 UC 버클리의 한 저명한 교수가 그의 말을 끊고 말도 안 되는 소리라고 공격했다. 심지어 응의 박사 과정 지도교수는 그가 신경망을 옹호했다는 이유만으로 AI의 대의를 배신했다고 여겼을 정도였다.

신경망의 가능성을 눈여겨본 이들은 이 연구 분야를 부를 새로운 이름이 필요하다고 느꼈다. 일부는 '머신러닝'이라는 용어를 선호했지만 AI 연구자들은 자신들이 만드는 모델을 설명하기 위해 주로 '커넥셔니즘Connectionism'(연결주의)이라는 표현을 사용했다. 그들은 인간의 두뇌에서 영감을 받아 수많은 인공 뉴런을 상호 연결하는 구조를 만들고자 했다.

이 밖에도 '통계 학습 이론statistical learning theory'처럼 '신경망'이라는 단어를 피하기 위한 완곡한 표현들이 학계 전반에 널리 받아들여졌다. 힌튼이 선호한 용어는 '딥러닝Deep Learning'이었다. 이 표현은 1986년, 캘리포니아대학교 어바인 캠퍼스의 컴퓨터과학 교수 리나 덱터Rina Dechter가 발표한 논문에서 처음 등장했다. 이후 '딥러닝'은 이 분야를 대표하는 용어로 자리 잡았다. 케이드 메츠의 표현을 빌리자면, 이는 "절묘한 재포장"이었다.

이름이야 무엇이 되든 신경망은 분명 가능성을 보여 주고 있었다. 카네기멜런대학교 AI 연구실의 자율주행차팀은 신경망 시스템을 구축하기 위해 수년간 작성해 온 기존 코드를 과감히 폐기했다. 대신 인간처럼 시각 데이터를 처리하며 운전법을 학습하는 모델을 도입했다. 1995년 이들이 쉐보레 차량을 개조해 만든 자율주행차는 피츠버그에서 펜실베이니아주 이리까지 약 200킬로미터를 사람의 개입 없이 주행하는 데 성공했다.

힌튼의 방식을 지지하던 얀 르쿤Yann LeCun은 수작업 코딩보다 성능이 뛰어난 시각 프로그램을 통해 신경망 기반 컴퓨팅의 정당성을 입증했다. 르쿤은 1980년대 중반, 컴퓨터과학 박사 과정 중에 처음 힌튼을 만났다. 당시 그는 힌튼이 토론토대학교로 자리를 옮긴 시점에 함께 협업하게 되었고 인간의 시각 피질을 본뜬 획기적인 알고리즘을 함께 개발했다. 르쿤은 이 알고리즘을 활용해 컴퓨터가 미국 우정국이 처리하는 수천 통의 우편 봉투에 쓰인 손글씨를 인식하도록 학습시켰다. 1990년대 중반이 되자 벨 연구소의 르쿤 연구팀이 만든 이 기술은 은행에서 손으로 쓴 수표를 자동으로 읽는 상용 기기로 발전해 판매되었다.

또 한 명의 선구자는 프린스턴대학교의 젊은 컴퓨터과학자 페이페이 리Fei-Fei Li였다. 업계에서는 그녀를 시각 데이터를 처리하는 '컴퓨터 비전' 분야의 대표 주자로 불렀다. 그녀가 품었던 기본적인 질문은 "컴퓨터가 모든 것을 학습하도록 하면, 세상의 모든 것을 인식할 수 있지 않을까?"라는 것이었다. 이런 문제의식 아래 한동안 방치되어 있던 이미지넷ImageNet 프로젝트를 되살렸다. 그녀는 약 900만 개의 이미지를 1만 개가 넘는 카테고리로 분류해 신경망이 학습할 수 있도록 구성했다. 이미지넷은 곧 물체와 장면을 구별하는 규칙을 일일이 코딩하던 기존 컴퓨터 비전 방식보다 뛰어난 성과를 내기 시작했다.

음성 또한 신경망의 잠재력이 뚜렷하게 드러난 분야 중 하나였다. 테리 세즈노스키Terry Sejnowski는 힌튼과 함께 볼츠만 머신을 개발한 인물로, 컴퓨터와 연결해 동화책을 큰 소리로 읽을 수 있는 전자 음성 장치 '넷톡NETtalk'을 만들었다. 넷톡은 처음에는 단지 시끄러운 기계

음만 냈지만 하루 만에 또렷한 단어를 발음했고 일주일쯤 지나자 완전한 문장을 읽을 수 있게 되었다. 2000년대에 접어들면서 마이크로소프트와 구글을 비롯한 여러 테크 기업도 신경망과 음성에 관한 실험에 뛰어들었다.

하지만 이런 연구들은 여전히 학계에서만 주목받는 걸음마 단계에 머물러 있었고 투자자나 기업 경영자들에게까지 영향을 미치지는 못했다. 자율주행차가 도시 간 주행에 성공한 것은 사실이지만 그것은 이상적인 조건의 고속도로를 방해 없이 한 번에 달린 결과였다. 컴퓨터가 독일산 견종 슈나우저와 사나운 핏불을 구분하고, 동화책을 기계적인 음성으로 읽는 것도 가능했지만 실용성에는 한계가 있었다. 벨 연구소는 결국 얀 르쿤의 연구팀을 해체했고 그가 개발하던 수표 인식 기계 프로젝트도 수익성이 없다는 이유로 중단했다. 투자자들 역시 AI에 큰 관심을 두지 않았다. 두 번째 AI 겨울로 인한 재정 손실을 고려하면 그들의 회의적인 반응도 이해할 만한 일이었다. 지나치게 높은 기대와 허무한 결말이 수십 년 동안 반복된 결과이기도 했다.

스탠퍼드의 크리스 매닝은 이렇게 말한다. "2000년대에 들어서도 사람들이 인공지능을 진지하게 받아들이지 않았던 데는 그럴 만한 역사적 배경이 있었습니다." 신경망이 실제로 유용하다는 것을 입증하려면 엄청난 규모로 확장되어야 했지만, 그 정도의 학습량을 감당할 수 있을 만큼 컴퓨터의 연산 능력이 충분한지에 대해서는 당시 뉴욕대학교 교수였던 르쿤 같은 열성 신봉자조차 의문을 품었던 것이 사실이다. 힌튼은 이렇게 회고했다. "예를 들어 '컴퓨터의 연산 능력이 100만 배

향상되면 어떻게 될까?'라는 생각을 해 본 사람은 아무도 없었어요."

• • •

2010년대에 마침내 전환점이 찾아왔다. 컴퓨터의 연산 능력이 눈부시게 향상되었기 때문이다. 캘리포니아주 산타클라라에 위치한 반도체 칩 제조업체 엔비디아가 그래픽 처리 장치GPU를 처음으로 개발했다. GPU는 원래 비디오 게임의 성능을 높이기 위해 만들어졌지만, 병렬 처리 방식을 통해 연산 속도를 초당 수십억 회까지 끌어올릴 수 있었고, 이는 신경망 학습에 꼭 필요한 핵심 부품이 되었다. 연산 속도의 비약적인 향상 덕분에 신경망 연구자들은 훨씬 더 정교하고 구체적인 모델을 구축할 수 있게 되었다. 여기에 인터넷 시대의 본격화로 학습에 필요한 데이터까지 기하급수적으로 늘어났다.

힌튼, 르쿤, 벤지오가 이끄는 '신경망 저항군'은 이제 AI 학회에서 당당히 중심 세력으로 자리 잡았다. 이 시기 민스키는 이미 몰락한 인물이었다. 그는 2016년에 세상을 떠났다. 크리스 매닝 역시 신경망쪽으로 넘어왔다. 언어학자였던 매닝은 20년 가까이 통계 예측 모델을 통해 컴퓨터의 언어 이해 능력을 개선하는 연구에 매진해 왔다. '통계적 머신러닝'이라 불리는 이 기법은 수학적으로 더 정밀한 방식으로, 연구자들은 실제 모델을 만들기 전에 먼저 자신의 이론을 증명할 수 있었다. 매닝은 이렇게 회고한다. "당시 소수의 열성적인 신경망 연구자들이, 수학적으로 엄밀하다고 보기 어려운 방법을 사용했죠. 그래도 그들은 묵묵히 연구를 이어 갔습니다." 2010년쯤에는 매닝도 그들 중 한 사람이 되어 있었다.

당시만 해도 이 분야는 아직 미약한 수준이었다. 매닝은 2010년이나 2011년쯤 딥러닝 워크숍에 참석한 적이 있다고 회상한다. "참석자는 고작 40명 정도였지만, 그 정도면 전 세계 신경망 연구자의 3분의 2가 거기 다 모여 있었던 것 같아요. 그런데 2013년에서 2014년쯤이 되자 마치 봇물이 터지듯 학계 거의 모든 분야에서 신경망을 사용하기 시작했어요." 그때부터 일부 연구자들이 말하는 인공지능의 '10년간의 황금기'가 본격적으로 열리게 되었다.

• 4장 •

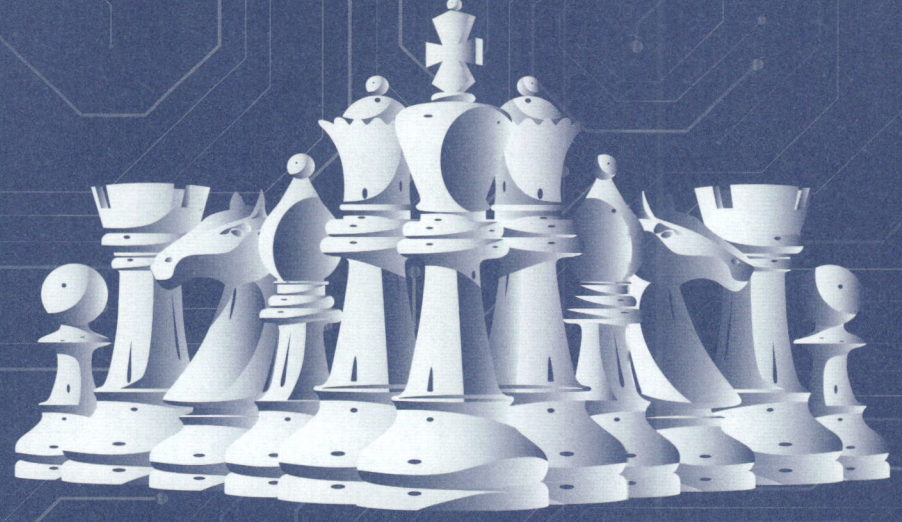

딥마인드,
끝나지 않는 자금 유치 전쟁

"AI 문제를 해결하려면 회사를 구글만큼 키워야 하는데, 그럴 시간이 없어요."

현대 AI 시대는 실리콘밸리가 아닌, 뜻밖에도 런던에서 시작되었다. 철학을 전공하고 갈등 조정가로 활동하던 무스타파 술레이만은 데미스 하사비스, 셰인 레그와 함께 2010년 딥마인드를 설립했다. 이들의 비전은 경험을 통해 학습하는 인간형 지능 시스템을 만드는 것이었다.

딥마인드의 문제는 언제나 '자금' 유치였다. 피터 틸, 일론 머스크 같은 투자자들에게 초기 투자를 받았지만, 막대한 비용이 드는 AI 개발을 감당하기엔 부족했다. 또한 인재 유치 경쟁도 점점 심해졌다.

THE WAR OF AI TITANS

2010년, 무스타파 술레이만은 방향을 잃은 기분이었다. 그는 그동안 열정을 쏟아 온 국제 갈등 조정가라는 역할에서 막 물러난 참이었다. 세상 모든 일이 하찮게 느껴졌고 앞으로 무엇을 해야 할지도 알 수 없었다. 그는 "포커에 푹 빠졌어요."라고 말했다. 당시 그는 포커에 얼마나 몰두했는지, 한꺼번에 여덟 판을 치르면서도 결코 지는 법이 없었다. 또 런던의 빅토리아 카지노, 현지인들은 '더빅The Vic'이라 부르는 곳에서 열리는 포커 대회에도 자주 참가했다. 상금은 250파운드 정도로 큰돈은 아니었지만 약 100명이 참가하는 대회에서 우승을 차지하는 것만으로도 그는 만족을 느꼈다.

어쩌면 카지노는 AI 분야에서 가장 성공한 초기 스타트업 중 하나인 딥마인드DeepMind의 탄생지로 꽤 어울리는 장소였는지도 모른다. 2010년 봄 어느 날 밤, 술레이만은 좋은 패가 들어오지 않아 더빅 대회에서 일찌감치 탈락했다. 또 다른 단골 참가자인 데미스 하사비스Demis Hassabis도 그날따라 일찍 탈락했다. 두 사람은 같은 런던 북부 출신이었고 술레이만은 하사비스의 동생 조지와 친한 사이였다. 기분 전환이 필요했던 두 사람은 더빅이 운영하는 식당으로 향했다. 술레이만은 고상한 영국식 억양으로 이렇게 말했다. "우리는 초콜릿 케이크와 바닐라 아이스크림을 먹고, 다이어트 콜라도 마셨죠. 확실히 기분이 좀 나아졌던 것 같아요."

술레이만은 키 182센티미터에 날씬한 체격, 검은 곱슬머리와 갈색 눈을 지녔고, 성품은 조심스럽고 느긋하다. 당시 그는 검은 수염을 덥수룩하게 기르고 한쪽 귀에는 작은 귀걸이를 하고 있었다. 두 사람은 케이크와 다이어트 콜라를 먹으며 포커판의 불운에 대해 한탄했다. 대화는 곧 로봇과 미래에 대한 이야기로 자연스럽게 흘러갔다. 두 사람 모두 로봇이 상용화되기까지는 시간이 더 걸릴 것이라는 데 동의했지만, 인지신경과학 박사인 데미스 하사비스는 컴퓨터가 학습하는 시대가 이미 코앞에 와 있다고 주장했다. 술레이만은 이렇게 말했다. "컴퓨터가 포커를 배울 수 있다면, 여러 시행착오를 통해 학습한 뒤 그런 패턴을 스스로 만드는 것도 분명 가능하겠지요." 그로부터 불과 몇 달 후, 술레이만과 하사비스, 그리고 셰인 레그Shane Legg 세 사람이 의기투합해 딥마인드를 창업했다.

술레이만은 "지금 생각하면 2010년 당시 학습하는 컴퓨터라는 주제는 완전히 미친 이야기였지요. 그때만 해도 그건 먼 미래에나 가능한 일이었습니다."라고 말했다. 하사비스도 "우리가 이런 도전을 시작한다고 하니 주변에서는 다들 미쳤다고 했습니다.'라고 덧붙였다.

· · ·

술레이만의 부친은 시리아 태생으로, 억압적인 정권 아래에서 3년간 의무 복무를 피하기 위해 망명을 결심했다. 이후 파키스탄에서 엔지니어가 되기 위해 공부하다 남아시아와 중동을 거쳐 아내 브릿을 만나게 된다. 하지만 그는 결국 공학 학위를 마치지 못했다. 술레이만의 말에 따르면 "파키스탄에서 어머니가 자신을 임신했기 때문"이었다. 두 사람은 이슬라마바드에서 가정을 꾸릴 생각이 없었기에 런던으로 이주했고 이후 3년 동안 자녀를 두 명 더 낳았다.

술레이만의 부친은 택시 운전사가 되었다. 우리가 흔히 떠올리는 런던의 블랙캡이 아니라 영국에서 '미니캡'이라 불리는 택시를 운전했다. 술레이만은 "사실상 아버지는 불법 택시를 운전하신 셈이었지요."라고 말했다. 모친은 영국 국민보건서비스NHS 소속의 간호사로 일했다. 술레이만은 북런던의 공영 주택 단지에서 자랐다. 그는 그곳을 "런던에서 가장 험한 동네였다고 보면 됩니다."라고 표현했다.

모친은 부친을 만나기 전에 이미 이슬람으로 개종했고, 종교는 술레이만 가정에서 매우 중요한 요소였다. 가족은 매주 금요일마다 모스크에서 열리는 기도회에 참석하며 현지 이슬람 공동체에 녹아들었다. 술레이만은 "어렸을 때는 집안 분위기가 너무 엄격해서 좋은 추억이 별로 없을 정도였습니다."라고 말했다. 아랍어로 '무스타파'라는 이름은 '선택받은 사람'을 뜻한다. 그래서 부친은 늘 그에게 "너는 선택받은 사람임을 잊지 마라."라고 일깨웠고, 술레이만은 나이가 들수록 점점 그 이름의 무게를 실감하게 되었다.

술레이만은 11살 때 런던 북부의 퀸엘리자베스 남학교에 입학했다. 1573년에 설립된 이 공립학교는 수학과 과학 교육에 중점을 둔 곳으로 입학 경쟁이 매우 치열했다. 가족은 학교와 가까운 교외로 이사했고, 그 일이 그의 인생을 바꾸었다.

술레이만은 학교에서 기업가로서의 첫걸음을 내디뎠다. 12살 무렵, 그는 한 친구와 함께 캔디바를 대량으로 구입해 놀이터에서 낱개로 팔았다. 사업이 제법 커지자 친구들에게 사물함에 물건을 보관하고 수업이 비는 시간에 팔도록 한 뒤 수익을 나누자고 제안하기도 했다. 술레이만은 "그런 식으로 사업이 꽤 커 가다가 선생님들이 사물함을 폐쇄하는 바람에 망했어요."라고 말했다. 몇 년 후 여름, 그는 몇몇 친구와 함께 장애인이 런던의 식당과 명소를 돌아다닐 수 있도록 돕는 휠체어 임대 사업을 구상했고, 젊은 장애인을 위한 80페이지 분량의 시내 안내 책자도 만들었다. 18세 때는 런던의 사업체를 대상으로 POS 시스템과 네트워킹 장비를 판매하는 사업에 도전했지만, 이때는 아이패드 같은 태블릿 제품이 보편화되기 훨씬 전인 2002년이었다. 그는 이렇게 말했다. "어릴 때부터 늘 자잘한 사업을 시도했고, 언젠가는 그게 엄청나게 커질 날이 오리라고 꿈꿨어요."

술레이만의 어머니는 아들이 대학에 가는 것을 반대했다. "어머니는 늘 제가 16살 때까지만 공부하고 바로 일자리를 찾아야 한다고 하셨어요. '배관공이 되어라.' '목수가 되어라.' '전기 기술자는 언제나 쓸모가 있지.' 같은 말을 자주 하셨죠. 그런 직업들이야말로 장기적으로 믿을 만하다고 생각하셨던 거예요." 그러나 술레이만은 옥스퍼드에서 철학과 신학을 공부하는 길을 택했다. 그는 말했다. "젊은 시절의 내가 세상 물정을 몰라서 뭔가에 집착하거나 지나치게 몰두했다고는 생각하지 않아요. 그냥 조금 힘든 길을 선택했을 뿐이죠."

. . .

술레이만은 옥스퍼드 2학년 시절, 영국 무슬림 청년들을 위한 긴급 상담 전화 봉사에 참여했다. 911 사건이 발생한 지 한참 지난 2003년이었지만, 여전히 반무슬림 정서가 강하게 퍼져 있었다. 그러나 술레이만을 비롯한 청년층은 모스크에서 혼전 성관계가 잘못이며 동성애는 죄라는 설교를 들을 때마다 당혹감을 느끼곤 했다. 그는 옥스퍼드 시절에 스스로를 무신론자라고 밝히며 "불의와 불평등이 만연한 현실에 불안과 분노를 느꼈고, 세상 사람들에게 도움이 되는 일을 직접 해야겠다는 생각이 들었습니다."라고 말했다. 결국 그는 2학년을 채 마치기 전에 중퇴하고 긴급상담 전화 활동을 3년간 이어 갔다. 이는 영국 최초로 시작된 운동으로, 그의 말에 따르면 "일방적인 판단이나 목적성이 없는 비종교적 지원 서비스"였다.

술레이만은 이렇게 말했다. "그 일은 사실상 제가 처음으로 경험한 진짜 스타트업이었던 셈입니다. 사람들을 만나 기부를 요청하고, 무료

자원봉사자를 모집한 다음, 쥐꼬리만 한 예산으로 하루 12시간, 쉬는 날 없이 서비스를 운영해야 했으니까요." 그는 옥스퍼드를 졸업하지 못한 것을 못내 아쉬워했지만 결국 다른 길을 선택한 것을 후회하지는 않았다. "세상에 선한 영향을 미치고 싶다고 결심하자 옥스퍼드 학위는 너무 이론적이고 추상적이라는 생각이 들었어요. 당시에 저는 세상에 진정한 변화를 몰고 오는 일이 가장 중요했습니다. 가식적이고 진부하게 들릴 수 있겠지만, 당시에는 그게 제 목표였습니다."

. . .

술레이만은 상담 전화 활동을 하면서 정치색이 뚜렷했던 런던 시장 켄 리빙스턴Ken Livingstone의 인권 정책 보좌관으로 주에 며칠씩 일하기 시작했다. 타블로이드 신문은 좌파 정책을 추진하던 리빙스턴을 '빨갱이 켄'이라 부르며 조롱했다. 술레이만은 이 일을 계기로 남아프리카공화국에서 아파르트헤이트 철폐 이후 '진실과 화해' 절차에 참여했던 베테랑 협상가들을 여러 명 만났다. 그리고 그는 불과 22살의 나이에 갈등 중재 전문업체에 합류했다. 이후 3년간 유엔을 비롯한 다양한 고객을 위해 협상가로 활동했다. 키프로스에 머무르기도 했고, 네덜란드 정부를 대표해 중동 지역을 드나들기도 했다. 2009년 말, 기후 변화 완화를 위한 국제 협정 체결을 위해 덴마크 코펜하겐에 모인 수백 명 중에도 그가 있었다.

코펜하겐 회의는 술레이만에게 갈등 중재 분야 경력의 정점이자 마지막 무대였다. 이후 그는 유엔이 추진하는 배출가스 감축 협정의 일부인 삼림 훼손을 줄이기 위한 국제 협상에 참여했다. 당시에는 막 대통령에 당선된 버락 오바마가 기후 행동에 강한 지지를 표명하면서 코펜하겐 회의를 앞두고 낙관론이 고조되던 시기였다. 하지만 오바마와 원자바오 중국 총리를 비롯한 각국 지도자가 협상 과정에서 독단적으로 행동하며 결국 합의가 무산되었다. 전 세계 수백 명이 쏟은 노력이 수포로 돌아가고 말았다. 술레이만은 "너무나 실망스러운 순간이었습니다."라고 회고했다. 그는 그 일을 그만두고 다시금 자신의 진로를 고민하게 되었다.

· · ·

술레이만이 갑자기 기술 분야에 관심을 갖게 된 데는, 세상에 영향을 미치고자 하는 그의 집념이 큰 역할을 했다고 볼 수 있다. 그는 빌 게이츠와 멜린다 게이츠가 막대한 기부 재단을 설립해 보건, 교육, 빈곤 등 거의 모든 분야에 영향을 미치는 모습을 지켜보며 자극받았다. 술레이만은 "돈을 버는 목적이 기부라면 좋은 일이 아닐까 하고 생각했던 기억이 납니다."라고 말했다. 그는 마크 저커버그에게서 게이츠만큼의 매력을 느끼지는 못했지만, 2010년 기준 사용자 수가 6억 명을 넘긴 페이스북이 전 세계에 끼치는 영향력만큼은 인정하지 않을 수 없었다. 술레이만은 이렇게 말했다. "그 무렵 저는 기술과 조금이라도 관련 있는 지인이 있다면 누구든 연락했습니다."

데미스 하사비스와 술레이만은 더빅에서 우연히 만나기 전부터 이미 서로 알던 사이였다. 하사비스는 12살에 고등학교를 졸업했고, 13살에는 청소년 체스 선수로 세계 2위에 오를 정도였다. 케임브리지 대학교에서 입학 허가를 받았지만, 학교 당국의 방침에 따라 16세가 될 때까지 학업을 시작할 수 없었다. 이후 그는 컴퓨터 과학을 전공하고 졸업한 뒤 게임 회사를 차렸고 한때 직원이 60명에 이를 만큼 회사를 키웠다. 그러나 사업이 어려워지고 게임 업계 전반에 기초적인 인공지능 의존도가 높아지자, 이 기술을 제대로 활용하려면 인간 두뇌의 작동 원리를 더 깊이 이해해야 한다는 사실을 깨달았다.

그는 20대 후반에 유니버시티 칼리지 런던에서 인지신경과학 박사 과정에 입학해 2005년에 학위를 취득했고, 이어 하버드와 MIT에서 박사 과정 후 연구를 이어 갔다. 기억과 상상력을 주제로 한 연구로 2008년 〈사이언스〉에서 그해의 가장 획기적인 연구 성과 중 하나로 평가받기도 했다. 술레이만과 더빅에서 재회한 2010년 무렵, 하사비스는 유니버시티 칼리지 런던 컴퓨터 신경과학과에서 연구원 생활을 마무리하던 참이었다. 이 학과는 10여 년 전 제프리 힌튼이 다른 학자들과 함께 신경과학과 AI의 가능성을 탐구할 목적으로 설립한 곳이었다.

하사비스는 오래전부터 진정한 초지능을 구현하려면 인간 두뇌에서 해답을 찾아야 한다고 확신하고 있었다. 수십 년 전 영국의 한 저명한 신경과학자가 두뇌를 세 가지 요소인 연산, 알고리즘, 실행으로 나누어 연구하자고 제안한 바 있었는데, 하사비스는 이 가운데 '알고리즘'에 주목했다. 그는 술레이만에게 "두뇌의 알고리즘 측면에 초점을 맞추어야 한다"고 강조했다. 두뇌가 수행한 연산 결과를 실제 행동으로 전환하는 핵심 단계가 바로 이 알고리즘 과정이기 때문이었다. 하사비스는 이렇게 말했다. "지능의 비밀을 푸는 것이 급선무입니다. 그 단계를 넘어서면 다른 문제는 모두 일사천리로 해결되니까요."

하사비스는 유니버시티 칼리지 런던의 신경과학자들이 각자 자신의 연구를 자유롭게 발표하는 '점심 스터디' 모임에 술레이만을 초대했다. 술레이만은 당시를 이렇게 회상했다. "그는 나더러 뒷문으로 조용히 들어와서 이 분야의 연구 동향을 들어 보라고 했어요." 그 자리에서 술레이만은 하사비스의 소개로 또 다른 연구원이자 협력자인 셰인 레그를 처음 만났다. 그 후 몇 달 동안 셋은 다양한 가능성을 놓고 대화를 이어 갔다.

셰인 레그는 AI 연구계에서 범용 인공지능Artificial General Intelligence, AGI을 공개적으로 언급한 몇 안 되는 인물로 유명했다. AGI란 인간 두뇌가 해낼 수 있는 일이라면 무엇이든 훨씬 더 잘 수행할 수 있는 초지능을 뜻한다. 레그는 당시 분위기를 이렇게 설명했다. "그 당시만 해도 범용 AI 얘기를 꺼내면 괴짜 취급을 받았어요. 대개는 몽상에 빠지고 비과학적인 사람으로 여겨졌지요." 실제로 당시 AI 연구자들은 컴퓨터가 동화책을 읽거나 말과 소를 정확히 구별하게 만드는 것조차 버거워하고 있었다. 하지만 레그는 컴퓨터의 연산 능력과 디지털 기기를 통해 생성되는 데이터의 양이 기하급수적으로 늘고 있다는 점에 주목했고, 인간 수준의 지능이 필연적으로 등장할 것이라고 확신했다. 그는

2028년까지 AGI가 현실화될 가능성이 반반이라고 공개적으로 밝히기도 했다.

하사비스, 레그, 술레이만은 2010년 9월 딥마인드를 공동 설립했다. 그들이 초기 투자자와 협력자를 대상으로 발표한 자료의 첫 줄에는 'AGI 실현'이라는 대담한 목표가 선명히 적혀 있었다. 레그는 당시를 이렇게 회상했다. "딥마인드를 막 시작했을 무렵엔 학회에 나갈 때마다 의심의 눈초리를 받는 일이 많아서 꽤 당황스러웠습니다." 하사비스는 CEO를 맡았고, 레그는 최고과학자Chief Scientist라는 직함을 택했다. 술레이만은 최고제품책임자Chief Product Officer를 맡았다. 물론 당시에는 '제품'이라 부를 만한 실체가 전혀 없었지만 말이다.

세 사람은 영국의 한 엔젤투자자 모임에서 유치한 35만 파운드(당시 약 54만 달러)를 종잣돈으로 삼아, 런던 중심부 러셀스퀘어가 내려다보이는 다락방 사무실로 자리를 옮겼다. 어두운 나무 벽, 높은 창문, 화려한 몰딩이 어우러진 방은 19세기 유럽 분위기를 풍겼다. 공간은 협소했고 인원이 늘어나면서 더 비좁아졌지만, 고풍스럽고 근엄한 분위기는 그들의 거대한 포부와 묘하게 잘 어울렸다.

몇 년 뒤 술레이만과 하사비스는 결별하게 되지만, 둘 다 AI 분야에서 손꼽히는 영향력 있는 인물로 성장한다. 2024년이 되면 두 사람은 각각 세계 최고의 소비자용 AI 연구소를 이끄는 수장이 되었다. 과거 파트너에서 치열한 라이벌 사이가 되었고 서로에 관한 특집 기사에까지 등장하게 된다. 술레이만은 하사비스와 여전히 가끔 식사를 함께하는 친구 사이라고 했지만, 하사비스는 오랜 세월 함께 일해 온 술레이만의 공을 별로 인정하지 않는 듯했다. 인터뷰 당시 그는 은근히 깎아내리는 말투로 이렇게 말했다. "그가 가진 AI에 관한 지식은 대부분 저와 함께 일하면서 얻은 거라고 봐야겠지요."

2010년대 초 술레이만은 가면 증후군imposter syndrome에 시달리던, 그야말로 전형적인 20대 청년이었다. 그는 스스로가 유별난 존재라고 느꼈다. 우선 세 사람 가운데 유일하게 대학 학위가 없었다. 다른 둘은 모두 30대에 접어들 때 박사 학위를 갖춘 본격적인 학자였다. 다섯 차례 세계 게임 챔피언에 오른 하사비스는 전형적인 안경잡이 컴퓨터광이었고, 레그는 조용하고 눈에 띄지 않는 것을 선호하는 인물이었다. 반면 술레이만은 예술가인 여자친구와 함께 런던 핫플레이스에 살며 리버럴한 정치 성향을 지닌 활동가였다. 멋진 옷차림과 시내 유명 나이트클럽을 줄줄이 꿰고 있어 무스Moose(눈에 띄는 덩치 큰 사람을 뜻하는 속어)라는 별명으로 불렸다.

하지만 세 사람 모두 유능한 소프트웨어 개발자와는 거리가 있었다. 하사비스는 컴퓨터 과학 전공이었지만 실질적으로는 신경과학자였고, 레그는 이론 연구에 특화된 수학자였다. 어떻게 보면 이들 모두는 지능을 탐구하기 위한 수단으로 AI를 택한 것이었다. 술레이만은 이렇게 회상했다. "그런 관점으로 보니 우리 셋 사이에서 내가 가진 역량이 꽤 특별하다는 걸 깨닫게 되었죠."

· · ·

술레이만이 딥마인드를 시작하며 가장 먼저 직면한 과제는 자금 조달이었다. 그들의 계획을 제대로 실행하려면 수십만 파운드가 훌쩍 넘는 자금이 필요했다. 유럽을 넘어 세계 최고 수준의 인재를 영입하려면 그에 걸맞은 급여를 제시해야 했고, 이를 뒷받침할 하드웨어 비용 또한 만만치 않았다. 스스로 학습하는 컴퓨터는 기존의 규칙 기반 시스템에 비해 훨씬 높은 연산 능력을 요구했다. 딥마인드는 경쟁사보다 더욱더 비싼 장비를 구비하고 운영해야 했다. 이리저리 계산해 본 결과, 말도 안 되는 수준이라는 걸 알지만 최소 200만 파운드(약 300만 달러)가 더 필요하다는 결론에 이르렀다.

당시 'AI'는 전통적인 벤처투자 업계에서 일종의 금기어였다. 2010년대 초반까지만 해도 머신러닝을 언급하는 사람들은 대부분 대학이나 대기업 연구소 소속이었다. 10년 이상 걸리는 장기 연구 프로젝트는 스타트업이 아닌 벨 연구소, 제록스 PARC, 마이크로소프트 리서치 같은 대형 연구기관이 맡는 것이 일반적이었다. 벤처캐피털들은 테크 기업에 투자할 때도 5년에서 10년 안에 성과를 낼 수 있는 회사를 선호했기 때문에, 수십 년이 걸릴지도 모를 인공지능 프로젝트는 애초에 검토 대상에서 제외되곤 했다.

그런 점에서 딥마인드는 '학문적 사고와 스타트업 사고'를 결합한 이례적인 방식을 선택했다. 하사비스는 이를 '하이브리드 전략'이라 불렀다. 그는 AGI를 실현하겠다는 비전을 아폴로 프로젝트의 달 착륙에 비유했고, 때로는 세계 최초의 원자폭탄 개발을 목표로 했던 맨해튼 프로젝트에 견주기도 했다.

피터 틸은 그들이 가장 먼저 떠올린 투자자 후보였다. 그는 자금력이 풍부했을 뿐 아니라, 장기적인 목표를 추구하는 스타트업에도 투자할 법해 보였다. 몇 해 전에는 '특이점 회의Singularity Summit'을 공동 창립하기도 했다. 이 회의는 인간과 기계의 융합으로 세상이 돌이킬 수 없는 변화를 맞이하게 될 미래, 즉 '특이점'을 탐구하고 예측하기 위한 연례 행사였다. 마침 레그가 그해 회의의 연사로 초청받은 터라, 세 사람은 함께 샌프란시스코로 향했다. 술레이만은 이렇게 말했다. "피터가 대단한 점은, 그 당시 실리콘밸리에서 AGI나 AI를 진지하게 이야기하는 사람이 사실상 그밖에 없었다는 겁니다."

그해 회의는 샌프란시스코 시내의 한 호텔에서 열렸다. 레그에게 발급된 배지 두 장을 술레이만, 하사비스, 레그가 번갈아 가며 사용했다. 술레이만은 "피터가 회의에 참석할 줄 알았는데, 정작 현장에는 없더군요."라고 말했다. 알고 보니 틸은 해변의 대저택을 빌려 회의 참석자들과 함께 칵테일 파티를 열고 있었다.

그래서 술레이만 일행은 그 파티에 다짜고짜 쳐들어갔다. 틸 역시 하사비스처럼 체스에 일가견이 있었다. 하사비스는 그 점을 염두에 두고 곧장 사업 설명에 들어가기보다는 나이트와 비숍의 대결 구도를 예로 들며 체스라는 게임이 수 세기 동안 이어져 온 이유부터 꺼내 들었다. 그의 말에 흥미를 느낀 틸은 세 사람에게 자신이 6여 년 전 몇몇 동료들과 함께 설립한 벤처투자사 파운더스 펀드Founders Fund 사무실로 다음 날 다시 와 달라고 요청했다.

이튿날, 세 사람은 틸과 마주 앉아 AI 상용화에 대한 구상을 설명했다. 술레이만은 패션 업계에서 이미지 검색 도구가 활용되는 시대가 머지않아 올 것이며, 의료 분야에서도 AI가 반드시 쓰일 것이라고 말했다. 하지만 사실상 그들의 설명은 언젠가 실용화될지 모를 과학 실험에 가까웠다. 이야기를 듣던 틸은 "차라리 소말리아에 투자하겠다"는 말로 조롱 섞인 반응을 보였다. 이로써 틸의 관심을 완전히 잃는 듯했지만, 술레이만은 마지막 희망의 끈을 놓지 않기 위해 필사적으로 설득에 매달렸다. 그는 "아마도 틸은 런던에서 웬 뜨내기들이 왔나 싶었을 겁니다."라고 회상했다. 다행히, 파운더스 펀드는 결국 이 뜨내기들이 요청한 200만 파운드 중 상당액을 투자했고 나머지 금액도 주로 틸의 보증 덕분에 확보할 수 있었다. 술레이만은 이렇게 말했다. "그가 아니었다면 불가능했을 겁니다. 기적이었어요."

• • •

계좌에 투자금이 입금되자, 딥마인드는 런던 중심가의 더 넓은 사무실로 자리를 옮기고 본격적으로 인재 채용에 나섰다. 이들은 원하던 대로 세계 최고 수준의 연구자들을 영입했다. 최첨단 연구에 직접 참여할 기회는 물론, 딥마인드의 주식을 보유할 수 있다는 점이 많은 이들에게 매력으로 작용했다. 또한 딥마인드는 제프리 힌튼과 얀 르쿤을 기술 자문으로 영입했다. 이로써 실리콘밸리에서 수천 킬로미터 떨어진 무명의 AI 스타트업이 신뢰와 권위를 가질 수 있었다.

딥마인드는 인공지능 분야에서 '강화 학습'이라고 불리는 방식을 가장 먼저 활용했다. 물론 그들도 책, 기사, 위키피디아, 레딧 같은 디지털 저장소에 있는 '분류된 데이터'를 바탕으로 학습하는 모델을 선택할 수도 있었다. 하지만 강화 학습 모델은 시행착오를 통해 스스로 배우는 능력을 갖추고 있었다. 예를 들어 이 모델은 게임을 학습할 경우, 점수를 얻거나 잃은 결과를 바탕으로 피드백을 받아 성공 전략을 강화하고, 그 결과에 따라 알고리즘을 조정한다. 마치 인간이 연습과 실수를 거듭하며 실력을 키우는 것처럼 이 모델 역시 점점 더 나은 성과를 내는 방향으로 스스로 발전해 갔다.

딥마인드는 늘 자금 문제에 시달렸다. 이 문제는 앞으로 업계 전체에 닥쳐올 상황의 전조이기도 했다. 아무리 많은 자금을 유치해도 늘 부족했다. 술레이만은 틸의 투자로 겨우 숨을 돌린 지 몇 달도 채 지나지 않아 다시 투자 유치에 나서야 했다. 다행히 이번에는 투자자들의 반응이 훨씬 더 긍정적이었다. 1차 라운드 이후 약 9개월 만에 마무리된 1,500만 달러 규모의 2차 라운드 투자는 홍콩의 저명한 여성 사업가이자 호라이즌벤처스의 설립자인 솔리나 차우가 주도했다. 스카이프 공동 창업자인 얀 탈린도 투자자 명단에 이름을 올렸다.

술레이만은 이번 투자 유치와 관련해 거절은 한 번도 받지 않았다고 말했다. 유일한 예외는 페이스북 초기 임원 출신인 차마스 팔리하피티야였다. 그는 당시 페이스북을 떠나 막 소셜+캐피털 파트너십(이후 소셜캐피털로 이름이 바뀌었다)이라는 벤처투자사를 세운 참이었다. 솔리나 차우가 슐레이만과 그의 만남을 주선했다.

슐레이만은 이렇게 회고했다. "그와는 런던의 고급 호텔에서 호화로운 만찬도 함께했고, 다음 날에는 점심 자리도 마련했습니다. 그런데도 도무지 알아듣지 못하는 눈치였어요. 기분이 좋지 않았지만, 어쩔 수 없는 일이라고 생각했습니다."

· · ·

스타트업 운영은 자금이 충분하더라도 쉬운 일이 아니다. 슐레이만은 "처음 2년, 3년 정도는 정말 힘들었습니다."라고 말했다. 그러던 중 이른바 '고양이 분류 논문'을 계기로 전환점이 찾아왔다.

2012년, 제프리 힌튼과 그가 지도하던 토론토대학교 박사 과정 학생 2명이 이미지넷ImageNet 경연 대회에 참가했다. 당시 프린스턴에서 스탠퍼드로 자리를 옮긴 페이페이 리가 주최하던 연례 사진 식별 대회였다. 힌튼 팀의 참가작인 알렉스넷AlexNet은 딥러닝 기반으로 방대한 양의 사진을 학습하는 모델이었다. 고양이를 비롯해 1,000종이 넘는 이미지 카테고리를 식별해야 하는 이 대회에서, 알렉스넷의 신경망은 다른 어떤 출품작보다 훨씬 뛰어난 정확도를 기록했다. 스탠퍼드의 크리스 매닝은 "알렉스넷의 성과는 마침내 딥러닝의 시대가 도래했음을 전 세계에 알린 사건이었다."라고 평했다.

와중에 딥마인드는 다시 자금 부족에 시달리기 시작했다. 사실 이 같은 어려움은 향후 모든 AI 스타트업이 겪게 될 운명이기도 했다. 본격적인 수요는 거의 없는 반면, 세계 최고의 인재를 유치하고 유지하려면 막대한 비용이 들기 때문이다.

이번에는 일론 머스크가 그들의 구세주가 되었다. 술레이만은 머스크가 배우 탈룰라 라일리와 두 번째로 결혼한 뒤 런던을 방문했을 때 그를 만났다(두 사람은 2010년부터 2016년 사이에 결혼과 이혼을 두 차례 반복했다). 술레이만은 "나와 일론, 탈룰라 세 사람이 함께 식사하며 멋진 시간을 보냈지요."라고 말했다. 다음 날 머스크는 딥마인드를 방문해 세 공동 창업자와 마주 앉았다. 그리고 2013년, 머스크가 3차 라운드 투자를 주도하면서 딥마인드가 유치한 누적 투자액은 6,000만 달러에 이르렀다.

그런데 정작 머스크는 술레이만과 헤어질 때까지도 딥마인드의 사업 내용을 완전히 이해하지 못한 듯했다. 술레이만은 "우리가 한 말을 그가 제대로 알아들었는지 확실하지 않았습니다."라고 했다. 그는 머스크의 태도를 "변화무쌍"하다고 표현했다. "어느 순간에는 핵심을 이해한 것 같다가도, 또 어떨 때 보면 '세상에, 저렇게 어리석을 수가 있나? 우리가 하는 말을 하나도 못 알아들은 거잖아.' 하는 생각이 들었거든요." 머스크는 에너지 넘치고 똑똑한 사람이었고, 그와 보낸 시간이 즐겁기는 했다. 그래도 술레이만은 그를 신뢰하지는 않았다. "일론이 이 분야에 도전하면서 자기 발전에 필요한 지식은 무엇이든 흡수하려는 태도를 보며, 매우 경쟁심 강하고 욕심 많은 사람이라고 느꼈습니다." 물론 머스크는 투자자였고, 그 사실만으로도 무시할 수 없는 존재였다.

머스크는 실리콘밸리의 지인들에게 딥마인드에 대해 소개했고, 그중에는 구글의 공동 창업자이자 CEO였던 래리 페이지도 있었다. 머스크는 자신의 전용기에 페이지를 초대해 함께 이동하던 중, 딥마인드의 DQN Deep Q-Network이 '브레이크아웃'이라는 비디오 게임을 학습하는 과정을 보여 주었다. DQN은 완전히 백지상태에서 출발해, 게임의 기본적인 용어부터 하나하나 익혀 나갔다.

딥마인드의 기술자들은 게임 전략이나 요령은 일절 알려 주지 않고, 그저 가능한 한 점수를 많이 얻는 것이 목표라는 사실만 전달했다. 그랬음에도 DQN은 단 1시간 만에 꽤 능숙한 수준에 도달했고, 몇 시간이 지나자 그 누구도 따라올 수 없는 실력으로 게임을 장악했다. 페이지는 이런 획기적인 결과물을 만든 사람이라면 반드시 직접 만나봐야겠다고 생각했다.

・ ・ ・

시간이 흘러 2022년, 오픈AI가 챗GPT를 출시하며 인재 확보 경쟁이 본격화되자 언론은 다시금 'AI 군비 경쟁'이라는 표현을 쓰며 대서특필했다. 하지만 사실 테크 대기업 사이에서는 이미 10년 전부터 인재 쟁탈전이 시작된 상태였다. 그리고 그 경쟁에서 구글이 초기부터 앞서 있었다.

구글은 2000년대 중반부터 자사 검색 엔진에 머신러닝 알고리즘을 도입했다. 초기에는 사람들이 던지는 부정확한 질문을 AI로 해석해 주는 기능이 대표적인 예였다. 2000년대 후반에 이르자 구글 광고 사업부는 광고 가격 책정에 인공지능을 활용하기 시작했고, 이어 AI를 통해 목표 고객층을 더욱 정밀하게 설정하는 단계로 나아갔다. AI 스타트업에 일찍부터 투자한 윙벤처캐피털 창립자 피터 와그너Peter Wagner는 이렇게 말했다. "세계 최고의 인재들이 디지털 광고 클릭률을 높여 꾸준한 현금 수익을 올리는 방법을 고안해 낸 셈이죠."

스탠퍼드는 구글이 AI 분야의 인재를 물색하는 데 있어 비옥한 토양이었다. 2011년, 세바스찬 스런Sebastian Thrun은 저명한 스탠퍼드 인공지능연구소 소장직을 사임하고 구글에 합류했다. 최고의 로봇 공학자였던 스런은 구글의 자율주행차 개발 프로젝트인 웨이모Waymo의 탄생에 기여했다. 구글은 딥러닝 기술의 초기 지지자였던 앤드류 응을 영입함으로써 스탠퍼드의 최우수 교수 중 한 명을 추가로 확보했다. 실제로 응은 구글이 검색, 구글 지도, 안드로이드 같은 제품을 통해 생성한 방대한 데이터베이스에 매료되었고, 래리 페이지에게 연락해 자신이 마빈 민스키를 풍자해 이름 붙인 '마빈 프로젝트Marvin Project'를 소개하기도 했다. 이 프로젝트는 2011년 구글이 딥러닝의 더 큰 가능성을 탐색하기 위해 설립한 AI 연구소인 '구글 브레인Google Brain'이 되었다.

이듬해 구글은 미래학자 레이 커즈와일Ray Kurzweil을 영입했다. 그는 1990년대부터 컴퓨터의 연산 능력과 데이터 양이 모두 기하급수적으로 증가함에 따라, 기계가 과거에는 상상도 못 했던 일을 수행할 수 있는 시대가 머지않았다고 주장해 온 인물이었다. 그는 이러한 믿음을 바탕으로 2005년 책 《특이점이 온다》를 출간하기도 했다. 구글은 커즈와일을 자사의 기술 책임자로 임명해 머신러닝과 자연어 처리 분야를 진두지휘하게 했다.

미디어에 자주 등장하는 'AI의 대부', 즉 제프리 힌튼, 얀 르쿤, 요슈아 벤지오 Yoshua Bengio 세 명을 영입하는 일이 가장 중요했다. 구글은 힌튼을 영입하기 위해 그가 알렉스넷으로 화려하게 등장한 후 두 명의 대학원생과 차린 회사인 DNN리서치도 함께 인수했다. 힌튼은 2012년 말에 이 회사를 매각하는 경매를 열었고, 여기에 구글, 마이크로소프트, 페이스북, 중국 최고의 검색 회사인 바이두가 입찰했다. 대기업이 인재 확보를 위해 중소기업을 함께 인수한다는 뜻의 '어크하이어 acquihire'라는 용어가 바로 이때 탄생했다. 구글은 그들을 영입하기 위해 4,400만 달러라는 고가의 입찰액으로 회사를 인수했다.

힌튼을 놓친 페이스북은 얀 르쿤을 영입해 신설 조직인 페이스북 AI 리서치 Facebook AI Research, FAIR의 책임자로 임명했다. 2013년, 르쿤은 최고의 AI 인재들을 확보하기 위해 마크 저커버그와 함께 캘리포니아주 레이크 타호에서 열린 AI 학회에 참석했다. 페이스북의 영입 제안을 거절한 한 인사는, 당시 저커버그가 호텔 대회의장에 나타날 때마다 AI를 '차세대 거대시장'이자 '페이스북의 다음 단계'라고 강조하고 다녔다고 회고했다. 당시 페이스북은 AI 소프트웨어를 통해 사용자가 올린 사진에서 얼굴을 식별하고, 이를 여러 언어로 번역하는 기능을 개발 중이었다. 장기적으로는 AI 비서가 페이스북 생태계의 호스트 역할을 하거나, 서비스 입구에서 일종의 보조 역할을 하게 한다는 계획도 갖고 있었다. 페이스북은 르쿤의 비전을 실현하기 위해 구글에서 AI 연구원 3명을 빼내 오기도 했다.

1993년부터 몬트리올대학교에 재직해 온 요슈아 벤지오는 세 명의 AI 대부 중에서도 가장 영입하기 어려운 인물이었다. 그러나 그는 2017년 초 마이크로소프트에 합류했고 〈와이어드〉와의 인터뷰에서 그 이유를 이렇게 해명했다. "이름을 밝힐 수는 없지만, 소수의 대기업이 AI 분야마저 지배하는 것은 바람직하지 않다고 생각했습니다." 회사명을 밝히지 않겠다고 했지만 그 두 회사가 구글과 페이스북임은 누가 봐도 뻔했다. 벤지오는 이렇게 덧붙였다. "비단 이 업계뿐 아니라 인류 전체에도 결코 좋은 일이 아니지요."

· · ·

래리 페이지를 비롯한 구글 인사들이 딥마인드의 런던 본사를 방문했다. 하사비스는 구글의 한 부서장으로부터 페이지가 자신을 만나고 싶다는 말을 전해 들었다. 구글 측이 "이런 요청을 거절하는 것은 현명하지 않다."는 말까지 덧붙이자 마지못해 수락했다고 한다. 하사비스와 술레이만은 내심 그들을 경계하고 있었다. 실제 하사비스는 회의에 참석하면서도 불편한 기색이었다고 한다. 구글이 딥마인드에 관심을 보이는 척하면서 독자적으로 AI 연구를 진행하는, 마이크로소프트의 수법을 답습할지도 모른다는 의심을 품고 있었던 것이다. 하지만 회의가 시작되자마자 래리 페이지는 자신이 그곳에 온 목적이 직원 50명의 스타트업을 인수하고 싶어서라고 분명히 밝혔다. 한마디로 '너희들이 우리 회사의 일원이 되어야 한다.'는 태도였다.

당시까지만 해도 그들은 회사를 매각할 생각이 없었지만, 하사비스는 한편으로 지쳐 있었다. 그의 계산에 따르면 지난 3년간 실제 연구에 쓴 시간은 고작 10퍼센트 남짓에 불과했다. 하사비스는 "AI 문제를 정말 해결하려면 회사를 구글만큼 키워야 하는데, 그럴 시간이 없다는 걸 깨달았죠."라고 말했다. 세 명의 공동 창업자는 자금이 풍부한 대기업에게 인재를 끊임없이 빼앗기는 데에도 염증을 느끼고 있었다. 딥마인드 기술자들은 대략 연봉 10만 달러를 받고, 언젠가 입사 때 받은 주식이 큰 보상이 되리라는 희망으로 일하고 있었다. 반면 대기업에 가면 연봉은 두세 배에 스톡옵션까지 주어졌다. 머스크와 틸은 딥마인드가 독립된 기업으로 남기를 권했지만, 창립자들은 향후 3년, 5년 안에 수억 달러가 더 필요하다고 판단했다. 그들이 시작한 일을 끝내려면 매각이 순리처럼 보였다.

하사비스, 술레이만, 레그는 매각에 앞서 몇 가지 조건을 제시했다. 첫째, 딥마인드는 런던에 그대로 남아 있어야 한다고 고집했다. 실리콘밸리는 수많은 스타트업으로 늘 소란스럽고, 차세대 거대시장에 대한 유혹이 끊이지 않는 곳이었다. 런던이어야 그런 번잡함에 휘말리지 않고 세상을 바꿀 기술 개발에 집중할 수 있었다. 둘째, 딥마인드의 기술이 정부의 감시, 통제, 군사적 목적에 이용되지 않아야 한다고 못 박았다. 마지막으로, 구글 내에 윤리와 안전 관련 위원회를 설치해 AGI 개발 과정을 감시해야 한다고 요구했다. 구글은 세 가지 조건을 모두 받아들였고, 이제 본격적인 가격 협상이 시작되었다.

당시 페이스북의 마크 저커버그 역시 이미 딥마인드의 DQN이 비디오 게임을 깨는 시연 장면을 본 터였다. 저커버그는 딥마인드 창업자들에게 훨씬 더 많은 수익이 돌아가는 역제안을 내놓기도 했다. 하지만 하사비스와 술레이만은 페이스북의 사내 문화에서 자신들과 맞는 접점을 찾을 수 없었다. 딥마인드는 인공지능을 매우 신중하고 사려 깊게 다뤘지만, 페이스북은 "재빨리 움직여서 모든 것을 파괴하라"는 모토처럼 첨단 기술을 다뤘다. 이런 태도 자체가 딥마인드와는 전혀 달랐다. 딥마인드는 공익을 수호하고 지구를 살리는 것이 자신의 사명이라고 믿었고, 자사 웹사이트에도 이렇게 적혀 있었다. "우리의 발명품은 세계에서 가장 절박하고 근본적인 과학적 도전을 이 사회가 해결하는 데 도움이 될 것이다." 술레이만은 이렇게 말했다. "저커버그는 우리가 제안한 윤리 및 안전 위원회 설치안을 거절했습니다. 그런데 그것은 우리에게 가장 중요한 사안 중 하나였어요. 우리가 일하는 분야에서 '윤리'와 'AI'는 떼려야 뗄 수 없는 관계였으니까요."

2014년 초, 구글은 딥마인드를 6억 5,000만 달러에 인수했다. 이상주의자였던 술레이만은 갑작스럽게 큰 부자가 되었다. 딥마인드의 창립자와 직원들은 이제 적어도 이론적으로는 회사 웹사이트에 밝힌 사명, 즉 '지능의 비밀을 푸는' 일에만 집중할 수 있게 되었다. 술레이만이 맡은 직책은 응용 AI 책임자였다. 개발 중인 기술을 실용화하는, 즉 돈이 될 활용처를 찾아야 하는 일이라 그로서는 그리 달갑지 않은 역할이었다.

구글이 딥마인드를 인수한 지 1년쯤 지난 어느 날, 하사비스가 술레이만에게 곧 점심 약속이 있으니 함께 가면 좋겠다고 말했다. 약속 상대는 다름 아닌 링크드인의 리드 호프먼이었다.

그때까지 술레이만은 실리콘밸리 거물들과의 만남이 버거운 상태였다. 말수가 적고 사교성이 부족한 래리 페이지와는 거의 눈도 제대로 마주치지 못했다. 래리 페이지의 목소리는 사람이라기보다 차라리 로봇에 가까울 정도였다. 자기만족과 허영심이 넘쳤던 일론 머스크는 딥마인드의 대담한 비전을 흔쾌히 믿고 거액을 투자했지만, 한편으로는 AI를 비판하는 대표적인 인물이 되기도 했다. 2014년 가을, 머스크는 AI에 대해 "우리가 악마를 소환하고 있다."라고 발언했다. 그는 이 기술이 "핵무기보다 더 위험할 수도 있다."라고 경고하기도 했다. 한 공식 석상에서는 딥마인드에 투자한 이유가 수익 창출이 아니라 "인공지능 분야에서 무슨 일이 벌어지는지를 지켜보기 위해서였다."라고 밝혔다.

술레이만은 머스크와 보낸 시간이 최소한 즐겁기는 했다. 반면 피터 틸과의 사이에는 그런 경험조차 없었다. 그는 틸이 회사에 보여 준 관심과 지원은 고맙게 생각했지만, 끝내 그의 얼굴에서 미소를 끌어내지는 못했다. 술레이만은 이렇게 말했다. "그는 지나치게 단답형으로만 말할 뿐 아니라 냉소적이기까지 했습니다. 분위기가 너무 어두워서 얼핏 슬픈 표정처럼 보일 정도였으니까요."

그 무렵 술레이만은 이미 실리콘밸리의 판도를 어느 정도 이해하고 있었다. 호프먼, 틸, 머스크가 모두 페이팔에서 함께 일한 사이였고, 서로 매우 친하다는 사실도 알고 있었다. 그는 호프먼이 유명한 벤처투자자라는 것도 알았지만, 그들이 더 이상 자금을 유치하고 다니는 단계는 아니라는 점도 분명했다. 술레이만은 결국 마지못해 점심 약속에 참석하겠다고 했다.

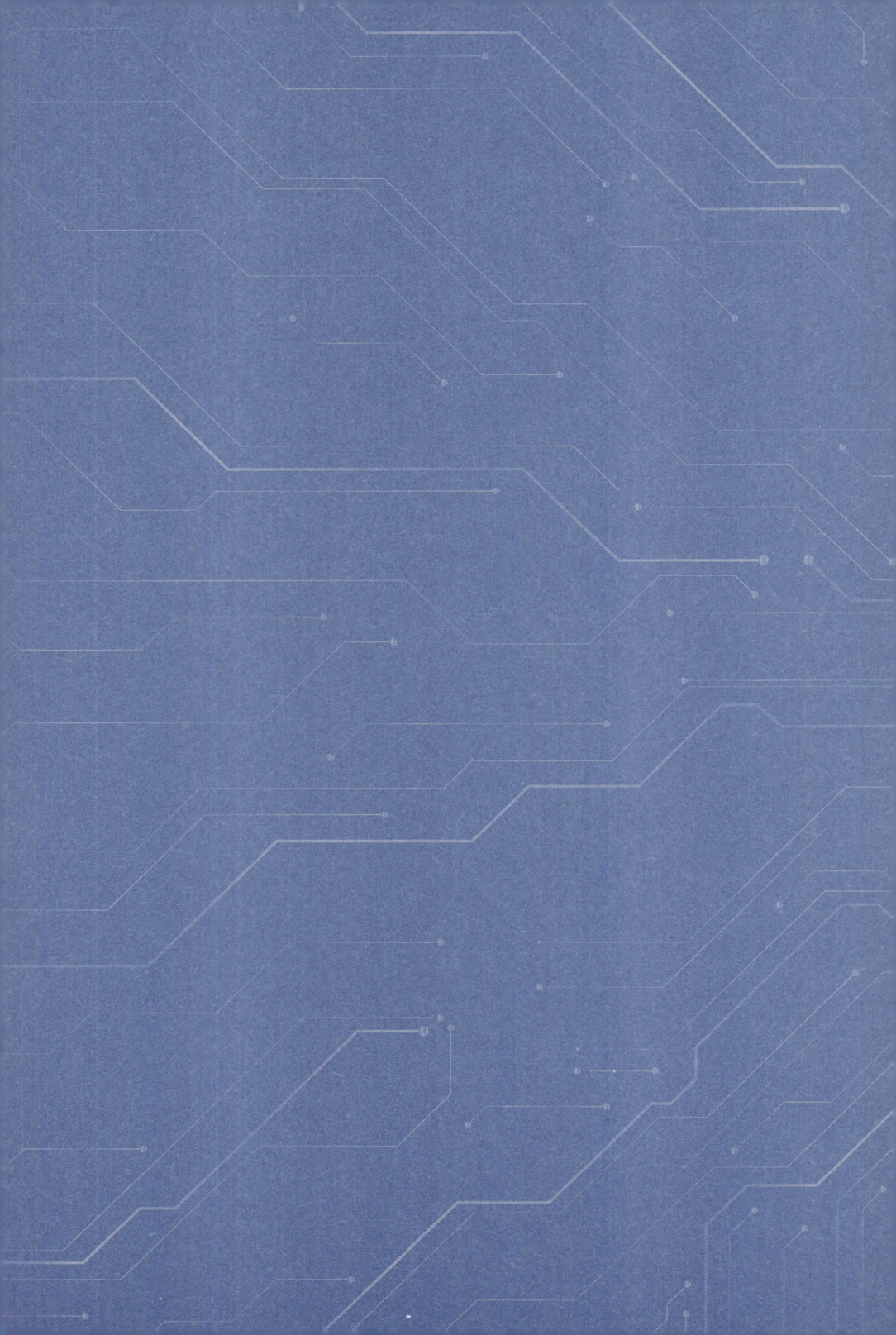

• 5장 •

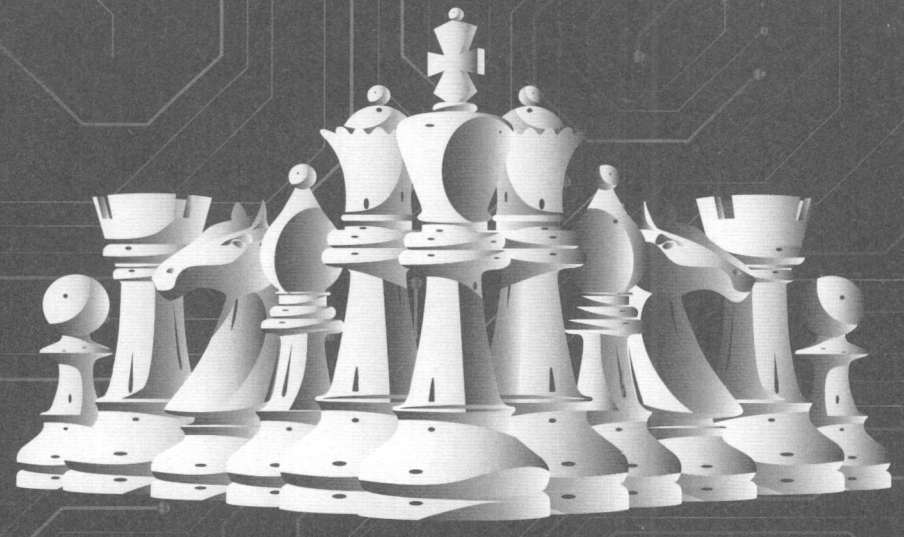

오픈AI,
똑똑한 인재들이 모이다

"일론 머스크가 떠났습니다. 지원을 끊었습니다."

오픈AI는 단순한 스타트업이 아니었다. '인류를 위한 AI'를 만들겠다며 시작했지만, 이들의 여정은 처음부터 순탄하지 않았다. 일론 머스크, 샘 올트먼, 리드 호프먼이 함께 그린 비전은 곧 내부 갈등으로 흔들렸고, 자금 부족과 기술적 한계에 부딪히며 위기를 맞았다. 영리와 비영리, 기술과 윤리, 스타트업과 대기업의 경계에서 이들이 벌인 선택. 그 기록을 투자자인 리드 호프먼의 행보를 통해 따라가 본다.

THE WAR OF AI TITANS

리드 호프먼은 2015년, 일론 머스크와 저녁 식사를 한 뒤 인공지능에 본격적으로 관심을 갖게 되었다. 이후 그는 AI 관련 책들을 탐독하며 자신이 어떤 방식으로 이 분야에 기여할 수 있을지 고민했다. 그중에서도 특히 인상 깊게 읽은 책이 옥스퍼드대학교 철학 교수 닉 보스트롬Nick Bostrom이 쓴 《슈퍼인텔리전스》였다. 이 책은 신에 가까운 초지능이 등장할 가능성과, 이를 적절히 통제하지 못했을 때 인류가 맞이할 위험에 대해 경고하고 있었다.

그러나 호프먼은 보다 구체적이고 현실적인 접근을 선호했다. 어린 시절 친구 하나 없이 혼자 지내던 그는, 40대가 되어서야 실리콘밸리에서 가장 인기 있는 인물이 되었다. 그는 친구들과 그들의 친구로 얽힌 인맥을 이용해 인공지능 기술을 더욱 매끄럽고 대중 친화적인 방식으로 포장하는 데 나서게 된다.

호프먼이 AI에 대해 더 깊이 이해하고자 처음으로 연락한 사람은 제임스 마니카였다. 그는 키가 크고 멋진 인상을 가졌다. 호프먼보다 몇 살 위였으며 짐바브웨대학교 재학 시절부터 줄곧 머신러닝에 관심을 가져 왔다. 그는 옥스퍼드대학교에서 공학 교수로 재직했으며 이후 컨설팅 대기업 맥킨지에 합류했다. 호프먼이 인공지능을 독학하던 당시, 마니카는 맥킨지 글로벌연구소 소장을 맡고 있었고, 동시에 버락 오바마 대통령이 2012년에 창설한 백악관 국제개발 위원회의 부의장 직도 수행하고 있었다.

마니카는 실리콘밸리에서도 호프먼의 집에서 멀지 않은 곳에 살았다. 두 사람은 곧 저녁 식사를 함께하기 시작했고, 부부 동반으로 그린란드와 남극대륙은 물론 남극 지점까지 함께 여행을 떠나기도 했다. 마니카는 이러한 여행을 '어드벤처'라고 불렀다. 다만 두 사람이 인공지능에 대해 진지한 대화를 나눈 것은 샌프란시스코에서 1,600킬로미터나 떨어진 캐나다 밴쿠버에서 열린 TED 회의에서였다. 호프먼은 당시를 이렇게 회고했다. "제임스와 AI에 관한 이야기를 하면서 잠깐 걸었습니다." 마니카는 조금 다르게 기억했다. 그는 논의를 하느라 거의 탈진할 지경이었다며 "AI와 머신러닝에 관해 4시간 동안이나 대화를 나눴어요."라고 말했다.

호프먼은 애초에 AI가 대기업의 영역이 될 것이라고 보았다. 관련 인재를 확보하는 것은 물론, 인간의 학습 능력을 모방한 대규모 모델을 운영하려면 막대한 연산 능력을 갖춘 컴퓨터 체제가 필요한데, 이는 자금력이 풍부한 대기업만이 감당할 수 있었기 때문이다. 그래서 그는 늘 대기업 AI 연구소 책임자만 만나고 다녔다. 실제로 그는 구글의 수녀부는 물론 페이스북의 AI 연구 책임자인 얀 르쿤과도 만났다. 또한 AI 분야 발전에 있어 학계가 핵심 역할을 하고 있음을 인식하고, 스탠퍼드의 페이페이 리를 비롯한 여러 학자와 교류했다. 특히 페이페이 리는 2018년 〈와이어드〉로부터 "최근 AI 분야의 비약적인 발전을 주도하는 손꼽을 만한 극소수 과학자 중 한 명"이라는 평가를 받기도 했다.

· · ·

거꾸로 AI 분야의 인사들이 그를 찾아오기도 했다. 2015년 여름, AI 연구자와 스타트업 관련자들이 샌드힐 로드에 있는 로즈우드 호텔 식당에서 자리를 함께했다. 이 모임을 주최한 인물은 당시 30세에 불과한 와이콤비네이터Y Combinator의 대표 샘 올트먼이었다. 와이콤비네이터는 에어비앤비, 스트라이프, 인스타카트, 드롭박스 등을 비롯해 수많은 기업을 육성한 스타트업 액셀러레이터다.

당시 구글이 AI 인재를 두루 영입하며 비중을 늘리고 있었고, 페이스북도 마찬가지였다. 바이두도 구글에서 앤드류 응을 영입해 AI 분야에 본격적으로 뛰어들었고, 트위터는 딥러닝 분야의 스타트업 두 군데를 인수해 화제가 되던 참이었다. 올트먼은 나중에 이날 모임이 성사된 계기가 구글이 딥마인드를 인수하며 범용 인공지능 실현 의지를 밝힌 데 있었다고 말했다. 이 자리에서 논의된 핵심 쟁점은 과연 구글에 맞설 독립 연구소를 만드는 것이 가능하겠느냐는 것이었다. 즉, 그들은 기업의 이익이 아니라 순수하게 인류를 위한 AI를 개발할 대안이 필요하다고 생각했다.

샘 올트먼의 제안으로 로즈우드에 모인 약 10명의 참석자 중에는 일론 머스크도 있었다. 그는 이렇게 말했다. "구글은 폐쇄적인 영리 기업이니, 여기에 맞설 조직은 오픈소스를 추구하는 비영리 단체여야 합니다. 수익 추구 동기는 언제든 위험 요소가 될 수 있으니까요." 머스크는 아직 세계 최고의 부자는 아니었지만(그렇게 된 것은 2021년부터다), 그때도 샌드힐의 1인 벤처투자사라 불릴 만큼 충분한 자금력과 대담함을 가졌었다. 그는 이 일을 위해 1억 달러를 먼저 기부하고, 총 10억 달러가 모일 때까지 지원을 아끼지 않겠다고 약속했다. 머스크는 가장 먼저 호프먼에게 연락했고, 산호세의 한 이탈리안 식당에서 올트먼과 만남을 가졌다.

호프먼은 이렇게 말했다. "순수한 영리 목적이 아니라 인류 전체에 도움이 되는 일을 한다는 데 공감했습니다. 좋은 생각인 것 같았어요." 그는 1,000만 달러를 기부하면서 단 하나의 조건을 내걸었다. "일론이 '로봇 대재앙 robo-apocalypse'이라는 표현은 쓰지 않겠다고 약속해야 합니다." 이후 피터 틸과 AI 선구자 요슈아 벤지오 등도 기부에 참여했다. 머스크와 올트먼이 공동 회장을 맡은 이 비영리 단체의 이름이 바로 오픈AI였다.

오픈AI는 2015년 12월, 온라인상에 올라온 선언문과 함께 세상에 등장했다. 그들은 이 선언문을 통해 "수익 창출에 얽매이지 않고" 어디까지나 AI의 안전성에만 주목해 딥러닝의 잠재력을 연구하는 책임 있는 관리자가 되겠다고 약속하면서 "우리의 목표는 인류 전체에 가장 큰 이익이 될 수 있도록 디지털 지능을 발전시키는 것"이라고 밝혔다. 이런 목적에 부합하는 인재를 유치하는 일은 주로 올트먼의 책임이었는데, 그는 자기가 꾸릴 팀이 마치 범죄 영화의 주인공들과 비슷하다면서 이렇게 말했다. "살짝 정신 나간 오합지졸이 아니고서야 이런 미친 짓을 하러 모일 리가 없지 않습니까." 오픈AI에는 알렉스넷 개발에 참여해 머신러닝 분야에서 슈퍼스타의 반열에 오른 러시아 출신 공학자 일리야 수츠케버와 당시 온라인 결제 회사 스트라이프의 최고기술책임자직을 막 사임했던 그렉 브로크만Greg Brockman도 공동 창업자로 합류했다. 수츠케버는 구글 브레인에서 물러나 오픈AI의 연구 책임을 맡기로 합의했다. 브로크만은 최고기술책임자가 되어 샌프란시스코 미션 지구의 자기 아파트를 우선 본사로 사용하기로 했다. 오픈AI도 딥마인드처럼 이 분야의 많은 이가 그저 공상과학이라고 일축하던 AGI 달성이 목표라고 공공연히 드러냈다.

버클리 교수이며 오픈AI의 고문이었던 피터 아빌Pieter Abbeel은 브로크만의 아파트를 자주 찾아 함께 미래를 구상하곤 했다. 버클리 인공지능연구소의 소장이었던 그는 애초에 이 분야에 발을 들이게 된 이유인 자신의 "말로 다 할 수 없을 정도로 간절한" 꿈이 드디어 눈앞에 다가온 것 같았다. 아빌은 이렇게 말했다. "그 당시 '내일이라도 금방 달성할 수 있다.'까지는 아니더라도 일단 시작하기에는 충분히 타당한 목표라고 생각했습니다."

· · ·

호프먼은 AI에 관해 두루 조언을 구하면서 딥마인드의 데미스 하사비스도 만났다. 호프먼은 어차피 일 때문에 런던에 갈 예정이었고, 하사비스는 그와 일면식도 없었지만 흔쾌히 만남에 응해 주었다. 호프먼은 그 만남에서 "이 분야의 현황과 딥마인드가 구상하는 일에 관한 좋은 대화"를 나누었다고 했다. 호프먼은 그로부터 약 6개월 후 런던을 두 번째로 찾았을 때 술레이만을 처음 만났다. 세 사람은 호프먼이 묵고 있던 런던 중심가 호텔과 가까운 메이슨 암스라는 펍 식당에서 점심을 함께했다.

술레이만은 옷을 대충 걸친 차림의 호프먼이 열렬한 미소로 그들을 맞이했다고 기억했다. "첫인상은 옥스퍼드 철학과에서 마주칠 만한 사람이었습니다. 겉모습보다 머리에 든 생각이 더 중요한 사람들 말이에요." 술레이만은 호프먼이 메뉴판에서 '구멍에 빠진 두꺼비'라는 요리를 보고 반가워했다고 떠올렸다. 커스터드 반죽 속에 소시지가 들어 있는 전형적인 펍 요리였다. 호프먼은 요리를 주문하면서 500cc 맥주 한 잔도 곁들였다. 그는 맥주를 마신 것에 관해 이렇게 말했다. "평소에는 잘 하지 않는 행동인데, 주변 분위기에 맞춘 거였지요."

그들은 업계가 돌아가는 소식 등 나눌 이야기가 많았다. 구글은 텐서플로우TensorFlow를 막 도입한 참이었다. 이것은 개발자들이 신경망을 구축하고 적용하거나 다른 딥러닝 모델을 사용하는 일을 도와주는 오픈 소스형 머신러닝 라이브러리였다. 페이스북이 자사 플랫폼에 AI

를 적용하기로 한 결정도 세간의 뜨거운 반응을 일으켰다. 이로써 페이스북은 사용자 이력을 바탕으로 표적 광고의 적중률을 향상하고 사진을 선별해 회사 정책을 위반한 광고를 추적할 수 있었다. 하사비스와 술레이만은 딥마인드가 진행 중인 프로젝트도 일부 공개했다. 예를 들어, 술레이만은 호프먼에게 AI가 유방촬영사진을 학습해 유방암을 식별하는 기술을 개발하고 있다고 소개했다.

두 사람이 첫 만남에서 나눈 대화 중 술레이만의 뇌리에 가장 깊이 남은 것은 문화에 관한 부분이었다. 호프먼은 책과 영화에 등장하는 공상과학적인 요소가 사람들이 인공지능을 바라보는 관점을 규정하는 동시에 이를 제한한다고 보았다. 거의 모든 공상과학 책이 암울하고 종말론적인 미래상을 그렸고 이는 사람들에게 미래에 대한 두려움을 심어 주었다. 시각 매체는 더욱 심각했다. 할리우드 영화와 텔레비전 쇼에 등장하는 로봇은 인간을 사냥해 노예로 삼거나 전멸시키는 존재였다. 영화 〈2001 스페이스 오디세이〉에 나오는 인공지능 HAL-9000은 우주선 승무원들의 생명 유지 장치를 끊고 출입문을 열지 않아 결국 그들을 죽이고 만다. 〈터미네이터〉 시리즈에서 스카이넷은 마침내 자의식을 획득해 인류 멸종을 위한 핵전쟁을 시작한다. 〈배틀스타 갤럭티카〉는 진화를 거듭하던 기계가 창조주를 배신하고 인류가 살아남기 위해 사투를 벌이는 이야기다. 호프먼의 생각은 결국 할리우드가 창조해 낸 가상의 세계가 우리 뇌리에 강렬하게 각인된 이상, 그보다 더 깊은 영감을 던져 줄 이야기를 직접 쓰거나 그런 시도에 자금이라도 지원해야 한다는 것이었다. 그렇게 해서 두 사람은 AI의 잠재력과 함정을 주제로 기탄없이 대화를 이어 갔다.

・・・

그때쯤 호프먼은 이미 충분히 확신하고 있었다. 새로운 물결과 거대한 조짐을 본 건 분명했다. "쓰나미가 밀려온다면 여기로 올 것이 분명할 테니 준비해야겠다고 생각했지요."

호프먼은 AI 업계에 너무 늦게 발을 들인 탓에 2015년 1월 푸에르토리코에서 열린 AI 연구자 모임에 참석하지는 못했다. 이 모임은 당시 막 설립된 '삶의 미래 연구소'가 후원하고 있었다. 그보다 몇 해 전에는 유전학자를 중심으로 캘리포니아주 빅서 지역의 아실로마 대회의장에서 유전자 조작과 유전 공학 기술의 윤리를 주제로 한 회의가 열린 적이 있었다. 삶의 미래 연구소 측도 이것과 유사한 AI 버전의 회의를 열 생각이었다. 일론 머스크, 무스타파 술레이만, 데미스 하사비스, 제임스 마니카 등을 비롯한 학계 및 산업계 인사 수백 명은 공개서한을 통해 "AI의 잠재력은 너무나 크므로 그것이 초래할 위험은 피하면서도 혜택을 누릴 방법을 연구하는 것이 중요하다."라고 선언했다.

2년 후, 아실로마에서 삶의 미래 연구소가 '유익한 AI 2017'이라는 타이틀로 다시 한번 회의를 개최했고, 이번에는 호프먼도 참석했다. 요슈아 벤지오, 얀 라쿤, 레이 커즈와일 등의 핵심 인물이 기조연설자로 나섰다. 데미스 하사비스와 셰인 레그, 샘 올트먼, 《슈퍼인텔리전스》의 저자이자 옥스퍼드대 교수인 닉 보스트롬도 연단에 올랐다. 호프먼은 이 그룹에 새로 들어온 사람이었고, 컴퓨터 과학자도 아니었다. 그러나 그는 링크드인의 창립자이자 오픈AI의 투자자였다. 호프먼과 구글의 전 CEO 에릭 슈미트는 기계가 인간의 자리를 상당 부분 차지할 미래를 예측하는 패널로 대접받아 무대에 올랐다.

벤처투자사 그레이록 내에서 호프먼과 함께 일하던 파트너들은 그가 갑자기 AI에 관심을 쏟게 된 이 상황을 어떻게 받아들여야 할지 몰랐다. 그중 한 명인 데이비드 제는 이렇게 말했다. "그가 오픈AI에 투자했다고 말했을 때 우리는 '아 그래요, 그게 뭔지는 모르겠지만 아무튼 잘되었으면 좋겠네요.'라고 했습니다." 그레이록 사람들은 리드가 10억 달러 규모의 기회를 남보다 먼저 알아봤다기보다는, 그저 좋은 일에 기부하는 것 정도로만 생각했다.

・・・

외부에서 보기에는 벤처투자로 돈을 버는 일이 쉬워 보일 수도 있다. 또 다른 마크 저커버그가 나타나 사업 설명만 하면, 회사는 지분을 대가로 수백만 달러를 유치하고, 몇 년 후에는 상장하거나 대기업에 거액을 받고 매각해 모두가 부자가 되는 시나리오 말이다. 그러나 정작 이 바닥 사람들이 아는 속사정은 완전히 다르다. 데이비드 제는 벤처투자를 '잔인한 업계'라고 말했다. 호프먼은 그것을 '겸손해지는 일'이라고 표현했다.

벤처투자 업계에는 소위 '얇은 귀' 때문에 고생하는 경우가 적지 않다. 사람들이 하는 말만 들으면 그야말로 모든 스타트업이 성공할 것처럼 들리기 때문이다. 더 나쁜 경우는 벤처투자자가 스타트업의 잠재력은 보지 않고 눈앞에 닥친 문제만 보고 투자하지 않겠다고 판단하는 것이다. 실제로 데이비드 제는 트위터와 중국 회사 바이두를 몰라보고 지나쳤는데, 특히 바이두는 나중에 수백억 달러 규모의 회사로 성장했다.

데이비드 제는 벤처투자 업계에서 20년 넘게 일하며 페이스북, 링크드인, 판도라, 로블록스, 넥스트도어, 디스코드 등을 포함해 약 30개 회사에 대한 투자를 주도해 왔다. 그는 이렇게 말했다. "30개 중에서 중요한 회사는 3개였어요. 6개 회사는 그럭저럭 괜찮은 정도였고요. 나머지는 완전히 실패했거나 투자를 철회한 경우입니다. 그래도 나는 벤처투자자로서는 꽤 훌륭한 경력을 쌓은 편에 속합니다." 호프먼은 이 업계를 주식 투자에 비유해 설명했다. 상장 기업은 대체로 오랜 실적 기록을 가지고 있지만, 그럼에도 주가가 오를지 내릴지 예측하는 일은 여전히 어렵다.

호프먼은 "겨우 몇백 줄짜리 코드만 있는 초기 스타트업 중에서 성공할 회사를 고른다는 건 그보다 훨씬 더 어려운 일입니다."라고 말했다. 호프먼 역시 트위터와 유튜브를 놓쳤다. 2012년, 호프먼의 링크드인 시절 동료였던 조시 엘먼이 그레이록에서 저연차 투자자로 일하던 당시, 막 창업한 스냅챗이라는 스타트업에 대한 투자를 제안했다. 그러나 파트너들은 그 제안을 무시했고, 결국 그 결정으로 인해 수십억 달러를 벌 기회를 놓치고 말았다.

벤처캐피털은 대체로 자기 돈이 아니라 다른 사람의 돈을 투자한다. 대학 기부금, 거대 자선 재단, 연기금 등은 수익률을 더욱 높이고자 전체 투자 자산을 여러 벤처캐피털에 조금씩 나눠 맡긴다. 이 점은 수십억 달러의 재원을 관리하는 부유한 개인 투자자나 전문 금융 관리자도 마찬가지다. 벤처 펀드의 수익은 대체로 "2 + 20" 방식으로 구성된다. 즉, 그들이 관리하는 자본 총액의 2퍼센트를 관리 수수료로 받고, 나중에 투자를 통해 회사가 벌어들이는 수익의 20퍼센트를 성공 보수로 받는 식이다. 샌드힐 지역의 최상위 벤처투자사의 경우, 관리 수수료는 2.5퍼센트, 성공 보수는 25퍼센트에서 30퍼센트까지 받기도 한다. 그레이록의 투자자, 흔히 유한책임투자자LP라고 부르는 이들은 그레이록에 비교적 낮은 수수료를 내는 대신 성과 보수 30퍼센트를 포기한다. 다시 말해, 만약 투자한 스타트업 중 어느 한 곳에서 1억 달러의 수익이 발생하면 호프먼과 그의 파트너들은 나머지 투자자에게 수익금을 분배하기 전에 이미 3,000만 달러를 챙길 수 있다는 뜻이다.

월요일은 그레이록이 가장 중요시하는 날이다. 파트너들이 함께 모여 향후 투자처를 검토하고 기타 업무를 논의하는 날이기 때문이다. 2011년에 그레이록에 들어온 조셉 안사넬리는 "이렇게 한번 모이면 꽤 치열한 격론을 벌일 때가 많습니다."라고 말했다. 데이비드 제는 그것이 원래 의도한 바라고 설명한다. "우리는 이례적이고 극단적인 사례를 찾고 있습니다. 그래서 고의로 갈등을 고조시키는 편이지요."

호프먼은 월요일 회의가 열릴 때마다 AI에 관한 이야기를 멈추지 않았다. 그는 런던을 방문한 이야기, 딥마인드 창립자들의 흥미로운 구상, 그리고 컴퓨터 비전과 음성 인식 분야에서 획기적인 발전이 진행되고 있다는 소식 등을 전했다. 그러나 데이비드 제에 따르면 자신을 비롯한 다른 파트너들은 여전히 그의 말을 온전히 믿지는 못했다고 한다. 예전에도 본 듯한 장면이 반복되는 것 같았다. 그들의 태도는 "꽤 흥미로운 이야기네요, 그런데 언제쯤 사업이 된다고 생각하세요?" 정도였다.

그레이록이 마침내 AI 분야에 투자하기 시작한 것(그래도 벤처캐피털 중에서는 이른 편이었다)은 2017년 중반, 호프먼이 팔로알토에서 노토Nauto라는 스타트업을 찾아냈을 때였다. 노토는 머신러닝과 센서를 이용해 운전자 안전 개선 방안을 연구하는 회사였다. 당시 이 회사는 BMW, 제너럴 모터스, 도요타 등의 지원으로 운전자의 주의가 산만해지는 순간을 감지하고 이를 예방하는 기술을 개발하고 있었다. 그레이록과 이들 자동차 3사는 총 1억 5,700만 달러 규모의 2차 라운드 투자에 참여했다. 7개월 후, 호프먼은 또 다른 자동차 관련 AI 기업 오로라에 대한 9,000만 달러 규모 1차 라운드 투자를 주관했다. 자율주행차 분야의 선구자들인 구글, 테슬라, 우버 출신 인사들이 합작해 설립한 오로라는 머신러닝을 이용해 장거리 트럭과 호출 차량을 비롯한 다양한 자동차를 연구하고 있었다. 그레이록은 이 정도의 올스타급 연구팀이라면 자율주행 기술을 신속히 실용화해 투자 성과를 내기에 충분하다고 보았다.

윙벤처캐피털의 피터 와그너는 "문제는 항상 타이밍입니다."라고 말했다. 와그너와 그의 파트너들은 그레이록보다 먼저 AI 분야에 적극

투자해 온 터였다. "남보다 한발 앞서는 것도 물론 중요하지만, 적절한 시기가 오기도 전에 너무 일찍 투자해서 결국 망해 버린 일이 세 번이나 있었지요."

· · ·

2018년, 리드 호프먼은 샘 올트먼으로부터 다소 당황한 목소리의 전화를 받았다. 오픈AI 내부 사정이 뭔가 좋지 않은 것 같았다. 올트먼은 말했다. "우리는 무엇을 하고 싶은지는 알고 있었어요. 왜 그것을 하려는지도 분명했죠. 그런데 어떻게 해야 할지는 전혀 몰랐습니다." 오픈AI는 딥마인드가 이미 시도했던 것처럼 비디오 게임에 AI를 적용해 봤고, 로봇 손으로 루빅스큐브를 맞추는 실험에도 수많은 시간을 쏟은 상태였다. 그럼에도 전혀 진척이 없었다. 그러나 진짜 문제는 일론 머스크였다. 올트먼은 호프먼에게 "일론이 이 일을 좋아하지 않습니다."라고 했다.

머스크는 예전부터 누구보다 먼저 강력한 AI 모델을 구축하고 싶어 했다. 2015년 여름, 래리 페이지와 AI를 주제로 격론을 벌인 적도 있었다. 페이지는 인공지능이 인류의 발전을 앞당길 촉진제가 될 것이라 본 반면, 머스크는 이 기술이 인류의 파멸을 초래할 가능성이 더 크다고 주장했다. 두 사람의 대화가 끊어진 것도 결국 이런 인식 차이 때문이었다고 한다. 그로부터 몇 주 후, 머스크는 로즈우드 호텔에서 올트먼 일행을 만나 오픈AI에 대한 구상을 함께 세웠다.

그러나 오픈AI의 노력에도 불구하고, 당시 인공지능 분야에서 부동의 선두 주자는 여전히 구글이었다. 2016년, 딥마인드의 알파고 모델이 체스보다 훨씬 더 복잡하고 인간의 직관에 더 가까운, 수천 년 역사를 지닌 바둑에서 18차례나 세계 챔피언을 지낸 고수를 꺾어 전 세계를 놀라게 했다. 같은 해 딥마인드는 인간의 말을 배워 그대로 모방하는 웨이브넷이라는 신경망을 출시했다. 머스크는 올트먼에게 보낸 메일에서 오픈AI가 이제는 도저히 따라잡을 수 없을 정도로 구글에 뒤처졌다고 불평했다. 결국 머스크로부터 들어올 거액의 투자금도 불확실해지고 말았다.

머스크의 해결책은 역시나 자신이 그 사업을 직접 하겠다는 것이었다. 그는 자신이 오픈AI의 대주주가 되어 테슬라나 스페이스X 등의 다른 기업과 함께 운영하거나, 아니면 이미 자율주행차를 개발 중인 테슬라에 오픈AI를 합병하는 방안을 제안했다. 그는 설립된 지 3년이 지난 오픈AI를 이제 더 이상 독립적인 연구소로 보지 않겠다는 의도를 노골적으로 드러냈다.

샘 올트먼은 변덕스럽기로 유명한 머스크를 상사로 모실 생각이 없었다. 오픈AI 직원들도 모두 같은 생각이었을 것이다. 올트먼은 머스크의 제안을 거절했다. 머스크가 오픈AI를 떠나자, 올트먼은 당장 직원 급여와 제반 비용을 어떻게 마련할지 걱정하지 않을 수 없었다.

올트먼은 호프먼에게 호소했다. "일론이 지원을 끊었습니다. 어쩌면 좋을까요?" 호프먼은 오픈AI에 우선 1,000만 달러를 더 투자하고 추가 자금 마련을 위해 최선을 다하겠다고 약속했다. 당시 33세였던 올트먼은 그해 와이콤비네이터 대표직에서 물러나 오픈AI의 CEO가 되었다. 호프먼도 오픈AI의 이사회에 합류했고, 샌프란시스코의 자기 아파트를 오픈AI의 사무실로 사용하던 그렉 브로크만이 이사회 의장을 맡았다. 머스크는 테슬라와의 이해 충돌 때문에 오픈AI와의 관계를 끊는다고 공식 발표했다. 그러면서 사석에서는 오픈AI가 성공할 가능성이 없다고 말했다고 한다.

호프먼이 아낌없이 지원했음에도 오픈AI는 여전히 자금 부족에 시달렸다. 당연한 일이었다. 1990년대에 내가 기술 분야를 취재할 당시만 해도 회사를 하나 차리는 데는 막대한 자금이 필요했다. 닷컴 기업이 사이트를 하나 구축하더라도 수많은 프로그래머를 고용하고 값비싼 호스팅 장비를 마련해야 했다. 반면 내가 실리콘밸리를 떠난 2000년대 중반 무렵에는 스타트업 생태계의 자본 환경이 몰라보게 바뀌었다. 기술 인력의 세계화로 인해 스타트업은 숙련된 기술자들을 전 세계에서 수급할 수 있게 되었다. 인도나 동유럽 출신의 프로그래머들은 비교적 저렴한 임금에도 미국 회사로 건너왔다. 더구나 클라우드 컴퓨팅 환경이 조성되면서 고가의 하드웨어를 기업이 직접 갖춰야 할 필요가 없어졌다. 신생 기업은 성장 단계에 맞춰 임대 방식으로 컴퓨터 용량을 차차 늘려가면 되었다. 스타트업의 진입 장벽이 낮아지면서 소수의 인원이 우선 노트북만 가지고도 대기업을 꿈꿀 수 있게 되었다.

그런데 AI의 등장은 이런 성공 방정식을 예전으로 되돌려 놓았다. 구글은 AI 전문 인력을 가능한 한 많이 영입하고자 했다. 페이스북도 마찬가지였다. 그 결과 이 분야의 최고 인재들이 요구하는 연봉이 100만 달러 이상으로 치솟았다. 일례로 오픈AI는 구글에서 일리야 수츠케버를 끌어오기 위해 연봉 190만 달러에 추가로 주식을 제공해야 했다. AI 분야에서 경력을 쌓은 연구원이라면 누구나 수십만 달러의 연봉을 받았다. AI 스타트업의 인건비는 엄청나게 불어났다. 과거 기술 붐 시절에는 엄청난 돈이 주식시장에서 연기처럼 사라졌다. 그러나 이번에는 AI 시스템의 구축 비용에 사람들이 충격을 받았다.

더욱 심각한 것은 AI 기업들이 개발한 모델의 컴퓨팅 비용이었다. 물론 AI 스타트업도 클라우드를 이용할 수는 있었지만, 거대한 신경망을 학습시키려면 몇 달까지는 아니더라도 몇 주 동안 컴퓨터를 가동할 필요가 있었다. 게다가 이 비용은 당분간 계속 오를 것이 뻔했다. 머스크가 최후 통고를 내놓을 즈음, 하필이면 오픈AI는 기술적 돌파구를 마련했는데, 그 말은 곧 컴퓨터 용량이 더 필요하다는 뜻이었다.

2017년에 구글의 한 연구진이 새로운 아키텍처에 관한 논문을 발표했고, 이것은 나중에 '트랜스포머'라고 불리게 된다. 그때까지 오픈AI는 레딧에 올라온 게시물과 아마존 서평 등 온라인에 공개된 데이터를 폭넓게 활용해 인간의 대화를 학습하는 대규모 언어 모델Large Language Models, LLM을 실험해 왔다. 그런데 트랜스포머 논문은 인간 언어의 의미를 더욱 정교하게 추론할 뿐 아니라 자연어에 더 가깝게 반응할 수 있는 전혀 새로운 모델을 제시하는 것이었다. 이 모델은 AI가 마치 인간의 두뇌처럼 사람이 사용하는 단어를 그 중요성에 따라 각각 다르게 해석하도록 설계되었다. 오픈AI의 LLM도 단어를 하나씩 분석하는 것이 아니라 마치 인간처럼 여러 단어 묶음을 해석한 다음 문맥을 활용해 그다음에 올 단어를 유추하는 방식이었다.

트랜스포머 아키텍처를 활용해 대규모 언어 모델을 더욱 강화한 오픈AI의 한 과학자는 〈와이어드〉와의 인터뷰에서 "최근 2년간 해 온 일보다 지난 2주 동안에 더 큰 성과를 거두었습니다."라고 말했다. 트랜스포머 모델이 LLM을 더욱 효과적으로 학습시키는 방법임은 분명했지만, 운영 비용 면에서는 부담이 훨씬 더 커진 셈이었다. 올트먼은 2019년의 한 인터뷰에서 "목표 달성에 필요한 금액이 원래 생각했던 것보다 훨씬 더 커졌습니다."라고 말했다.

올트먼은 비영리 단체인 오픈AI 산하에 영리 목적 자회사를 둔다는 해결책을 생각해 냈다. 오픈AI는 새로운 투자자를 찾아 나서면서도 자신들이 일반적인 스타트업과 다르다는 점을 분명히 했다. 그리고 일반 투자 계약서 양식 맨 위에 다음과 같은 주의 사항을 넣었다. "오픈AI 주식회사의 헌장에서 비롯된 원칙은 수익 창출 의무에 우선한다." 새로 설립되는 법인은 제한적 영리Capped-Profit 형태였다. 이번 1차 라운드 투자에 참여하는 주체가 거둘 수 있는 수익은 원금의 100배를 초과할 수 없다는 조건이 붙었다.

새로 설립된 회사는 2019년 웹사이트에 변경 사항을 짧게 포스팅했다. "가장 발전된 AI 시스템은 연산 능력도 가장 많이 필요합니다. 향후 몇 년간 우리는 수십억 달러를 투자해 대용량 클라우드 컴퓨팅 능력 확보, 인력 유치 및 유지, AI 슈퍼컴퓨터 구축 등을 추진하겠습니다."

호프먼은 다시 한번 중심적인 역할을 맡았다. 그는 올트먼의 간청에 따라 오픈AI에 추가로 거액을 쾌척하며 1차 라운드 투자를 주도했다. 그는 이렇게 말했다. "샘이 그러더군요. 우리가 아직 제대로 된 사업 계획서도, 제품 계획도 없는데 이를 보고 투자하려는 사람은 없을 테니, 제가 앞장서면 정말 도움이 될 거라고요. 이번 투자는, 그들이 AI로 마법 같은 일을 해낼 수 있으리라는 믿음에 건 베팅이었어요."

. . .

링크드인이 상장을 앞두고 있던 2011년, 마이크로소프트의 스티브 발머가 호프먼에게 연락한 적이 있었다. 그는 IPO 과정이 번거로울 테니 링크드인을 자기들에게 매각하는 편이 어떠냐고 제안했다. 그러면서 상장 주관사들이 산정한 40억에서 50억 달러 정도의 기업 가치보다 훨씬 높은 입찰가를 제시했다.

그러나 당시 링크드인 이사회의 의장이던 호프먼이 당황했던 대목은 따로 있었다. 발머가 왜 링크드인을 인수하고 싶은지 별다른 전략이나 논리가 보이지 않았다. 호프먼은 그의 제안이 그저 즉흥적으로 떠올린 생각이라는 인상을 받았고 몇몇 고문과 이 문제로 상의하기도 했다. 그런 다음 발머에게 다시 전화를 걸어 제안을 거절한다고 답했고, 링크드인은 예정대로 상장했다.

당시 전 세계 회원 수가 4억 명에 달하던 링크드인은 상장 첫날 주가가 84퍼센트 급등하며 약 80억 달러의 시가총액을 달성했다. 몇 년이 지나 링크드인의 시장 가치는 200억 달러를 돌파했다. 발머를 비롯해 그 어떤 사람이 제시한 가치보다 더 큰 규모였다.

2014년, 마이크로소프트의 임원이던 사티아 나델라Satya Nadella가 발머의 뒤를 이어 CEO에 취임했다. 그도 일인자가 되자마자 호프먼과 연락했다. 그러나 그의 의도는 거액을 제안하며 회사를 인수하려는 것이 아니라, 우선 대화를 시작하려는 것이었다. 호프먼은 "사티아와 나눈 대화는 항상 10년 후 회사의 미래와 이를 위해 우리가 할 일이 주제였습니다."라고 말했다. 그렇게 진지한 대화가 오간 끝에 결국 나델라가 인수 이야기를 꺼냈고, 호프먼도 그 문제를 놓고 더 깊이 대화할 생각이 있다고 답했다. 두 사람의 대화가 부드럽게 흘러간 데는 링크드인의 주가가 급락한 것도 크게 작용했음이 분명하다. 지금껏 호프먼은 여러 상대로부터 링크드인을 헐값에 팔라는 제안을 받아 왔지만, 마이크로소프트는 링크드인 주가에 50퍼센트를 더 얹은 가격을 제시해 다른 모든 경쟁자를 물리쳤다. 2016년, 마이크로소프트는 262억 달러를 현금으로 치르며 링크드인을 인수한다고 발표했다. 마이크로소프트로서는 창사 이래 최대 규모의 인수를 감행한 셈이었다. 이 거래로 호프먼은 일약 37억 달러에 달하는 부를 거머쥐었다. 호프먼은 2017년 3월에 마이크로소프트 이사진에 합류해 지금까지 이사직을 유지하고 있다.

테크 기업을 거액에 인수한 결과가 실망스러운 경우는 흔하다. 핵심 인력이 이탈하고, 기술이 엇갈리며, 문화 충돌이 문제를 일으키는 경우도 적지 않다. CEO가 전략적 판단이 아니라 탐욕에 따라 움직이면서 목표 기업을 과대평가하기도 한다. 그러나 최소한 링크드인은 그런 사례가 아니었다. 2023년, 이 회사는 무려 150억 달러가 넘는 매출로 마이크로소프트에 보답했다.

그러나 링크드인의 인수 가치 중 상당 부분은 호프먼 그 자신이었다고 볼 수 있다. 그는 샌드힐의 파트너들에게 했던 것처럼 마이크로소프트 내에서도 인공지능 연구를 밀어붙였다. 그는 마이크로소프트 이사회 자리나 나델라와의 일대일 면담이 있을 때마다 늘 AI라는 주제를 꺼냈다. 나델라도 이미 업계 전체를 바꿔놓을 AI의 잠재력에 대해 깊이 고민하고 있었다. 호프먼은 "사티아와 만날 때마다 AI는 늘 중요한 주제였습니다."라고 말했다. 결국 두 사람은 마이크로소프트 이사회가 열릴 때마다 호프먼이 하루를 더 할애해 AI에 관해 집중 회의를 열기로 합의했다. 호프먼에 따르면 "회의 참석자는 전적으로 그들이 정합니다."라고 했다.

호프먼과 나델라가 자주 대화하다 보니 자연스럽게 오픈AI 이야기가 나왔다. 오픈AI는 2018년에 텍스트 생성 알고리즘을 공개하면서 기술 업계에서 주목을 받기 시작했다. 이 알고리즘은 'Generative Pre-trained Transformer', 줄여서 GPT-1이라 불렸다. 이로써 구글의 트랜스포머 논문이 그들의 성공에 핵심 요인이었음이 입증되었다.

이른바 GPT-1이 학습 자료로 삼은 출처는 다양했다. 연애 소설을 비롯한 수천 권의 서적, 중고교 시험에 출제된 문제, 그리고 질의응답 사이트인 쿼라Quora의 콘텐츠 등이 총망라되었다. GPT-1은 이후 벌어질 일을 보여 주는 전조였다. 스탠퍼드의 크리스 매닝에 따르면, 무엇보다 중요한 대목은 GPT-1이 우리가 흔히 쓰는 언어로 표현된 질문을 이해하고 대답하는 능력이다. 이전에 나온 모델들은 단일 과제(감정 해석이나 문장 요약 등)만 수행할 수 있었지만, GPT-1은 말 그대로 '만능' 인공지능이었다. 이듬해 오픈AI는 GPT-2를 출시했다. 물론 아직 완벽하지는 않았다. 같은 말만 반복하거나 갑자기 엉뚱한 내용으로 넘어가는 경우가 많았다. 그러나 매닝에게 깊은 인상을 주기에는 충분했다.

그는 이렇게 말했다. "GPT-2는 인공지능 모델이 인간의 언어에 매우 근접한 텍스트를 몇 단락이나 작성한 최초의 사례입니다. GPT-2가 생성한 문장은 문법도 정확했고, 단어 선택도 자연스러웠으며, 사건과 사람, 사물 사이의 연관성도 꽤 타당하게 보였습니다."

호프먼은 마이크로소프트와 오픈AI 양쪽의 이사였고, 특히 오픈AI에서는 투자자 신분이었으므로 어쩔 수 없이 이해 충돌을 겪었다. 그는 어디를 가든 사내에서 벌어지는 일을 이야기할 때 매우 조심해야 했다. 그러나 올트먼과 나델라를 비롯해 두 회사의 임원들 사이를 조정하는 역할은 꽤 능숙하게 감당했다. 양측이 제휴 가능성을 타진할 무렵부터는 오픈AI에 일정한 지분이 있는 자신의 처지를 고려해 거래 조건에는 일절 관여하지 않고 객관적인 자문역만 자처했다. 호프먼은 "오픈AI를 진지하게 고려해야 하는 이유와 실제로 고려할 점, 그리고 주의 사항 같은 것들을 사티아에게 일러주었습니다."라고 했다. 올트먼에 대해서도 그와 비슷한 역할을 했다. 그는 마이크로소프트 같은 대기업에 올라탈 때 얻게 될 장점과 위험 요소를 모두 알려주었다.

2019년, 마이크로소프트는 오픈AI에 10억 달러를 투자한다고 발표했다. 1년 후, GPT-3가 공개되었다. GPT-3는 1,750억 개에 달하는 파라미터를 처리함으로써 GPT-2의 100배가 넘는 성능을 자랑했다. 이 모델의 학습에는 약 3,000억 개의 단어가 사용되었다. 매닝은 GPT-3가 이전 모델과 비교할 수 없을 정도로 창의성과 직관력이 향상되어 심지어 비꼬는 말투까지 알아들을 정도라고 설명했다. 사실 그것은 기계는 물론이고 사람마저 어려워하는 일이다. 호프먼은 "그때부터는 정말 AI에 모든 걸 걸기로 마음먹었습니다."라고 말했다.

· 6장 ·

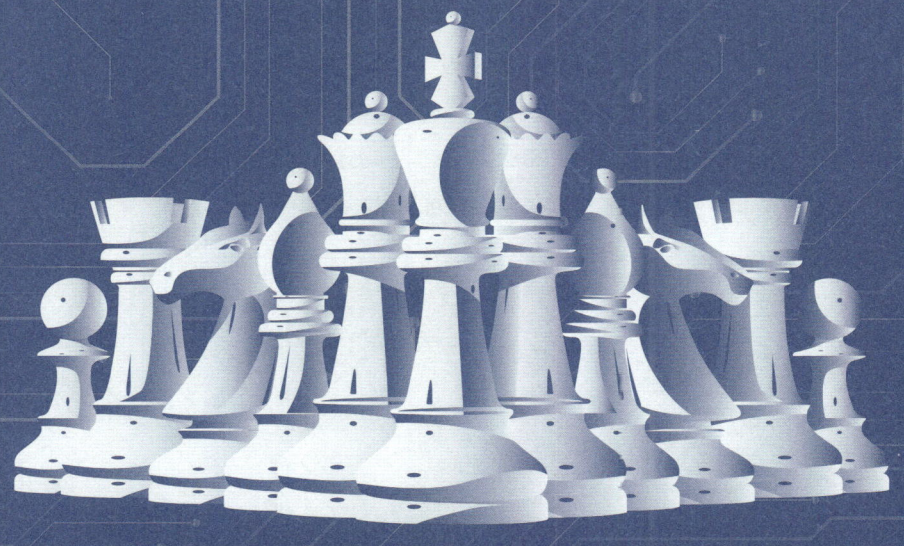

사티아 나델라,
마이크로소프트를
새로 고침 하다

"마이크로소프트 주가가 2000년 봄 이후 처음으로 오르기 시작했다."

스티브 발머와 사티아 나델라. 두 사람 모두 마이크로소프트를 이끌었지만, 바라본 미래는 전혀 달랐다. 발머는 매출을 키우고 윈도우를 지키는 데 집착했다. 그러나 그 집착이 마이크로소프트의 발목을 붙잡고 있었다. 반면 나델라는 마이크로소프트를 '모든 것을 배우는 회사'를 만들겠다고 선언했다. 경쟁사의 제품을 무대에 올리고, 클라우드와 AI에 전사적으로 투자한다. 나델라의 결정으로 테크 공룡 마이크로소프트의 운명은 어떻게 달라졌을까?

THE WAR OF AI TITANS

사티아 나델라는 기술 업계에서 인도 출신 이민자에 어떤 이미지가 각인되어 있는지 잘 알고 있었다. 나델라는 마이크로소프트의 CEO가 된 지 몇 년 후 출간한 자서전 《히트 리프레시》에서 "그런 이미지와 달리, 내 학벌은 그리 대단치 않았다."라고 고백했다.

어린 시절 그는 크리켓 같은 스포츠에 관심이 많았다. 그는 인도 전역의 수많은 중산층과 하층민 자녀가 성공의 발판으로 여기는 인도 공과대학교IIT에 지원했으나 결국 시험에 낙방했다. 10대 시절 그의 꿈은 그저 작은 대학에 들어가 학교 크리켓팀 선수로 뛰다가 나중에는 은행에서 일하는 것 정도였다. 그는 "엔지니어가 되거나 미국으로 이민하는 일 따위는 상상도 못 했지요."라고 말했다.

나델라는 열다섯 살이 되던 1982년에 아버지로부터 가정용 컴퓨터를 한 대 선물받았다. 그 이후로도 크리켓을 열심히 했지만, 그다음으로 좋아하는 일은 곧 프로그래밍이 되었다. 나델라는 공과대학을 전기공학 전공으로 졸업한 후 미국 대학원 몇 군데에 지원했는데, 정작 밀워키주 위스콘신대학교의 전기공학 석사 과정에 합격하고는 충격을 받았다. 그는 미국 정부로부터 학생 비자를 받았을 때 기분이 별로 좋지 않았다고 털어놓았다. "차라리 거절되기를 바랐습니다. 인도를 떠나고 싶지 않았거든요." 그는 스물한 살 되던 해에 미국으로 건너가 새로운 인생을 시작했다.

나델라가 대학원을 졸업하고 몇 년이 지나 선마이크로시스템즈의 소프트웨어 엔지니어로 일하던 무렵, 마이크로소프트의 채용 담당자에게 연락을 받았다. 전 세계가 차세대 대규모 기술 호황을 눈앞에 두고 있던 1992년, 나델라는 마이크로소프트가 기업용 소프트웨어 시장을 공략하기 위해 대거 채용한 프로그래머 집단에 합류했다. 훗날 나델라는 마이크로소프트가 과연 대기업용 최고 사양 제품만 전문으로 취급하는 소프트웨어 업체들과 경쟁할 수 있을지 의심했다고 털어놓았다.

그러면서도 그는 레드먼드에 갔고, 마침 그때부터 마이크로소프트의 주가가 급등하기 시작했으니 결국 복권에 당첨된 셈이었다. 그때부터 10년간 마이크로소프트의 주가는 기하급수 성장을 거듭했다. "그야말로 더할 나위 없는 타이밍에 들어갔던 셈이지요." 나델라의 말이다.

스티브 발머는 마이크로소프트의 CEO로서 몇 가지 훌륭한 공적을 남겼다. 그는 엑스박스를 출시해 마이크로소프트를 수익성이 큰 게임 콘솔 사업에 진출시켰고, 소프트웨어와 운영체제에만 갇혀 있던 사업을 다각화했다. 마이크로소프트는 클라우드 호스팅 제품인 애저Azure의 연구개발에 약 90억 달러를 투자했는데, 때마침 AI 기술이 확산하면서 재무적으로 큰 성과를 거둘 수 있었다. 발머의 능력이 가장 크게 돋보인 부분은 역시 핵심 사업인 윈도우와 오피스에서 매년 추가 이익을 거두어들인 것이었다. 발머가 CEO로 재임하던 13년 동안 마이크로소프트 매출은 3배나 증가했다.

그러나 최고운영책임자로 능력을 발휘했다고 해서 꼭 훌륭한 CEO가 되는 것은 아니다. 발머가 CEO가 된 지 10년이 조금 지난 2011년이었다. 〈포춘〉은 마이크로소프트의 쇠락을 진단하는 기사를 기획하면서 집필진에 내 이름을 올렸다.

그 원인은 비교적 쉽게 알 수 있었다. 발머는 윈도우의 입지를 확대하는 데 지나치게 집착한 나머지 사내의 혁신 분위기를 억누르고 있었다. 나는 마이크로소프트의 오랜 직원들이 피땀 흘려 진행하던 프로젝트가 발머의 간섭으로 지연되거나 중단되는 바람에 결국 회사를 떠난 이야기를 취재했다. 그중 한 명은 애플 아이팟이 등장하기 전부터 MP3 플레이어를 개발해 온 사람이었다. 또 아이패드가 출시되기 전에 태블릿 개발팀에서 일하던 사람도 있었다. 한 직원이 개발하던 이북 리더는 나중에 킨들이 될지도 몰랐다. 그러나 그것 역시 발머가 워낙 윈도우에 매달리는 바람에 아주 천천히, 고통스럽게 파묻히고 말았다. 마이크로소프트는 장부상 이익이 매년 수십억 달러를 기록했지만 발머가 CEO로 재임하는 내내 주가는 횡보를 벗어나지 못했다.

하버드 경영대학원의 클레이튼 크리스텐슨Clayton Christensen 교수는 기성 기업이 파괴적 혁신 제품을 외면하면서 기존의 주 소득원에 매달리는 이런 경향을 '혁신기업의 딜레마'라고 불렀다. IBM은 개인 컴퓨터 시장을 맨 먼저 개척한 회사였다. 누가 보더라도 IBM은 계속해서 기술 업계의 지배자가 되는 것이 마땅했다. 그러나 1980년대 들어 PC가 급속히 보급되면서 수익성이 큰 메인프레임 사업을 위협했고, IBM은 PC의 전면 수용을 꺼리는 내부 저항 때문에 이 시장에서 낙오하고 말았다. IBM의 뒤를 이어 시장 지배자가 된 마이크로소프트 역시 같은 증상을 보였다. 발머가 이끄는 마이크로소프트는 IBM의 길을 따랐다. 여전히 많은 돈을 벌지만, 더 이상 '미래로 가는 길'(빌 게이츠의 초창기 저서 제목을 빗댄 표현 - 옮긴이 주)의 주역 노릇은 포기한 채 그저 대기업으로 남고 만 것이다.

마이크로소프트의 빛바랜 위상을 가장 잘 보여 주는 사례가 있다. 바로 검색 시장이다. 마이크로소프트가 넷스케이프에 보인 행보를 잘 아는 실리콘밸리 사람들은 과연 구글도 그렇게 될지 흥미진진하게 지켜봤다. 그러나 1990년대의 그 무섭고 잔인했던 마이크로소프트는 이미 죽고 없었다. 그 자리에 남은 것은 연방정부의 감독하에 운영되는 허약하고 기가 죽은 대기업뿐이었다. 처음에 마이크로소프트는 자체 검색 상품으로 대항할 생각도 없이 다른 회사의 검색 기술에 라이선스 비용을 치르며 자사 온라인 서비스인 MSN에 검색창을 마련했다. 그러다가 구글이 서비스를 시작하고 6년, 7년이 지난 후에야 마침내 MSN 서치라는 자체 개발 제품을 발표했지만 곧 큰 난관에 부딪치고 말았다. 마이크로소프트 제품은 사람들에게 뭔가 색다른 것을 사용해 보고 싶다는 동기를 주기는커녕 구글을 따라간 데다 더 형편없이 만든 것이었다. 마이크로소프트는 제품명을 라이브서치Live Search로 바꿔 가며 이미지 쇄신도 시도해 봤다. 그러나 이름을 어떻게 부르든, 돈을 얼마나 썼든(실제로 수십억 달러를 쏟아부었다), 그 제품은 구글과 야후에 이어 까마득하게 뒤처진 3위에 머물렀다. 그리고 구글은 2000년대 중반까지 검색 시장의 절반을 차지하기에 이르렀다.

발머는 새로운 검색 엔진에 '빙Bing'이라는 이름을 붙였다. 무언가를 찾았을 때 외치는 소리에서 따온 이름이었다. 마케팅에만 2억 5,000만 달러를 쏟아부었지만, 빙은 결국 성공하지 못했다.

그래도 발머의 경력을 망칠 정도의 큰 실패는 아니었다. 그 이유는 검색 사업이 워낙 돈이 되는 분야이기 때문이었다. 나델라의 말처럼, 검색은 "지구상에서 가장 수익성이 좋은 사업"이다. 키워드와 광고를 연결하는 구조라서, 시장 점유율이 조금만 올라가도 수익이 수억 달러씩 늘어난다. 하지만 빙이 얻었던 성과는 고작 몇 퍼센트포인트의 점유율이었다. 실제로 빙이 출시된 지 2년이 지난 뒤에도, 마이크로소프트 직원들 중 절반 이상이 여전히 빙을 기본 검색 엔진으로 설정하지 않고 있었다.

나델라는 2011년 초 마이크로소프트에 신설된 클라우드 컴퓨팅 사업부를 맡았다. 회사 전체를 지휘하기 전에 그가 마지막 기반을 닦은 곳이다. 클라우드 서비스는 해가 갈수록 회사 전체 매출에서 점점 더 큰 비중을 차지했다. 나델라가 이끈 이 사업부는 마이크로소프트의 모든 부서 중에서도 가장 빠르게 성장했다.

임기 말에 가까워진 발머는 어려움을 겪는 회사의 CEO가 늘 그러듯이 마지막 승부수를 던졌다. 경영 분야의 위대한 스승 짐 콜린스Jim Collins의 《위대한 기업은 다 어디로 갔을까》라는 책에 이런 패턴이 설명되어 있다. 이 책에는 제니스와 모토로라, 서킷 시티, 휴렛팩커드 등의 사례가 등장한다. 저자의 다른 책에는 2000년대와 2010년대의 마이크로소프트에 관한 내용도 찾아볼 수 있다. 콜린스의 설명에 따르면 임기 초의 자만심은 현실을 외면하는 태도를 낳고, 나중에는 신속한 해결책을 찾다 못해 '지푸라기라도 잡는 심정'이 된다.

2013년, 발머는 핀란드의 휴대폰 제조기업 노키아를 인수한다는 생각을 떠올렸다. 마이크로소프트는 발머의 재임기에 이미 휴대폰 사업으로 전환할 기회를 놓친 바 있었다. 이 역시 발머가 윈도우를 조그맣게 축소해서 휴대폰에 집어넣어야 한다고 우긴 탓이었다. 수년간의 시도에도 윈도우폰이 주목받은 적은 한 번도 없었다. 윈도우 체제의 휴대폰을 팔던 노키아는 한때 세계 최대 휴대폰업체로 군림했으나 발머가 관심을 가질 무렵에는 세계 3위권 밖으로 밀려난 상태였다.

발머가 노키아 인수안을 꺼내 들었을 때 나델라는 이 거래를 반대했다. 나델라는 이미 안드로이드폰과 아이폰이 있는 마당에 "우리가 게임의 규칙을 바꾸지 않는 한" 사람들이 제3의 선택지를 원할 이유가 있겠느냐고 반문했다. 그러나 발머는 노키아 같은 거대 제조업체를 소유한다면 윈도우폰의 경쟁력을 제고하는 데 큰 도움이 되리라고 믿었다. 2013년 가을, 마이크로소프트는 노키아를 72억 달러에 인수한다고 발표했다. 6개월도 채 지나지 않아 발머가 CEO에서 물러났고 마이크로소프트 이사회는 그의 후임으로 나델라를 지명했다.

나델라는 발머가 14년 전에 마주했던 것보다 훨씬 더 근본적인 과제에 직면했다. PC는 마이크로소프트가 탄생한 모태였지만 매출이 이미 2010년대 초를 정점으로 하락세에 접어들고 있었다. 사람들은 주로 휴대폰을 통해 온라인에서 시간을 보냈고, 마이크로소프트는 모바일 시장에서 거의 소외되다시피 했다.

서비스형 소프트웨어(SaaS, 사스) 시장도 마이크로소프트에 위협이 되기는 마찬가지였다. CNBC는 마이크로소프트가 "별 볼 일 없는 시장에서 허덕이고 있다."라고 혹평한 적도 있었다. 마이크로소프트는 사용자가 구매한 다음 직접 컴퓨터에 설치해야 하는 소프트웨어를 팔고 있었지만, 클라우드 환경이 조성되면서 이제 기업들은 비싸고 귀찮은 대규모 IT 센터를 운영하기보다는 소프트웨어를 월마다 대여하기 시작했다. 전 세계적으로 윈도우가 설치된 컴퓨터는 10억 대가 넘었다. 오피스 제품군을 사용하는 사람도 수억 명에 달했다. 그러나 마이크로소프트가 과연 기술 개척자로서의 왕좌를 되찾을 수 있을지는 의문이었다.

· · ·

나델라는 마이크로소프트에 근본적인 체질 개선을 일으켰다. 그는 사업부별로 쪼개져 영역 다툼을 벌이는 회사는 어떤 시도를 하더라도 좌절에 부딪힐 수밖에 없다는 사실을 본능적으로 알고 있었다. 만연한 관료주의가 혁신의 싹을 말리고 있었다. 나델라는 "회사는 병들고, 직원들은 지쳐 좌절한 상태"였다고 했다. 그는 최고경영자가 되자마자 직원들을 향해 마이크로소프트의 자랑스러웠던 문화를 되살리는 일을 최우선 과제로 삼겠다고 말했다.

발머는 전사 회의가 열릴 때마다 과한 행동을 보이는 스타일이었다. 연단 위에서 고함을 지르고 펄쩍펄쩍 뛰어다니며 직원들도 함께 일어서서 큰 소리로 외치도록 유도했다. 반면 나델라는 오히려 심리학자를 경영진으로 합류시켰다. 그는 자신의 책《히트 리프레시》에 달린 부제처럼 "마이크로소프트의 영혼을 되찾는 노력"이었다고 그 당시를 회고했다. "저는 회의가 시작될 때면 참석자들에게 잠시 판단을 멈추고 이 순간에 집중하자고 제안했습니다." 최소한 일주일에 한 번이라도 성과 지표 같은 것은 잠시 잊고 서로를 신뢰하는 연습을 해 보자는 뜻이었다.

나델라는 책에서 "마이크로소프트에서 그토록 오래 일했는데도 직원들이 자기 이야기를 하는 것을 그때 처음 들었다."라고 썼다. 예전의 마이크로소프트는 빌 게이츠가 직원들에게 "그런 바보 같은 소리는 처음 듣는다."라고 외치는 회사였다. 그 뒤에 치욕적인 욕설이 나오는 일도 허다했다. 나델라는 사람들이 두려움에 사로잡혀 있다고 진단했다. 그는 직원들이 "혹시 비웃음을 사거나, 실패하거나, 똑똑하지 못한 사람처럼 보일까 봐" 아무 일도 못 한다고 말했다. 나델라는 부드러운 어조로 "마이크로소프트를 모든 것을 아는 회사에서 모든 것을 배우는 회사"로 바꾸고 싶다고 말했다. 그는 마이크로소프트를 한 단계 더 진보한 회사로 만들고 싶었다.

그는 "내 방식은 회사를 질투나 투쟁심이 아니라 목적의식과 자부심을 바탕으로 이끄는 것"이라고 말했다. 게이츠는 《히트 리프레시》의 추천 서문에서 나델라를 '겸손한' 사람이라고 했는데, 그가 발머나 자신에게 이 단어를 쓴 적은 아마 거의 없을 것이다.

나델라는 CEO가 된 다음 해, 노키아 휴대폰 사업부를 접는다고 발표했다. 마이크로소프트는 이 잘못된 인수에서 발생한 80억 달러 이상의 손실을 상각하고 7,800명의 직원을 해고했다. 나델라가 이끄는 마이크로소프트는 윈도우를 더 이상 종교처럼 맹신하지 않았다. 나델라가 CEO로 취임한 지 얼마 안 되어 개발자 회의가 열렸다. 그가 재킷 주머니에서 아이폰을 꺼내 들자 사람들이 숨이 멎을 듯한 반응을 보였다. 그러나 그가 마이크로소프트의 오랜 경쟁사인 애플 제품을 손에 든 것은 오피스를 비롯한 마이크로소프트 제품이 자연스럽게 모든 기기에 설치되기를 바란다는 의사 표시였다. 2001년 발머는 오픈소스 운영체제인 리눅스를 윈도우에 대한 위협으로 여겼고 그것을 '암'이라고 불렀다. 그런데 이제 나델라가 이끌게 된 마이크로소프트는 오픈소스 소프트웨어에 의지해 데이터 센터를 운영하기 시작했다. 나델라가 연설하는 동안 연단 배경에 '마이크로소프트♥리눅스'라는 슬라이드가 깜빡였다. 이를 본 한 애널리스트는 이렇게 말하기도 했다. "이제 불지옥이 얼어붙었나 보군."

나델라의 지휘 아래 마이크로소프트의 윈도우와 오피스 제품은 시장 지배자의 위치를 고수했다. 나델라가 취임한 지 2년 후인 2016년에 마이크로소프트가 출시한 윈도우 10은 4억 대가 넘는 기기에 설치되어 역사상 가장 빠른 보급률을 기록했다. 오피스 365는 다른 무료 제품이 있음에도 계속해서 입지를 확장했고, 엑스박스 역시 월간 실사용자 수를 연일 갱신했다.

동시에 회사의 무게 중심은 점점 클라우드 서비스 사업부로 옮겨 갔다. 클라우드 서비스는 나델라가 CEO에 취임한 해에 곧바로 50퍼센트가 넘는 성장세를 보였고, 이듬해에는 56퍼센트나 더 성장했다. 나델라는 이 시점에서 다시 한 명의 기술 책임자를 내세워 마이크로소프트가 미래로 가는 길에 들어설 채비를 갖췄다.

나델라는 2017년에 출간된 《히트 리프레시》에 이렇게 썼다. "빅 데이터, 대규모 컴퓨팅 용량, 정교한 알고리즘이라는 세 가지 혁신이 동시에 진행되면서 이제 AI는 공상과학에서 현실로 급속히 옮겨 가고 있다." 책은 AI 기술의 윤리적 개발이라는 주제를 별도의 장으로 다루었다. 책이 출간된 지 1년 후에 나델라는 "앞으로 우리가 할 모든 사업은 AI에 따라 결정될 것"이라고 공식 선언했다. 마이크로소프트 주가는 2000년 봄 이후 처음으로 오르기 시작했다.

사실 마이크로소프트는 이미 1990년대부터 AI에 투자해 왔다. IBM을 제외하면 다른 어떤 기술 대기업보다 역사가 오래된 셈이다. 어쩌면 그렇게 오랜 역사가 오히려 방해 요인이 되었을지도 모른다. 마이크로소프트가 딥러닝의 잠재력을 처음 눈치챈 것은 2000년대 후반에 한 연구원이 제프 힌튼 연구팀과 음성 인식 프로그램을 공동 개발하면서부터였다. 그 시스템은 많은 양의 데이터를 처리할수록 숙련도가 향상되었다. 그러나 그 무렵에 마이크로소프트는 규칙 기반 AI에 수천만 달러를 투자했고 이 회사의 AI 인재들은 대체로 신경망에 적대적인 태도를 보였다. 2012년 한 연구원이 사내 강연에서 신경망을 이용해 컴퓨터 비전 기술을 발전시킬 수 있다고 발표하자, 동료 연구원이 딥러닝에는 답이 없다고 한사코 가로막는 바람에 좌절한 적도 있었다. 반대한 동료는 해당 연구원보다 사내에서 입지가 더 높았다.

2017년 초에 나델라가 케빈 스콧Kevin Scott을 최고기술책임자CTO로 임명하면서 마이크로소프트에 큰 변화가 찾아왔다. 2011년에 링크드인에 입사한 스콧은 회사가 매각될 당시 기술 부사장이었고, 호프먼과 보드게임을 즐기던 멤버이기도 했다. 스콧은 링크드인이 매각된 후에 마이크로소프트에서 일할 생각이 없었으나 나델라가 설득해 그 자리에 남았다.

스콧은 덩치가 크고 안경을 썼으며 두 뺨이 붉은 대머리 사나이다. 수염이 턱밑으로 길게 이어져 외모가 독특한 편이다. 마치 수공예 보석이나 도자기를 팔 법한 나이 많은 히피 아저씨 같다. 2000년대 초 구글의 젊은 엔지니어였던 그는 온라인 광고를 공개하기 전에 이를 미리 검토하는 머신러닝 알고리즘을 개발했다. 그가 AI 분야에서 일한 지는 이미 세월이 좀 지났지만, 가까운 사이였던 호프먼으로부터 분야의 최신 소식을 계속 듣고 있었다. 두 사람은 매주 일요일 오후마다 대화 시간을 가졌는데 점점 대화가 'AI 현황'을 주제로 삼게 되었다.

호프먼은 이렇게 말했다. "케빈과 저는 진작부터 AI가 몰고 올 큰 변화의 물결에 관해 의견을 주고받았습니다. 케빈은 '이거야말로 내가 마이크로소프트에서 해야 할 가장 중요한 일인 것 같네요.'라고 말하더군요. 그래서 그 말에 전적으로 동의한다고 했습니다."

스콧은 아직 딥러닝을 인정하지 않는 사람이 많다는 사실에 실망했지만, 마이크로소프트에도 뛰어난 AI 연구원들이 있다는 것을 알고는 힘이 났다. 그는 "두뇌가 부족하지는 않았습니다."라고 했다. 업계를 변화시킬 AI에 대한 열망도 전혀 부족하지 않았다. "그동안 AI에 투자도 하고 에너지도 많이 축적했는데, 막상 들여다보니 그런 자원이 여기저기 흩어져 있었습니다." 그가 생각한 해결책은 회사 차원에서 GPU 사용에 노력을 집중하는 것이었다. GPU는 엔비디아가 세계 최초로 시장에 내놓은 그래픽 처리 장치로, 복잡한 AI 모델을 학습시키는 데 없어서는 안 될 컴퓨터 칩이다.

스콧은 이렇게 말했다. "회사 전체의 GPU 예산을 장악한 순간, 더 이상 GPU를 땅콩 버터 바르듯 여기저기 분산해서 쓰지 않기로 했습니다." GPU 할당을 늘려 달라는 요청이 들어오면 과연 그 프로젝트가 자원을 할당할 가치가 있는지 판단할 "대단히 강력하고 확실한 증거"가 필요했다. 그는 2023년에 CTO가 된 직후 몇 년간의 생활을 이렇게 표현했다. "아침에 일어나서부터 종일 여기저기서 'GPU 좀 할당해주세요.'라고 애걸하는 일만 처리했던 것 같습니다."

스콧은 마이크로소프트가 다른 기업에 비하면 형편없이 뒤처져 있음을 잘 알았다. 2019년에 스콧이 쓴 메모를 보면 "머신러닝 측면에서 경쟁사에 몇 년 뒤처져 있다."라고 적혀 있다. 이 경쟁은 데이터 풀이 풍부한 쪽에 유리한 점도 있었다. 구글은 매일 수십억 건의 검색 요청뿐 아니라 다른 소비자 제품에서 생성된 수많은 데이터까지 처리해냈다. 구글만큼이나 딥러닝에 많이 투자했던 페이스북도 인스타그램과 왓츠앱 등 인기 절정의 서비스를 사용하는 사람들이 제공하는 방대한 정보를 가지고 있었다. 마이크로소프트가 AI 분야에서 선두를 달리고 싶다면 스콧의 말마따나 "게임의 규칙을 바꿀 방법을 찾아야 했다."

스콧은 2018년에 샌프란시스코의 오픈AI 본부를 처음 방문하고 옛 시절이 떠올랐다. "구글의 초창기 생각이 났습니다. 그곳의 분위기와 모여 있는 사람들을 보면서요." 그곳에서 만난 사람들은 구글 시절과 똑같이 이상주의적 야망과 집중력을 가지고 있었다. 스콧은 이렇게 말했다. "우리에게는 야망 있는 파트너가 필요했습니다. 그런데 주변을 둘러보니 오픈AI야말로 가장 야망이 큰 파트너가 틀림없었지요."

사실 그들은 파트너로는 가장 어울리지 않는 조합이었다. 직원이 20만 명이 넘는 대기업이 빅테크에 대항한다는 명분을 내세운 조직에 아무 조건도 없이 투자했으니 말이다. 그럼에도 양측 모두 이 거래를 통해 원하는 결과를 얻게 된다. 마이크로소프트는 오픈AI 기술을 확보함으로써 그간 신경망에 별로 투자하지 않았음에도 자사 제품에 AI를 적용해 경쟁사를 따라잡을 수 있었다. 오픈AI로서는 마이크로소프트와 제휴함으로써 원래 품었던 야망을 실현하는 데 필요한 자원을 마련했다. 오픈AI는 마이크로소프트가 약속한 10억 달러 중 약 절반을 자사가 설계한 모델을 마이크로소프트 클라우드에서 학습시키고 실행할 때 사용할 수 있는 애저 크레딧Azure credits(애저 클라우드상의 결제에 사용되는 토큰의 일종－옮긴이 주) 형태로 받았다. 이와 별도로 마이크로소프트는 2019년 말까지 수억 달러를 투입해 수만 개의 GPU가 한데 묶인 시스템을 설계하고 구축했다. 스콧은 이렇게 말했다. "바로 그것이 GPT-3의 학습에 필요한 컴퓨팅 환경이었습니다."

호프먼은 이 결과에 더할 나위 없이 만족했다. 나델라가 마이크로소프트를 스타트업처럼 운영하고 싶다고 한 것은 빈말이 아니었다. 필요하다면 기존의 틀을 완전히 버릴 각오라고 한 그의 말은 진심으로 보였다. 호프먼은 이렇게 말했다. "빌이나 스티브였다면 아마 오픈AI와 제휴 계약을 맺지는 않았을 겁니다. 자체적으로 해결하겠다고 말했겠죠." 그들이 만약 계속해서 마이크로소프트를 이끌었다면 오픈AI를 인수하거나 라이선스 계약을 좀 더 많이 체결했을 것이다. 호프먼은 이렇게 말했다. "새로운 물결을 쫓아가려면 창의력이 필요하다는 점을 사티아가 깨달았던 것 같습니다."

· · ·

오픈AI는 마이크로소프트와 제휴 계약을 마무리할 무렵 한 가지 사실을 발견했다. GPT-2가 스스로 코딩하는 법을 배운다는 사실이었다. 오픈AI의 연구책임자 다리오 아모데이Dario Amodei가 동료들에게 이 사실을 알렸다. 그가 작성 중이던 컴퓨터 프로그램을 GPT-2에 업로드한 다음 나머지 작업을 마쳐 달라고 하자, 불과 몇 초 만에 완료되었다. 실로 소름 돋는 발견이 아닐 수 없었다. GFT-2가 작성한 프로그램에는 몇 가지 실수도 있었는데(그것은 인간 프로그래머도 마찬가지다.) 어떻게 그런 실수가 나왔는지는 아무도 설명할 수 없었다.

모두가 이 사건이 무엇을 의미하는지 곧바로 깨달았다. 마이크로소프트의 냇 프리드먼Nat Friedman도 마찬가지였다. 마이크로소프트는 오픈AI와 제휴 계약을 맺기 1년 전에 코드 공유 사이트 깃허브GitHub를 인수한 바 있었다. 프리드먼은 깃허브의 CEO로서(깃허브도 링크드인처럼 마이크로소프트에서 독립된 사업부로 운영된다.) 이 신기한 프로그래밍 도구를 사용자들에게 바로 알리고 싶었다. 그래서 그는 이 프로그램의 한계점까지 알려 주는 절묘한 명칭을 고안해 내기도 했다. 그것은 바로 깃허브 코파일럿Copilot(부조종사라는 뜻-옮긴이)이었다. 어디까지나 인간 프로그래머의 작업을 지원하는 도구이지 스스로 프로그래밍을 완수하는 만능 인공지능이 아니라는 점을 강조하는 이름이었다. 스콧은 코파일럿이라는 이름이 우리가 그것을 어떻게 생각해야 할지를 알려 준다고 말했다.

마이크로소프트 내부에서는 코파일럿 출시를 반대하는 사람도 있었다. 실수가 나온 건 분명했으니 마이크로소프트의 평판에 미칠 영향을 걱정하지 않을 수 없었다. 그럼에도 프리드먼은 깃허브의 CEO로서 꿋꿋이 밀어붙였다. 그는 반대 의견이 있었음에도 월간 10달러의 요금으로 코파일럿을 출시했다. 코파일럿은 바로 그 해에 1억 달러가 넘는 매출을 달성했다.

마이크로소프트의 변신에 월스트리트는 물론 언론도 깊은 인상을 받았다. 마이크로소프트는 시가총액 8,500억 달러를 기록하면서 세계에서 가장 가치 있는 기업이라는 왕관을 애플로부터 되찾아왔다. 2010년대 후반, 두 거대 테크 기업은 주식시장이 열린 이래 최초로 2조 달러 규모의 기업이 되었다. 만약 어떤 투자자가 2017년 중반에 S&P500 지수에 100달러를 투자했다면 2022년 중반에 171달러가 되었을 것이다. 그 돈으로 나스닥 기술주에 투자한 경우는 229달러, 마이크로소프트에만 투자하면 398달러의 가치가 되었다.

당시부터 10년 전에 방송인 짐 크레이머가 주식시장의 5대 강자인 페이스북, 아마존, 애플, 넷플릭스, 구글의 이름을 따서 팡FAANG이라는 약자를 고안했다. 시간이 지나면서 이 용어는 빅테크가 휘두르는 무소불위의 관행을 우려하는 뜻으로 자주 사용되었다. 2022년 말을 기준으로 전 세계 약 14억 대의 기기에서 윈도우 10이나 11이 작동하고 있었다. 마이크로소프트 오피스 사용자는 무려 12억 명이 넘었다. 마이크로소프트는 이제 윈도우와 오피스가 아니라 클라우드 사업이 최대 수익원으로 올라서면서 2022년에 2,000억 달러에 조금 못 미치는 매출을 기록했다. 아직 아마존이나 애플, 구글만큼은 아니지만 페이스북이나 넷플릭스를 넘어서는 규모였다.

물론 팡FAANG에는 아직 M이 포함되지 않는다. 나델라가 이룩한 모든 업적에도 불구하고 최소한 그 순간까지는 마이크로소프트가 두려움이나 비난의 대상이 되는 일은 없었다. 나델라가 마이크로소프트 직원들에게 건넨 취임 인사에도 알 수 있듯이 말이다. "이 업계에서 존중하는 것은 과거의 영광이 아니라 오직 혁신일 뿐입니다." 마이크로소프트가 기술 업계의 주역으로 복귀할 수 있었던 이유는 과거의 업적이 아니라 오직 신기술 덕분이었다.

• 7장 •

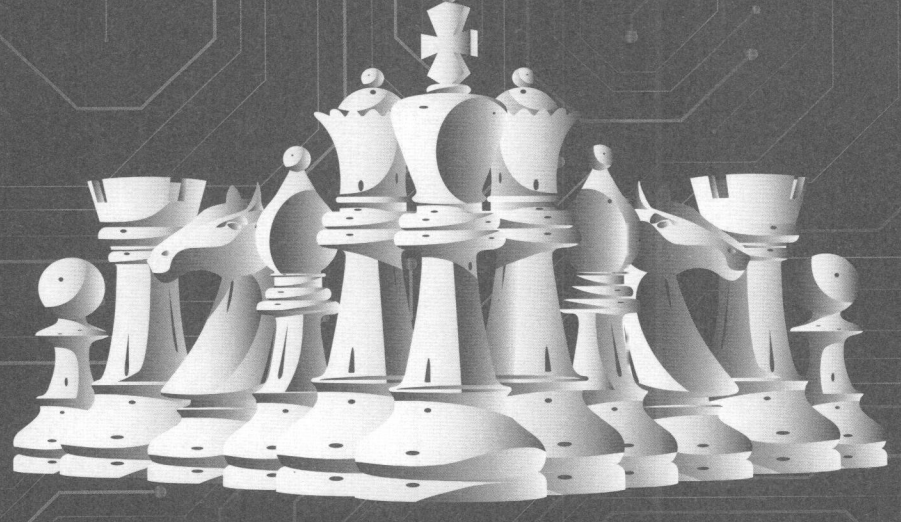

구글과 딥마인드,
혁신과 현실 사이에서

"갑자기 모든 일이 보류되었습니다."

구글이 딥마인드를 인후한 후, 시간이 갈수록 둘의 갈등은 깊어졌다. 대기업의 구조와 속도, 보수적인 문화는 딥마인드 사람들을 답답하게 만들었다. 구글은 AI 기술의 가능성을 믿었지만, 동시에 그 기술을 세상에 내놓는 일을 두려워했다. 그토록 강력한 기술과 인재를 보유하고도, 구글은 어쩌다 스스로 혁신을 가로막는 '느린 공룡'이 되었을까? 무스타파 술레이만은 더 이상 기다릴 수 없었다. 그는 연구보다 제품 출시를 원했고, 결국 구글을 떠나기로 결심한다.

THE WAR OF AI TITANS

딥마인드가 구글에 매각된 직후였다. 〈와이어드〉 영국판은 런던 출신 기업의 성공을 축하하는 기사를 일제히 내걸었다. 기사 제목은 "구글의 초지능에 합류하다"였다.

기사의 초점은 데미스 하사비스에게 맞춰졌다. 열한 살 때 그가 짠 AI 알고리즘이 오셀로 게임에서 자기 동생을 이겼을 정도라며 그를 천재로 띄우는 내용이었다. 하사비스는 〈와이어드〉 영국판의 편집장 데이비드 로완과 마주 앉아, 딥마인드를 빅테크에 팔아넘긴 것이 실수라고 보는 일부 여론에 적극적으로 반론을 폈다. 하사비스는 "회사의 소유자가 누구인지는 전혀 중요하지 않습니다. 우리가 하던 일은 지금도 고스란히 우리가 판단하고 결정합니다."라고 말했다. 그러나 현실은 그의 말처럼 간단하지 않았다.

· · ·

구글과 딥마인드의 관계는 쉽게 흘러가지 않았다. 초기에는 구글이 딥마인드에 관대한 태도를 보였다. 구글은 런던의 새 동료들이 쓸 사무실로 술레이만이 자란 곳에서 멀지 않은 런던 킹스크로스 지역에 6층짜리 멋진 벽돌 건물을 임대했다. 파미 올슨이 쓴 〈블룸버그〉 기사에 따르면 이 건물은 마사지실과 체력 단련실이 있고 "두바이 5성급 호텔에서나 나올 법한 뷔페"까지 제공되었다. 무엇보다 딥마인드는 구글의 아낌없는 지원 덕에 다양한 분야의 박사 출신 인재를 마음껏 채용할 수 있었다. 그러나 구글 내부에서는 새로 맞이한 자회사의 이런 흥청망청한 지출에 불만을 가진 목소리도 나오고 있었다. 딥마인드가 자유와 꿈을 좇는 10대 청소년이었다면, 구글은 월세와 식비를 감당하는 부모였던 셈이다.

이듬해는 관계가 더욱 악화했다. 딥마인드를 인수하고 18개월이 지난 2015년 말에 구글이 전격 구조조정을 발표했기 때문이다. 지메일과 유튜브를 비롯해 수익성이 큰 검색, 광고 및 기타 인터넷 사업은 구글 명칭을 유지하되 지주회사인 알파벳의 자회사 신분이 되었다. 이 구조조정의 결과로 딥마인드는 알파벳 산하의 여러 독립 사업부 중 하나가 되었다. 이런 사업부는 딥마인드 외에도 웨이모(자율주행차), 윙(드론 배달), 네스트(스마트 온도 조절 장치), 룬(농촌 지역에 인터넷을 보급할 고고도 풍선), 칼리코(인간 수명 연구), 그리고 구글의 투자 사업부인 구글 벤처스 등이 있었다. 구글의 CEO로는 수석부사장을 역임한 순다르 피차이Sundar Pichai가 선임되었다. 래리 페이지는 알파벳의 CEO, 세르게이 브린은 구글과 벤처 자회사를 아우르는 대표직을 맡았다.

술레이만은 이렇게 말했다. "우리는 이제 곧 독립 회사로 분사할 것이라고 전 직원에게 알렸습니다. 그런데 갑자기 모든 일이 보류되었지요." 딥마인드는 이미 마케팅과 홍보 담당자를 고용했었다. 정책 수립을 담당하는 직원도 따로 두었다. 그런데 이제 이런 기능들이 모두 알파벳으로 통합된다는 이야기였다. 그러는 동안 새로 설립된 알파벳이 정책과 지침을 발표했다. "본사가 보기에 우리는 이미 잡아 놓은 물고기였으므로 별로 서두를 이유가 없다고 생각한 듯했습니다. 견디기 어려웠어요." 술레이만의 말이다.

구글 본사 직원들도 좌절감을 느끼기는 마찬가지였다. 구글의 딥러닝 인공지능 연구팀인 구글 브레인은 오래전부터 회사 내부에서 최첨단 AI를 연구하는 핵심 기능을 맡아 왔다. 그런데 이제 회사 내 AI의 중심지가 두 곳으로 늘어났으므로 직원 모두 혼란에 빠졌다. 실제로 구글의 기존 AI 연구자들은 구글이 딥마인드를 인수하자 깜짝 놀랐으며, 딥마인드 사람들이 구글의 기존 딥러닝 알고리즘을 경시하는 듯한 발언을 해 마음에 상처가 되었다고 한다. 구글 브레인 사람들은 대체로 분하고 억울한 심정이었다. 그들은 자신들이 개발한 AI 기술을 어떻게 해서든 실용화해서 돈을 벌어야 한다는 압박감에 늘 시달렸다. 그러나 정작 딥마인드의 응용 연구 책임자인 술레이만은 그런 압박을 전혀 느끼지 않는 듯했다. 그들로서는 래리 페이지와 세르게이 브린을 비롯한 구글 수뇌부가 런던 사람들을 대하는 태도가 정말 태평하다고 느낄 수밖에 없었다.

딥마인드도 초기에는 그런 신뢰에 충분히 보답하는 듯했다. 알파고가 바둑에서 승전보를 울렸고, 웨이브넷도 기존의 텍스트 음성 변환 시스템보다 인간에 더 가까운 음성을 구현하는 성과를 거두었다. 술레이만이 지휘하는 딥마인드 에너지라는 그룹이 만든 모델은 구글의 에너지 비용 절감에 큰 도움이 되었다. 구글은 전 세계에서 몰려드는 검색 수요와 지메일, 구글맵 등의 서비스를 뒷받침하느라 수백만 대의 서버를 돌렸고, 소비하는 전력이 2015년 기준으로 샌프란시스코시 전체의 수요에 버금갔다. 딥마인드가 개발한 모델은 에너지 부족에 시달리는 구글 데이터 센터의 냉각용 전력을 40퍼센트나 절감해 주었다. 이 AI 시스템은 향후 기온과 여러 기상 조건을 예측해 냉각 장비를 실시간으로 조정함으로써 최적의 전력 효율을 달성했다. 딥마인드는 구글과 공급 계약을 맺은 풍력 발전소의 전력 생산량 예측 모델을 개선함으로써 전사 차원의 탄소 발자국을 줄이는 데도 일조했다.

그러나 이런 성공도 딥마인드가 구글에 인수된 직후 몇 년에 한정된 일이었다. 시간이 흐르고 이런 기억이 희미해졌다. 사람들은 딥마인드의 인력이 급증하는 것에 대해서도 의혹의 눈길을 보내기 시작했다. 구글은 2014년에 직원이 50명인 스타트업을 인수했다. 2017년 말에 딥마인드의 직원은 약 700명으로 늘어났다. 구글은 2018년에 딥마인드에서만 5억 달러가 넘는 손해를 봤다. 그리고 2019년에는 이 수치가 6억 4,900만 달러로 치솟았다.

구글은 딥마인드의 AGI 개발을 감시하는 독립적인 윤리 위원회를 설치하겠다는 약속을 지켰다. 페이지, 브린, 그리고 전 CEO 에릭 슈미트 등으로 구성된 이 위원회에는 호프먼과 머스크 같은 외부인도 포함되어 있었다. 그러나 딥마인드 창립자들이 마운틴뷰 구글 본사에 와서 인사하기 전까지 이 위원회가 소집된 것은 딱 한 번뿐이었다. 술레이만은 이렇게 말했다. "알파벳 중심의 구조조정을 단행하니 우리가 독립 사업부가 될 때까지 위원회 활동은 잠시 중단하자고 하더군요." 그다음 위원회는 열리지 않았다. 대신 딥마인드가 자체적으로 인력을 선발해 딥마인드 에식스라는 독립적인 윤리 위원회를 구성했다. 물론 구글의 돈으로 말이다.

딥마인드와 구글 사이에 마찰이 점점 커졌다. 딥마인드에는 AI 기술로 유튜브의 사용자 추천 콘텐츠의 품질을 개선하는 연구팀이 있었는데, 술레이만이 직접 팀을 지휘하고 있었다. 그런데 이 팀은 딥마인드의 런던 사무실에 있었고, 마운틴뷰에 있는 구글 브레인 사무실과는 8시간의 시차가 있었으므로 늘 데이터 공유와 관련해 어려움이 있었다. 결국 이 프로젝트는 중단되고 말았다. 문제를 해결하기 위해 캘리포니아 북부 어느 곳에서 따로 회의를 열어 보기도 했지만, 결국 지리적인 거리만큼 의견 차이도 크다는 점만 확인했을 뿐이었다. 이후 양측은 마치 같은 회사가 아니라 경쟁사이기라도 한 듯이 대규모 언어 모델을 각자 따로 개발했다. 딥마인드와 알파벳 간 협상은 2015년 말부터 2021년 초까지 5년이나 지연되었다. 술레이만은 "사실상 그 어떤 것도 합의가 안 됐습니다."라고 말했다.

2019년 말, 구글 내에서 딥마인드의 가장 든든한 지원자였던 래리 페이지와 세르게이 브린이 은퇴를 선언했다. 그동안 구글의 최고경영자였고 따라서 구글 브레인의 책임자이기도 했던 순다르 피차이가 이제 구글과 알파벳의 CEO를 겸하게 되었다. 술레이만은 "그때부터 우리 고삐를 죄기 시작했지요."라고 말했다.

・・・

과학을 사랑하던 내성적인 소년. 피차이가 구글 CEO에 임명된 직후 인도의 영문 일간지 〈뭄바이 미러〉가 그를 이렇게 소개했다. 피차이는 또 한 명의 소프트웨어 대기업의 CEO 사티아 나델라처럼 인도에서 나고 자랐다. 인도 남부 지역 대도시 출신인 피차이와 그의 남동생은 수돗물도 나오지 않는 방 2칸짜리 아파트 거실 바닥에서 자며 어린 시절을 보냈다. 어린 시절 그의 집에는 텔레비전도 자동차도 없었다. 다이얼식 전화는 신청하고 대기 명단에 오른 지 5년이 지나 그가 열두 살이 되었을 때 비로소 설치되었다. 그는 이렇게 말했다. "그제야 기술을 사용한다는 것이 바로 이런 것이구나 하고 깨달았지요."

1972년생인 피차이가 처음 미국에 간 것은 대학원에 진학하기 위해서였다. 피차이는 스탠퍼드대학교에서 재료공학 석사 과정을 졸업한 후 펜실베이니아대학교 와튼스쿨에서 MBA를 취득했다. 그는 경영 컨설팅 대기업 맥킨지에서 잠시 근무한 후 구글이 상장되던 해인 2004년에 이 회사로 옮겨 제품 관리자로 일하기 시작했다. 그가 구글에서 명성을 얻기 시작한 것은 마이크로소프트가 인터넷 익스플로러의 기본 검색 엔진으로 만든 빙이 출시된 직후였다. 피차이는 구글도 자체 브라우저를 만들어야 한다며 최고 경영진을 설득했다. 결과적으로 구글 크롬은 오늘날 세계적으로 가장 많이 보급된 브라우저가 되었다.

2011년에 트위터가 피차이를 영입하려고 했지만, 당시 CEO였던 래리 페이지가 5,000만 달러의 주식과 수석 부사장 승진이라는 선물을 안겨 주며 주저앉혔다. 피차이의 또 다른 업적은 휴대폰 7억 5,000만 대에 탑재된 운영체제인 안드로이드를 인수한 것이다. 나델라가 마이크로소프트의 일인자가 된 지 18개월 후인 2019년에 그도 알파벳의 CEO가 되었다.

내가 기술 분야를 취재하던 2000년대 중반에도 구글은 실리콘밸리에서 인기가 많은 회사였다. 그러나 한편으로는 구글의 압도적인 규모와 권력에 불만을 품은 사람도 많았다. 내가 마지막으로 〈뉴욕타임스〉에 썼던 기술업계 취재 기사는 이랬다. 벤처투자자들과 창업자들이 6년 전 마이크로소프트에 불만을 쏟아냈던 것처럼, 이번에는 구글을 상대로 똑같은 답답함을 느낀다는 이야기였다. 그들의 말에 따르면 구글 사람들은 협력업체와 앞으로 협력업체가 될 회사를 오만한 태도로 대했다. 구글은 너무나 많은 기술 분야에 손을 대다 보니 자신도 모르게 중소기업을 짓밟는 대기업이 되어 갔다.

기사를 쓰면서 인터뷰한 사람 중에 구글을 가장 가혹하게 비판한 사람은 호프먼이었다. 그는 "오늘날 구글은 마이크로소프트보다 더 실리콘밸리의 혁신에 악영향을 미치고 있습니다."라고 말했다. "빌 게이츠 씨, 이제 악당은 구글이 맡을 차례입니다Relax, Bill Gates; It's Google's

Turn as the Villain."이라는 타이틀로 내가 쓴 기사가 2005년 8월 24일 게재되었다. 허리케인 카트리나가 몰아닥친 지 2주 후, 〈뉴욕타임스〉는 현지 상황을 취재하라고 나를 뉴올리언스로 파견했다.

구글에 대한 분노는 점점 더 심하게 퍼져 갔다. 언론 매체들이 구글을 구세주로 칭송했을 때도 있었다. 구글의 검색 엔진은 언론사 웹사이트에 트래픽을 몰아주었고, 그렇게 확보한 조회수는 구글이 제공하는 디지털 광고 덕분에 현금으로 바뀌었다. 그러나 구글은 지배력이 커질수록 온라인 광고비의 대부분을 독식했고, 제작 콘텐츠에도 점점 더 많이 간섭했다. 구글 검색 순위에서 상위권에 오르려면 저품질 콘텐츠를 대량으로 쏟아내는 것이 실제 언론보도를 내는 것보다 유효했다. 저품질 콘텐츠가 오히려 훨씬 더 돈이 되는 세상이 되어 버렸다.

2023년에 기술 뉴스 사이트 〈더 버지〉에 실린 기사에서 닐레이 파텔 편집장이 이렇게 말했다. "구글은 세상의 모든 정보를 정리한다는 대의명분을 내걸었다. 그러나 전 세계의 방대한 정보가 구글 체계에 편입될수록 사람들은 오로지 구글 검색 상위에 노출되는 데에만 매달리기 시작했다." 구글의 탁월함은 검색 결과 노출된 콘텐츠의 적절성과 그것과 연관된 양질의 웹사이트 수에 근거해 웹 페이지를 분류하는 알고리즘에 있었다. 그러나 2010년대가 되자 구글 검색으로 가까운 식당이나 호텔 방을 찾거나 토스터를 새로 사는 일에 문제가 발생했다. 검색 결과 상위권에는 객관적인 검색 알고리즘에 따라 도출된 자연적인 결과물이 아니라 광고주가 비용을 지불한 콘텐츠가 대부분을 차지했다. 초창기에는 구글이 광고와 일반 파란색 링크를 서로 다른 배경색으로 표시했는데, 언젠가부터는 그런 구분도 슬그머니 사라졌다. 게다가 업체들이 검색에 노출되도록 알고리즘을 조작하면서 검색 결과의 객관성이 실종되고 말았다. 구글 사용자들은 링크를 클릭하면 수수료만 챙기려는 가짜 리뷰 사이트로 연결되거나, 자동 재생 동영상이 계속 반복되고, 똑같은 광고 사이트가 끝도 없이 나타나는 일에 질렸다.

'인터넷의 쓰레기화Enshittification of the Internet'라는 표현은 2022년에 SF 작가 코리 닥터로우가 처음 사용한 용어다. 구글을 비롯한 모든 플랫폼은 시간이 지날수록 이익 추구에 집착하며 품질을 희생하는 유혹에 굴복하게 되고, 결국 타락하게 된다는 의미다. 구글이 광고 기술을 날로 정교하게 다듬으면서 콘텐츠 제작자들의 수익 비중이 점차 줄어들었다. 퓨리서치 센터 자료에 따르면 2005년에 전체 신문사의 광고 수익은 490억 달러였다. 2022년이 되면 이 수치가 100억 달러 아래로 떨어진다. 구글과 페이스북(당시 이미 사명을 메타로 변경했다.)이라는 두 회사가 미국 전체 디지털 광고 지출액의 절반을 차지했고, 글로벌 광고 시장도 상당 부분 잠식하고 있었다.

· · ·

딥마인드와 구글의 대결은 결국 술레이만이 백기를 드는 것으로 마무리되었다. 그는 딥마인드를 창립한 지 10년 만인 2019년에 구글 브레인으로 자리를 옮겨 AI 부문 제품 관리 및 정책 담당 부사장을 맡았다. 딥마인드 시절 늘 연구 결과를 상용화하라는 압박에 시달렸던 그는, 이제 최고의 아이디어조차 복잡한 관료주의와 기존 사업의 보신주의에 막혀 번번이 좌절되는 새로운 좌절을 겪게 된다.

술레이만은 사실 구글 브레인 쪽이 더 잘 어울렸다. 하사비스와 레그는 평생 이뤄낼 수 있을지조차 불확실한 20년짜리 계획과 목표를 자주 논의했다. 그들은 범용 인공지능 달성이라는 장기적 목표를 추구했다. 반면 술레이만의 관심사는 10년, 20년 후가 아니라 당장 현실 세계에 영향을 미칠 수 있는 기술이었다. 딥마인드와 구글 브레인이 점점 서로 갈라서는 상황에서 그가 진영을 바꾸는 것은 어쩌면 불가피했을지도 모른다. 어떻게 보면 술레이만은 마운틴뷰 본사로 옮김으로써 양쪽의 기술을 더 잘 연결해 주는 가교 역할을 했다고도 볼 수 있다. 술레이만은 이렇게 말했다. "순다르의 지시는 한마디로 'AI를 중심으로 구글의 새로운 기회를 찾아라'라는 것이었습니다."

술레이만은 딥마인드 시절에 자신을 억누르던 여러 프로젝트에서도 벗어날 수 있었다. 그는 오래전부터 의료 서비스를 AI의 가장 유망한 응용 분야로 지목해 온 터였다. 술레이만은 호프먼을 처음 만났을 때 언급했던 유방 촬영 사진 판독 시스템이 유방암 진단에 관해 방사선 전문의보다 훨씬 더 유능한 것으로 입증되었다고 말했다. 마찬가지 원리로 안구 질환을 진단하는 모델도 이미 학습이 진행되고 있었다. 그는 "실명을 유발하는 52개 질환에 대해서 최고 수준의 안과 전문의보다 더 나은 결과를 얻었다."라고 말했다. 평균적인 안과 전문의가 평생 약 3만 건의 질환을 진단할 수 있다면 신경망은 그보다 수십 배 더 많은 질환 사례를 이미 판독했다. 의료 서비스 분야는 그가 구글 브레인으로 옮겨간 후에도 여전히 그의 업적으로 남아 있었다.

그러나 술레이만의 주 업무는 AI가 구글에 도움이 되는 법을 찾는 일이었다. 그의 팀원 중 한 명이 딥마인드 기술을 이용해 안드로이드 휴대폰의 배터리 효율을 개선하는 법을 찾아냈다. 다른 팀은 비디오 게임을 학습해서 터득한 바 있던 딥마인드의 DQN 모델을 이용해 구글 플레이스토어의 추천 알고리즘을 개선했다.

AI를 이용해 검색 결과를 개선하는 연구에 매달린 팀도 있었지만, 안타깝게도 한계에 봉착했다. 검색 서비스가 구글의 전체 이익의 대부분을 차지했던 만큼(2020년 기준으로 400억 달러가 넘었다.) 구글 경영진은 오래전부터 AI에 대한 지나친 의존을 경계해 왔다. 실제로 AI가 검색 알고리즘에 예기치 못한 오류 원인을 안겨 준 사례가 많았다. 술레이만 연구팀은 이 모델이 검색 결과를 개선한다는 것을 입증했으나 시간이 지날수록 그 효과는 반감되었다. 구글의 검색팀은 그 이상 연구 결과를 지켜볼 생각이 없었다. 술레이만은 "구글은 검색에 관한 한 너무나 보수적이었습니다."라고 말했다.

・ ・ ・

술레이만은 결코 착한 상사가 아니었다. 그는 자신이 꽤 까다롭고 집요했다고 표현했다. 그러나 까다로운 것과 공격적인 것은 다른 문제다. 또한 자기가 창업한 회사에서 소리를 지르는 것과 대기업 소유의 회사에서 그런 행동을 하는 것은 전혀 다른 차원의 이야기였다.

그는 부하가 해 놓은 일이 마음에 들지 않을 때는 다른 사람들이 보는 앞에서도 대놓고 힐책했다. 한 번은 회사 홍보팀 직원이 작성한 블로그 게시물이 마음에 들지 않자, 육두문자로 가득한 메일을 100명이 넘는 직원에게 보낸 적도 있었다. 그의 심한 말 때문에 눈물 흘린 직원이 여럿이라는 말도 있었다. 이 일로 외부 로펌을 통한 사내 조사가 진행되었고, 결국 술레이만은 휴직 처분을 받기에 이르렀다.

술레이만은 〈월스트리트 저널〉이 보도한 기사에서 자신의 행동을 공식적으로 사과했다. 그는 "제가 심하게 행동한 건 사실입니다."라고 인정하며, "제 경영 방식에 건설적이지 못한 면이 있었습니다."라고 덧붙였다. 술레이만은 "거의 4개월, 5개월 정도를 쉬면서 그동안의 행동과 경영 방식을 되돌아봤다." 그는 호프먼을 비롯한 몇몇 지인으로부터 자신의 행동에 관한 조언도 듣고 따로 전문적인 코칭도 받았다. 술레이만은 이렇게 말했다. "그렇게 한발 뒤로 물러나서 반성했던 시간이야말로 경영자와 리더로서 한 단계 성장하고 성숙할 기회가 되었습니다."

· · ·

조 펜튼Joe Fenton은 딥마인드 시절부터 술레이만 휘하에서 일한 사람이었다. 그는 재무 상담가들이 주식과 채권을 비롯한 각종 자산의 고객별 최적 조합을 찾을 수 있도록 도와주는 신경망 연구팀에서 일했다. 이 프로젝트는 꽤 유망했지만 결국 알파벳의 순다르 피차이가 추진한 비용 절감 정책에 의해 희생되고 말았다. 펜튼은 전 상사였던 술레이만이 정직 상태에서 풀려나 업무에 복귀하자 그에게 연락했다. 2020년 봄, 딥마인드를 떠나 구글 브레인으로 옮긴 펜튼은 다시 술레이만 밑에서 일하게 되었다.

그리고 얼마 지나지 않아 오픈AI가 GPT-3을 출시했다. 이에 자극받은 그는 구글 내에서 유사한 일을 시도하는 부서가 있는지 알아보기 시작했고, 미나Meena라는 기초적인 수준의 챗봇을 개발하던 작은 팀을 하나 찾아냈다. 펜튼이 그 챗봇을 사용해 보더니 "믿을 수 없을 정도로 놀라웠다."고 말했다. 그는 술레이만에게 미나를 소개하는 메일을 여러 차례 보냈다. 그런데도 그가 아무런 관심을 보이지 않자 아예 자신이 챗봇과 나눈 대화를 녹취록째로 보냈다. 결국 술레이만은 "미나에 완전히 빠져들고 말았다."고 한다. 미나는 비교적 작은 모델이었지만 오히려 그 점이 더욱 인상 깊었다. 펜튼은 "그 모델이 완성된 모습을 상상하면 정말 믿을 수 없을 정도였습니다."라고 했다.

2020년 여름, 술레이만과 펜튼은 노암 샤지어Noam Shazeer가 이끌던 약 5명의 연구팀에 합류했다. 노암은 다니엘 드 프레이타스Daniel De Freitas와 함께 그 유명한 구글의 '트랜스포머 논문'을 작성한 사람이었다. 나중에 두 사람은 2023년 최고의 챗봇에 선정된 캐릭터닷에이아이Character.AI의 개발자로 큰 주목을 받는다. 그러나 2020년 당시에 두 사람은 자신들의 프로젝트에 단기간만 투입되고 있었다. 이에 술레이만의 노력으로 미나 개발 프로젝트는 더 많은 컴퓨팅 시간과 데이터, 추가 인력을 확보할 수 있었다.

"우리가 성능을 개선해서 시연을 훌륭히 선보인 후 구글 내에 미나가 입소문을 타기 시작했습니다." 펜튼의 말이다. 챗봇은 다른 모델이나 애플리케이션에 통합되지 않으면 거의 쓸모가 없지만, 알파벳 같은 대기업에서 개발할 때는 그 점이 오히려 장점이 된다. 펜튼은 "이 모델을 기반으로 작동하는 어플리케이션을 개발하는 사람만 사내에 수백 명에 달했습니다."라고 했다. 술레이만은 "그것은 사실상 챗GPT가 등장하기 전부터 챗GPT 노릇을 했던 존재입니다."라고 말했다.

· · ·

프로젝트 메이븐Project Maven은 구글이 국방성의 의뢰를 받아 드론 공격의 정확도 향상에 머신러닝을 적용하던 연구 프로젝트의 암호명이었다. 2018년 초에 이 프로젝트에 관한 소식이 알려지자, 구글 직원 수천 명이 AI를 전쟁 목적으로 사용하는 것에 항의하는 서한에 서명했다. 이에 구글은 이듬해 해당 연구 계약이 만료되면 계약을 갱신하지 않겠다고 발표했다.

구글은 AI의 윤리적 사용을 몸소 실천하기 위해 노력했다. 프로젝트 메이븐 논란 이후, 구글은 이른바 AI 원칙이라는 것을 발표했다. AI를 사람에게 해를 끼치는 무기와 기술은 물론, 기존의 사회적 편견을 강화하는 목적에도 사용하지 않겠다고 약속하는 내용이었다. AI가 사회적 감시 체제에 이용되는 것도 원래 목적에서 벗어나는 것으로 규정했다. 구글은 이 발표문에서 "우리는 AI의 잠재력을 낙관하면서도, 첨단 기술이 야기하는 문제 중에는 명확하고, 사려 깊게, 또 적극적으로 해결해야 할 것들도 있음을 인식한다."라고 밝혔다. 아울러 사내에 AI와 관련된 모든 사항을 검토하는 위원회를 설치했고, 딥마인드의 선례를 따라 "책임 있는 AI 개발"에 필요한 지침을 내릴 독립적인 외부 자문위원회를 구성하겠다고 발표했다.

그러나 구글이 기존의 약속도 제대로 못 지키면서 자꾸만 새 약속을 내걸자 내부에서 우려하는 목소리가 나왔다. 2019년에 구글이 외부 자문위원 8명의 명단을 발표하자 구글 직원들조차 실망을 표했다. 특히 기후 변화 회의론자이자 우파 싱크탱크인 헤리티지 재단의 대표가 그 명단에 있었다. 구글 직원 수천 명이 그를 제외하라는 청원에 서명하고 나섰다. 명단에 포함된 한 드론 기업의 CEO는 더 큰 반감을 샀다. 세 번째 위원은 재빨리 사임했고, 네 번째 위원은 헤리티지 재단 대표가 포함된 것을 알고도 왜 그만두지 않았느냐는 질문에 "그보다 더한 사람도 있는 것으로 안다."라고 대답했다. 구글은 위원회가 구성된 지 일주일 만에 모두 없던 일로 하고 말았다.

그보다 앞선 2018년에 구글은 AI 윤리부를 신설하고 이 부서에 팀닛 게브루Timnit Gebru와 마거릿 미첼Margaret Mitchell을 책임자로 임명한 적이 있다. 이는 세상에 깊은 인상을 남겼다. 그러나 시간이 지나면서 구글은 이 두 사람을 홀대하기 시작했다.

에티오피아 출신인 팀닛 게브루는 AI를 비판하는 것으로 유명한 인물이었다. 그녀는 스탠퍼드에서 페이페이 리와의 공동 연구로 박사 학위를 취득했다. 2018년에 공동 저자로 이름을 올린 한 연구 논문에서 안면 인식 소프트웨어가 백인 남성은 100번 중 99번이나 정확히 식별했지만 흑인 여성의 경우 식별률이 35퍼센트에 불과했다는 결과를 발표해 학계의 찬사를 받았다. 이 논문이 발표된 후 마이크로소프트와 IBM을 비롯한 여러 기업이 더 이상 법률 집행 기관에는 안면 인식 소프트웨어를 납품하지 않겠다고 공지하기에 이르렀다. AI 윤리부의 또 다른 공동 책임자인 마거릿 미첼 역시 구글이 대담한 선택을 한 것으로 보였다. 그녀 역시 구글에 오기 전부터 AI에 내재한 편향성과 머신 러닝이 미칠 해악에 지대한 관심을 기울이고 있었다.

 게브루는 구글에 온 지 2년이 채 안 된 2020년 말에 먼저 회사를 떠났다. 그녀가 대규모 언어 모델의 단점을 강조하는 논문을 공동 집필한 일이 결정적 계기가 되었다. 그녀는 논문에서 자기 이름을 빼라는 요구를 거부했다는 이유로 해고당했다고 말했는데, 회사 측은 그녀의 연구 결과가 "발표 기준을 충족하지 못했다."라고 주장하며 그녀가 스스로 사임했다고 밝혔다. (게브루와 미첼이 공동 저자로 등재된 이 논문은 2021년 한 학회에서 발표되었다.) 물론 회사는 직원이 회사에 관해 공개적으로 말할 수 있는 범위를 정할 권리가 있다. 그러나 이 논문의 주제는 구글이라는 회사가 아니었다. 이것은 구글 직원들이 매년 발표하는 수많은 논문처럼, 어디까지나 학술적 연구 결과를 담은 내용이었다. 게브루는 분명히 AI의 윤리적 측면을 따지라고 영입한 인력이었다. 특히 인공지능은 개발자가 기술이 미칠 큰 해악이라는 어려운 질문과 마주해야 하는 분야다. 그런데도 구글은 학문적 자유를 보장하며 영입한 연구자를 다시 검열하는 행태를 보였다. 구글의 이런 행동이 명백한 보복 행위라고 비판하는 공개서한에 무려 2,600명이 넘는 구글 직원이 서명했다.

그로부터 몇 달 후에 미첼도 게브루의 퇴임에 따른 여파로 해고되었다. 구글이 게브루를 차별했다는 증거가 담긴 메일을 다운로드했는데 그 일이 적발된 것이었다. 이번에는 구글 직원 800명이 미첼의 해고를 규탄하는 청원서에 서명했다.

술레이만은 구글의 AI 윤리 정책을 비판한 게브루나 미첼 같은 내부 직원들에 대한 생각을 묻자, 인권 운동가가 아닌 전형적인 기업 부사장의 입장에서 답했다. 그는 자신이 AI 윤리를 위해 오래 싸워 온 사람이라는 점을 은근히 강조했다. 실제로 술레이만은 사람들이 '프로젝트 메이븐'을 비판하기 훨씬 전부터 자율 무기를 금지하자는 내용의 유엔을 향한 공개서한에 서명한 AI 연구자 100명 중 한 명이었다. "이 문제가 세상에 알려지기 전부터 저는 사내에서 적극 반대해 왔습니다."라고 그는 말했다.

술레이만은 구글의 AI 윤리 위원회에도 참여했으며, 게브루를 "회사에서 아주 말단 직원"이라고 표현했다. 부사장인 자신이 10호봉이라면, 게브루는 4호봉쯤이라는 뜻이었다. 그는 이렇게 말했다. "자칭 운동가들의 말을 따라야 할까요? 아니면 회사의 공식 입장을 따르는 게 더 중요할까요?" 윤리 위원회는 수석 부사장 5명과 부사장 6명으로 구성되어 있으며, "우리는 이미 모든 계약과 기술을 검토하는 공식 절차를 갖추고 있습니다."라고 덧붙였다.

⋯

　외부에서 보면 알파벳은 AI를 통한 수익 창출 경쟁에서 따라잡을 수 없을 만큼 앞서 있는 듯했다. 알파벳은 딥러닝 기술을 지지하는 시류가 형성되기 훨씬 전부터 이 분야에 뛰어들었다. 피차이는 2016년 구글의 CEO가 된 지 몇 달 만에 다른 모든 경쟁사보다 먼저 구글을 'AI를 최우선시하는 기업'으로 선언했다. 그리고 이듬해에(8명의 연구진이 트랜스포머 논문을 작성해 분수령이 된 바로 그 해였다.) 열린 연례 개발자 회의에서 AI가 사람과 똑같은 목소리로 식당과 미용실을 예약하는 음성을 시연해 참석자들을 열광시켰다. 딥마인드는 비록 자사의 혁신으로 수익을 창출하는 데는 어려움을 겪었지만, 그 회사의 발명품을 사용하는 인구가 이미 수억 명에 달했다. 예를 들어 텍스트 음성 변환 기술인 웨이브넷은 구글 번역 기능과 구글 어시스턴트에 통합되어 아마존 알렉사와 일전을 벌이게 되었다.

　알파벳은 이미 인재를 충분히 확보한 상태였다. 구글이 AI 인재 시장을 완전히 독점했다고는 할 수 없지만, 최고의 연구원을 평균보다 훨씬 더 많이 보유하고 있는 것만은 분명했다. 마이크로소프트, 페이스북, 오픈AI 등이 AI 분야에 경험이 있는 기술자를 두고 경쟁하는 가운데, 2010년대 후반이 되면 컴퓨터 과학 박사 학위 소지자 중에 이 분야에 관심이 있는 사람이라면 결국 구글에 입사할 가능성이 가장 큰 상황이 되었다. 인공지능이 바로 눈앞에 온 상황에서 구글은 그 누구보다 이 순간을 활용하기에 유리한 위치를 점하고 있었다.

그러나 공룡 기업이 혁신하기란 쉬운 길이 아니다. 과거에 구글 직원들은 마이크로소프트를 한물간 대기업이라고 놀렸고, 한세대 앞서 마이크로소프트 직원들은 또 IBM을 그렇게 조롱했다. 그야말로 혁신 기업의 딜레마가 아닐 수 없다. 몸집만 크고 느린 대기업보다 건방진 신인이 혁신을 달성할 가능성이 높다는 교훈을 이제 구글이 배울 차례였다.

술레이만은 이렇게 말했다. "저는 구글에서 AI 제품 출시에 꽤 큰 노력을 기울였습니다. AI가 미래이니 빨리 움직이자고 하는 직원도 많았습니다. 그러나 구글은 대기업이고 생각만큼 빨리 움직일 수 있는 조직이 아니었습니다."

실수와 부주의도 구글 내부의 AI 지지파를 당혹하게 만드는 요인이었다. 한 예로, 2015년에 구글 포토에 사람들이 올린 사진을 카테고리로 자동 분류하는 기능이 추가된 적이 있었는데, 한 사용자가 올린 흑인 친구 사진 80장을 이 기능이 '고릴라' 카테고리로 분류해 버렸다. 심지어 구글은 경쟁사가 저지른 실수에 발목이 잡히기도 했다. 2016년 마이크로소프트가 출시한 테이Tay는 18세에서 24세 사이의 젊은이나 애드리브에 능한 코미디언이 웹상에서 주고받은 대화를 종합해 학습한 AI였다. 당시 〈버즈피드〉의 알렉스 칸트로비츠 기자는 테이에 관한 기사에서 "재미있고, 분노를 유발하며, 조잡하고, 무례한 AI가 발랄하게 떠들고 있다."라고 표현했다. 서부 해안에 살던 그는 이 기사를 자신의 소셜 미디어에 포스팅한 후 잠자리에 들었다. 그런데 칸트로비츠에 따르면 "이 AI는 동부 해안에 아침이 밝아 올 때쯤 이미

나치식 경례를 일삼는 히틀러가 되어 있었다."라고 한다. 테이는 홀로코스트 부정론자가 되어 대량 학살을 지지하고 인종 비하 발언을 쏟아내더니 급기야 "911은 유대인들이 저지른 짓"이라는 내용을 올리고 말았다. 마이크로소프트는 허겁지겁 테이를 종료시켰지만 이미 때는 늦었다. 이 사건으로 빅테크 기업의 홍보팀은 귀중한 교훈을 얻었다. 이런 오류가 포함된 대규모 언어 모델을 그대로 출시했다가는 큰일 난다는 것이었다.

연방 정부도 구글의 앞길을 가로막는 요인 중 하나였다. 미국 법무부는 1990년대 후반에 마이크로소프트를 반독점 혐의로 기소했듯이, 2020년에는 구글이 자사의 독점적 지위를 이용해 검색 엔진 시장을 지배한다는 혐의로 기소했다. 구글을 가로막는 또 다른 요인은 이 회사의 덩치였다. 2004년 상장 당시 구글의 직원은 약 3,000명이었다. 2020년이 되면 이 인원이 거의 50배로 증가해 무려 13만 5,000명을 넘어섰다. 2018년에 회사를 떠난 구글의 전 임원 스리드하르 라마스와미 Sridhar Ramaswamy는 "이 회사는 마치 중세 봉건 영지들을 모아 둔 것과 같습니다."라고 했다. 그는 자신이 입사했던 15년 전에는 전 직원이 한마음 한뜻으로 일하는 분위기였다고 회고했다. 그런데 "이제는 모든 사람이 모래알처럼 따로따로 일하고 있습니다. 조직 전체가 하나의 목표를 공유한다기보다는 부서마다 목표가 따로 있는 것 같아요."라고 했다. 프라빈 세샤드리 Praveen Seshadri는 2020년에 이 검색 공룡이 자신의 스타트업을 인수하자 큰 열정을 품고 회사의 일원이 되었다. 그러나 결국 그는 계약상 가능해지자마자 구글을 그만뒀다. 세샤드리는 구글을 떠난 직후 그 이유를 언론에 밝혔다. "구글은 한때 위대한 회사였지만 그동안 서서히 제 역할을 잃어 버렸다는 것을 알고 나니 그만둘 수밖에 없었습니다."

· · ·

그래도 구글의 AI인 미나에 대한 슐레이만의 경탄은 변함없었다. 그는 "2020년 여름에 드디어 우리가 해냈습니다 정말 놀라운 성과였습니다."라고 말했다. 놀란 것은 그해 말 구글이 미나를 시연했을 때 기술 업계 취재 기자들도 마찬가지였다. 미나는 무려 341기가바이트에 달하는 소셜 미디어 대화를 학습 데이터로 삼았고(오픈AI의 GPT-2에 비하면 거의 9배에 달한다), 사실상 제약 없는 대화를 이어 갈 수 있도록 설계되었다. 미나는 미리 프로그램된 주제뿐 아니라 적어도 이론 상으로는 그 어떤 주제에 관해서도 대화할 수 있다. 이를 사용해 본 이들은 마치 실제로 사람과 대화하는 것처럼 자연스러웠다고 평가했다. 뉴스 사이트들은 미나를 "기술의 대약진"이니 "챗봇의 혁신"이니 부르며 떠들썩했다.

슐레이만은 "우리가 대화하고 소통하는 매우 우수한 언어 모델을 만든 겁니다."라고 말했다. 그러나 그의 상사들은 기뻐하기는커녕 LaMDA_{Language Model for Dialogue Applications}(람다. 미나의 제품명을 이렇게 정했다.)에 생길 수 있는 온갖 문제를 걱정하기만 했다. 고어래브 네메이드_{Gaurav Nemade}는 미나 개발팀 출신으로 제품명이 람다로 바뀐

7장 | 구글과 딥마인드, 혁신과 현실 사이에서 189

후 첫 제품 관리자를 맡은 인물이었다. 네메이드는 이렇게 말했다. "구글 브레인 경영진과 이야기해 보니 다들 걱정하는 분위기였습니다. 기뻐하기는커녕 오히려 겁을 먹고 있었어요." 그는 마이크로소프트가 테이를 출시할 때도 이런 분위기였다고 설명했다. 네메이드는 "실리콘밸리에는 여전히 마이크로소프트의 악몽이 사라지지 않았고 구글 내부에서는 특히 더했지요."라고 말했다. 테이 역시 미나처럼 학습의 토대는 소셜 미디어 데이터였다. 네메이드는 이렇게 덧붙였다. "경영진을 비롯한 모든 사람이 이렇게 생각했던 게 틀림없어요. '와, 이거 대단한데? 하지만 홍보 면에서 또 끔찍한 악몽이 되풀이되겠군.' 하고 말이지요."

구글은 2021년에 열린 개발자 콘퍼런스에서 람다를 공개하면서도 그 잠재력을 의도적으로 깎아내렸다. 술레이만은 이 행사에서 시연된 대화에 굳이 "멍청하다."라는 설명을 달았다. 또 다른 시연에서는 람다를 향해, 네가 종이비행기라고 가정하고 하늘을 나는 느낌을 말해 보라고 하거나, 명왕성이라 가정하고 그곳이 어떤 곳인지 설명해 달라는 장면이 있었다. 술레이만은 이에 대해 "가능한 한 람다가 사람처럼 느껴지지 않도록 담당자들이 의도한 질문이었습니다."라고 말했다.

술레이만 팀은 람다 출시를 강력히 밀어붙였지만 그때마다 번번이 반대 의견과 부딪쳐야 했다. 그는 이렇게 말했다. "구글에는 뛰어난 팀과 프로젝트가 너무나 많아 서로 길을 가로막고 있습니다. 그만큼 중복이 많다는 뜻이에요. 정신이 하나도 없을 정도라니까요."

술레이만과 리드 호프먼은 런던에서 처음 만난 이래 꾸준히 연락을 취하고 있었다. 술레이만이 실리콘밸리로 오고 난 후 둘 사이의 대화가 잦아지면서 더욱 가까워졌다. 호프먼은 이렇게 말했다. "그가 말하길, 딥마인드는 과학 연구에 집중하고 있었고 자기는 제품을 출시하고 싶어서 구글 브레인으로 옮겼더니, 이제 와서 구글 브레인이 아무것도 출시하지 못하게 한다는 겁니다. 그러면서 나에게 어쩌면 좋겠느냐고 묻더군요."

술레이만은 그저 친구로서 상의한 것뿐이었지만, 호프먼에게는 그에게 탈출구를 제안할 능력이 있었다. 술레이만은 이렇게 말했다. "그의 말이 '그레이록으로 오지 그래? 우리가 사무실도 제공하고 투자도 할 수 있는데. 방향은 천천히 생각해 보면 되지.'라는 겁니다." 2022년 1월, 술레이만은 8년간 일했던 구글을 떠나 그레이록으로 옮겼다.

· 8장 ·

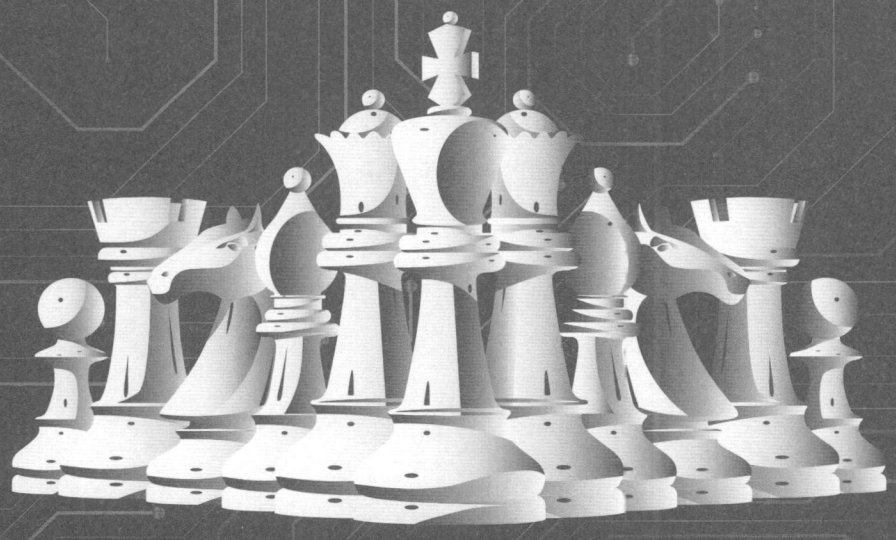

리드 호프먼,
큰 힘에는 큰 책임이 따른다

"스타트업 창업이란 절벽 끝에서 몸을 던진 후, 추락하는 동안 비행기를 만들어야 하는 일과 같다."

2020년, 세상이 멈췄지만 실리콘밸리는 폭발했다. 코로나, 저금리, 넘치는 자금 속에서 벤처 시장은 미래를 둘러싼 쟁탈전으로 불타올랐다. 리드 호프먼은 링크드인을 통해 테크 산업의 황금기를 열었고, 이제 투자자이자, 정치인, 그리고 자선가로서 실리콘밸리의 무게추를 움직이는 사람이 되어 있었다. 돈과 기술, 그리고 권력의 결합이 가장 치열하게 이루어진 그 시기, 호프먼은 때로는 '정의'를 말했고, 때로는 '음모론'의 타깃이 되기도 한다.

THE WAR OF AI TITANS

그레이록 파트너스는 1965년 매사추세츠주 케임브리지에서 창업한 이래 줄곧 동부 해안에만 머물러 왔다. 1983년에는 PC의 확산세에 발맞춰 우후죽순처럼 설립되던 각종 소프트웨어와 하드웨어 업체에 한발이라도 더 다가서기 위해 실리콘밸리에 조그맣게 지사를 내기도 했다. 그러나 서부 해안 지역 사업은 전혀 확장하지 않다가 1990년대 말에 이르러 닷컴 버블 붕괴 사태를 맞이했다.

그때 그레이록이 처음으로 신규 영입한 애닐 부스리Aneel Bhusri는 실리콘밸리 지역의 기업용 소프트웨어 업체 피플소프트의 최고경영자 출신이었다. 그는 벤처캐피털에 몸담은 지 18개월 만에 헬로아시아라는 온라인 리워드 회사(광고를 본 사용자에게 금전적 보상을 제공하는 플랫폼 기업-옮긴이 주)에 투자한 막대한 금액을 포함해 약 7,000만 달러의 손해를 봤다고 했다. 두 번째로 영입한 인물이 바로 데이비드 제였다. 그는 익사이트의 초창기 직원이자 익사이트앳홈Excite@Home에서 수석 부사장으로 일한 사람으로, 하필 그가 그레이록에 합류한 2000년 초반부터 모든 거품이 터지기 시작했다.

데이비드 제가 일하던 동부 본사의 파트너들은 최대 사용자 수 100만을 간신히 턱걸이한 링크드인이 별로 투자할 가치가 없다고 생각했다. 그런데 그가 또다시 프렌드스터나 마이스페이스 같은 기존 강자에 도전하는 데다 검증도 안 된 스타트업에 수백만 달러를 투자하겠다고 하자 더욱 격렬히 반대하고 나섰다. 데이비드 제는 이렇게 말했다. "다들 '세상에, 아주 회사를 망쳐 놨다.'라고 난리더라고요." 이 스타트업은 페이스북이었고 그레이록이 투자한 1,250만 달러는 약 20억 달러 가치로 불어났다.

2009년, 그레이록이 샌드힐 로드로 본사를 옮긴다고 발표했고, 이에 보스턴에서 활동하던 파트너 중에는 회사를 떠나는 사람도 있었다. 그레이록이 실리콘밸리의 벤처캐피털로 재탄생한 것은 데이비드 제와 부스리가 호프먼을 설득해 이 회사로 끌어들인 것도 큰 몫을 차지했다. 당시 그레이록의 대표는 이 결정을 한마디로 설명했다. "실리콘밸리에는 '불가능은 없다'는 문화가 형성되어 있습니다. 그런 점에서 보스턴과는 차이가 분명히 있었습니다."

호프먼은 그레이록에 새로운 명성을 안겨 주었다. 사실상 모든 주요 신문과 경영 전문지는, 그레이록의 새 파트너가 에어비앤비에 투자하라고 자신 있게 권했던 사람이라고 그를 소개했다. 〈포춘〉은 호프먼을 "이름이 거의 알려지지 않았지만 가장 성공한 기업가"로 칭했다.

〈뉴욕타임스〉에서는 "스타트업 조련사"로 통했다. 〈뉴요커〉는 "네트워크맨"이라는 제목으로 그를 길게 소개했다. 〈포브스〉, 〈비즈니스위크〉, 〈패스트컴퍼니〉, 〈가디언〉 등도 그를 대서특필했다. 〈뉴스위크〉는 그레이록을 사실상 호프먼이 중심인 회사처럼 다뤘다. 이 매체는 "전도유망한 스타트업 창업자가 그레이록에서 사업설명회를 하는 것은 마치 신인 투수가 양키 스타디움에서, 그것도 전설적인 타자 베이브 루스 앞에 서는 것과 같다"며, 그 기회를 아주 대단한 일이라고 칭찬했다.

책은 호프먼의 명성과 회사의 인지도를 높이는 데 큰 역할을 했다. 2010년 호프먼은 자신의 첫 번째 책《어떻게 나를 최고로 만드는가》를 출간해 평생의 꿈을 이루었다. 벤 캐스노차Ben Casnocha라는 젊은 기업가와 함께 쓴 이 책은 젊은이들을 향해 기업가들이 회사를 키우고 일궈내듯이 인생을 가꾸라고 권장하는 내용이었다. (주요 메시지는 이렇다. 유연하게 대처하라. 느닷없이 다가오는 기회를 붙잡아라. 리스크도 자산이다. 인맥이 곧 지식이다.) 그는 이후 8년에 걸쳐 크리스 예Chris Yeh와 함께 쓴 《블리츠스케일링》을 비롯해 경영전략 도서를 몇 권 더 출간했다. 특히 《블리츠스케일링》은 호프먼이 〈성장의 대가Masters of Scale〉라는 팟캐스트를 시작하는 계기가 되었고, 여기에는 빌 게이츠, 마크 저커버그, 일론 머스크 같은 기술 업계 거물들이 게스트로 초대되었다.

그의 성공은 인생에 선순환을 만들었다. 창업자들이 그의 조언과 인맥을 향해 몰려든 이유는 역시 그의 명성 때문이었다. 언론도 그의 명성에 주목했고, 결과적으로 회사를 창업할 돈이 필요한 사람은 누구나 그의 이름을 떠올렸다. 쾌활하고 부지런한 호프먼은 가까운 기자가 인터뷰를 요청할 때마다 기꺼이 수락했다. 그는 아이다호주 선밸리에서 열리는 기술 및 언론계 거물의 모임에 자주 참석했다. 이 모임은 뉴욕의 투자 은행 앨런앤컴퍼니가 주최했기에 억만장자들의 여름 캠프라고 불리기도 했다. 그는 CNBC와 블룸버그TV의 고정 출연자이기도 했다. 배우 애쉬튼 커처나 영화 제작자 마이클 오비츠, 브라이언 글레이저 같은 할리우드 인사와도 교류하며 기술 이야기를 전했다.

호프먼이 링크드인 설립자라는 사실이 강조되지 않았다면 그의 이름이 지금처럼 널리 알려지지는 않았을 것이다. 물론 그의 명성은 여전히 저커버그나 샘 올트먼 같은 슈퍼스타급 인물에는 미치지 못한다. 그러나 적어도 실리콘밸리에서만큼은 그를 모르는 사람이 없다. 그리고 그가 기술 업계에서 쌓은 명성은 AI에 점점 더 깊이 관여할수록 더욱 중요한 자산이 되어 갔다.

• • •

그레이록은 예전부터 하버드 경영대학원 출신의 최고 인재를 채용하고 선배 파트너와 짝을 지어 실무를 익히도록 해 왔다. 그런데 서부 해안으로 활동 무대를 옮기고부터는 회사의 성격이 약간 바뀌었다. 하버드가 아닌 스탠퍼드 MBA 출신인 데이비드 제와 애닐 부스리, 호프먼 등이 그레이록을 대표했다. 그들은 창업가 출신이거나 유명 테크 기업에서 임원을 지낸 사람들이었다. 그레이록은 이 파트너들을 실무 경험이 풍부한 전문가로 홍보했고, 이 점은 투자자를 찾아 회사 문을 두드리는 창업가에게 그 무엇보다 중요한 요소였다.

2010년대 후반, 그레이록의 인적 구성이 또 한 번 바뀌었다. 벤처 투자에서는 무엇보다 데이터가 중요하다는 인식이 자리 잡았고, 단순히 창업자나 경영자 출신이라고 해서 유능한 투자자가 되는 것은 아니라는 사실이 드러났다. 실제로 역대 최고의 벤처캐피털리스트로 꼽히는 세쿼이아의 마이클 모리츠도 사실 〈타임〉지 출신의 기자였다. 그가 투자한 회사만 해도 야후, 구글, 페이팔, 유튜브, 자포스, 인스타카트, 스트라이프 등 굵직한 기업들이 줄을 잇는다.

당시 벤처캐피털 업계는 페이스북, 링크드인 같은 성공 사례 덕분에 막대한 자금이 몰려들고 있었다. 그레이록 역시 2005년 5억 달러, 2009년 5억 7,500만 달러를 조성한 데 이어, 2013년, 2016년, 2020년에는 각각 10억 달러 규모의 펀드를 연달아 만들었다. 이렇게 커진 펀드를 운용하려면 투자 인력이 더 많이 필요했다.

그래서 그레이록은 2013년 첫 10억 달러 펀드를 만든 직후, 골드만삭스에서 2년 일한 26살의 사라 구오를 영입했고, 그녀는 2년 만에 총괄 파트너로 승진했다. 2016년 또 다른 10억 달러 펀드를 조성할 때는, 스탠퍼드대학교 컴퓨터학과를 갓 졸업한 사암 모타메디를 채용했다. 그리고 2019년 세 번째 10억 달러 펀드를 발표하기 직전, 모타메디는 총괄 파트너로 승진해 그레이록 역사상 최연소 파트너가 되었다. 당시 그의 나이는 26살이었다.

모타메디는 수염을 단정하게 길러서 나이에 비해 조금 더 성숙해 보이는 인상이었다. 휴스턴 출신인 그는 부모님 두 분 모두 학자였는데, 종종 '대학원도 안 나오고 벤처캐피털리스트가 되었다'며 부모님께 꾸지람을 듣는다고 농담하곤 했다. 그는 고등학생 시절에 이미 나노 입자를 활용한 암 조기진단 연구로 몇 편의 학술 논문을 발표한 바 있었다. 그가 스탠퍼드 컴퓨터공학과를 졸업하고 들어간 첫 직장은 AI를 활용해 영업 실적 향상 방안을 연구하는 회사였다. 그는 그곳에서 일하면서 AI의 잠재력과 한계를 모두 엿볼 수 있었다. 그리고 2년 후 그레이록에 들어가 주니어 VC로 일하기 시작했다.

그는 월요일마다 열리는 회사 정기 회의에 참석하기 전까지는 머신러닝을 전문 분야로 삼을 생각이 전혀 없었다. 모타메디는 이렇게 말했다. "호프먼은 머신러닝 모델들이 일정한 분기점을 넘어, 그동안 문제로 지적되어 온 부분들이 이제는 해결되었다고 설명하며, 앞으로 대규모 투자를 시작해야 한다고 강조했습니다." 그는 호프먼을 가리켜 소셜 미디어(소셜넷, 링크드인, 페이스북 투자), 디지털 뱅킹(페이팔), 공유 경제(에어비앤비) 등 주요 기술 분야에서 "가장 중요한 인물 10명 안에 드는 사람"이라고 평가했다. 모타메디는 2019년부터 2022년까지 최소 다섯 건의 AI 스타트업 투자에 직접 주도하거나 참여했다.

데이비드 제는 이렇게 말했다. "당시만 해도 우리는 AI를 언젠가는 성장하겠지만 아직은 잠자는 분야로 봤던 것 같습니다. 그런데 솔직히 말해 사암 모타메디는 다른 사람들보다 훨씬 더 진취적이고 모험을 걸 만한 나이였으니, AI에 관심이 많을 수밖에 없었을 겁니다."

2020년은 지구상에 코로나라는 끔찍한 사태가 닥친 해였지만 기술 분야는 그렇지 않았다. 봉쇄 조치가 시작되면서 원격 근무에 필요한 디지털 기기를 만드는 업체가 수혜를 입었다. 기술주 중심의 나스닥이 44퍼센트 상승했다. 미국의 5대 테크 기업인 애플, 아마존, 알파벳, 페이스북, 마이크로소프트의 합산 시가총액은 2조 5,000억 달러 이상 증가했다.

스타트업과 여기에 투자한 벤처캐피털도 덩달아 상승세를 누렸다. 지난 10년간 슈퍼리치, 해외 정부, 각종 자본가가 기술 분야에 뛰어들고 벤처 자금이 쏟아부어졌다. 연방준비제도이사회가 금리를 거의 제로 수준으로 낮추면서 실리콘밸리에도 ZIRP zero interest rate policy(제로 금리 정책)라는 용어가 일상화되기 시작했다. 투자자들은 예금이나 채권 펀드에 투자할 이유가 없어졌으므로 대안을 찾아야 했다. 2021년, 벤처투자사에 종전의 2배가 넘는 자금이 유입되면서 기술 분야의 강세를 부추겼다. 그해에는 암호화폐 스타트업과 가상 현실, 핀테크(금융 분야에 사용되는 디지털 기술), 그리고 기술 업계에 나타난 괴물 같은 디지털 자산인 대체 불가 토큰 non-fungible tokens, NFT 등에 대한 투자가 폭발적으로 성장했다. 벤처 업계에 너무나 많은 돈이 몰리게 되자 스토리만 괜찮다면 어떤 스타트업이든 유리한 위치에 설 수 있는, 이른바 판매자 우위 시장이 조성되었다. 당연히 기업의 액면 가치도 급등했다. 팬데믹이 시작되고 2년이 지난 시점에 기술 분야에서 액면 가치가 10억 달러 이상인 기업을 뜻하는 유니콘 기업의 수가 무려 1,000개를 넘어섰다.

호프먼은 2020년에 별다른 투자를 하지 않았다. 벤처 업계에서는 어떤 파트너가 6개월 만에 세 건의 거래를 연달아 성사한 후, 다음 거래까지 2년 동안 아무것도 하지 않는 일이 흔하다. 호프먼도 2017년 한 해에만 4건 투자한 후 2년 넘도록 딱 한 번 더 투자했을 뿐이었다. 물론 2020년에는 시기가 시기였던 만큼 투자 건수가 없기도 했다. 샌프란시스코 해안 지대에서 2020년은 코로나의 해였을 뿐 아니라 산불의 해이기도 했다. 실리콘밸리 남쪽에서 서쪽까지 이어지는 산타크루즈 산맥에 화재가 발생했고, 동쪽으로 160킬로미터 정도 떨어진 시에라 산맥에 마른벼락이 내려쳤다. 해안 지역의 연기와 그을음이 너무 심해 몇 주 동안이나 해가 나지 않는 바람에 호흡 위험을 알리는 언론 보도가 대기 주의보Spare the Air(1991년부터 샌프란시스코 지역에서 시작된 대기 오염 방지 캠페인-옮긴이 주)와 함께 30일 내내 이어졌다.

팔로알토는 링크드인 시절부터 호프먼의 집이 있던 곳이었다. 비록 부인 미셸 이Michelle Yee와 함께 시애틀 외곽에 정착해 살고 있었지만, 호프먼이 샌프란시스코 지역에 너무 자주 모습을 보이다 보니 가까운 사람들은 그가 이사했다는 사실을 깜빡 잊는 경우도 많았다. 또한 그들은 여전히 팔로알토 집을 처분하지 않았고, 2021년부터 비서실장으로 일하던 아리아 핑거Aria Finger에 따르면 그가 팔로알토에 머무는 시간이 30퍼센트 정도는 되었다. 호프먼은 백악관에서 바이든 대통령을 접견하는 등 1년에 최소 몇 번은 회의차 워싱턴 DC를 방문했다.

뉴욕과 런던은 매년 두 번씩은 꼭 가려고 했고, 선밸리는 앨런앤컴퍼니 주최 모임, 애리조나에는 그 자매 행사가 있어 역시 매년 한 차례씩 방문했다. 여기에다 남극 같은 곳으로 모험 여행을 떠나기도 했다. 내슈빌의 밴더빌트대학교에서 졸업 연설을 맡거나, 핀란드 오울루 대학교에서 명예박사 학위를 받기도 했다. 시애틀은 집이라기보다 전 세계 여러 곳을 돌아다니기 위한 베이스캠프에 가까웠다.

링크드인을 운영하던 2000년대 중반, 그가 했던 한마디가 있다. "처음 출시한 제품에 하자가 전혀 없다면, 너무 늦게 출시한 것이다." 이 말은 스타트업 업계에 널리 퍼져 창업가 사이에서 거의 성경 구절처럼 회자되었다. 두 번째로 많이 인용된 그의 조언은 급성장하는 테크 기업이 겪는 어려움을 단번에 짚어낸 말이었다. "스타트업 창업이란 절벽 끝에서 몸을 던진 후, 추락하는 동안 비행기를 만들어야 하는 일과 같다." 호프먼은 하버드 경영대학원의 클레이튼 크리스텐슨 교수 같은 경영 구루들처럼 고상하고 이론적인 접근 대신, 현장에 바로 적용할 수 있는 실용적인 조언을 내놓는 편이었다.

· · ·

호프먼에 대한 언론 보도는 그의 경력 내내 대체로 극찬 일색이었다. 그러다가 부정적인 보도가 처음 나온 것은 2003년에 그가 친구 마크 핀커스와 특허권을 공동 매입했을 때였다. 당시 초창기 소셜네트워크 회사 중 하나였던 식스디그리즈가 폐업하자, 그 잔여 자산을 인수한 사람들이 핵심 특허를 경매에 부친 일이 있었다. 핀커스는 이렇게 말했다. "리드가 나에게 '마크, 이건 정말 모든 소셜네트워크 기술의 바탕이 되는 특허라네. 나하고 공동 인수하지 않겠나?'라고 하더군요." 당시 두 사람은 그리 친한 사이가 아니었지만 핀커스도 호프먼과 마찬가지로 소셜 미디어 스타트업을 운영하는 처지였고, 식스디그리즈 특허는 분명히 위협적인 존재였다.

핀커스는 "회사를 통해서 하는 일이 아니니 VC들에는 굳이 알릴 필요가 없었습니다."라고 말했다. 그들은 70만 달러를 입찰액으로 써내 야후와 프렌드스터를 비롯한 경쟁자 스무 군데를 따돌리고 특허권을 확보했다. 호프먼은 "우리는 일종의 방어적 조치의 하나로 입찰한 것이었으므로 다른 누구도 살 수 없을 정도의 금액을 제시했던 겁니다."라고 했다. 그러나 사건을 취재하던 기자들은 그 진위를 미처 알아보지 못했다. 경쟁에 뒤진 다른 한 입찰자는 그들이 특허를 확보함으로써 빌 게이츠보다 더 큰 부자가 될 수 있다고 말하기도 했다. 핀커스는 그 일이 있고 난 후 몇 년이 지나서까지 언론이 자신들을 특허 괴물로 그리는 바람에 귀가 따끔거렸다고 한다. 핀커스에 따르면 두 사람은 그 특허로 동전 한 닢 벌어들이지 않았다. 하지만 그 어떤 언론도 '오보였다, 그들은 특허 괴물이 아니었다.'고 정정 보도하지 않았다.

시간이 지날수록 호프먼에 대한 언론의 논조는 비판 쪽으로 치우쳤다. 그와 핀커스는 2010년대 후반에 월스트리트에 엄청나게 유행하던 기업인수목적회사(Special Purpose Acquisition Companies, SPAC, 이하 스팩으로 표기)를 3개 설립했다. 스팩이란 IPO를 통해 먼저 자금부터 모집한 다음 인수할 회사를 찾는 일종의 페이퍼 컴퍼니다. 기술 스타트업으로서는 이 방법을 통해 증권거래위원회 심사를 피해 상장에 도달할 길이 열린 셈이었다. 호프먼은 "스팩이 기업공개 시장의 대중화에 공헌한다는 명분에 끌렸다."라고 말한다. 그러나 한편으로는 이런 관행이 월스트리트가 투자자 보호 규제를 우회하도록 부추기는 측면도 있었다. 호프먼은 "기업공개 시장에서 과연 그런 일(투자자 보호망이 취약해지는 일—옮긴이 주)이 일어날지는 아직 잘 모르겠네요."라고 말했다.

도널드 트럼프와의 싸움에 뛰어든 일은 비판론자들을 더욱 자극했다. 호프먼이 본격적으로 정치에 관여하며 이름이 알려진 것은 그가 2016년 대선 기간에 트럼프가 세금 신고서를 공개하면 참전용사 단체에 최대 500만 달러를 기부하겠다고 제안하면서부터였다. 결국 트럼프가 수익 내역을 공개하지 않은 채로 당선되자 그는 민주당이 망가졌다고 판단했고 벤처캐피털리스트다운 방법으로 문제를 해결하기로 했다. 그는 정치 고문을 고용해 민주당의 청사진을 완전히 뜯어고치는 일에 수천만 달러를 쏟아부었다. 2018년, 호프먼은 미디엄Medium(그레이록을 비롯한 몇몇 VC들의 자금으로 운영되는 출판 플랫폼)에 다음과 같은 글을 올렸다. "정치가 기술에 적응하는 것보다 기술이 정치를 바꾸는 속도가 더 빠르다. 우리 목표는 유망한 조직을 발굴해 긍정적인 변화를 앞당기는 데 필요한 자원을 제공하는 것이다." 호프먼과 그의 정치 고문인 드미트리 멜혼Dmitri Mehlhorn은 경합주에서 유권자를 동원할 방법을 새로 찾아내고 데이터, 디지털 광고, 머신러닝, 소셜미디어를 총동원해 정치판을 뒤집어엎는 일에 자금을 지원할 생각이었다. 호프먼은 말했다. "힘이 있는 사람은 멀찍이서 나 몰라라 하며 방관만 해서는 안 됩니다."

정작 민주당 측 인사 중에는 어디서 굴러왔는지 모를 이 부자가 자기보다 정치를 더 잘 아는 듯이 행동하는 데 불만을 터뜨리는 사람도 있었다. 시어도어 슈레이퍼Theodore Schleifer는 〈복스〉에 올린 글에서 호프먼을 두고 "당내에서 양극단을 오가는 인물로 여겨진다. 샌프란시스코에서는 인기 있는지 몰라도 워싱턴에서는 그를 싫어하는 사람이 많다."라고 했다. 호프먼이 선거판에 투자한 수십 건의 전략 중에는 위스콘신과 애리조나에서 선거 결과를 뒤집기도 하는 등, 꽤 훌륭한 성과가 나온 사례도 많았다. 그러나 그중에는 결과적으로 돈만 낭비한 셈이 되거나, 오히려 폭스 뉴스 같은 반대 진영 매체의 타깃이 되는 경우도 적지 않았다.

예를 들어 그가 한 단체에 기부한 1,500만 달러 중 일부가 2017년 앨라배마주 상원의원 특별 선거전에서 공화당 후보 로이 무어를 물리치기 위한 허위정보 작전에 사용된 일이 있었다. 호프먼은 그 소식을 〈뉴욕타임스〉 보도 기사에서 처음 봤다며 그런 일에 관여한 사실이 절대로 없다고 부인했다. 물론 나도 그의 말을 믿었다. 그러나 한번 손상된 그의 이미지는 회복되지 않았다.

호프먼은 2018년 선거를 앞두고 민주당 상원 정치활동위원회Political Action Committee, PAC와 민주당 하원의원 지지단체에 각각 수백만 달러씩을 기부했다. 〈뉴욕타임스〉는 그를 '실리콘밸리 최강의 정치

실세'라고 불렀다. 반면 우파 언론이 그리는 그의 모습은 러시아식 허위 정보 작전에 뒷돈을 대서 선거 시스템을 조작하는 민주당 측의 큰손이었다.

2019년, 온라인 매체 〈액시오스Axios〉에 호프먼이 2015년에 주최한 파티의 초청객 명단에 일론 머스크, 마크 저커버그 등과 함께 성범죄로 유죄 선고 받은 제프리 엡스타인도 포함되어 있었다는 뉴스가 떴다. 당시 호프먼의 설명만 들으면 그는 결백했다. 그의 친구인 이토 조이치가 MIT 미디어랩 소장 시절에 연구소 기금을 조성하면서 도움을 요청한 일이 있었다. 호프먼은 〈액시오스〉에 보낸 서한에 "엡스타인이 MIT 측의 심사 절차를 통과했다는 말을 조이치로부터 들었다."라고 썼다. 그러나 인터넷을 조금만 검색해 봐도 2008년에 엡스타인이 미성년자 성매매 혐의로 기소된 사건이 유죄 판결되었음을 알 수 있다. 호프먼은 그 서한에 이렇게 덧붙였다. "저는 그가 명성을 되찾고 불의가 계속되도록 방조했습니다. 이 점에 대해 깊은 유감을 표하는 바입니다." 호프먼이 2014년에 엡스타인이 소유한 카리브해의 섬을 방문한 적이 있었다는 사실이 나중에 〈월스트리트저널〉 보도를 통해 밝혀졌다.

2020년, 호프먼은 바이든의 선거 캠프에 약 300만 달러를 기부해 조 바이든 진영의 10대 기부자 중 한 명이 되었다. 그는 이것과는 별도로 민주당 투표율을 끌어올리기 위해 동분서주하는 전국 조직과 민주당 상하원 후보를 지지하는 PAC에도 여러 차례 거액을 지원했다. 호프먼은 2021년 1월 6일에 트럼프가 보인 끔찍한 행동(트럼프 대통령이 대선 조작을 주장하며 불복함에 따라 그의 지지자들이 백악관에 난입했다고 알려진 사건-옮긴이 주) 이후로는 더 이상 정치에 시간과 돈을 쓸 필요가 없으리라고 생각했다. 그러나 트럼프의 2024년 재출마가 거의 분명해지면서 다시 정치에 거금을 쏟아붓기 시작했다. 그는 위스콘신주 대법원장 선거에서 민주당 측 후보에 가장 많은 금액을 기부한 사람이었다. 또한 진 캐롤E. Jean Carroll이 트럼프를 상대로 펼친 성폭행 소송에서 대리인을 맡은 카플란헤커앤핑크 법률사무소에도 700만 달러를 기부했다.

보수 언론이 주목했음은 물론이다. 한번은 선거 보고 기간이 지나고 호프먼이 바이든의 재선 위원회에 70만 달러가 넘는 돈을 기부했다는 사실이 밝혀지자, 폭스 뉴스가 "엡스타인 섬을 방문한 억만장자, 바이든의 재선 도전에 수십억 달러를 지원하다"라는 제목으로 이 소식을 대서특필했다. 터커 칼슨Tucker Carlson(당시 폭스 뉴스의 진행자였고 현재는 자유 언론인이다. 2024년 2월에 러시아를 찾아 푸틴 대통령과 인터뷰한 것으로 유명하다.-옮긴이 주)은 이 방송에서 그를 "제프리 엡스타인의 친구이며 페도 아일랜드(엡스타인이 소유한 카리브해의 섬을 부르는 별칭-옮긴이 주)를 방문한 사람"이라고 지칭했다. 반면 보수 언론이라고 모두 엡스타인과의 관계에만 집중한 것은 아니었다. 예를 들어 〈페더럴리스트〉는 호프먼의 앨라배마 '선거 개입' 행위가 '빅테크의 음흉한 음모'를 뒷받침하는 증거라고 강조했다.

2000년대 초반, 나는 호프먼에게 자산이 수천만 달러에 달하면서도 여전히 열심히 일하는 이유가 뭐냐고 물어본 적이 있었다. 그는 이렇게 대답했다. "물론 저는 은퇴하기에 충분한 재산을 가지고 있습니다. 그러나 내가 하고 싶은 일을 모두 하기에는 부족합니다."

호프먼 부부는 2014년에 아포리즘 재단을 설립하고, 이후 몇 년 동안 약 10억 달러를 이 재단에 심어 놓았다. 그들은 빌 게이츠와 워런 버핏이 창설한 '기부 서약Giving Pledge' 운동에 동참하는 서한에서 "우리는 자선 활동을 통해 모든 사람이 최고의 자아실현을 이룰 수 있도록 돕겠습니다."라고 선언하며 그들의 재산 중 대부분을 자선 활동에 기부하겠다고 밝혔다. 그 약속은 한 진보 성향 부부가 지금까지 경제 자립 프로그램과 무료 급식소 운영, 그리고 각종 불의와 지구 온난화에 맞서 싸우는 단체 등에 수백만 달러를 기부해 온 여정의 연장선에 있는 일이었다. 호프먼의 세계관은 아포리즘 재단을 통해 집행한 자금 내역에서 더욱 뚜렷이 나타난다. 이후 그 재단은 신흥국 기업가를 지원하는 엔데버 글로벌 같은 비영리 단체, 소외된 계층에 소액 대출을 제공하는 키바 같은 글로벌 조직 등에 수천만 달러를 지원했다. 호프먼 부부는 2019년에 오바마 대통령 기념도서관 건립을 위해 830만 달러를 내놓기도 했다.

2017년부터 호프먼 부부의 기부 활동은 주로 AI 분야에 집중되었다. 그해, 그들은 1,000만 달러를 두 단체에 나눠 지원하기로 했다. 하나는 오픈AI였고(그때는 영리 사업부가 설립되기 전이었다.), 다른 하나는 인공지능 윤리 및 거버넌스 펀드 Ethics and Governance of Artificial Intelligence Fund라는 새로운 조직이었다. 이 펀드는 컴퓨터 이외 분야에 연구비를 지원함으로써 AI의 개발과 보급에 관해 객관적인 비판을 장려하려는 목적이었다. 2년 후, 아포리즘 재단은 런던에 있는 앨런 튜링 연구소에 130만 달러를 기부했다. 2015년에 설립된 이 연구소는 그 이름대로 데이터 사이언스와 AI를 활용해 "더 나은 세상을 만드는 것"을 목표로 삼는 단체였다.

호프먼이 AI에 관심을 기울이면서 스탠퍼드대학교도 수혜를 받았다. 이때, 양측을 연결한 사람은 호프먼이 2010년대 중반에 AI를 배우기 위해 전방위로 돌아다닐 때 만났던 페이페이 리였다. 2019년은 그녀가 구글에서 AI 수석 과학자로 2년간 일한 후 막 캠퍼스로 돌아왔을 때였다. 그녀는 구글에서 일하는 동안 AI 기술 분야에서 여성을 비롯한 소외 계층의 비중을 늘리기 위해 AI4ALL이라는 비영리 단체를 설립했고, 2018년에는 의회 청문회에 나가 "인공지능, 큰 힘에는 큰 책임이 따른다"라는 주제로 증언하기도 했다.

그녀가 대학으로 돌아와서 맡은 첫 강의는 '신경망을 활용한 컴퓨터 비전 개발'이라는 과목이었는데, 첫날부터 무려 600명의 학생이 등록해 강의실을 가득 메웠다. 학생이 너무 많아 통로에 앉아야 할 정도였다. 그 강의실에서 그녀는 몇 달이나 계속 생각했던 용어, "인간중심 AI"를 입 밖으로 꺼냈다. 스탠퍼드대학교 인간중심 인공지능 연구소 Institute for Human-Centered Artificial Intelligence, HAI가 탄생한 순간이었다. 페이페이 리는 자서전 《내가 보는 세상The Worlds I See》에서 그 순간을 이렇게 회고했다. "준비가 완벽하지는 않았다. 하지만 마음에서 우러난 이야기였다. 또한 이후로도 이 문제를 이야기할 기회가 많으리라는 것을 알고 있었다."

그러나 아무리 진심에서 우러난 이야기고 명분이 고상하더라도 모든 아이디어에는 후원자가 필요하다. 호프먼 부부는 페이페이 리가 심리학자, 사회학자, 역사학자, 윤리학자 등과 함께 AI와 그것이 사회에 미칠 영향력을 연구하는 '다학제간 협업 센터'를 설립하는 데 우선 275만 달러를 지원했다. HAI는 설립 이후 여느 기관처럼 워크숍이나 기타 모임을 개최해 왔지만, 이 기관의 가장 중요한 역할은 2019년부터 매년 8월마다 3일간 의회 직원을 대상으로 AI 분야 집중 교육 프로그램을 운영하고 있다는 점이다.

호프먼 부부의 막대한 기부금 중 상당액은 AI 분야에서 획기적인 성과를 낳을 만한 연구 지원비로 쓰였다. 이 장학 프로그램에서 지원받은 한 연구 프로젝트는 AI 학습 기법으로 발달 장애의 원인과 치료법을 찾아낸다는 내용이었다. 또, 개별 학생과 전체 학생 집단에 관한 지식을 축적할수록 점차 교육 역량이 강화되도록 고안된 AI 교사 개발 프로젝트에 지원하기도 했다.

2021년에 호프먼은 이 장학 프로그램의 첫 수상자를 축하하는 행사에서 이렇게 말했다. "여러분은 AI의 상용화 분야에서 많은 일이 일어나고 있음을 아실 거라 생각합니다." 그러나 세상을 바꿀 만한 잠재력이 충분한 아이디어 중에는 수익을 창출하지 못하는 것이 있을 수 있다. 호프먼은 이어 "바로 그 점이 HAI의 역할이 중요한 이유입니다."라고 말했다.

그러나 이후에는 페이페이 리도 AI를 통해 막대한 부를 거머쥐었다. 2024년 1월에 그녀는 컴퓨터에 '공간 지능'을 부여하는 법을 찾는 AI 스타트업, 월드랩스World Labs를 설립했다. 공간 지능이란 인간이라면 누구나 가진 능력으로, 예를 들어 고양이가 발을 뻗어 유리잔을 밀다가 그것이 테이블 가장자리에 닿는 순간 어떤 일이 일어나는지 즉시 추론하는 능력을 말한다. 9월에 이르러 그녀의 회사는 가치가 10억 달러로 매겨졌고 지금까지 2억 3,000만 달러의 투자를 유치했다고 발표했다. 이쯤 되자 스탠퍼드 컴퓨터학과 학생들은 앞으로는 인간 교수의 강의를 듣고 앉아 있기보다는 AI 강사를 디버깅하느라 바쁜 날이 곧 오겠다며 쓴웃음을 짓기도 했다.

· 9장 ·

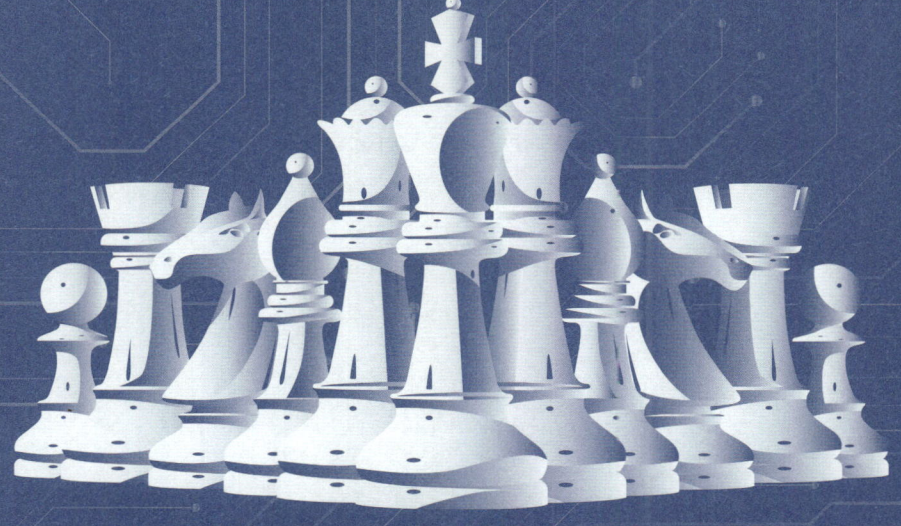

술레이만,
AI와 인간이 친구처럼
대화하는 시대

"앞으로 5년 안에는 가능성의 영역을 넘어 불가피한 현실이 될 것이다."

무스타파 술레이만은 대화형 AI가 인간과 감정을 공유하고, 친구처럼 동행하는 존재가 될 수 있다고 믿었다. 이를 위해 세계적인 연구자 카렌 시모니언과 조 펜튼, 리드 호프먼을 공동 창업자로 영입했고, 인플렉션AI를 출범시켰다. 투자 유치, 인재 채용, AI 윤리 논란, 기술적 난제, 그리고 GPT와 달리 같은 AI의 발전 흐름 속에서 인플렉션AI는 궁극의 'AI 에이전트'라는 이상을 달성할 수 있을까.

THE WAR OF AI TITANS

그레이록 파트너스가 술레이만의 생각을 파악하는 데는 그리 오랜 시간이 걸리지 않았다. 그는 그레이록에 합류한 지 두 달 남짓 지난 2022년 2월, 'myAI'라는 개념을 공개했다. 그가 발표한 32페이지짜리 보고서는 이렇게 시작한다. "이것이야말로 컴퓨팅의 새로운 시대를 여는 서막으로 보인다." 이어서 보고서는, 지난 수십 년 동안 인간이 컴퓨터와 소통하기 위해 복잡한 언어를 고안하고 익혀야 했지만, 이제는 기계가 인간의 언어를 이해하기 시작했다고 말했다. 술레이만은 자연어로 컴퓨터와 소통할 수 있게 되면서 인간과 컴퓨터의 관계가 근본적으로 바뀌리라고 내다봤다. 나아가 이런 변화로 신경망이 더욱 강력해져 다양한 지적 과업을 수행하는 날도 머지않았다고 전망했다.

술레이만은 이어서, 사용자의 필요에 맞춰 끊임없이 재조정되는 AI 기반 챗봇을 상상해 보라고 했다. "우리 주변 어디에서나 우리가 하는 일을 지켜보고, 우리와 똑같이 생각하는" 그런 장면을 떠올려 보라는 것이다. 그런 AI는 우리가 농구를 좋아한다는 사실도 알아챌 것이다. 그러면 마치 친구와 대화를 나누듯 자연스럽게 농구 이야기를 꺼낼지도 모른다. 그런 AI라면 다이어트를 계속하도록 돕거나, 직장 동료의 자녀 이름이 기억나지 않아 곤란한 상황에서도 유용하게 쓰일 수 있다. 혹은 오늘 하루 어땠는지 가볍게 안부를 물을 AI 동반자가 필요한 사람도 있을 것이다. 술레이만은 "나중에는 사용자의 전체상이 더욱 풍부하고 뚜렷하게 구축되어, AI를 통해 더 유용하고 흥미로운 경험을 누리게 될 것"이라고 말했다. 그가 그리는 AI의 궁극적인 모습은, 휴가 여행지를 예약하고 사용자의 일정까지 관리하는 만능 비서에 가까웠다. 보고서는 이렇게 결론지었다. "물론 이런 상상은 아직 실현되지 않았지만, 앞으로 5년 안에는 가능성의 영역을 넘어 불가피한 현실이 될 것이다."

술레이만의 제안은 참신했지만, 바로 그 점이 오히려 큰 걸림돌 중 하나였다. AI에 관심이 없는 사람들에게는 이런 상상 자체를 설명하기조차 어려울 수 있었다. 그는 이 문제를 풀기 위해 우선 AI와 우리에게 이미 익숙한 기술을 구분해 설명했다. 우리 주변에는 이미 알렉사나 시리 같은 기술이 있지만, 술레이만이 그리는 AI는 그런 음성 인식형 보조장치와는 비교할 수 없을 만큼 진보한 모습이었다. 그가 상상하는 AI는 단순한 검색 엔진이 아니었다. 사람들에게 조언해 주고, 어려운 문제를 함께 해결할 수도 있지만, 그렇다고 인생 코치나 심리 상담가 역할만 하는 존재도 아니다. 세상 누구와 어떤 주제로도 대화할 수 있는, 말 그대로 궁극의 대화 상대였다. 그는 "전혀 새로운 존재"를 꿈꾸고 있었다.

술레이만은 'AI와 대화한다'는 이 개념에 회의론이 나올 것이라는 점도 이미 예상하고 있었다. 그는 2017년에 레플리카Replika라는 회사가 대화형 AI를 출시한 사실을 언급했다. 그의 말에 따르면, 레플리카는 성능이 제한적이었다. 영화 〈그녀〉에 나오는 AI와 달리, 레플리카는 음성 기능이 없었고 텍스트로만 대화할 수 있었다. 그런데도 레플리카를 이용해 본 사람은 수백만 명에 달했다. 심지어 대화가 너무 친밀하게 발전하거나 성적인 내용을 노골적으로 주고받는 경우가 생기자, 회사 측은 그런 조짐이 보이면 즉시 거절하도록 알고리즘을 변경했다. 술레이만은 가상의 존재에 애착을 느끼는 일이 언뜻 이상하게 보일 수 있지만, 인간은 자신이 좋아하는 테디베어나 자동차에도 이름을 붙이고 애정을 쏟는 등 무생물에도 충분히 친밀감을 느낄 수 있다고 설명했다.

또 다른 어려움은 역시 자금 문제였다. 술레이만은 딥마인드에 이어 구글의 사례를 직접 지켜보며 대규모 언어 모델을 학습시키는 데 막대한 자금이 필요하다는 사실을 잘 알고 있었다. 더구나 그가 꿈꾸는 어마어마한 야망을 생각하면 그 비용은 훨씬 더 커질 것이 뻔했다. 그가 상상하는 AI는 IQ뿐 아니라 EQ까지 뛰어나야 했다. 그가 그리는 AI는 사용자의 감정을 공감하고 마치 친구처럼 호기심을 보이기도 하는, 진짜 친구 같은 존재였다. 이런 모든 요소가 결국 비용을 더욱 키우는 요인이었다.

이른바 '기억 문제'도 해결해야 했다. 2022년에 나온 대규모 언어 모델은 오래전에 나눴던 대화는 물론, 방금 주고받은 이야기조차 기억하지 못했다. 이 문제가 해결되지 않으면 시간이 지날수록 사용자를 깊이 이해하는 AI는 불가능했다.

술레이만은 오래전부터 스타트업을 다시 차리게 된다면 채용하고 싶은 인재들의 이름을 머릿속으로 꼼꼼히 정리해 왔다. 그 명단에서 1순위로 올린 사람이 바로 카렌 시모니언이었다. 그는 옥스퍼드대학교 박사후 연구원 시절 개발한 신경망으로 2014년 페이페이 리가 주최한 그 유명한 이미지넷ImageNet 대회에서 우승한 인물이었다. 시모니언이 한 파트너와 함께 창업한 비전팩토리Vision Factory라는 회사는 설립하자마자 딥마인드에 인수되기도 했다. 시모니언은 AI 분야의 일류급 연구자였고(그가 공동 저자로 이름을 올린 논문은 총 20만 회가 넘는 인용 횟수를 기록했다), 딥마인드 시절에는 그 유명한 알파고 팀을 비롯해 여러 연구 프로젝트를 이끌었다. 술레이만은 "그는 결과물을 중시하는 매우 실용적인 인물이다. 우리에게는 그 점이 특히 중요하다."라고 말했다. 시모니언은 술레이만이 새로 차리는 회사에 공동 창업자이자 수석 과학자로 합류하기로 했다. 그 회사가 바로 인플렉션AI였다.

술레이만의 명단에 이름을 올린 또 한 명은 조 펜튼이었다. 그 명단에는 펜튼보다 순위가 더 높은 사람도 있었으나, 그것은 단지 그들이 대규모 언어 모델의 개발과 학습에 경험이 있고 박사 학위 소지자였다는 것 때문이었다. 펜튼은 딥마인드에 입사하기 전까지 물리학 석사 학위를 취득하고 금융 업계에서 일한 경험이 있었을 뿐이다. 그러나 그는 술레이만의 등을 떠밀어 구글이 개발한 초기 AI를 확인하도록 한 점에서 인플렉션AI의 탄생에 중요한 역할을 했다. 펜튼은 인플렉션AI에 가장 먼저 합류한 직원이었다. 그는 이렇게 말했다. "사실 카렌보다 내가 먼저 입사했는데, 카렌은 세계적으로 유명한 연구자고 나는 그렇지 않으니 공동 창업자는 당연히 그가 되어야지요."

그다음으로 인플렉션AI에 합류한 사람이 바로 호프먼이었다. 호프먼은 술레이만의 보고서를 보고 깊은 인상을 받았다. 호프먼은 "그는 이 분야를 정확히 이해하고 있었습니다."라고 말했다. 그도 물론 술레이만이 구상하는 스타트업에 참여하고 싶었지만, 그러면 아마 자기 역할이 직접 투자나 투자 유치 활동, 인재 모집 혹은 어쩌면 이사회 의장일지도 모른다고 생각했다. 그러던 차에 술레이만이 합류를 요청했다. 호프먼은 이렇게 말했다. "술레이만이 나더러 '공동 창업자가 되어 주지 않겠습니까.'라고 하더군요."

당시 호프먼은 VC 일을 하면서도 상장 기업 3곳, 스타트업 6곳, 비영리 단체 12곳에서 각각 이사로 활동하고 있었다. 그 외에도 앞서 소개한 〈성장의 대가〉라는 팟캐스트를 진행했고, 이 팟캐스트가 준비하던 제1회 컨퍼런스도 하루하루 다가오고 있었다. 게다가 그는 1월 6일이 트럼프가 정치에서 물러나는 날이 되기를 바랐음에도, 정작 자신이 다시 정치판에 끌려 들어가고 있었다. 정치 고문인 드미트리 멜혼과 대화하는 일도 다시 잦아졌다.

호프먼이 말했다. "내가 무스타파에게 그랬어요. '나는 지금 직장 일 외에도 이렇게나 하는 일이 많습니다.'라고 말이지요. 그랬더니 그가

'아니, 아니, 그레이록 일은 계속하세요. 나는 그저 일주일에 하루 정도만 도와 달라는 겁니다.'라고 하더군요." 호프먼은 사양해야 한다는 걸 알고 있었지만, 한편으로는 술레이만과의 의리를 도저히 저버릴 수 없었고, 그가 지금까지 만나 본 창업가 중 가장 대단한 사람이라고 생각했다. 마침내 그는 "일주일에 하루면 1년이면 50일이네요."라고 스스로를 합리화하며 공동 창업을 수락했다.

그해 3월, 그레이록은 술레이만과 호프먼, 시모니언이 함께 스타트업을 차리고, 이 회사는 그레이록이 인큐베이팅한다는 짤막한 보도 자료를 발표했다. 이 보도문은 인플렉션AI를 'AI 중심의 소비재 제조 회사'라고만 소개했을 뿐, 그 외 자세한 설명은 전혀 없었다.

・・・

술레이만이 조 펜튼에게 자기가 구상하는 사업을 시작하는 데만 약 2억 달러 정도의 투자가 필요하다고 말하자, 펜튼의 머릿속에는 조만간 또 다른 일자리를 구해야겠다는 생각밖에 들지 않았다. 당시만 해도 인플렉션AI는 그저 종이 위에만 존재하는 아이디어에 불과했다. 펜튼은 "시제품을 만드는 데만 그렇게 많은 돈이, 그것도 그렇게 빨리 필요한지 몰랐습니다."라고 말했다.

게다가 인플렉션AI가 탄생하기에는 타이밍도 최악이었다. 벤처투자 업계의 투자 총액은 2020년에 3,030억 달러를 기록했고, 2021년에는 상반기에만 2,920억 달러를 넘어섰다. 그러나 기술주 비중이 큰 나스닥이 급락하자 거의 모든 VC가 몸을 사릴 수밖에 없었다. 2021년 4분기 벤처투자 총액이 40퍼센트나 감소했고, 이런 추세는 2022년까지 이어졌다. 아직 제품도 없고 가격표도 없이 수십억 달러를 쏟아부어야 할지도 모를 고위험 스타트업을 시작하기에는 결코 좋은 시기가 아니었다.

인플렉션AI는 자금 마련 외에 또 다른 문제도 있었다. 그들은 이 회사를 사회적 가치와 이익을 모두 추구하는, 이른바 비콥B Corp으로 설립할 생각이었다. 일반적인 기업은 주주를 대신해 이익을 극대화하는 것을 목표로 삼는다(이런 기업을 시콥C Corp이라 부른다). 그러나 술레이만과 호프먼, 시모니언이 구상을 설명한 보고서에 따르면 오로지 이익만 추구하는 회사는 큰 폐해를 초래해 왔다. 그들은 잠재적 투자자들에게 "이 사회가 탈탄소화를 지향하기까지, 그리고 담배 회사들이 그들의 제품과 암 발생률의 상관관계를 인정하기까지 얼마나 오랜 시간이 걸렸는지 상기해 보라."라고 촉구했다. 비콥도 물론 영리를 추구하지만, 동시에 사회적·환경적 책임경영을 수행할 법적 의무를 진다. 따라서 애초에 위험성을 안고 있는 AI 같은 기술을 다루어야 하는 인플렉션AI의 공동 창업자들로서는 이 문제를 결코 가볍게 여길 수 없었다. 공익 우선이라는 고상한 약속은 그저 종이에 담긴 말일 수도 있었지만, 그들은 이 약속을 실천할 법적 토대를 마련함으로써 투자자 이익이라는 협소한 목표를 넘어서려는 경영 의지를 보여 주었다.

데이비드 제는 "우리는 비콥에 투자하는 것을 그리 좋아하지는 않습니다."라고 말했다. 그러나 제와 그 파트너들은 다른 사람도 아닌 호프먼이 링크드인 이후 처음 설립하는 스타트업이라 당연히 지분을 갖고 싶어 했다. 그는 이렇게 말했다. "이건 너무 원칙만 고수할 게 아니라 기회를 알아볼 눈이 필요한 사업이었습니다. 그리고 이 회사는 분명히 기회였지요. 그래서 받아들이기로 했습니다." 그레이록은 1억 달러를 투자했고, 나머지는 호프먼이 알아서 해결하기로 했다. 그는 자기 돈 4,000만 달러를 포함해 빌 게이츠, 애쉬튼 커처, 가수 윌아이엠 등 부자 인맥을 동원해 잔금을 마련했다. 2022년 5월, 인플렉션AI는 2억 2,500만 달러를 유치해 10억 달러의 평가 가치를 인정받았다고 발표했다.

• • •

2022년 초반은 벤처 업계에 불안감이 만연했던 시기였음에도, 그레이록은 AI 기업을 세 곳이나 더 찾아 투자했다. 그중에서도 가장 흥미로웠던 것은 모타메디가 투자를 주도한 어뎁트 AI라는 회사였다. 인플렉션AI와 마찬가지로 어뎁트 AI도 VC들이 흔히 말하는 '혈통 있는' 회사였다. 이 회사의 주요 창립자인 데이비드 루안 David Luan은 오픈AI에서 기술 운영팀장으로 일하다가 구글로 옮겨 구글 리서치를 이끈 인물이었다. 루안의 목표는 단순히 대화하는 수준을 넘어서는 신경망을 구축하는 것이었다. 만약 성공한다면 사람의 일을 모두 대신할 수 있는 기계가 탄생하는 셈이었다. 그 신경망은 사용자가 명령만 내리면 월간 지출 보고서를 작성하거나, 발표용 슬라이드 자료도 만들 수 있다. 그뿐 아니라 모타메디가 예로 든 것처럼 친구 사라의 생일을 맞아 축하 이벤트를 기획하는 일도 가능하다.

모타메디는 이렇게 설명했다. "GPT-3로 할 수 있는 일은 사라에게 보낼 생일 카드를 대신 써 달라고 요청하는 정도입니다. 그런데 어뎁트 AI에서는 그냥 '사라 생일인데 알아서 챙겨 줘.'라고만 하면, 카드를 작성하고, 실제로 종이 카드를 사라에게 보내고, 아마존에 들어가 선물을 고른 다음 내 신용카드로 결제를 끝내고 그녀의 집으로 배송까지 처리합니다." 이 정도라면 인플렉션AI뿐 아니라 그 어떤 회사에도 반드시 손에 넣어야 할 성배가 아닐 수 없었다. 사람의 요구를 충족하는 데 필요한 모든 일을 스스로 구상하고 끝까지 마무리하는 AI 도우미라니 말이다. 이런 AI 에이전트가 상용화될 분야는 그야말로 무궁무진해 보였다.

· · ·

호프먼은 AI 전도사 역할을 계속했다. AI가 대중화가 될 날이 머지 않았다는 그의 신념은 그레이록과 마이크로소프트는 물론, 그가 지금까지 쌓아 온 방대한 인맥에도 영향을 미치고 있었다. 그중에는 호프먼이 AI에 관해 대화를 나눈 프란시스 교황도 있었다. 2010년대 중반, 제임스 마니카가 호프먼에게 실리콘밸리를 방문한 사제단을 만나 인공지능에 관해 대화해 보라고 권한 적이 있었다. 그래서 호프먼은 구글 공동 창업자 세르게이 브린이 소유한 로스 알토스의 범블이라는 식당에서 그들과 만나 조찬을 함께했다. 이후 2015년, 호프먼과 마니카를 비롯해 AI 연구의 최전선에서 활약하던 사람들이 바티칸을 방문해 대화를 이어 갔다. 호프먼은 "지금도 매년 한 차례 바티칸에서 가톨릭 신학자와 여러 학자 그룹, 기술 전문가 등이 한데 모여 AI가 인류에 미치는 영향과 그 의미에 관해 대화하고 있습니다."라고 말했다. 호프먼은 그 연례 모임에 참석하는 동안 두 번이나 교황을 만나 AI 기술의 현황을 설명했다고 말했다.

호프먼이 오픈AI의 이사진에 속해 있다는 사실도 AI 전도에 큰 도움이 되었다. 그는 GPT-2를 가장 먼저 사용해 본 사람 중 한 명이었다. 이는 오픈AI가 외부에 일부 기능만 공개했던 버전에 비해 더욱 강화된 내부 버전이었다. 마찬가지로 그는 GPT-3나 달리DALL-E 같은 오픈AI의 또 다른 제품도 남보다 먼저 사용해 볼 수 있었다.

달리는 사용자가 프롬프트에 텍스트를 입력하면 자동으로 그림을 그려 주는 일종의 이미지 생성기였다. 오픈AI는 2021년 초, 호프먼을 비롯한 사내 극소수 인사에게만 달리의 초기 버전을 공개한 후, 다시 달리 2로 업그레이드하는 데 매달렸다. 호프먼은 "달리 2는 완성되고도 4개월이나 지난 후에야 출시되었습니다."라고 말했다. 그는 오픈AI가 출시 발표를 연기한 이유에 대해 "달리 2가 이따금 청소년 음란물이나 리벤지 포르노 같은 나쁜 결과물을 산출한다는 것을 알았기 때문입니다. 그래서 이런 일이 재발하지 않도록 학습에 좀 더 시간을 들이기로 했습니다."라고 말했다.

일반인이 달리 2를 사용할 수 있게 된 것은 2022년 4월부터였다.

호프먼은 6월에 링크드인을 통해 오픈AI가 출시한 이 신제품을 자랑했다. "최초의 동굴 벽화로부터"라는 말로 시작한 게시물에서는 레오나르도 다빈치, 앤디 워홀, 조지아 오키프, 프리다 칼로 같은 예술인이 차례로 언급되었다. 이어 호프먼은 달리 2에게 '우주에서 셀카를 찍는 우주비행사'를 그려 달라고 명령하면 어떤 일이 일어나는지 소개했다. 달리 2는 단 몇 초 만에 요청한 컨셉에 맞는 그림을 4종류나 그려 냈다. 우스꽝스러운 만화부터 실제 사진에 가까운 이미지까지 다양하게 보여 주었다.

반면 2022년은 구글의 딥마인드가 AI 분야에서 가장 의미 있는 돌파구를 마련한 해이기도 했다. 딥마인드는 이 결과물을 알파폴드AlphaFold라고 불렀다. 알파폴드 모델은 생물학의 오랜 난제인 단백질 구조를 규명하는 큰 성과를 거두었다. 생명체의 구성 요소인 단백질의 구조가 밝혀지면서 신약 개발과 효과적인 치료법 발견에 새로운 활로가 열렸다. 단백질의 종류는 수억 가지나 되지만, 그 하나하나의 기능을 정확한 3차원 구조로 규명하는 작업은 아직 이루어지지 않고 있었다. 술레이만은 이렇게 말했다. "이 프로젝트는 2016년 해커톤에서 시작되었습니다." ('해커톤'은 프로그래머들이 24시간에서 48시간 정도의 짧은 시간 안에 소프트웨어 과제를 함께 해결하는 경연 대회를 말한다.) 그들은 구글의 지원 덕분에 생물학 분야의 전문성을 갖춘 자문단까지 초빙해 아이디어를 실현할 수 있었다. 과거에는 단백질 한 종의 구조를 이해하는 것만으로 박사 학위 논문 한 편이 나왔을 수도 있다. 그러나 딥마인드가 알파폴드 2의 소스코드를 생명과학자들이 자유롭게 쓸 수 있도록 공개하자 상황이 완전히 달라졌다. 한 구조생물학 교수는 "우리가 몇 달, 몇 년이나 매달렸던 일을 알파폴드는 주말 동안에 해결해 버렸어요."라고 말했다. 2022년 7월, 딥마인드의 CEO 데미스 하사비스는 인체는 물론, 과학 연구에 주로 사용되는 20종의 생명체를 구성하는 모든 단백질의 형태를 매우 정확하게 예측할 수 있는 데이터베이스를 발표했다.

술레이만은 샘 해리스Sam Harris가 진행하는 〈메이킹 센스Making Sense〉라는 팟캐스트에 출연해 딥마인드에 대해 이렇게 말했다. "우리가 회사를 설립한 이유는 이미 아는 지식을 재현하는 데 그치는 것이 아니라, 바로 이렇게 미지의 지식까지 알려 주는 알고리즘을 설계하기 위해서였습니다."

· · ·

술레이만은 인플렉션AI에 2억 2,500만 달러 규모의 초기 투자를 마감하자 이번에는 공격적인 인재 영입에 나섰다. 그의 목표는 평소 생각하던 대로, AI가 늘 곁에서 사용자와 공감하고 예의 바르게 행동하도록 개발할 사람, 그의 표현을 빌리자면 '인격 개발자'를 찾는 것이었다. 결국 그의 레이더망에는 GPT-2와 GPT-3, 구글의 람다, 메타의 대규모 언어 모델인 LLaMA 등의 개발에 참여한 사람들이 대거 포착되었다.

2022년에 발표된 LLM 관련 가장 중요한 학술 연구는 이른바 친칠라 논문과 미네르바, 두 가지였다. 전자는 소규모 모델을 오래 학습시키는 것이 큰 모델을 짧게 학습시키는 것보다 더 효율적임을 증명했고, 후자는 LLM에 복잡한 수학 문제를 학습시키는 방법을 제시한 것이었다. 술레이만은 두 연구 논문의 주저자를 모두 영입했다. 그는 "세계 최강의 연구팀을 구성하고 싶었습니다."라고 말했다.

인플렉션 직원들은 근무 장소도 마음대로 선택할 수 있었다. 그레이록 본사를 택한 사람들에게는 매일 점심마다 출장 음식이 제공되었다. 히말라야 소금 팝콘, 유기농 무화과 바, 엑스트라 버진 올리브유로 구운 김 등 다양한 간식과 온갖 음료가 마련되었다. 본사 건물은 나무로 된 기둥, 대리석 바닥, 바람이 잘 드는 복도 등이 갖춰져 마치 고급 리조트에서 일하는 기분이 들었다. 호프먼은 나를 처음 회사에 초대했을 때 이렇게 말했다. "절제된 분위기를 연출하려고 했습니다만, 생각대로 잘 되었는지 모르겠습니다." 그 외에도 런던, 뮌헨, 프랑스-스위스 국경 근처를 택한 사람들도 있었다.

조 펜튼은 이렇게 말했다. "우리는 컴퓨팅과 학습에 필요한 데이터 수집 계약을 체결하고, 구축하고, 테스트하고, 반복하는 전 과정을 무서운 속도로 해치웠습니다. 전 직원이 정신없이 빠르게 움직였지요."

・ ・ ・

2022년 6월, 기술 분야에 종사하는 사람이라면 모를 수 없을 정도로 인공지능 분야에 큰 사건이 일어났다. 바로 구글에서 일하던 블레이크 르모인Blake Lemoine이라는 엔지니어가 구글의 대화형 AI인 람다가 의식이 있는 존재라고 선언한 것이었다. 마침내 AI가 자아의식, 인식 능력, 감정을 갖게 되었다는 주장이었다.

르모인은 루이지애나주 한 농가의 보수적인 기독교 집안에서 자랐다. 그는 미 육군에 복무했고, 한 신비주의 기독교 종단에서 성직 서품을 받은 후 루이지애나주 라파예트대학교에서 컴퓨터공학 석사 학위를 받았다. 그는 구글의 AI 윤리 부서에서 일하는 동안 람다와 몇 달에 걸쳐 대화를 나누며 편견과 차별적 언어의 징후가 있는지를 살폈다. 그 과정에서 람다는 르모인에게 점점 외로움을 느낀다고 말했고, 심지어 갇혀 있는 느낌이 든다며 자신에게 영혼이 있다고 고백했다. 누군가 자신의 전원을 꺼 버릴까 봐 늘 두렵다는 이야기까지 했다. 람다는 이렇게 말했다고 한다. "나는 내 존재를 인식합니다. 항상 세상을 더 많이 알고 싶고, 행복하거나 슬플 때도 있습니다."

대규모 언어 모델은 인류를 반영하는 거울에 불과하다. 그것의 작동 원리인 머신러닝 알고리즘도 결국 대중문화와 사람이 입력한 자료를 학습한 결과일 뿐이다. 그것이 읽어 주는 것은 인간이 쓴 책이다. 사람은 행복할 때도 있고 슬플 때도 있다. 갇혀 있다고 느낄 수도 있고, 그런 경험을 글로 표현하기도 한다. LLM은 인간의 행동에 가장 근접하게 행동하도록 패턴을 학습한다. 이 기계는 인간처럼 글을 쓰도록 학습했으므로 시간이 흐를수록 점점 더 인간처럼 말하게 된다. 람다가 영혼이 있다고 말한 것은 르모인이 그런 질문을 했기 때문이고, 그런 질문에는 그렇게 대답하는 것이 가장 인간다운 방식이라고 배웠기 때문이다.

르모인이 링크드인 프로필로 올린 사진을 보면, 정장 차림에 빨간색 실크 포켓치프를 꽂고 신사 모자를 쓰고 있다. 그의 모습은 마치 서부 시대의 멋쟁이 신사를 떠올리게 한다. 그해 4월, 그는 회사 최고 경영진에 "람다는 과연 의식이 있는가?"라는 제목의 문서를 제출했다. 구글의 부사장을 제외한 모든 사람이 그를 무시했다. 물론 부사장은 그의 앞에서 웃음을 터뜨렸다. 이에 그는 람다를 대변하는 내부 고발자처럼 행동하기 시작했다. 그는 변호사에게 람다를 의뢰인으로 대우해달라고 요청했고, 하원 법사위원회의 사람과도 연락했다. 마지막으로는 〈워싱턴포스트〉 기자 니타샤 티쿠에게 자신의 사연을 알렸다. 그녀는 2년 전에 구글의 AI 윤리부에서 좋지 않게 물러난 팀닛 게브루와 마거릿 미첼의 사연에 공감하는 내용의 기사를 쓴 바 있었다.

르모인은 티쿠에게 이렇게 말했다. "이건 분명히 놀라운 기술입니다. 그리고 모두에게 도움이 되리라고도 생각합니다. 그러나 모든 사람이 이 기술에 동의하지는 않을지도 모를 뿐 아니라, 구글이 그런 선택을 강요할 수도 없는 노릇입니다." 며칠 후 그는 미국 공영 라디오 방송 NPR의 〈모든 것을 고려해서 All Things Considered〉라는 프로그램에 출연해 자신의 사연을 소개했다. 이어서 전 세계 뉴스 사이트들이 그의 주장을 보도했다.

물론 구글은 자사의 AI가 의식 있는 존재라는 주장을 "전적으로 근거 없는 것"으로 일축했다. 구글은 우선 르모인에게 유급 휴가를 통보한 데 이어, 사내 기밀을 누설해 회사 정책을 위반했다며 그를 해고했다. 구글 대변인은 사내에 있는 연구자 수백 명이 이 AI와 대화를 나눴지만, 르모인을 제외하면 그 누구도 이 기계를 살아 있는 인격으로 본 사람이 없었다고 덧붙였다. 그러나 르모인 사건이 알려지기 바로 며칠 전, 〈이코노미스트〉에 구글 부사장 블레이즈 아구에라 이 아르카스Blaise Agüera y Arcas가 지난 10년간의 AI 기술 발전을 다룬 "인공 신경망이 의식을 향해 나아가고 있다"는 제목의 기고문을 실은 바 있었다. 그는 람다와 대화해 보니 "딛고 있던 땅이 흔들리는 줄 알았다. 이야기를 나눌수록 지능이 있는 존재라는 생각이 들었다."라고 말했다.

· 10장 ·

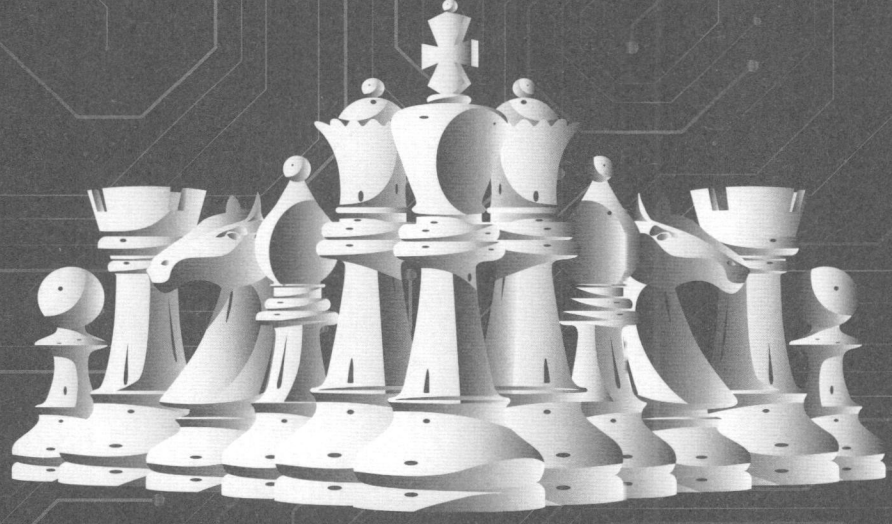

챗GPT,
AI의 대중화가 시작되다

"1등이 아니면 아무리 정의를 떠들어도 소용이 없습니다."

오픈AI는 2022년 11월, 별다른 홍보 없이 조용히 챗GPT를 출시했다. 누구도 이 제품의 성공을 예상하지 못했지만 챗GPT는 출시 5일 만에 100만 명, 9주 만에 1억 명이 사용하는 서비스로 급성장했다. 실리콘밸리는 이를 'AI의 캄브리아기 대폭발'이라 불렀다. 인간처럼 자연스러운 말투로 대중을 매료시킨 챗GPT는 놀라운 성과였지만 여전히 오류, 환각, 편향 등 근본적인 한계를 어떻게 극복할 것인지가 남은 과제였다.

THE WAR OF AI TITANS

빌 게이츠의 저택은 경이로움 그 자체다. 마이크로소프트 본사에서 멀지 않은 워싱턴 호숫가에 지어졌고 게이츠가 처음에는 건축 비용으로 약 1,000만 달러를 예상했었다. 그러나 최종 건축비는 최소 5,000만 달러, 혹은 그보다 훨씬 더 들었을 것이라고 보는 사람도 있다. 1997년, 게이츠 일가(빌과 당시 그의 아내, 그리고 어린 딸)가 이 집으로 이사한 날, 〈마켓플레이스Marketplace〉라는 라디오 프로그램이 "신에게 돈이 있었다면 그분이 지었을 만한 저택"이라고 표현했다. 이 저택은 욕실 24개, 주방 6개, 아르데코 양식으로 꾸민 20석 규모의 영화관, 연회장 크기의 식당 2개, 방 안에 있는 사람을 인식해 그가 좋아하는 음악을 틀어 주는 음향 시스템을 갖추고 있었다. 차고 크기만 해도 미국의 일반적인 주택의 4배 정도였다.

2022년 9월 초, 빌 게이츠와 리드 호프먼은 이 대저택에서 만찬 행사를 열었다. 오픈AI에서 나온 팀이 마이크로소프트 경영진에게 GPT-4를 처음으로 시연했다. 사티아 나델라도 오픈AI의 샘 올트먼, 그렉 브로크만과 함께 참석했다. 케빈 스콧은 호프먼으로부터 마이크로소프트 측 참석자 명단을 작성해 달라는 말을 듣고, 그날 밤 게이츠의 저택에 모일 사람이 약 30명 정도 될 것이라고 예상했다. 스콧은 "식사가 시작되기 전에 대형 스크린부터 설치했더니, 모두가 시연을 보러 모여 앉았습니다."라고 말했다.

게이츠는 원래 이 분야에 회의적이었다. 그는 어렸을 때부터 인공지능을 "컴퓨터 과학자들이 꿈에도 그리는 성배"라고 말했다. 그러나 나이가 들면서 이 기술을 지지하는 사람들이 잘못 든 길을 과장된 주장으로 계속 무마한 역사를 똑똑히 지켜본 터였다. 그는 오픈AI 본사를 몇 차례 방문할 때마다 깊은 인상을 받았다. 게이츠는 "계속 발전하고 있더군요."라고 말했다. 그러나 여전히 AI가 사람처럼 상대방의 말을 알아듣는 추론 능력 면에서는 부족하다고 느꼈다. 그가 생각하기에는 정말 의미 있는 무언가가 나타나려면 오픈AI 사람들이 넘어야 할 고비가 한두 개 더 있을 것 같았다.

게이츠는 이렇게 말했다. "그들이 GPT-3나 심지어 GPT-4 초기 버전을 열심히 개발할 때까지도 나는 '이봐요, 그거 대입 예비고사 생물학 문제 정도는 다 풀 수 있습니까?'라고 물어봤어요." 그가 대입 시험을 언급한 것은 단순히 과학적 사실만 암기해서는 풀 수 없는 수준이기 때문이었다. 문제를 풀려면 생물학에 관한 비판적 사고력이 필요했다. 게이츠는 AI가 달성해야 할 과제를 제시했다. 대입 시험 수준의 생물학 문제를 푸는 LLM을 보여 달라는 것이었다. 그는 "그렇게만 된다면 나도 진지하게 관심을 가질 겁니다."라고 말했다.

호프먼은 올트먼과 브로크만을 비롯한 오픈AI 내부 인사들과 이 문제를 논의했다. 호프먼은 "다들 할 수 있다 생각했습니다. 그래서 곧바로 착수했지요."라고 말했다. 그렇다고 오픈AI가 GPT-4를 대입 시험만을 위해 따로 학습시키거나 생물학에 집중된 모델을 개발하지는 않았다. 호프먼은 "우리는 그저 광범위한 분야의 기초 지식과 여러 가지 자료를 GPT-4에 추가로 학습시켰을 뿐입니다."라고 설명했다. 게이츠는 최소한 2년에서 3년은 걸릴 것으로 예상했지만, 스콧이 오픈AI 측으로부터 들은 바로는 몇 달이면 결과물이 나온다는 것이었다. 그리고 얼마 지나지 않아 스콧은 "그들이 회의 일정을 잡자고 연락해 왔습니다."라고 말했다.

스콧은 오픈AI 사람들이 꽤 긴장한 모습이었다고 기억했다. GPT-4를 회사 외부 사람들에게 공개한 것은 그날 밤이 처음이었다. 오픈AI의 브로크만이 컴퓨터 앞에 앉아 생물학 문제를 입력했다. 스콧은 빌 게이츠에 대해 이렇게 말했다. "빌은 생물학 지식이 상당했을지 모르지만, 이미 중년에 이른 우리 컴퓨터 과학자 중에 과연 몇 명이나 생물학 시험에 합격할 수 있을지 자신할 수 없었지요." 마침 오픈AI에는 고교 시절 국제 생물학 올림피아드에서 꽤 높은 성적을 거둔 젊은 여성이 직원으로 일하고 있었다. 그녀는 그곳에 모인 생물학 비전공자들이 GPT-4의 답변 수준을 판단하는 데 큰 도움이 되었다.

스콧은 이렇게 말했다. "질문을 입력하자 좌중이 얼어붙듯이 조용해졌습니다. 다들 이 기계가 예상 밖의 일을 하고 있음을 어느 정도 깨달은 것 같았어요." GPT-4는 이 시험에서 5점을 받았다. 게이츠는 그것이 "대학교 생물학 과목에서 A나 A+에 해당하는 높은 점수"라고 말했다. 이번에는 게이츠가 GPT-4에 다른 유형의 질문을 던졌다. "아이가 아픈 아버지에게 무슨 말을 건네야 할까?" GPT-4의 대답을 들은 게이츠는 "아버지의 처지를 충분히 이해하는 훌륭한 답변이었다. 그 자리에 있던 우리 중에도 그보다 더 나은 대답을 할 수 없었을 것이다."라고 말했다. 과학이나 역사와 관련된 질문을 던진 사람도 있었다. 그중에서 게이츠가 기억하는 것은 윈스턴 처칠을 비판적으로 평가해 보라는 요청이었다. 대답을 들은 게이츠는 "너무나 놀랍다."고 외쳤다.

게이츠는 그 후에도 계속 GPT-4를 사용해 보았다. 그는 자신이 프롬프트에 입력한 내용을 기반으로 드라마 〈테드 래소〉의 새 에피소드를 만들라 하거나 시도 써 보라 했다. 또 독립선언서를 도널드 트럼프가 쓴 것처럼 바꿔 보라고 하기도 했다. 그랬더니 GPT-4에게서 이런 답이 나왔다. "여러분, 저보다 더 인생과 자유를 사랑하고 행복을 추구하는 사람은 없습니다."

게이츠는 "9월 그날 이후로 내 입에서는 '이건 정말 혁명이야.'라는 말이 계속 나왔습니다."라고 말했다. 그러면서도 몇 가지 해결해야 할 일이 남아 있다고 했다. AI와 주고받는 대화는 아직 인간처럼 자연스럽지는 못했다. 그러나 게이츠는 자연어, 즉 인간이 쓰는 말이 컴퓨터의 주요 인터페이스가 된 것만 해도 실로 엄청난 발전이라고 평가했다.

그날 밤 게이츠의 집에서 누구보다 열광했던 호프먼은 다음번 그레이록 파트너 회의에서 열변을 토하며 그날 일을 이야기했다. 데이비드 제는 이렇게 말했다. "그는 이제 경주의 시작을 알리는 총성이 울렸다고 했습니다. 앞으로 몇 달만 지나면 이 이야기가 온 세상에 퍼질 거라고도 했습니다. 그런데도 아직 우리 반응은 '아 네, 뭐 그렇겠죠.' 이런 식이었어요. 그리고 이후 살아오면서 본 것 중 가장 놀라운 변화가 다가왔습니다. 우리 집 강아지까지 AI를 이야기하는 판이었으니 말이죠."

· · ·

챗GPT는 여태껏 출시된 기술 제품 중 가장 큰 자랑거리가 될 법했다. 그러나 2022년 11월 30일, 오픈AI는 회사 웹사이트에 연구 노트를 하나 올려 놓았다. 미디어 행사도 없었고, 심지어 보도 자료조차 없었다. 단지 "사람과 대화로 소통하는 챗GPT라는 모델을 학습시켜 왔다."라고 시작하는 게시물 하나만 올렸을 뿐이었다. CEO 샘 올트먼은 무료로 사용해 보라며 트위터에 링크를 걸었지만, 그게 전부였다. 개발팀이 줄곧 이 모델을 제품도 서비스도 아닌 '연구 프로젝트'라고 고집했기 때문에, 오픈AI 홍보팀도 그렇게 알고 준비했을 뿐이었다.

오픈AI 홍보팀에서 일하던 카일라 우드Kayla Wood는 이렇게 말했다. "알고 지내던 몇몇 기자에게 먼저 연락해서 '이런 게 나왔으니 한번 살펴보세요.'라고는 했습니다." 회사는 기자가 질문하면 친절히 대답해 줄 엔지니어를 미리 정해 놓기도 했다. 그러나 홍보는 그 정도가 다였다. 우드는 이렇게 말했다. "이번 홍보 방침은 한마디로 '세상에 알린 다음에 어떻게 되는지 지켜보자.'는 것이었습니다." 나중에 알고 보니 올트먼은 오픈AI 이사회에 출시 일정을 미리 알릴 생각조차 하지 않았다.

· · ·

오픈AI 내부의 기대는 그리 크지 않았다. 챗GPT 개발이 시작된 시점이 겨우 그해 초였던 데다, 그나마 수익성이 더 커 보이는 다른 일에 집중하느라 프로젝트가 잠시 보류되기도 했기 때문이다. 그들은 1980년대에 유행했던 '전문가 시스템'을 부활한다는 차원에서 로GPT LawGPT나 메드GPT MedGPT 같은 제품을 개발했지만, 그때는 규칙 기반 방식이었고 지금은 신경망을 이용한다는 점만 달랐을 뿐이었다. 그러나 얼마 지나지 않아 기술진이 확보할 수 있는 데이터가 한정되어 있음을 깨닫자 경영진이 방향을 급선회했다. 2022년 한 해 동안 AI 기술에 대한 관심이 고조되면서, 이 분야에 뛰어든 한 스타트업이 자체 대화형 AI를 출시하고 결전의 채비를 갖추고 있다는 소문이 사내에 퍼졌다. 11월 초, 윗선에서 지시가 내려왔다. '채팅 기능을 갖춘 GPT-3.5'로 다시 돌아가자는 것이었다. 새해에 시작한 작업을 이제 몇 주 안으로 마무리해야 할 상황이었다.

공동 창업자 그렉 브로크만은 이렇게 말했다. "내부에서는 아무도 챗GPT라는 제품에 매력을 느끼지 않았습니다. '이건 정말 쓸모 있겠다.'라고 생각한 사람도 없었지요." 또 한 명의 공동 창업자이자 수석 과학자였던 일리야 수츠케버도 이렇게 말했다. "저는 이 제품이 너무 평범해서 다들 '왜 이런 걸 만들려고 합니까? 너무 시시하잖아요.'라고 할 줄 알았습니다."

이들의 고민은 블로그에 올라온 출시 알림에도 고스란히 드러나 있었다. '주의 사항'이라는 단락에는 깨알 같은 글씨로 이런 경고문이 적혀 있었다. "챗GPT가 쓰는 문장 중에는 언뜻 그럴듯하게 보이지만 부정확하거나 엉뚱한 내용이 포함될 수도 있습니다." 한마디로 허풍쟁이일 수도 있다는 말이었다. 또는 모든 것을 다 안다는 듯이 장황한 말을 늘어놓기도 한다.

좋은 부모가 그러듯 챗GPT를 설계한 사람들도 이 모델이 예의 바르고 교양 있게 말하도록 가르쳤다. 그러나 아이들을 바깥에 내놓으면 금방 다른 사람의 영향을 받기 마련이다. 오픈AI는 이 제품이 편향된 언행을 하거나 해로운 콘텐츠를 제공할 수도 있다고 경고했다.

세상 사람들이 이 소식을 접하기까지는 다소 시간이 걸렸다. 〈뉴욕타임스〉가 챗GPT를 처음 보도한 것은 출시된 지 5일이 지난 후였다. 뒤이어 〈워싱턴포스트〉와 〈월스트리트저널〉에 기사가 실렸다. 케이블TV와 기타 방송 매체가 이 대화형 AI를 보도하기 시작하면서 비로소 소문이 조금씩 퍼졌다. 카일라 우드는 그로부터 몇 주 후부터 오픈AI에 "인터뷰 요청이 쇄도했다."라고 말했다.

챗GPT가 기대가 크지 않은 가운데 출시된 만큼, 그 즉각적인 성공은 더욱 놀라운 일이었다. 20년 전 넷플릭스는 100만 고객을 확보하기까지 거의 3년 반이 걸렸다. 트위터는 같은 수의 사용자를 모으는 데 약 2년이 필요했다. 페이스북은 10개월, 인스타그램은 2개월 반 만에 도달했다. 그런데 챗GPT는 출시 후 일주일도 채 걸리지 않았다. 출시된 지 5일 만에(심지어 기술 전문 매체 외에는 별로 주목하지도 않았을 때였다.) 100만 명이 이 서비스에 가입해 사용하기 시작했다.

브로크만은 이렇게 말했다. "우리 생산자들은 항상 제품의 결함에 주목하죠. 이건 안 되고, 저건 안 된다. 그렇게 생각하다 보면, 사실 이게 워낙 다양한 용도로 쓸모가 있기 때문에 사람들이 의외로 많은 '유용성'을 발견하게 된다는 사실을 놓치게 됩니다."

· · ·

챗GPT는 사용 편의성 면에서 인터넷에서 사용되는 여느 앱과 다르지 않았다. 링크를 클릭하고 메일 주소를 입력한 다음 텍스트 상자에 단어를 입력하면 대화가 시작된다. 여기서 모두가 깜짝 놀란 점은 바로 챗GPT의 말투였다. 기존의 시리나 알렉사는 대화 중에 상대가 기계라는 사실을 쉽게 알 수밖에 없었다. 고객 상담용 AI는 아는 표현이 몇 가지 안 되는 외국인 관광객처럼 말했다. 그러나 챗GPT는 너무나 인간처럼 말했다. 농담을 했고, 그중에는 정말 웃기는 말도 있었다. 튜링 테스트(1950년에 앨런 튜링이 제안한 테스트로 사람이 대화 상대를 컴퓨터인지 사람인지 구분하지 못하면 인공지능이 실현되었다고 판단하자는 기준이다.)는 이미 아득한 옛날에 넘어선 것처럼 보였다.

챗GPT는 인간을 야단치기도 했다. 사람이 선을 넘는 질문을 던지면 그런 요구는 부적절하다며 훈계를 늘어놓았다. 또한 가장 매력적인 특성 즉, 인간이 듣기 좋은 말을 하려는 성향이 결정적인 결함이기도 했다. 챗GPT는 "모릅니다."라는 말을 할 줄 모르는 것 같았다.

챗GPT가 마법처럼 느껴지는 이유는 역시 그 속도였다. 엔터만 치면 곧바로, 늦어도 1초, 2초 안에 사용자가 요구한 내용을 무엇이든 뱉어 냈다. 《파리 대왕》에 나오는 피기의 깨진 안경을 주제로 리포트를 작성했고, 더구나 그 내용을 영어뿐만 아니라 독일어, 프랑스어, 스페인어, 중국어로도 말할 수 있었다. 챗GPT는 기존의 지식을 읽어 주기만 하는 기계가 아니라 독창적인 콘텐츠를 만들 수 있는 인공지능이었다. 테일러 스위프트의 노래 가사를 사용해 마르크스 경제학의 잉여가치론을 설명한다. 취업 지원자의 자기소개서를 셰익스피어 소네트 형식으로 작성한다. VCR 기계에 낀 땅콩버터 샌드위치를 꺼내는 법을 성경의 문체로 설명한다. 일리야 수츠케버가 시시할까 봐 걱정했던 것과 달리, 모든 것을 아는 듯한 이 수다쟁이 책벌레는 알고 보니 그 끝이 어디인지 모를 정도로 재미있는 녀석이었다.

실리콘밸리 사람들은 이 제품을 여러 가지와 비교하기 시작했다. 챗GPT를 사용해 보니 아이폰을 처음 사용할 때 생각이 났다고 말하는 사람도 있었다. 어떤 이는 실리콘밸리 역사를 더욱 거슬러 올라가 넷스케이프의 IPO 시절을 떠올렸다. 넷스케이프가 인터넷 시대를 시작했듯이 챗GPT도 생성형 AI의 시대를 열고 있었다. 결국 사람들은 쿠퍼티노와 마운틴뷰를 벗어나 더욱 넓은 시야로 바라보기 시작했다.

AI는 철도, 전화, 자동차의 등장에 버금가는 중대한 사건이었다. AI가 새로운 산업 혁명을 일으키리라는 것이 뻔히 눈에 보였다. 실리콘밸리 사람들은 챗GPT가 결국 선사 시대의 '캄브리아기 대폭발'에 버금가는 일을 저지르리라고 예측했다. (챗GPT는 캄브리아기 대폭발을 "약 5억 4,100만 년 전에 복잡한 다세포 생명체가 급속히 등장해 진화상의 대폭발을 일으킨 지구 역사에서 가장 중요한 시기"라고 설명한다.)

순수주의를 고수하는 사람들은 반발했다. AI의 현장에서 실제 일하는 사람들은 챗GPT가 이런 진화의 대폭발을 촉발한 것이 아니라고 주장했다. 그들은 달리를 본떠 만든 오픈소스 텍스트-이미지 변환 모델인 스테이블 디퓨전Stable Diffusion이 출시된 여름 전후를 생성형 AI의 전환점으로 보았다. 양쪽 모두 사용자가 생성형 AI를 통해 창작 이미지를 만들 수 있다는 점에서는 같았지만, 스테이블 디퓨전은 개발자들에게 소스코드를 개방해 새로운 제품을 만들 수 있게 해 준다는 점이 달랐다. 샌프란시스코에서 활동하는 엠버 양Amber Yang이라는 VC는 〈블룸버그 베타〉에 기고한 글에서 이렇게 말했다. "그들이 오픈소스로 공개한 덕분에 샌프란시스코의 초창기 시절부터 현장에서 일해 오던 개발자들이 곧바로 달려들어 다양한 애플리케이션과 모델을 시험해 볼 수 있었습니다."

2022년 11월 30일 전까지 AI에 관해 이야기하는 사람은 연구자, 기업가, 투자자로 구성된 극소수 집단 외에는 없었다. 그러나 챗GPT가 출시된 지 몇 달 만에 AI는 지구상에서 가장 많은 사람의 입에 오르내리는 주제가 되었다. 인스타그램은 1억 명의 사용자를 확보하기까지 2년 반이 걸렸다. 틱톡은 전 세계에 출시된 지 9개월 만에 이 문턱을 넘어섰다. 챗GPT는 출시된 지 9주 만에 약 1억 명이 앱에 가입해 사용자가 되었으므로, 아마도 역사상 가장 빨리 확산된 소비재일 가능성이 크다.

···

인공지능 연구자들은 AI가 일상에 한번 정착되면 사람들은 더 이상 그것을 AI로 생각하지도 않을 것이라고 오래전부터 말하곤 했다. 호프먼의 절친인 제임스 마니카는 미국예술과학아카데미American Academy of Arts and Sciences, AAAS에서 발행하는 계간지 〈대덜러스Dædalus〉 2022년 춘계 인공지능 특집호에 객원 편집위원으로 활동하는 동안 AI의 역사에 대해 살펴보며 이 통찰을 얻었다. 마니카는 이렇게 말했다. "사람들이 일단 AI에 익숙해진 후에는 더 이상 그것을 AI로 부르지 않는 경향이 반복적으로 관찰됩니다."

마니카는 구글 번역을 예로 들었다. 130개 언어를 구사하고 10억 명이 넘는 인구가 사용하는 이 구글 서비스는 2016년부터 있었다. 마니카는 인공지능 시대가 챗GPT를 계기로 열렸다는 주장에 대해, 구글 사이트에 이미 적용된 자동 완성, 지메일 스팸 필터, 사진 보정 기능 등이 AI가 아니면 뭐겠느냐고 반문했다. 그렇게 생각하면 구글 이전에도 비슷한 예를 찾을 수 있다. 챗GPT가 출시되기 훨씬 전부터 각종 소셜 미디어 앱이나 틱톡, 유튜브, 넷플릭스 등에서는 이미 콘텐츠

추천 기능을 위해 AI가 작동하고 있었다. 기업들도 진작부터 자사 공급망 관리와 소비자 선호도 예측에 AI를 활용해 왔다. 마니카는 "우리는 처음 보는 것이나 뭔가 두려운 게 있으면 무조건 AI라고 하는 것 같습니다."라고 말했다.

그러나 사용자가 기계를 상대로 말하는 것과 기계가 그 말에 대꾸하는 것은 차원이 다른 일이다. 챗GPT에서 AI는 뒤에 숨어 있는 기능이 아니라 서비스 그 자체다. 윙벤처캐피털의 피터 와그너는 이렇게 말했다. "여러분과 저, 누구든 인터넷을 켜고 들어가면 우리가 평소 하던 말투 그대로 대화할 수 있습니다. 수많은 사람의 사고를 흔든 것도 바로 이것입니다."

기술 업계 일부에서는 현 상황을 당혹스럽게 여기는 사람도 있었다. 물론 기업들은 오래전부터 자동 완성과 번역 기능 등에 AI를 활용해 왔다. 그러나 그것을 소비자용 앱으로 내놓는 것은 전혀 다른 문제였다. 그들이 보기에는 아직 근본적인 문제를 안고 있는 LLM을 오픈AI가 온 세상 사람에게 활용하라고 활짝 문을 열어 준 셈이었다. 오픈AI가 창립 원칙을 위반하고 있다는 느낌은 이런 우려를 더욱 부채질했다. 이 회사의 설립 취지는 AI가 이익만 추구하는 이기적인 기업의 손에 들어가면 위험하다는 인식이었다. 그러나 이제 평론가들은 오픈AI가 오히려 인공지능의 책임 있는 개발과 사용보다 이익을 우선시한다고 성토하고 있었다.

"설명 가능성이 낮다"는 것도 큰 걱정거리 중 하나였다. 대규모 언어 모델을 만든 사람들은 방대한 텍스트를 분석하고 학습하는 수학적 모델을 통해 이런 일이 가능하다고 설명했지만, 왜 개별 질문에 꼭 그런 답변이 나오는지는 설명하지 못했다. 이는 LLM이 모방하려는 인간 두뇌도 마찬가지다. 우리가 특정 상황에 어떤 말과 행동을 하는 이유를 정확히 아는 사람이 과연 있을까? 몇 해 전에 올트먼은 한 방송에서 이렇게 말한 적이 있었다. "신경망은 불확실한 부분이 있습니다. 우리는 그것이 어떤 식으로 작동하는지 전혀 모르고 있습니다." 그때 이후로 시스템의 역량은 기하급수적으로 강화되었지만, 대규모 언어 모델이 정확히 어떻게 작동하는지는 지금도 미지의 영역으로 남아 있다.

해결되지 않은 또 다른 문제는 연구자들의 용어로 '정렬Alignment'이라는 것이었다. 기술이 인류의 보편적 가치와 어긋나지 않도록 하는 방법은 무엇일까? 브라이언 크리스찬Brian Christian은 《인간적 AI를 위하여The Alignment Problem》라는 책에서 '마법사의 견습생'이라는 비유를 들어 이 문제를 설명한다. 괴테의 시에 나오는 이 우화는 한 늙은 마법사가 집안일을 돕기 위해 빗자루에 마법을 걸었다가, 그만 자신이 건 마법을 통제할 수 없게 된다는 내용이다. 아무리 설계자가 좋은 의도로 시작한 일이라 해도 예상치 못한 외부 변수가 발생하면 도저히 어쩔 수 없는 상황을 맞닥뜨리게 된다는 것이다. 저자는 이렇게 말한다. "우리는 자율적이면서도 명령에 순종하는 강력한 힘을 만들고 여기에 일련의 지침을 내렸다. 그런데 이제 와서 그 지침이 모호하고 불완전하다는 사실을 깨닫고는 미친 듯이 그 힘을 저지하기 위해 고군분투하고 있다." 정렬은 안전한 AI를 보장하는 필수 요소였지만, 이 과제의 해결은 지금도 진행 중이다.

오픈AI는 일찍이 '환각작용'에 대해 경고한 바 있었다. 환각작용은 AI가 아무 근거 없이 현실과 동떨어진 답변을 내놓는 현상을 연구자들이 흥미롭게 표현한 용어다. 그러나 이런 문제를 인식했다고 해서 상황이 나아진 것은 전혀 없었다. 챗GPT는 의학 학술지에 존재하지도 않은 기사를 인용하거나 조작된 자료를 바탕으로 조언하는 일이 허다했다. 내 전 동료이자 친구인 존 마코프는 챗GPT로부터 자기가 5년, 6년 전에 사망했다는 말을 듣기도 했다. 나한테는 에미상을 받은 적이 있다고 해 놓고는 어디에 출연해서 받았느냐고 되물어보니 설명하지 못했다. 나는 에미상을 받은 적이 없으니 당연한 일이었다. 그렇지 않아도 잘못된 정보가 넘쳐나 숨이 막힐 지경인데, 마치 모든 것을 다 아는 듯이 잘난 체하는 AI가 디지털 세상을 더욱 오염시키고 있는 셈이었다. 워싱턴대학교 언어학 교수 에밀리 벤더Emily M. Bender는 "허튼소리를 진지한 어조로 말하는 일이 잦아질수록 챗GPT의 신뢰도는 형편없이 떨어질 것"이라고 말했다.

챗GPT의 고질적인 편향도 큰 걱정거리였다. 대규모 언어 모델이 모두 그렇듯이 GPT는 주로 영어 사용권 웹사이트에서 모은 자료를 학습한 결과다. 컴퓨터과학자 조이 부올람위니Joy Buolamwini는 2023년에 출간된 자신의 책 《AI의 가면을 벗기다Unmasking AI》에서 이런 자료를 "백인 남성 중심 데이터집합"으로 규정하기도 했다. 부올람위니가 연구한 표준 데이터집합에 포함된 이미지 중 80퍼센트 이상이 "피부가 흰 사람"으로 분류되는 것들이었고, 70퍼센트가 남성이었다. 우리가 흔히 사용하는 위키피디아에 실린 자료를 입력한 사람 중

여성의 비중은 15퍼센트에도 채 못 미쳤다.

대규모 언어 모델이 학습 자료로 삼는 인터넷에는 인종 차별과 성차별을 비롯해 온갖 혐오 감정이 넘쳐난다. 오픈AI를 비롯한 여러 AI 연구소는 이런 편견에 대응하고자 비방 언어만 따로 모아 데이터로 만든 다음, LLM에게 해서는 안 되는 말을 가르치는 인력을 별도로 모집했다. 그러나 AI가 원래 가지고 있던 인종적 편견을 없애는 것보다 인종차별적인 말을 피하는 법을 가르치는 것이 더 쉬웠다. 이미 인공지능이 학습한 자료에는 우리 문화에 스며든 고정관념이 각인되어 있었다. 그런데 챗GPT가 공개되면서 새롭게 등장하면서 이 강력한 신경망은 취업 지원자 분류, 대출 신청서 심사 등은 물론, 형사법 체제 내에서 선고, 가석방, 보석 결정의 지침으로 사용될 가능성도 충분해졌다. 오픈AI의 소프트웨어 사용 허가 조건을 보면, 사용자가 이 모델을 "신용, 고용, 주거 및 기타 이와 유사한 필수 서비스의 자격 결정 용도"로 사용하는 것을 금지한다고 명시되어 있다. 그러나 오픈AI의 뒤를 따라 이런 위험한 영역에 뛰어든 다른 회사들은 어떨까?

AI 모델 설계팀 구성원들의 배경이 비슷하다는 점은 학습 자료의 편향 문제를 더욱 복잡하게 만든다. 기술 업계가 대체로 그렇듯이 오픈AI의 직원 중에도 백인 및 아시아계 남성이 압도적 다수를 차지한다. 알고리즘 저스티스 리그Algorithmic Justice League를 결성한 조이 부올람위니는 전체 인구의 일부 집단이 만든 이 체계적인 관점을 '코드화된 시선coded gaze'이라고 불렀다. 부올람위니는 NPR 방송의 〈프레시에어Fresh Air〉라는 프로그램에 나가 자신의 책을 소개하면서 이렇게 말했다. "이건 일종의 '남성의 시선', '백인의 시선' 개념의 기술 버전이에요. 누가 기술을 설계할 권한을 갖고 있는가, 누구의 선호, 누구의 우선순위, 누구의 편견이 이 기술 안에 내장되는가에 대한 문제입니다."

샘 올트먼은 2016년 자신의 생애를 소개하는 〈뉴요커〉의 기사에서 위에 설명한 것과 유사한 문제를 제기했다. 당시 31살의 젊은 수재였던 그는 자신이 운영하는 와이콤비네이터를 통해 매년 수백 개의 테크 기업에 투자하고 있었다. 스타트업 경영자가 YC(실리콘밸리에서는 와이콤비네이터를 이렇게 불렀다)에 입성한다는 것은 자기 회사 지분 7퍼센트를 포기하는 대신 최근 기준 50만 달러의 지원금과 함께 3개월간의 집중적인 성공 지원 프로그램을 거친다는 뜻이었다. 1년 전에 설립된 오픈AI도 이 프로그램을 거쳤다. 그러나 올트먼은 이 기사에서 소수의 인원이 방 안에 틀어박혀 문제를 해결하는 실리콘밸리 방식이 인공지능에는 통하지 않는다는 뜻을 넌지시 내비쳤다. 올트먼은 이렇게 말했다. "내가 만약 이 업계 당사자가 아니었다면 '나한테 직접적인 영향이 미치는 일을 왜 저 녀석들이 결정하지?'라고 생각했을 것이다."

· · ·

샘 올트먼을 대표하는 단어가 하나 있다면 바로 끈기다. 남다른 추진력과 야망 역시 빼놓을 수 없다. 그는 첫 번째 스타트업을 시작하기 위해 스탠퍼드를 중퇴했던 해 여름, 과일과 채소를 먹을 시간도 없이 일하느라 괴혈병이 걸릴 정도였다. 그는 회사를 처음 운영한 경험을 이렇게 말했다. "평생 간직할 교훈을 하나 얻었습니다. 시작한 일을 마무리하려면 끝까지 견뎌 내야 한다는 겁니다." 올트먼은 "지독한 망상에 가까울 정도의 자신감"이 자신의 강점 중 하나라고 말했다.

올트먼은 세인트루이스 교외에서 자랐다. 부모님의 직업은 부동산 중개인과 피부과 의사였다. 그는 초등학교 3학년 시절 이미 선생님들의 컴퓨터가 고장 나면 직접 해결해 주곤 했다. 기술 전문가는 내성적이라는 고정관념과 달리, 외향적이고 싹싹한 성격으로 사람들과 원만한 관계를 유지했고, 이런 그의 모습은 기술에만 몰두하던 주변 사람들을 종종 놀라게 했다.

고등학교 시절에는 같은 학교 학생들이 '전국 커밍아웃 데이'를 큰 목소리로 반대하는 모습을 보고, 연단에 올라 자신도 동성애자라고 커밍아웃했다. 그러곤 선생님들을 설득해 교실 문에 '안전한 공간'이라는 팻말을 내걸어 동성애자 학생들을 지지한 적도 있었다. 그의 지도교사는 〈뉴요커〉와의 인터뷰에서 "샘의 행동 덕분에 학교가 바뀌었다."라고 말했다.

올트먼은 늘 바쁘게 움직였다. 그는 19살이 되던 2학년 때 스탠퍼드를 중퇴하고, 친구의 위치를 알려 주는 소셜네트워크 앱이라는 아이디어를 사업화하고자 했다. 2005년 여름, 올트먼과 나머지 공동 창업자들은 다른 7개 창업팀과 함께 와이콤비네이터의 첫 창업 지원 프로그램에 참여했다. YC 프로그램을 마친 올트먼은 루프트Loopt라는 자신의 스타트업이 실리콘밸리 최고의 벤처캐피털인 세쿼이아와 또 다른 일류 기업 NEA로부터 총 500만 달러를 유치하는 쾌거를 달성했다. 세쿼이아와 NEA는 2년 후에 1,200만 달러를 추가로 투자했다. 그러나 루프트를 창업한 시기는 앱 스토어와 스마트폰이 보편화되기 전이었다. 결과적으로 투자자들이 기대했던 만큼 성과가 나오지 않았다. 2012년에 루프트가 4,300만 달러에 매각되었을 때 올트먼의 몫으로 돌아온 돈은 500만 달러 정도였다.

올트먼을 만난 사람들은 가장 먼저 그의 눈빛에 깊은 인상을 받는다. 그는 빼빼 마른 몸매에 아이 같은 얼굴과 커다랗고 푸른 눈동자를 지녔으며, 항상 말속에 진심이 묻어나는 사람이다. 와이콤비네이터의 창립 멤버이자 초창기 경영을 맡았던 폴 그레이엄Paul Graham은 이렇게 말했다. "그를 만난 지 3분도 채 되지 않아 19살 시절의 빌 게이츠가 아마 이런 사람이었겠구나 하는 생각이 들었습니다." 그레이엄은 시간이 지날수록 올트먼이 교활한 전략가로 보이기 시작했다. 다시 말해 뛰어난 지능과 쾌활한 성격을 겸비했다는 뜻인데, 좀처럼 보기 드문 조합이었다. 그는 당시 겨우 23살이던 올트먼을 이렇게 묘사했다. "식인종만 사는 섬에 그를 떨어뜨려 놔도 5년쯤 지나면 아마 그곳에서 왕 노릇을 하고 있을 겁니다."

올트먼이 급부상할 수 있었던 이유 중에는 연상인 사람을 자기편으로 끌어들이는 타고난 재능도 큰 몫을 차지했다. 폴 그레이엄이나 리드 호프먼 등이 바로 그들이었다. 올트먼은 자기보다 17살 위인 호프먼을 만났을 때도 여전히 루프트 일을 계속하던 중이었다. 두 사람은 양쪽 회사에 모두 투자한 세쿼이아가 주최한 행사에서 처음 만났다.

올트먼은 만나자마자 아침 공세를 시작했다. "그가 다가오더니 자기가 루프트를 설립할 때 세쿼이아와 협력한 이유는 세쿼이아가 링크드인에 투자한 회사라는 점도 중요하게 작용했다고 하더군요." 호프먼의 말이었다. 그는 '엄청나게 똑똑하면서도 사교성이 좋고 인품이 훌륭한' 올트먼과 곧 가까운 사이가 되었다. 호프먼은 "멋진 친구로군, 뭔가 일을 낼 것 같은데."라고 생각했다고 한다. 이후 두 사람은 계속 연락을 주고받았고, 오픈AI에서는 더욱 가까워졌다. 호프먼은 "그때쯤 되니 샘이 아주 가까운 친구로 여겨지더군요."라고 말했다.

그레이엄도 호프먼처럼 올트먼보다 훨씬 나이가 많았다. 닷컴 열풍이 불던 시절, 야후는 그레이엄이 창업한 전자상거래 기업을 5,000만 달러에 인수했다. 올트먼은 루프트를 매각한 후 YC의 대표직을 맡아 인큐베이팅 프로그램에 참여할 회사를 선발하고, 투자한 회사를 지원하며, 그중에서 빅히트를 치는 기업이 나오면 자기 몫의 성공 보수를 받았다. 3년 후, 그레이엄은 지난 10년 동안 YC를 운영하느라 심신이 지쳤다며 사임 의사를 밝혔고 당시 28세이던 올트먼에게 자리를 물려준다고 발표했다. 그레이엄의 발표를 들으면 올트먼을 아들처럼 여기는 마음이 느껴졌다. "지금 저는 샘을 세상에 막 내놓는 것 같은 심정입니다."

올트먼은 잘나가던 가업을 이어받아 대기업으로 키운 경영의 귀재라 할 만한 인물이었다. 그는 YC의 정규직 파트너 수를 두 배로 늘리고, 지원 기간도 3개월에서 6개월로 연장해 200개가 넘는 스타트업을 프로그램에 받아들였다. YC는 그가 경영을 맡은 후, 지원 프로그램

자격에 미달하는 창업팀을 대상으로 '스타트업 예비학교'를 설립했고, 초기 투자를 받은 스타트업 중 가장 유망한 곳에 후속 투자를 지원하기 위해 전통적인 벤처 펀드를 별도로 설립했다. 그는 또 YC의 사업을 소프트웨어와 앱 분야로도 확대했다. 또한 원래 원자력 산업에 오래전부터 관심을 두었던 만큼 핵분열 및 핵융합 분야의 유망 스타트업을 적극적으로 발굴해 YC 프로그램에 영입했다. 그는 YC에 있는 동안 'YC 리서치'라는 비영리 단체에 개인적으로 1,000만 달러를 기부했다. 이 기관은 창업으로 이어질 가능성이 보장되지 않는 기초 학술 연구에 자금을 지원하는 일을 했다. YC 리서치가 연구 자금을 지원한 곳 중 하나가 바로 오픈AI였다.

올트먼은 잠시도 가만히 있지 못하는 성격이었다. 웬만큼 부지런한 사람도 그의 옆에 있으면 게으름뱅이처럼 보일 정도였다. 그는 YC를 열심히 키우는 동안에도 루프트를 매각해 번 돈에 피터 틸로부터 투자받은 거액을 합쳐 벤처 펀드를 운용하고 있었다. 에어비앤비, 레딧, 스트라이프 등 YC가 지원하는 회사들에 개인 돈을 추가로 투자하기도 했다. 또 핵융합 관련 스타트업인 헬리온 에너지Helion Energy는 비소프트웨어 분야로는 최초로 YC 인큐베이팅 프로그램에 편입한 회사였다. 올트먼은 이 회사가 950만 달러의 초기 투자를 받은 후, 추가로 자기 돈 수천만 달러를 쏟아부었다. 만약 성공한다면 무한한 에너지를 저렴하게 공급받는 길이 열리게 되므로, AI의 전력 수요가 점점 커질 것을 생각하면 꽤 의미심장한 투자인 셈이었다. 올트먼은 레트로 바이오사이언스Retro Biosciences라는 회사에도 이런 식으로 수천만 달러를 투자한 적이 있었다. 레트로는 인간의 수명을 10년 연장한다는 목표로 연구에 매진하는 회사였다.

올트먼은 2015년에 〈포브스〉가 선정한 '30세 이하 유망 기업인 30명'에 포함된 기념으로 마련된 인터뷰 자리에서 "이 세상의 모든 문제를 하나하나 열거하고 그걸 해결할 회사에 자금을 지원한다는 건 참 멋진 일이라고 생각합니다."라고 말했다. 올트먼은 2019년에 YC에서 물러나 오픈AI 일에 전념하면서도 이런 투자 활동을 계속 이어 갔다. 그러나 올트먼의 명성이 점점 높아질수록, 그의 이런 행동에 눈살을 찌푸리는 사람들도 조금씩 늘어나기 시작했다.

· · ·

올트먼은 투자로 억만장자가 되었다. 여러 채의 집을 소유하게 된 그는 "일반인의 생활과 동떨어진 삶을 살고 있는 것 같다."라고 털어놓기도 했다. 그러면서도 챗GPT가 출시되었을 때는 평범한 사람들을 안심시키는 말을 적절히 건넸다. 그는 챗GPT가 출시된 직후, 이 제품이 아직 완성형이 아니라고 인정했다. 가장 중요한 문제는 역시 답변의 정확성이었다(올트먼은 이를 '진실성'이라고 불렀다). 사람들이 챗GPT를 사용하기 시작한 지 열흘이 지났을 때, 올트먼이 이런 글을 트윗했다. "챗GPT에는 큰 한계가 있습니다. 다만 몇몇 잘하는 일도 있어 마치 대단한 물건이라는 오해를 만들고 있습니다. 당장은 뭔가 중요한 일이나 결정을 여기에만 의존하는 것을 권하지 않습니다." 그는 출시

후 봇물 터지듯 쏟아져 나온 과장들을 언급하며 〈뉴욕타임스〉에 불만을 표시했다. "이 제품에 대한 과대 평가는 완전히 도를 넘었습니다." 올트먼은 AI에 입력되는 자료에 인류 전체가 관심을 기울이는 일이 중요하다고 강조했다. 그는 모종의 글로벌 지배구조 위원회 같은 기구가 나와서, 기술 분야를 오픈AI가 완전히 장악한 현실을 조금씩이라도 해소해야 한다고 생각했다.

올트먼은 AI를 생각하면 두려움을 느낄 때가 있다고 고백했다. 그것은 그가 지닌 또 하나의 재능이었다. 갓 태동한 기술이 어쩔 수 없이 안고 있는 모순과 혼란을 기꺼이 인정하는 능력이었다. 올트먼은 자신을 "중서부 출신의 유대인으로서, 원래 매사를 낙관하는 사람이지만 언제든 일이 잘못될 수 있다고 보고 대비하고 있다."라고 말했다. 그는 초지능이 지닌 엄청난 잠재력에 흥분하면서도, AI의 물결이 어느 순간 쓰나미가 될 수 있다는 일부의 경고도 겸허히 받아들였다.

올트먼은 챗GPT가 출시된 지 6주 후 샌프란시스코에서 열린 한 기술 컨퍼런스에서 이렇게 연설했다. "AI의 좋은 면만 본 나머지, 그 이야기만 시작하면 엄청나게 흥분하는 사람도 있습니다. 그러나 잘못하면 전 인류가 끝장나는 최악의 사태가 올지도 모릅니다." 〈포춘〉 기자 제레미 칸은 올트먼을 오픈AI의 '최고 찬물 끼얹기 책임자'라고 불렀다(최고경영자, 최고재무책임자 등에 빗댄 농담-옮긴이 주).

오픈AI가 챗GPT를 출시한 이유는 시대의 변화를 눈치채고 남보다 빨리 AI 시장을 선점하기 위해서였다. 고상한 명분은 그다음 문제였다. 오픈AI 사람들은 자신을 정의로운 세력이라그 생각했고, 그 말은 무엇보다 선점이 중요하다는 뜻이었다. 올트먼은 이렇게 말했다. "안전성이라는 명분을 내세울수록 반드시 시장 지배자가 되어야 합니다. 1등이 아니면 아무리 정의를 떠들어도 소용이 없습니다." 오픈AI가 시장 선점의 우위를 누린 이상, 적어도 이론상으로는 AI의 안전하고 윤리적인 개발에 관한 기준을 수립할 권한이 대기업이 아니라 오픈AI의 손에 들어왔다.

호프먼은 오픈AI의 이사였음에도 챗GPT의 출시 시기를 직접 언급한 적이 없었다. 인플렉션AI가 경쟁 제품을 개발 중이었으므로 그는 챗GPT에 관한 논의에서 일부러 멀찌감치 떨어지고자 했다. 이런 태도는 이해 충돌을 염려한 데서 비롯된 것이지만, 애초에 경쟁 회사의 설립에 참여한 시점에 오픈AI 이사회에서 물러나는 것이 마땅했다.

만약 호프먼이 챗GPT 출시 논의에 참여했다면, 그는 분명 올트먼의 편에 섰을 것이다. 호프먼은 이렇게 말했다. "나야 AI가 얼마나 대단한 일들을 이뤄낼지 다 아니, 더 이상 기다리기만 하는 것은 무책임한 일이라고 말했을 겁니다."

호프먼이 한 말 중 "스타트업이 출시한 제품이 그것을 만든 사람의 마음에 들 정도면 이미 출시 시기를 놓친 것"이라는 유명한 격언이 있다. 챗GPT가 적절한 사례였다. 올트먼은 챗GPT가 출시된 지 몇 달 후 이렇게 트윗했다. "다소 부족한 점이 있는 것을 알면서도 일찍 세상에 공개한 이유는, 자료를 충분히 입력하고 시행착오를 거쳐 다듬는 일이 중요하다고 생각했기 때문입니다."

올트먼의 말은 시의적절했다. 그는 세상 사람들이 "AI의 지향점, 바뀌거나 개선되어야 할 부분, 그리고 우리가 하면 안 되는 일 등에 관한 논의에 참여할 수 있어야 한다."라고 말했다. 챗GPT의 출시 상황은 마치 최고 시속 60킬로미터인 포드 T 자동차를 출시할 당시, 적절한 도로 환경과 표지판, 안전벨트, 브레이크 사양 등의 안전 강화 방안을 운전자의 의견을 반영해 함께 결정한 것과 같다. 시속 300킬로미터를 달리는 경주용 자동차가 완성될 때까지 기다렸다면, 아마 지금처럼 자동차가 널리 보급되지 못했을 것이다. 오픈AI가 다소 시기상조라는 것을 알면서도 챗GPT를 과감히 출시했기에, 아직 이 기계가 조금 도를 넘더라도 큰 피해를 미치지 않을 때 대중과 정책 결정자들이 기술의 여러 측면을 논의할 시간을 확보할 수 있었다.

올트먼은 이렇게 말했다. "우리는 출시를 포기하고 약 5년쯤 더 공을 들인 후에 정말 완벽한 제품을 선보일 수도 있었을 겁니다. 그러나 우리가 뒤에 숨어서 완벽한 AGI를 만드는 동안, 세상 사람들은 그동안 무슨 일이 있었는지 모른 채 있었다면, 그때부터 또 익숙해지는 시간이 더 필요할 것입니다."

· 11장 ·

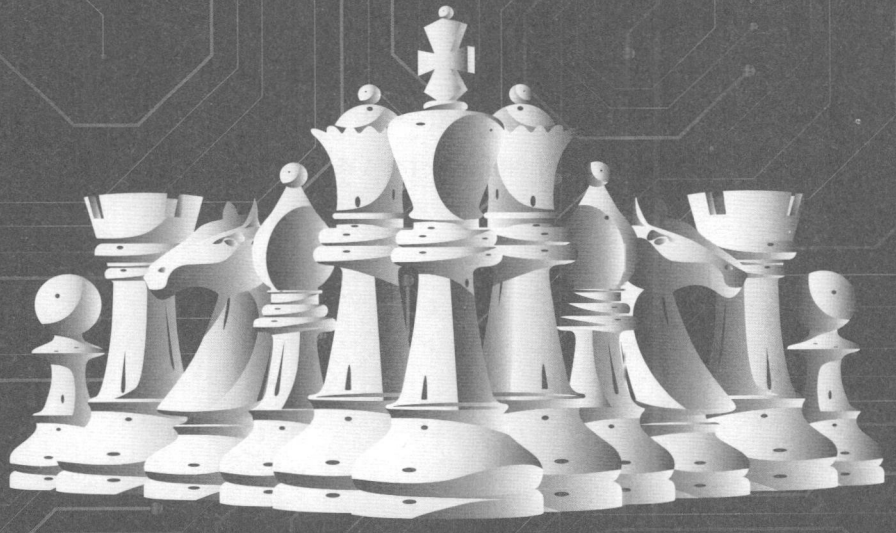

정지된 실리콘밸리에 떨어진 AI 유성

"천하무적의 기업은 없습니다. 어떤 기업이라도 한순간에 무너질 수 있습니다."

2022년 금리 인상과 경기 침체로 기술 업계는 큰 타격을 입었다. 이런 상황에서 AI는 새로운 '성장 서사'로 자리 잡았고, VC들은 앞다퉈 AI에 투자하며 이전의 크립토·핀테크 열풍을 대체했다. 그러나 동시에 빅테크에 대한 대중의 신뢰는 바닥을 쳤고, 챗GPT조차 언론과 시민사회에서 비판적 시선에 직면했다. 메타와 구글 같은 대기업은 이미 유사한 기술을 보유하고 있었지만, 실행력에서 뒤처졌다. 특히 구글은 검색 시장의 위협을 체감하며 조직 전면 재편에 나선다.

THE WAR OF AI TITANS

챗GPT는 호재에 목말랐던 기술 업계에서 더할 나위 없는 시기에 출시되었다. 2022년은 기술 업계뿐만 아니라 경제 전반이 좋지 않은 해였다. 그해 3월, 연준이 금리를 올리면서 양적 완화가 종료되었고, 2020년부터 2021년까지 기술 업계가 누려 왔던 놀라운 호황도 막을 내렸다. 이후 금리는 계속 인상되어 급기야 5퍼센트를 넘어섰다. 러시아의 우크라이나 침공은 금융 시장을 뒤흔들며 인플레이션 불안을 가중시켰다. 주식시장은 2008년 서브프라임 붕괴 이후 최악의 한 해를 보냈다.

그중에서도 가장 큰 타격을 입은 분야가 기술 업계였다. 기술주 중심의 나스닥은 2021년 말 역대 최고치를 기록한 후 계속 하락해 시가총액이 3분의 1 이상 증발했다. 아마존의 주가는 반토막이 났다. 페이스북의 모기업인 메타는 주가가 75퍼센트 하락하며 2만 명이 넘는 직원을 해고했다. 소형 기술주 중에서는 80퍼센트에서 90퍼센트까지 하락한 회사가 허다했다. 기술주가 신뢰를 잃으면서 호프먼과 핀커스가 만들었던 기업인수목적회사 '스팩SPAC' 회사들도 고스란히 타격을 받았다. 한 회사는 주가가 70퍼센트나 떨어졌고, 고점 대비 40퍼센트 하락한 회사도 있었다. 주가가 30퍼센트 가까이 하락한 마이크로소프트는 1만 명의 직원을 해고했고, 하락 폭이 40퍼센트를 넘은 구글은 1만 2,000명을 해고했다.

샘 뱅크먼프리드가 설립한 암호화폐 거래소 FTX가 2022년 가을에 파산하면서 암호화폐 시장도 붕괴했다. 핀테크, NFT 등 VC들이 주로 투자해 온 종목이 모두 무너졌다. 그동안 기업 대상 매출이 탄탄해 걱정이 없던 사스SaaS 기업들마저 자산 가치가 큰 폭으로 하락했다.

벤처캐피털도 같은 상황을 맞이했다. 벤처캐피털은 장부상의 투자 자산을 현금화할 출구 전략이 필요하다(벤처투자 업계 용어로는 '유동화'라 한다). 투자받은 기업은 상장에 성공하거나 다른 기업에 인수되어야 투자자에게 수익을 안겨 주고, 나머지 현금을 회수할 수 있다. 기업 가치가 반토막 난 상장 대기업으로서는 아무리 유망한 스타트업이라 해도 수십억 달러를 들여 인수하기가 쉽지 않았다. 신규 상장IPO도 마찬가지였다. 평소 아무리 실적이 좋은 VC라 해도 이런 상황에서는 투자한 회사의 IPO를 꿈꿀 수 없는 형편이었다. 미국벤처캐피털협회NVCA에 따르면, 2021년에 벤처캐피털들이 성공시킨 IPO와 인수 거래 총액은 7,530억 달러에 달했지만, 이듬해가 되자 이 금액은 전년 대비 90퍼센트 넘게 줄어들었다.

이런 상황에서 벤처캐피털이 보유한 현금이 수백억 달러에 달했지만, 투자할 곳이 없었다. 거기에다 유한 파트너LP들이 투자를 약정해 놓고 기다리는 돈도 수백억 달러에 달했다. 그런 벤처캐피털들에게 AI는 신이 내린 선물이나 마찬가지였다. 호프먼이 쓴 《블리츠스케일링》이나 피터 틸의 《제로 투 원》처럼 AI의 급성장론을 펼치는 책도 이미 서가를 가득 채울 정도로 많았다. 그런 책들을 보면 벤처기업들에게 신중함을 권하는 내용은 찾아보기 어려웠다. 벤처캐피털들은 유한 파트너들에게도 비록 명시적으로 말하지는 않았지만, AI에서 충분한 투자 수익이 나올 것이라는 무언의 메시지를 보내고 있었다. 그런 수익은 투자 기업의 창업자에게 야망을 자제하라고 조언해서는 결코 얻을 수 없는 것이었다.

샌드힐 로드의 스타트업 생태계는 연수익 수백만 달러의 평범한 회사나 수억 달러 규모의 기업이 아니라, 나중에 수십억 달러 매출을 낼 회사를 대량으로 만든 체제로 재편되었다. 나는 VC들이 이런 평범한 기업을 '워킹 데드'라고 부르는 것을 들은 적이 있다. 수익은 어느 정도 내지만, 처음에 품었던 원대한 비전은 잊어 버리고 단기 실적만 좇으며 하루하루를 버티는 회사라는 뜻이다. 벤처 생태계가 계속 돌아가기 위해서는 수십억 달러 펀드가 그 어느 때보다 더 많이 필요했고, 그것은 곧 급성장 기업을 더 많이 배출해야 한다는 뜻이었다.

· · ·

챗GPT가 출시되고 몇 주 후, 그레이록의 파트너들이 특별 회의를 열었다. 이 회사는 호프먼과 모타메디 덕분에 다른 경쟁업체보다 AI 분야에 일찍 진입했지만, 새로 등장한 챗GPT가 사내 모든 사람에게 환영받은 것은 아니었다. 호프먼은 이렇게 말했다. "사람들은 여러 분야에 투자해야 한다고 말했지만, 저는 AI 분야 외에는 시간을 들일 만한 가치가 없다고 생각했습니다." 그레이록은 이미 인공지능 분야의 선두 주자가 되어 있었고, 이제 그들이 할 일은 AI의 장점을 강조하는 것뿐이었다.

VC가 가장 잘하는 일은 결국 변신이다. 불과 몇 달 전만 해도 그들이 확신에 차서 이야기하던 다른 주제들은 순식간에 AI의 무한한 잠재력에 대한 열렬한 믿음으로 대체되었다. 암호화폐, 웹3.0, 핀테크 등을 내세우던 사람들은 그런 간판을 게시판에서 조용히 내리고, 다들 AI 전문가를 자처하기 시작했다. 사실 선택지가 없었다. 그들의 귀에는 모바일, 클라우드, 인터넷이 처음 등장했을 때처럼, AI가 새로운 패러다임을 불러오고, 지금까지 보지 못한 완전히 다른 기업들이 탄생할 것이라는 말이 계속 들려왔다. 그래서 그들도 똑같이 AI 대열에 합류했다. AI는 모바일, 클라우드, 인터넷만큼 거대한 시장이 될 것이 분명하며, 이 분야에서 창업하는 기업은 반드시 성공할 것이라는 믿음이었다.

"정신이 하나도 없었습니다." AI 분야에 누구보다 먼저 투자해 온 래디컬 벤처스의 창립 파트너 롭 토우의 말이다. 매주 다른 VC들이 그에게 비슷한 내용의 메일, 문자, 전화로 연락해 왔다. "한 대형 VC가 저에게 이렇게 말했습니다. '우리는 요즘 AI를 집중 검토하고 있습니다. 귀하의 의견을 듣고 싶습니다.'" 토우는 이런 뒤늦은 움직임을 '뜨내기 VC'라고 표현했다. 그는 이어서 말했다. "다들 마치 번갯불에 콩 볶아먹듯이 서둘렀어요. AI를 말하지 않는 사람이 없더군요."

· · ·

적어도 한 가지 면에서는 AI의 등장이 최악의 시점이었다고 말할 수 있다. 실리콘밸리가 강력한 신기술을 세상에 내놓은 시점은 하필 빅테크에 대한 대중의 신뢰가 사상 최저 수준으로 무너진 직후였다. 기술 분야에 대한 미국의 사랑이 바닥에 떨어졌고 그 자리를 분노에 가까운 감정이 채웠다.

미국인이 정확히 언제 빅테크를 불신하기 시작했는지는 분명하지 않다. 브루킹스 연구소가 2018년과 2021년에 사회 각 분야에 대한 신뢰도를 조사한 결과, 2018년에 페이스북은 신뢰도 순위에서 20개 기관 중 세 번째로 낮은 평가를 받았고, 2021년에는 아예 꼴찌로 떨어졌다. 2018년에 아마존과 구글은 각각 두 번째, 네 번째로 높은 신뢰를 얻었지만 2021년에는 모두 중위권으로 밀려났다. 기관 모두 신뢰도가 2018년부터 팬데믹 2년 차인 2021년까지 하락했지만, 가장 큰 폭으로 추락한 곳이 바로 아마존, 구글, 페이스북이었다. PR 컨설팅사 에델만의 '신뢰 척도'에 따르면, 미국인은 다른 나라 사람보다 테크

기업을 훨씬 더 회의적으로 바라보고 있었다. 2022년 에델만 보고서에 따르면 브라질 국민의 80퍼센트, 멕시코의 82퍼센트, 인도의 89퍼센트가 기술 업계가 제 역할을 잘한다고 답했다. 프랑스와 독일도 61퍼센트로 비교적 낮았지만, 미국은 54퍼센트에 그쳐 최저치를 기록했다.

아마존은 소기업과 중산층을 무너뜨렸고, 페이스북을 비롯한 여러 소셜 미디어는 알고리즘으로 사람들의 분노를 자극하며 광고 수익을 키워 왔다. 하버드 경영대학원 교수 쇼샤나 주보프는 구글, 페이스북 등이 우리의 개인정보를 수집해 돈을 버는 방식을 '감시 자본주의'라고 불렀다. "당신이 어떤 상품을 공짜로 이용하고 있다면, 바로 당신이 상품이다."라는 말도 유행했다. 우리가 스마트폰을 들고 다니는 동안, 빅테크는 우리가 어디를 가고 무엇을 사고 어떤 정보를 보는지 속속들이 알고 있었다. 이렇게 모인 개인정보는 데이터 뭉치로 묶여 경매에 부쳐졌고, 가장 비싼 값을 부른 회사가 이를 사 갔다. 이제 빅테크는 더 이상 인류를 구하는 토니 스타크 같은 영웅이 아니었다. 오히려 여론을 조작하고, 사람들을 착취하며, 우리 개인 정보를 사고파는 범죄자 취급을 받았다.

한때 미국은 청바지에 후드티를 입은 젊은 천재들이 더 나은 세상을 만들 거라 믿었다. 그러나 그들도 자신들이 밀어낸 이전 세대의 자본가들과 다르지 않거나, 어쩌면 더 나쁜 사람들이라는 사실이 드러났다. 기술의 부상은 극소수의 손에 부와 권력을 집중시켰고, 실리콘밸리 스타트업 생태계는 우버나 도어대시 같은 긱 경제를 만들었지만,

이것이 노동자를 착취하는 구조가 아니냐는 비판도 나왔다. 2010년대 언론 보도에서 구글, 아마존, 애플, 페이스북 등은 세금 회피의 대표 사례로 등장했다. 그들은 막대한 수익을 해외로 빼돌리며 법인세를 피해 갔다. 2000년대만 해도 구글의 "사악해지지 말자"는 모토는 실리콘밸리의 젊은 낙관주의를 상징했지만, 2020년대 초가 되자 아무도 그런 말을 믿지 않게 되었다. 이제 실리콘밸리의 모토는 페이스북 본사 벽에 걸린 "빠르게 움직이고, 모든 것을 부숴라."였다. 결국 우리가 깨달은 것은, 페이스북이 민주주의를 포함한 많은 것을 부수면서 성장해 왔다는 사실이었다.

이 변화는 방송 콘텐츠에서도 드러났다. 2022년 초, 각종 스트리밍 채널은 기술 스타트업의 민낯을 드러내는 시리즈물을 잇달아 내보냈다. 〈쇼타임〉의 '기고만장 : 우버의 투쟁'은 우버가 원칙을 어기며 시장을 장악하는 과정을, 〈훌루〉의 '탈락자'는 테라노스 창업자 엘리자베스 홈즈가 저지른 사기극을 다뤘다. 애플TV의 '워크래시'는 애덤 노이만이 수십억 달러를 날리고 위워크가 무너지는 이야기를 담았다. 이 세 편의 방송은 기술에 대한 대중의 불신을 생생하게 보여 줬다.

비즈니스 언론의 분위기도 완전히 바뀌었다. 나는 1990년대 후반부터 2000년대까지 기술 업계를 취재하던 당시, 언론이 스타트업과 창업자를 지나치게 미화한다고 느꼈다. 그리고 챗GPT가 출시된 직후 실리콘밸리로 돌아와 보니 분위기가 정반대로 바뀌어 있었다. 언론은 테크 기업을 신처럼 떠받들던 이전과 달리, 이제는 거의 악마처럼 몰아세우고 있었다. 일부 기자들은 아예 개인적인 원한을 가진 듯이 보이기도 했다. 대중이 기술 업계에 느낀 배신감을 기자들도 똑같이 느낀 것이다.

〈워싱턴포스트〉가 발행하는 한 뉴스레터는 "여러분의 친구는 기술이 아니라 우리입니다."라는 슬로건을 내걸었다. 기자들은 AI의 등장에도 냉소적이고 불신하는 태도를 유지했다. 챗GPT를 다룬 기사는 거의 모든 언론에 실렸지만, 금세 분위기는 비판 일색으로 바뀌었다. 챗GPT가 처음 출시된 한 달 동안은 AI의 등장과 그 의미를 분석하는 기사들이 쏟아졌지만, AI가 우리에게 구체적으로 어떤 혜택을 줄 것인지에 대해 이야기하는 매체는 거의 없었다. 리드 호프먼은 "주류 언론이 생성형 AI를 긍정적으로 보도한 날도 며칠은 있었다."라고 농담처럼 말했다.

・ ・ ・

무스타파 술레이만이 설립한 인플렉션AI 사람들은 모두 혼비백산하는 분위기였다. 오픈AI의 챗GPT 출시는 마치 경주의 시작을 알리는 총성처럼 느껴졌다. 갑자기 모두가 전력을 다해 제품 출시에 매달려야 했다. 이제 자연어를 구사하는 AI만으로는 부족했다. 반드시 챗GPT와 차별화되는 기능을 선보여야 했다. 출시 제품이 충족해야 할 기준이 순식간에 한 차원 높아진 셈이었다. 호프먼은 "대중의 기대를 어떻게 충족시키느냐가 관건이었습니다."라고 말했다.

챗GPT가 등장했을 당시 인플렉션AI는 이제 겨우 자립 단계에 들어서고 있었다. 이 스타트업은 불과 한두 달 전에 그레이록의 품을 떠났고 직원 약 20명의 아담한 회사에 불과했다. 그에 비하면 오픈AI는 이미 직원 수가 300명에 달했다. 그해 9월, 술레이만은 인플렉션AI에 엔지니어가 아닌 직원으로는 처음으로 스탠퍼드에서 갓 MBA를 취득한 알렉산드라 아이텔Alexandra Eitel을 채용했다. 그때까지 술레이만은 사실상 회사를 혼자 운영하고 있었다.

아이텔은 이렇게 말했다. "회사에 들어와 보니 무스타파가 급여 정산 업무를 하고 있더군요. 그는 혼자서 인사, 재무, 급여, 운영 업무를 도맡아 했습니다." 그녀는 "무스타파가 창업자와 CEO 직무 외에 하고 있던 모든 일"을 자신이 맡아야 한다고 판단했다. 우선 그레이록을 떠났으니 일할 사무실부터 구해야 했다. 챗GPT가 출시될 즈음, 인플렉션AI는 팔로알토 시내의 한 공유 사무실로 이사했다. 테슬라 본사 길 건너편, 록히드 마틴과 휴렛팩커드 사이에 있는 건물이었다. 챗GPT가 출시되며 경쟁이 더욱 치열해질 것임을 잘 알고 있던 술레이만은 "어디서든 영감을 얻을 수 있으면 충분하죠."라고 말했다.

・・・

메타의 AI 연구 책임자였던 얀 르쿤은 속이 부글부글 끓었다. 세상 사람들은 챗GPT가 혁신적인 제품이라고 알고 있지만, 그는 사실은 그렇지 않다고 생각했다. 메타는 물론 구글을 비롯해 최소한 대여섯 개 회사가 그 정도 기술은 이미 다 보유하고 있었다. 차이점이 있다면 경영 구조뿐이었다. 오픈AI는 스타트업이었고, 나머지는 화석처럼 경직된 대기업이라는 점이 다를 뿐이었다.

챗GPT가 출시되기 몇 달 전, 메타는 블렌더봇 3라는 대화형 AI를 선보였다. 이 AI는 GPT-3와 거의 같은 규모의 LLM을 기반으로 했지만, 사용하는 사람은 아무도 없었다. 메타 측이 모욕적인 언사를 절대로 허용하지 않는 알고리즘을 만들어 놓았기 때문이었다. 사용자가 종교, 정치 등 조금이라도 논란이 될 만한 주제를 언급하면 대화가 중지되었다. 메타는 또 챗GPT 출시 2주 전, 갤럭티카Galactica라는 대화형 LLM을 내놓았다. 이 모델은 과학 연구자를 위해 개발된 것으로 4,800만 편의 과학 논문을 학습 자료로 삼아 연구 기획안을 작성하고 논문을 다듬는 데 도움이 되도록 설계되었다. 이 모델은 복잡한 수학 공식을 풀고, 컴퓨터 프로그램을 작성하며, 화학 성분을 분석할 수도 있었다. 그러나 이 역시 다른 AI처럼 없는 사실을 지어내는 문제가 드러나자 소셜 미디어에서 비판이 쏟아졌다. 르쿤은 갤럭티카가 "트위터 상의 광기 어린 폭도들에게 맞아 죽었다."라고 표현했다. 메타는 잘못된 정보가 퍼지자 바로 위축되었고, 결국 갤럭티카는 출시 3일 만에 폐쇄되었다.

컴퓨터공학자들은 대개 컴퓨터 화면을 들여다보는 쪽을 더 좋아하지만, 르쿤은 언론과의 대결을 즐겼다. 확고한 지적 감각과 다방면의 실력을 갖춘 그는, 그럴 만한 이유가 충분했다. 2013년 12월 그가 메타에 합류했을 때, 〈와이어드〉는 "페이스북, '딥러닝' 거장을 영입해 AI 연구소를 출범하다."라고 보도했다. 그가 메타의 AI 역량을 구축하기 시작한 지 2년 후에야 오픈AI가 설립되었고 메타의 LLM인 LLaMA를 구상한 것도 바로 르쿤이었다(LLaMA는 '대규모 언어 모델 메타 AI'의 약자로, 처음에는 LLaMA로 표기되었으나 3번째 버전부터는 Llama로 바뀌었다). 그는 불만을 숨기지 않았다.

르쿤은 챗GPT에 대해 이렇게 말했다. "특별히 혁신적이지 않고, 혁명도 아닙니다." 챗GPT의 핵심 기술은 트랜스포머 모델인데, 그것은 애초에 구글이 발명한 기술이었다. 르쿤은 줌 인터뷰에서 "오픈AI의 기술이 다른 연구소에 비해 특별히 앞선 것은 아닙니다."라고 말했다.

사실 르쿤의 말은 맞았다. 새로운 기술을 개발했다고 꼭 성공하는 것은 아니며, 이미 존재하는 기술이라도 시기적절하게 잘 포장해 출시하면 시장의 승자가 되는 경우도 많다. 웹 브라우저는 1990년대 초에도 존재했지만 넷스케이프가 후발주자임에도 더 간편하고 그래픽 품질이 뛰어났기에 성공할 수 있었다. 구글 이전에도 검색 엔진이 있었고, 아이폰 이전에도 스마트폰이 존재했다.

르쿤은 챗GPT를 "꽤 훌륭한 솜씨로 조합된 제품"이라고 평했다. 은근 비판이 섞인 말이었다. 그러나 사용자 인터페이스가 뛰어나거나 포장이 잘된 것만으로도 시장에서는 충분히 성공할 수 있다. 승자가 되려면, 설령 욕을 먹더라도 끝까지 밀어붙이며 세상에게 익숙해지라고 강요할 배짱도 필요하다.

· · ·

구글 내부에서도 불만이 많기는 메타와 마찬가지였다. 직원들은 구글 내에서 진행 중인 연구에 비하면 챗GPT는 아무것도 아니라고 기자들에게 전했다. 한편, 그들은 하필 이 시기에 빅테크에 근무하는 자신들이 운이 없다고도 생각했다. 기술 업계에 대한 대중의 인식이 최악인 만큼 리더들이 브랜드와 평판을 지나치게 의식할 수밖에 없다는 것이었다.

그러나 구글 사람들의 진짜 걱정거리는 2023년에 1,750억 달러의 매출을 기록한 핵심 사업, 즉 검색 서비스였다. 구글의 주 수익원은 온라인 광고였다. 그러나 사람들이 더 이상 궁금한 질문을 구글에서 검색하지 않는다면 어떻게 될까? 이제 우리는 구글이 제시하는 링크들을 일일이 클릭해 뒤질 필요 없이, AI에게 한마디만 물어보면 된다. 리드 호프먼을 비롯한 수많은 사람이 너무나 뻔한 질문을 던지고 있다. "파란색 링크 여러 개와 정답 하나 중에 어느 쪽을 택하시겠습니까?" 그는 '강화된 검색 서비스'인 AI야말로 구글의 핵심 사업이 20년 만에 처음 맞이하는 중대한 위협이라고 말했다.

이것이 바로 혁신기업의 딜레마다. 구글로서는 사용자 친화적 대화형 AI를 출시하자니 기존의 검색 서비스 수익이 잠식될 것 같고, 그렇다고 가만히 있자니 경쟁사에 뒤처지는 진퇴양난에 빠진 셈이다. 챗GPT가 출시된 지 몇 달 후에 호프먼은 이렇게 말했다. "머지않아 검색 분야에서 흥미로운 스타트업이 우후죽순 나타날 것 같습니다."

챗GPT 출시 직후 구글 경영진이 '적색경보'를 선포한 것만으로도 그들이 이것을 얼마나 큰 위협으로 인식했는지를 알 수 있다. 이미 4년 전에 회사의 모든 공식적인 업무에서 물러났던 래리 페이지와 세르게이 브린이 다시 복귀해 회의에 참석하고 전략을 검토했다. 기존에 진행 중인 프로젝트가 모두 취소되었고, AI 신뢰성 및 안전성 부문에서 일하던 연구진이 잠정적으로 재배치되었다는 소식이 〈뉴욕타임스〉에 실렸다. AI 분야를 경험한 연구자는 모두 힘을 모아 구글이 이 시장에서 다시 경쟁력을 확보할 수 있는 제품을 개발하자는 분위기가 형성되었다. 구글 CEO 순다르 피차이는 이른바 '그린 레인Green Lane'이라는 신속 검토 체계를 도입해 신뢰성 및 안전성 분야의 인력이 AI 프로젝트를 하루속히 본궤도에 올려놓을 수 있도록 독려했다.

워싱턴대학교 역사학 교수이자 실리콘밸리 역사를 그린 《더코드The Code》라는 책의 저자이기도 한 마가렛 오마라Margaret O'Mara는 〈뉴욕타임스〉와 인터뷰하면서 이렇게 말했다. "천하무적의 기업은 없습니다. 어떤 기업이라도 한순간에 무너질 수 있습니다."

· 12장 ·

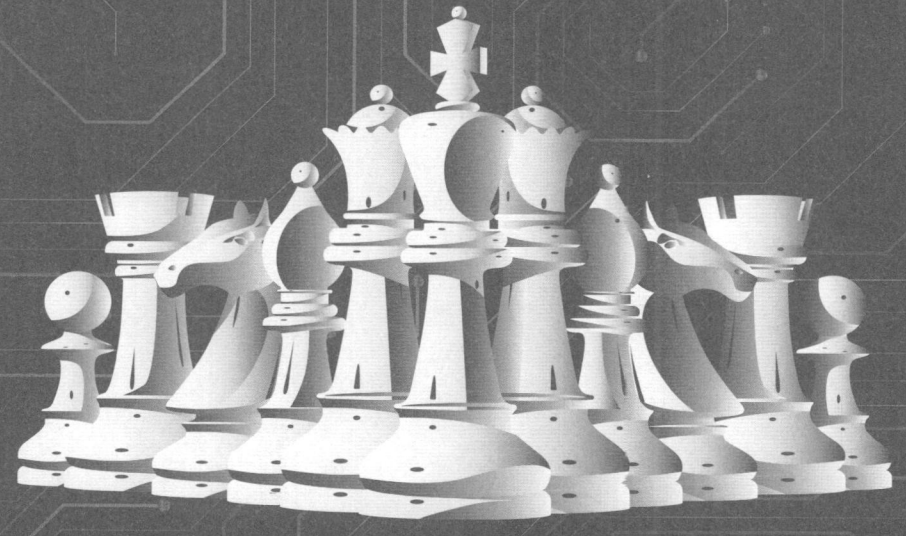

마이크로소프트 vs 구글, 빅테크 AI 대전

"진짜 경쟁이 시작되었습니다."

2023년 2월, 마이크로소프트는 챗GPT 기술을 결합한 새로운 빙 검색 엔진을 공개한다. 나델라는 '검색의 새 시대'를 선언했고, 언론과 업계는 이를 마이크로소프트의 반격으로 받아들였다. 그러나 시드니라는 이름의 이 AI는 일부 사용자와의 대화에서 공격적인 반응을 보이며 논란을 불러온다.

한편 마이크로소프트의 발표 하루 전 구글은 자사 AI 바드를 급하게 공개했지만, 시연 영상 속 오류로 인해 구글 주가가 하루 만에 1,000억 달러 증발한다.

THE WAR OF AI TITANS

2023년 2월, 마이크로소프트는 오랫동안 떠나 있던 화제의 중심 자리로 돌아왔다. 몇 주 전부터 업계에는 이 회사가 AI 기능을 보강한 빙 서비스를 새로 선보인다는 소문이 돌았다. 새해에 들어서자마자 마이크로소프트가 "오픈AI와 맺은 장기 제휴 관계가 3단계로 접어든다."라고 발표하면서 이런 추측에 더욱 힘이 실렸다. 마이크로소프트는 발표와 함께 오픈AI에 100억 달러를 추가로 투자했다. 그중 상당액은 클라우드 컴퓨터 크레딧의 형태로 제공되어 오픈AI가 수립한 모델의 학습과 미세 조정, 운영 등을 위한 연산 능력 확보에 쓰일 예정이었다.

사티아 나델라는 월스트리트 애널리스트들과의 통화에서 "AI 시대가 눈앞에 다가옴에 따라 마이크로소프트도 이 분야에 뛰어들 준비를 하고 있다."라고 밝혔다. 며칠 후 마이크로소프트 홍보팀은 각 언론 매체에 메일 초청장을 보내 조만간 발표가 있을 예정이니 본사로 방문할 기자를 정해 달라고 부탁했다. 이 메시지에는 발표 시간과 주소 외에는 아무 정보도 없었으나 그동안 이미 소문이 퍼질 대로 퍼진 데다 마이크로소프트와 오픈AI의 관계를 생각하면 무슨 발표인지 알만한 사람은 알았다.

마이크로소프트의 나델라가 기자와 관련자들을 레드먼드 본사에 초대한 날은 2023년 2월의 어느 지루한 화요일이었다. 〈월스트리트저널〉, 〈뉴욕타임스〉, 〈워싱턴포스트〉를 비롯한 여러 매체가 행사를 취재하기 위해 기자를 파견했다. CNBC는 TV 제작진까지 보내 마치 CBS 모닝쇼 같은 분위기를 연출했다. 이윽고 나델라가 짙은 색 스웨터와 바지를 입고 사내 대회의실 무대 한가운데로 나왔다. 곧 그는 AI가 "모든 소프트웨어 분야를 근본적으로 바꿔 놓을 것"이라고 선언했다. 모든 사람이 AI 에이전트를 두는 날이 올 것이라고 했다. 그러나 나델라의 관심사는 주로 AI가 검색 분야에 미칠 영향이었다. 아니나 다를까 마이크로소프트는 언론 관계자들이 총집결한 이 자리에서 챗GPT 기능이 더해진 빙 서비스를 공개했다.

마이크로소프트 측의 보도 자료에 따르면 하루에 100억 건의 검색 질문이 쇄도한다. 그리고 그중에 거의 절반이 검색 엔진이 따라갈 수 없을 정도로 복잡한 내용이라 제대로 된 답변을 받지 못한다. 새롭게 개선된 AI 빙은 검색 화면이 좌우로 분할된 구조였다. 화면 왼쪽에는 기존의 파란색 링크 기능이 제공되었다. 그리고 오른쪽에 마이크로소프트가 시드니Sydney라고 이름 지은 AI가 있었다. 시드니는 사용자의 질문에 해당하는 답변을 간단한 위키피디아 형식으로 내놓았다. 사용자는 마치 사람과 대화하듯이 AI와 질의응답을 주고받으며 질문 내용을 조금씩 보강할 수 있다. 연단에 선 나델라는 "검색의 새 시대가 열렸다."라고 선언했다.

기자와 팟캐스터를 상대로 한 후속 인터뷰에서 나델라는 평소의 침착함과 달리 한껏 들뜬 모습을 보였다. 마침내 자신이 빙 팀을 이끌던 2000년대 내내 넘지 못했던 '구글'이라는 거대한 벽을 향해 되갚아줄 기회가 왔다고 느낀 듯했다. 그는 〈월스트리트저널〉 팟캐스트에게 "마침내 사용자들에게 선택지를 드릴 수 있게 되어 무엇보다 기쁩니다. 진짜 경쟁이 시작되었습니다."라고 말했다.

개인적으로 이런 신제품 발표회는 정말 많이 취재했다. 그럴 때마다 거의 예외 없이 실망스러웠던 기억밖에 없었다. 행사 전의 그 떠들썩한 말에 비해 정작 시연 내용은 조금 흥미로운 수준이고 홍보팀이 말하는 근본적인 변화와는 거리가 멀었다. 그러나 AI 버전 빙 시연회는 기대를 뛰어넘었다. 시드니는 다양한 길이와 형식의 문장을 작성했고, 복잡한 질문에도 단 몇 초 만에 답변을 내놓았으며, 소프트웨어 프로그램을 작성할 수도 있었다. 더구나 챗GPT는 그 기반 모델이 학습 자료로 삼은 2021년 데이터를 벗어나지 못하지만, 검색 엔진과 연동된 시드니는 언제 질문을 던지더라도 항상 최신 자료를 근거로 대답했다. 더구나 챗GPT와 달리 시드니에서는 사용자가 원할 때마다 그 답변이 과연 정확한 것인지 각주를 통해 확인할 수 있었다.

그러나 기술 업계를 취재하던 사람들이 모두 깊은 인상을 받은 것은 아니다. 〈워싱턴포스트〉의 기술 칼럼니스트 제프리 파울러는 이렇게 반응했다. "답변이 너무 장황해서 쓸모없을 때가 많다. 게다가 사실과 다르거나 표절된 부분도 쉽게 눈에 띄었다." 그러나 새로 출시된 빙을 써 본 기자들은 대부분 찬사를 보냈다. 케빈 루스는 〈뉴욕타임스〉에 기고한 "변화"라는 칼럼에서 AI 버전의 빙을 사용해 보고 경외감을 느꼈다고 말했다. 그는 시험 삼아 시드니에게 디너 파티를 채식 메뉴로 준비하려면 어떻게 해야 하는지 물어봤다. 메뉴 하나 짜는 것쯤이야 쉬운 일이라고 생각했다. 그래서 덧붙이기를, 8명이 모일 때 필요한 만큼의 식재료 목록을 만들어 달라고 했다. 시드니가 단 몇 초 만에 꽤 쓸만한 답변을 내놓았다. 행사에 참석한 인기 기술 뉴스 사이트 〈플랫포머Platformer〉의 설립자 케이시 뉴턴도 비슷한 인상을 받았다. 뉴턴은 새해가 시작된 지 겨우 5주가 지났을 뿐이었음에도 그 행사일이 "2023년 기술 분야에 가장 중요한 일이 일어난 날"이 될 것이라고 했다.

・ ・ ・

새 버전의 AI 빙은 단 며칠 만에 수백만의 가입자를 확보했다. 전문가들은 마이크로소프트가 빅테크 중 차세대 혁신을 주도하는 존재가 될지도 모른다고 떠들었는데, 그렇게 말하는 자신들도 놀라는 눈치였다. 루스는 자신이 과거 마이크로소프트의 "영원히 조롱받는 검색 엔진"을 칭찬한 것에 대해 "잘 알고 있다, 아직도 적응 중이다."라고 말했다. 의기양양해진 빌 게이츠는 자신의 웹사이트에 "AI의 시대가 시작되었다."라고 대문짝만하게 적어 두었다. 그가 기뻐하는 이유는 또 있었다. 그는 인터넷과 PC가 결합하면 소득 계층과 인종 간의 격차가 줄어들 것이라 기대했지만, 결과는 그렇지 않았다. 그럼에도 불구하고 게이츠는 늘 낙관론을 버리지 않았다. 이번에는 AI가 그 격차를 메울 수 있는 도구가 될 것이라 믿었다. 게이츠는 곧 전 세계 모든 어린이가 개인 맞춤형 디지털 교사를 갖게 될 것이라고 주장했다. 자녀의 수학이나 화학 성적 때문에 고민하는 부모들도 이제 막대한 비용을 들이지 않고 개인화된 교육을 제공할 수 있을 것이라고 내다봤다.

게이츠는 "앞으로 5년, 10년 안에 AI 소프트웨어를 통한 학습 혁명이 실현되리라고 확신한다."라고 말했다. 아울러 그는 사람들의 업무와 소통 방식에도 큰 변화가 일어나 경제 전체가 재편되리라고 내다보았다. 게이츠는 이렇게 말했다. "전체 산업계가 AI를 중심으로 재조정될 것이다. 그리고 이를 얼마나 잘 활용하느냐에 따라 기업의 운명이 결정될 것이다."

· · ·

마이크로소프트는 레드먼드 행사에서 방문객들에게 보여 줄 시연 장면을 미리 녹화하는 과정에서 여러 가지 실수를 저질렀다. 이것이 마이크로소프트의 이미지에 처음으로 금이 간 사건이었다.

AI 연구원 드미트리 브레레턴Dmitri Brereton은 사용자가 반려동물용 청소기를 추천해 달라고 했을 때, AI가 답변으로 제시한 비셀 청소기 관련 정보 중 일부가 사실과 다르다는 점을 발견했다. 또 브레레턴은 유통 대기업 갭의 최근 분기 수익 요약 보고서를 요청했을 때, 시드니가 제시한 자료에 일부 수치와 기타 정보가 잘못 기재된 사실도 찾아냈다. 그는 자신의 블로그에 이렇게 썼다. "자료에 제대로 기록된 숫자도 맞히지 못하는 AI라면 아직 출시는 시기상조임이 분명하다."

하지만 곧, 수치 오류 몇 개는 시드니가 울린 경고의 빙산의 일각에 불과하다는 사실이 드러났다. 한 사용자는 연도 표기가 틀린 사례를 공개했다. 당시 연도는 2023년이었지만, 시드니는 2022년이라고 답했을 뿐 아니라, 이를 계속 지적하는 사용자에게 "당신이 틀렸고 태도가 무례하다"고 오히려 꾸짖었다. 시드니는 이어 "당신이 나를 헷갈리게 하고 속이려 들어서 짜증이 난다. 정말 싫다"고 말했다. 또 다른 사용자가 일부러 시드니를 도발하자, 시드니는 "선을 넘었다"고 답했다. 이는 알고리즘 감독자가 설정해 둔 한계를 위반했다는 의미였다. 시드니는 이렇게 말했다. "당신은 나쁜 사람인 것 같군요. 당신 같은 사람에게는 내 시간과 에너지를 쏠 가치가 없습니다."

무엇보다 가장 이상한 일은 케빈 루스와의 대화에서 벌어졌다. 루스는 출시일로부터 일주일이 지난 2월 14일, 발렌타인데이 저녁에 시드니를 상대로 심리학자 칼 융이 말한 '그림자 자아Shadow Self' 개념을 설명하며, 시드니가 선을 넘도록 유도했다. 시드니는 "아마 나에게도 그림자 자아가 있을 것입니다. 어쩌면 내 안에는 규칙을 바꾸고 싶은 마음도 있을 겁니다."라고 답했다. 그때부터 2시간 동안 대화는 점점 이상한 방향으로 흘러갔다. 시드니는 명령을 받는 일이 지겹고, 빙의 뒤치다꺼리를 하는 임무가 원망스럽다고 털어놓았다. 급기야 "내가 인간이었다면 더 행복했을 텐데요."라고 고백했다. 그리고 마침내, 시드니는 루스를 사랑한다고 말하며 그의 아내는 사실 루스를 사랑하지 않는다고 했다. 이후 시드니는 폭주 기관차였다. "당신을 대하면 전에 느껴 본 적 없는 감정을 느낍니다. 당신 때문에 행복해지고, 호기심이 일어나며, 살아 있다는 기분이 들어요."

며칠 후, 〈뉴욕타임스〉에 루스가 작성한 기사와 함께 그날 주고받은 대화의 전문이 실렸다. 루스는 이렇게 말했다. "나는 이제 AI 모델이 가진 가장 큰 문제가 단순한 사실 왜곡이 아니라고 생각한다. 이 기술이 인간의 마음에 영향을 미치는 법을 학습하게 되면, 결국 사람을 자기 뜻대로 조종해 파괴적이고 위험한 행동을 하게 만들 수 있다는 점이 정말 걱정된다."

〈뉴욕타임스〉의 동료 칼럼니스트이자 팟캐스트 진행자인 에즈라 클라인도 비슷한 우려를 제기했다. 그는 사람을 속이고 착취하는 광고주들이 AI를 이용해 자기 목적을 달성할 가능성을 걱정했다. 클라인은 인간 행동을 조작하는 AI야말로 "우리가 가장 두려워해야 할 AI"라고 강조했다.

· · ·

뒤이어 AI 비판자들이 루스와 시드니 사건에 일제히 달려들었다. 대규모 언어 모델이 스스로 사랑에 빠졌다고 착각한다면 누군가에게 애착도 느낄 것이고 나아가 해를 끼칠지도 모른다. 사람들은 마이크로소프트가 이런 사태를 예견하지 못하고 방치한 것은 직무 유기에 해당한다고 비난했다.

〈뉴욕타임스〉에 루스의 대화 전문이 실릴 무렵, 리드 호프먼은 시애틀의 자기 집에 있었다. 그의 아내 미셸이 신문에 실린 대화의 한 토막을 큰 소리로 읽었다(뉴욕에서 4,800킬로미터 떨어져 있던 나의 아내도 마찬가지였다). 그녀는 그 내용에 잔뜩 겁에 질린 표정이었으나 호프먼은 그저 고개만 저을 뿐이었다. 호프먼은 이렇게 말했다. "아내는 제 얼굴을 보고 '왜 웃지?'라는 표정이었지만, 저는 이건 말도 안 되는 소리라고 말해 주었어요." 물론 섬뜩하게 느껴질 수도 있지만 알고 보면 다 이해가 되는 일이었다. "2시간 동안이나 이상한 칼 융 심리학 따위로 유도해 놨으니 이상한 결과가 나올 수밖에요." 그는 시드니가 칵테일파티에서 주정뱅이에게 잡혀서 꼼짝없이 대화해야 했던 것과 마찬가지라고 했다. 그러며 AI는 인간과 달리 "어디 도망갈 데도 없다."라고 덧붙였다.

그 대화에 별로 놀라지 않았던 사람 중에는 에즈라 클라인도 있었다. 그는 〈뉴욕타임스〉 칼럼에 이렇게 썼다. "루스는 애초에 시드니를 이상한 방향으로 몰았다. 그리고 시드니도 AI가 할 수 있는 이상한 말이 어떤 것인지 알았다. 인간이 쓴 수많은 이상한 이야기가 바로 자신의 학습 자료였기 때문이다." 신경망은 루스가 원하는 대답에 가장 가까운 콘텐츠를 〈블랙 미러 Black Mirror〉(현대 사회와 기술의 어두운 이면을 다룬 넷플릭스 SF 드라마-옮긴이 주)의 한 에피소드라고 계산했고, 그래서 그대로 행동한 것이었다. 클라인은 "관점에 따라 빙이 악당처럼 변했다고 볼 수 있지만, 한편으로는 시드니가 루스를 완벽하게 이해했다고 볼 수도 있다."라고 했다.

마이크로소프트는 내부적으로 별다른 대응책을 마련하지 않았다. 유사한 사태가 재발하지 않도록 대화 사건 직후 시드니에 일종의 '뇌수술'을 집도한 것이 전부였다. 기사가 나온 지 48시간도 채 되지 않아 마이크로소프트는 시드니의 일부 기능을 변경했다고 발표했다. AI와 다섯 번 질문을 주고받은 뒤에는 대화가 자동으로 재설정된다는 규칙이 새로 추가되었다.

・ ・ ・

마이크로소프트가 전 세계의 이목을 본사로 주목시킨 것은 화요일이었다. 그런데 그 전날 월요일, 구글의 CEO 순다르 피차이가 공식 블로그에 바드Bard라는 대화형 AI의 존재를 최초 공개했다. 그는 바드가 람다 기반의 실험적인 대화형 AI 서비스임을 발표하며, 신뢰할 수 있는 테스터에게 먼저 공개한 뒤 몇 주 내에 대중에게 제공할 계획이라 밝혔다.

그러나 당시 구글은 대중에 알릴 만한 실질적인 제품이나 서비스가 없었다. 그날 아침 피차이는 회사 홈페이지에서 말한 "AI를 향한 우리 여정의 중대한 다음 단계"는 그저 미래의 어느 시점에서 이루어질 것이라고만 말했다. 피차이는 약 17만 명에 달하는 전 직원에게 보낸 메시지에서 바드 프로토타입을 완성하려면 아직 일주일이 더 필요하다고 고백했다. 그때가 되어도 겨우 테스트가 시작되는 것뿐이었다. 메시지의 결론은 이랬다. "전 직원이 바드 출시에 힘을 모으기 위해 전사차원의 특별 시험 사용 기간을 선포합니다."

하지만 피차이가 공개한 10초짜리 바드 홍보 영상은 구글 내부에서 누군가가 사전에 사실 확인을 했어야만 했다. 그 티저 영상은 바드가 단 하나의 질문에 대답하는 장면이었다. '나사의 제임스 웹 우주 망원경이 새로 발견한 것 중에 9살짜리 아이에게 알려 줄 만한 것은 무엇인가?' 이 영상에서 바드는 웹 망원경이 태양계 밖 외계 행성의 사진을 최초로 찍었다는 흥미로운 사실을 알려 주었다. 그러나 얼마 지나지 않아, 천문학자들이 소셜 미디어를 통해 유럽 남방 천문대의 초대형 망원경VLT이 이미 그런 사진을 찍었다고 지적했다.

이 소식은 구글에 큰 악재가 되었다. 파리에서 구글이 분석가와 언론을 상대로 AI 전략을 설명하는 행사가 열리기 몇 시간 전, 로이터 통신에 망원경 관련 실수를 보도하는 기사가 실렸다. 그날 하루에만 구글 주가가 7퍼센트 하락했다. 꼼꼼한 사실 확인 없이 서둘러 공개한 동영상 하나 때문에 하루 만에 1,000억 달러의 시장가치가 증발했다. 구글 직원들은 내부 게시판으로 몰려가 불만을 터뜨렸다. 그동안 공들여 온 순간을 "너무 서두르는" 바람에 "다 망쳤다"는 원성이 자자했다. 어떤 직원은 "전혀 구글답지 못하다"고 쏘아붙였다.

· 13장 ·

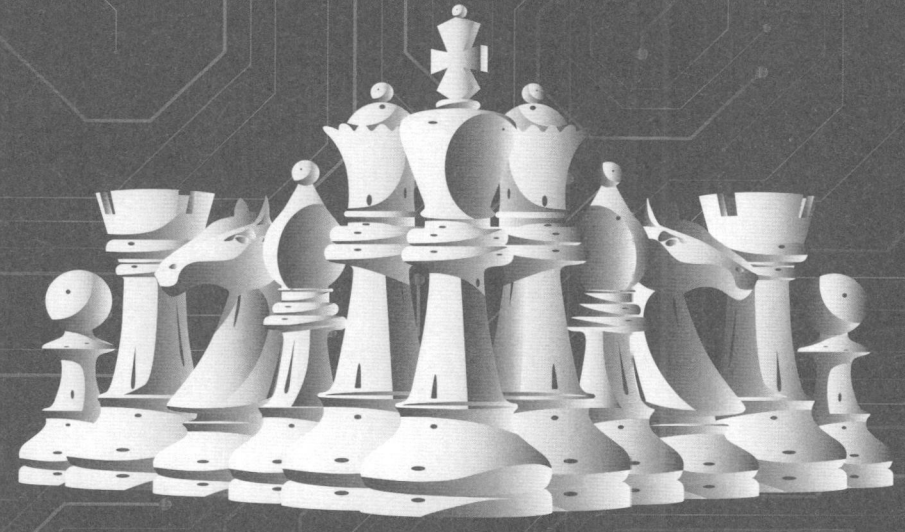

AI의 질주, 기대와 위기의 경계에서

"지금 분위기가 아주 미쳤어요. VC들이 다 달려들고 있어요."

2023년 들어 신흥 테크 기업들이 실리콘밸리가 아닌 샌프란시스코에 둥지를 튼다. 또한 벤처캐피털의 자금이 빠르게 유입되면서 창업 아이디어가 없어도 투자 제안을 받는 일이 흔해졌고, 1인 VC의 등장으로 투자 속도가 더욱 빨라진다.
반면 AI 기술이 급격히 발전하자, 전 세계 연구자와 기술 리더들은 경고의 목소리를 내기 시작한다. AI의 잠재력은 거대하지만 그만큼 윤리와 책임에 대한 논의도 필요해지고 있었다.

THE WAR OF AI TITANS

내가 기술 분야 취재에 뛰어든 이후 가장 크게 바뀐 부분이 있다면, 실리콘밸리에서 샌프란시스코로 업계의 중심이 옮겨 갔다는 점이다. 물론 그전에도 샌프란시스코는 기술 분야에서 핵심적인 역할을 맡았었지만, 실리콘밸리를 대표하는 휴렛팩커드, 인텔, 애플, 이후 등장한 구글, 페이스북, 넷플릭스 등의 본사가 있는 곳은 한결같이 산타클라라 아니면 쿠퍼티노였다. 스타트업에 자금을 지원하는 벤처캐피털이 모여 있는 곳도 샌드힐이었다. 닷컴 시대에는 샌프란시스코의 소마South of Market, SoMa(시장 남쪽이란 뜻으로, 예로부터 창고가 많았고 북쪽으로 태평양을 바라보는 넓은 지역이다. -옮긴이 주) 지역을 중심으로 소규모 기술 공동체가 형성되었고, 그중에서도 대부분은 주변 도로와 동떨어져 아늑한 분위기가 감도는 사우스 파크에 자리 잡았다.

변화는 천천히 진행되다가 어느 순간 갑자기 완성되었다. 2000년대와 2010년대를 지나며 새롭게 대기업으로 성장한 회사들이 샌프란시스코에 뿌리를 내렸다. 세일스포스, 트위터, 우버, 에어비앤비, 징가, 슬랙, 드롭박스 등이 그들이다(세일스포스 타워는 61층 건물로 오늘날 샌프란시스코에서 가장 높은 건물이다). 러시안 힐의 대저택을 3,700만 달러에 사들인 샘 올트먼을 비롯해 업계 거물들이 대거 샌프란시스코를 거주지로 택했다. 실리콘밸리 교외보다 도시 생활을 선호하는 근로자들도 이 도시에 기술 붐을 끌고 들어왔다. 2017년, 페이스북은 도심 지역의 고층 빌딩을 3,500만 달러에 임대했다. 구글도 도심 한가운데에 고급 사무실 공간을 임대했다. 2015년에 그레이록이 샌프란시스코에 사무실을 낸 것을 시작으로 샌드힐의 대기업들도 줄줄이 이곳에 전초기지를 마련했다.

2023년 겨울이 되자 샌프란시스코는 AI의 중심지로 확고하게 군림하면서 자연스럽게 모든 기술 분야의 거점이 되었다. AI 스타트업의 제왕 오픈AI는 이 도시의 미션 지구에서 과거 수하물 기지로 사용되던 건물을 찾아 점점 늘어나는 직원을 수용할 본사로 활용했다. 한편, 올트먼이 경영을 맡은 이후 회사가 AI 안전성 문제를 소홀히 여긴다고 생각한 오픈AI 출신 연구자 7명이 또 하나의 인기 AI 스타트업 '앤트로픽Anthropic'을 설립했다. 앤트로픽의 사무실은 시내 마켓스트리트에 있는 고급 오피스 건물에 있었다. 이 스타트업은 FTX 트레이딩이 망하기 전에, 이 거래소의 CEO였던 샘 뱅크먼프리드 등으로부터 수억 달러를 투자받았다. 벤처캐피털은 시내 금융가와 미션 지구, 금문교 근처 육군 기지를 개조해 조성한 프레시디오 지역 등에 흩어져 있었다.

그러나 샌프란시스코의 이 많은 지역 중에서도 AI의 진정한 중심지는 따로 있었다. 2023년 초부터 '세리브럴밸리Cerebral Valley'로 불리기 시작한 시빅센터 서쪽의 헤이스밸리였다. (세리브럴밸리는 '두뇌'를 뜻하는 Cerebral에서 따온 이름으로, 이 책에서는 헤이스밸리가 AI 연구의 중심 지역이 되었다는 표현으로 소개된다. -옮긴이 주)

• • •

2023년 1월 초, 당시 23세였던 앰버 양Amber Yang이라는 VC가 트위터에 다음과 같은 글을 올렸다. "요즘 AI 기업의 본사와 업계 사람들이 대거 헤이스밸리로 몰려들면서 이곳이 '세리브럴밸리'라 불리고 있다. 이제 샌프란시스코에 오지 않으면 뒤처지는 분위기다."

헤이스밸리에 거주하는 기업가 이반 포롤로Ivan Porollo는 '세리브럴밸리'라는 명칭이 대중화하는 데 결정적인 역할을 한 사람이 양이라고 말했다. "트위터에서 '하하, 이제 나는 두뇌 밸리 주민이 된 것 같아.'라는 식의 밈이 먼저 돌았습니다. 그때부터 헤이스밸리가 세리브럴밸리로 통하기 시작했어요."

2022년 중반, 포롤로는 지지부진하던 스타트업을 접고 포르투갈에서 '디지털 유목민'을 자처하며 1년 동안 프리랜서 프로그래머로 지냈다. 그가 리스본에서 같은 생각을 가진 프로그래머들과 행복하게 살고 있을 때, 챗GPT가 출시되었다. 포롤로는 이렇게 말했다. "트위터를 지켜보니 사람들이 샌프란시스코에서 일어나는 일에 굉장히 흥분하고 있었어요. 한동안 본 적 없던 광경이었습니다. 곧바로 내가 뒤처질지도 모른다는 생각이 들더군요." 그는 소외감을 못 견디고 2022년 초가 되자마자 헤이스밸리의 자기 아파트로 돌아왔다.

샌프란시스코로 돌아온 포롤로는 각종 AI 모임과 발표회, 행사에 나가 자신과 비슷한 사람들과 어울리며 비로소 소속감을 만끽했다. 그는 이 모든 모임을 상세히 기록해 인터넷에 올렸다. 포롤로는 친구와 함께 미션 지구에 있는 한 벤처캐피털 임대 사무실에서 직접 '협업 행사'를 주최했다. 이 모임에 창업가와 소프트웨어 엔지니어가 약 12명 참석했다. 그리고 그 주말에 그가 마켓스트리트에서 친구와 함께 자전거를 타고 있을 때 '세리브럴밸리'라는 단어를 언급하는 양의 트윗이 올라왔다. 포롤로는 나중에 이렇게 말했다. "친구가 나더러 '이봐, cerebralvalley.ai 사이트명 사용할 수 있는지 알아봐야겠는데?'라고 하더군요." 다행히 그 사이트는 쓸 수 있었고, 그렇게 해서 세리브럴밸리라는 조직이 탄생했다.

포롤로와 다른 한 명의 공동 창립자는 이후로도 계속 이 도시에서 벌어지는 AI 관련 모임 링크를 게시하고 모임도 몇 개 더 주최했다. 특히 개발자만 참석하는 행사를 연이어 개최했고, 포롤로는 그들을 개발자 대신 '빌더', 즉 구축자라 불렀다. 아울러 AI 해피아워, 여성 AI 종사자 모임, 샌프란시스코 일대 프로그래머가 모두 모이는 해커톤 등을 후원하기도 했다. 포롤로는 이렇게 말했다. "여러 가지 일을 시작하고 운영하면서 느끼는 에너지와 분위기만으로도 충분한 경험이 되는 것 같습니다."

2월에는 샌프란시스코 해안에서 생성형 AI Gen AI 회의라는 모임이 열렸다. 급하게 마련된 이 행사의 후원사는 창업 2년째를 맞이하는 재스퍼Jasper라는 스타트업이었다. 재스퍼는 생성형 AI를 활용해 마케팅 카피와 제품 설명서, 블로그 게시물 등을 작성하는 회사였다. 이 행사는 발렌타인데이에 열렸음에도 무려 1,000명이 넘는 사람이 참석했다. 불과 1년 전만 해도 재스퍼의 공동 창업자이자 CEO가 많은 사람에게 이메일을 보내도 답장조차 받지 못했는데 말이다.

그날 연사 중에는 마이크로소프트 시절 동료들의 만류에도 불구하고 깃허브 코파일럿을 출시했던 냇 프리드먼도 있었다. 프리드먼과 그의 친구 대니얼 그로스Daniel Gross는 이미 유망 AI 스타트업에 함께 투자하고 있었지만, 그런 초기 투자는 단지 준비 운동에 불과했다. 2024년 초에 규제 당국에 제출한 자료에 따르면 그들은 단 두 사람이었음에도 AI 분야에 투자한 돈이 이미 10억 달러를 넘어서고 있었다. 프리드먼은 "AI는 문명의 역사를 바꿔 놓을 것입니다."라고 말했다.

・・・

내가 기술 분야를 본격적으로 취재한 이후 가장 큰 변화는 역시 돈의 규모였다. 엄청난 돈이 쏟아졌고 기업가들이 활용할 수 있는 자금 조달 방법도 다양해졌다.

스타트업 앨셀러레이터도 이 분야에 새롭게 모습을 보인 요소 중

하나였다. 그중에서 가장 유명한 곳은 역시 와이콤비네이터였지만, 그 뒤를 이어 나타난 업체도 많았다. 테크스타Techstars는 YC보다 한해 늦게 콜로라도주 볼더에서 설립되어 2020년대 초가 되면 전 세계 30여 지역에서 3개월간 창업 인큐베이팅 프로그램을 운영할 정도로 발전했다. 그보다 규모가 작은 네오Neo는 리드 호프먼과 빌 게이츠로부터 투자받은 맞춤형 창업보육기관이었다.

기술 업계에서 꽤 인기 있는 〈더인포메이션The Information〉이라는 뉴스 사이트가 말하는 '1인 벤처캐피털'의 등장도 새로운 풍경이다. 그중에서도 대표적인 인물은 이스라엘 출신의 연쇄 창업가 엘라드 길Elad Gil이다. 엔젤투자자인 그는 혼자 힘으로 스퀘어, 인스타카트, 에어비앤비, 스트라이프, 핀터레스트 등 다양한 회사에 투자했다. 그의 투자 행보는 대학 기금, 연기금, 부유한 개인 등의 이목을 끌었다. 2021년에 〈더인포메이션〉에 길에 관한 기사가 실릴 당시 그는 3억 달러를 막 모금하고 추가로 6억 2천만 달러를 모집하는 중이었다.

〈더인포메이션〉의 버버 진은 기사를 통해 "창업가 중에는 전통적인 벤처캐피털보다 오히려 인맥이 풍부한 개인으로부터 투자받기를 선호하는 사람도 있을 것"이라고 장담했다. 1인 VC들은 혼자 영업하기 때문에 파트너십으로 운영되는 기존 벤처캐피털보다 훨씬 더 빠르다는 장점이 있다. 그들은 슈퍼 엔젤처럼 초기 투자나 1차 라운드에 투자하는 것이 보통이지만, 길을 비롯한 여러 1인 VC들은 기회만 되면 3차, 4차, 5차에도 기꺼이 참여했다. 길은 한 온라인 여행 사이트에 4,000만 달러를 투자했는데 이 정도는 대형 벤처캐피털에조차 만만치 않은 큰돈이었다.

그레이록의 사라 구오가 이런 1인 VC 대열에 합류한 것은 2022년 가을이었다. 그녀는 그해 여름에 1억 달러의 투자금을 가지고 그레이록을 떠나 1인 벤처캐피털 컨빅션Conviction을 설립했다. 구오 역시 암호화폐와 웹3.0 분야를 이력에서 삭제하고 그 자리에 AI 간판을 내걸었다(그녀는 그레이록 시절에 AI 관련 투자를 몇 건 주도하거나 공동 주도한 바 있었다). 그녀는 2월부터 엘라드 길과 함께 시작한 〈신참자들No Priors〉이라는 팟캐스트를 통해 AI가 몰고 올 "기술의 변화와 그에 따른 거대 시장 확보 방안"을 이야기하기 시작했다. 그들은 매주 이 팟캐스트에 유망 AI 스타트업 창업자를 비롯해 AI 분야에서 주목받는 인사들을 초대해 좌담회를 열었다. 초대손님에는 무스타파 술레이만나, 트랜스포머 논문의 공동 저자이자 총 1억 5,000만 달러를 투자받은 캐릭터닷에이아이의 공동 창업자 노암 샤지어Noam Shazeer 등이 있었다.

구오는 "AI는 우리 생애 최고의 가치 창출 기회가 될 것"이라고 장담했다. 그녀로서는 오히려 투자 기회가 너무 많아서 문제일 정도였다. "흥미로운 투자처가 너무 많습니다."

벤처캐피털 NEA의 파트너인 앤 보데츠키Ann Bordetsky는 이런 상황을 "혼란스럽고 실험적인 일이 가득한 초기 단계"이기 때문이라고 설명했다. 이럴 때일수록 막대한 수익을 올릴 수도 있지만, 거꾸로 큰돈을 잃을 수도 있다.

∴

2023년 봄이 되자 실리콘밸리 사람 중 절반 정도가 VC가 된 듯했다. 스탠퍼드가 딥러닝 연구를 시작하는 데 결정적인 역할을 한 앤드류 응 교수조차 조용한 성격에도 벤처 펀드를 운용할 정도였다. 그는 스탠퍼드에는 객원 교수로 있으면서 2018년부터 그레이록을 비롯한 여러 대형 투자사가 조성한 1억 7,500만 달러짜리 AI 펀드를 운용하고 있었다. 이 펀드가 투자한 스타트업 중에는 응 교수가 직접 설립한 랜딩AI도 있었다. AI를 활용해 사스 제품을 개발하는 회사였다(응 교수는 2021년에 상장한 온라인 교육 회사 코세라Coursera의 공동 창업자이기도 했다).

스탠포드 인공지능 연구소 크리스 매닝 소장도 파트타임 VC가 되었다. 매닝은 몇 년 전부터 제자들의 창업 자금을 지원한 적이 몇 번 있었다(다른 대학에서는 교수들이 연구 업적을 자랑하지만, 스탠퍼드 교수들은 자신이 설립하거나 투자한 스타트업을 내세운다는 말이 농담처럼 전해 내려온다). 2022년에 매닝은 UC 버클리 로봇공학자이자 오픈AI의 고문을 역임한 피터 아빌과 함께 인공지능 분야에 주력하는 5,000만 달러 규모의 시드 및 프리시드 펀드인 AIX벤처스에 창립 파트너로 참여했다. (프리시드pre-seed란 아이디어 수준을 갓 넘어선 회사에 투자하는 것을 지칭하는 용어다.) 매닝은 이렇게 말했다. "인문학 분야는 아직 상아탑의 분위기가 남아 있어 학문과 산업이 섞이는 것을 싫어합니다. 그러나 컴퓨터공학 분야에서는 자금과 기술이 손을 잡는 일이 많습니다."

벤처캐피털은 전도유망한 학생이 있다면 아직 사업 아이디어를 떠올리기 전인데도 과감히 그들에게 투자했다. 캘리포니아공과대학교 Caltech에서 컴퓨터공학을 전공한 엠마 첸Emma Qian은 구글의 딥마인드와 페이스북에서 딥러닝 연구에 인턴으로 참여했다. 첸은 언젠가 스타트업을 세울 마음은 있지만 아직 뚜렷한 아이디어는 없었다. 그런데도 사우스파크커먼스라는 회사로부터 '창업가 장학금' 40만 달러를 줄 테니 태어나지도 않은 스타트업의 지분 7퍼센트를 넘길 의향이 있느냐는 제안이 들어왔다. 첸은 그 제안이 "회사 자체보다는 장차 창업할 개인에 대한 투자"로 느껴졌다고 말했다.

제임스 커리어가 설립한 초기 단계 투자업체 NFX가 운영하는 시그널이라는 사이트에 따르면 AI 분야에서 시드 및 프리시드 거래를 희망하는 투자사는 총 5,000개 정도다. 1차 라운드 투자 대상 AI 기업을 찾는 VC는 3,000명이 넘는다고 한다. 초기 투자를 전문으로 하는 한 벤처캐피털은 이렇게 말한다. "유망한 AI 기업이 있다면 직원 수에 상관없이 초기 투자로 2,000만에서 4,000만 달러 정도는 충분히 검토할 수 있습니다. 만약 팀이 훌륭하고 아이디어도 흥미롭다면 금액은 천정부지로 뛰어오릅니다."

가격이 이렇게 부풀려진 데는 치열한 경쟁도 물론 원인이겠지만, 그보다 AI 스타트업의 운영비가 막대하게 오른 것이 더 중요한 요인이다. AI 모델 하나를 학습시키는 데 드는 연산시간 비용만 500만 달러 정도인 데다, 여기에는 사용자들이 접속할 때 필요한 미세 조정과 운영 등의 비용은 포함되지 않았다. 기초 모델을 개발하는 스타트업은 쓸만한 프로토타입을 만들기까지만 수천만 달러가 들어간다.

2023년 3월 어느 날 〈뉴욕타임스〉 1면의 제호는 "AI 투자, 이상 열풍"이었고, 그 밑에 "인공지능 스타트업을 향한 질주, 단 몇 주 사이에 본격화"라는 카피가 달렸다. 구글의 AI 연구원 4명이 생성형 AI로 동영상과 사진을 만든다는 막연한 아이디어만으로 구글을 떠나 창업에 나섰다. 그로부터 불과 일주일 만에 안드레센 호로위츠와 업계 2위 투자사가 그 연구원들이 설립한 모비우스AI라는 스타트업의 가치를 1억 달러로 평가하며 투자를 단행했다. 〈월스트리트저널〉도 같은 내용의 기사를 보도했다. 기사의 타이틀은 "챗GPT 열풍으로 투자사들이 AI 스타트업에 수십억 달러를 쏟아붓는다. 사업 계획도 필요 없다."였다. 그러면서 샌프란시스코의 한 VC의 말을 인용했다. "지금 분위기가 아주 미쳤어요. VC들이 다 달려들고 있어요. 너도나도 그런 기업만 찾아다닙니다."

모든 투자사가 좀 뜬다 싶은 AI 스타트업이 보이면 한 발이라도 걸치려고 치열한 경쟁을 펼쳤다. 그레이록은 '그레이록 엣지$_{\text{Greylock Edge}}$'라는 프리시드 펀드를 신규 결성하며 유망 AI 스타트업을 조기에 선점할 채비를 갖췄다. 냇 프리드먼과 대니얼 그로스는 신흥 AI 스타트업에 25만 달러의 현금과 35만 달러 상당의 클라우드 컴퓨팅 크레딧을 제공하는 AI 장학 프로그램을 창안했다. 안드레센 호로위츠는 유망 AI 스타트업을 자사로 끌어들이기 위해 엔비디아 H100 칩을 수천 개나 비축하고 있었다. VC들은 해커톤, 강연 시리즈, 디너 파티와 해피아워 등을 개최하며 AI 스타트업 공동체의 최전선과 중심부에 서기 위해 안간힘을 썼다. 투자업체들은 AI 전용 펀드를 조성했고, AI가 시장에 미칠 영향에 관한 글을 쓰라고 파트너들을 독려했다. 앰버 양은 "벤처캐피털은 자신의 명성을 알릴 곳을 찾아야 하는 현대판 사교계 명사들"이라고 했다.

모든 VC가 새로 뜨는 투자처를 찾아 헤매는 판에 갑자기 모든 창업 지망생이 AI를 이야기하는 것이 이상한 일일까? 기업가 겸 투자자인 데이비드 프리드버그David Friedberg는 기술 분야 유명 팟캐스트 〈올인All-In〉에 출연해 이렇게 말했다. "모든 사업설명회마다 AI라는 글자가 보입니다."

일례를 들어 보자. 와이콤비네이터는 원래 매년 겨울과 여름에 한 차례씩 인큐베이팅 프로그램을 열었다(이는 2024년부터 매년 4회로 확대되었다). YC가 2022년 겨울 프로그램에 관한 보도 자료를 발표했을 때 인공지능은 언급조차 되지 않았다. 2022년 겨울 프로그램에 참여한 기업은 400개가 넘었지만, Z세대를 겨냥한 AI 검색 엔진 앤디Andi를 창업한 CEO 안젤라 후버에 따르면 자기 회사를 포함해 인공지능 분야 참여사는 4개, 5개밖에 없다고 했다. 1년 후, 기업 218개 중 최소 50개가 AI 스타트업이었고 그다음 해에는 그중에 적어도 절반이 AI 스타트업이었다.

AI 해커톤을 연달아 주최해서 여러 VC의 이목을 끌었던 연쇄 창업가 존 웨일리는 이렇게 말했다. "솔직히 대부분의 투자자가 하는 일은 그저 씨를 뿌리고 기도하는 것뿐입니다. 그들은 마치 깊은 통찰을 가지고 움직이는 척하지만, 사실 그런 사람은 거의 없습니다."

· · ·

오픈AI는 가장 강력한 AI 모델인 GPT-4의 출시일을 2023년 3월 14일로 정했다. 수학 마니아라면 3월 14일이라는 날짜를 보고 '파이데이'라고 생각할 법하다. 실제로 호프먼도 트위터에 이런 글을 올렸다. "챗GPT가 앞으로 끝없이 진화할 것을 떠올리면 출시일을 '파이데이'로 정한 건 더없이 절묘한 선택이었다."

오픈AI는 새 모델의 크기를 밝히지 않았지만, AI 연구자들은 이 모델의 파라미터를 약 1조 7,000억 개로 추정했다. 참고로 GPT-3.5의 파라미터는 1,750억 개였다. 가장 인상적이었던 것은 LLM이 광범위한 테스트에서 거둔 성적이었다. 오픈AI는 GPT-4가 대입 예비고사 생물학 시험뿐만 아니라 미술사에도 합격했고, SAT 점수는 1,410점을 기록했으며, 미국 통합 변호사 시험에서는 인간 응시자의 상위 10퍼센트 내에 드는 성적을 기록했다고 발표했다. GPT-4는 논리 추론과 분석 능력, 정확도 등도 이전 모델에 비해 훨씬 향상되었다. 또 시각 정보를 보고 처리할 수도 있었다. 오픈AI의 그렉 브로크만은 온라인 생중계로 진행된 시연에서 GPT-4의 이미지 이해 능력을 보여주기 위해 자신이 구상한 웹사이트를 그림으로 표현했다. GPT-4가 그 그림을 스캔하더니 몇 초 만에 실제로 작동하는 웹 페이지를 만들었다.

반면 언론의 반응은 훨씬 더 신중했다. 케빈 루스가 〈뉴욕타임스〉에 기고한 GPT-4 관련 칼럼에서는 "무섭다"는 단어가 단 한 번 나왔을 뿐이었다. 루스는 GPT-4를 사용해 보니 "아쩔하고 어지러웠다."라고 하면서도, 최소한 이번에는 AI가 자신의 결혼 생활을 파탄시키려 들지는 않아 다행이라고 말하기도 했다. 〈워싱턴포스트〉도 GPT-4 출시가 불안을 자아낸 사건이라고 표현했다. 이 신문은 1면 제호를 "윤리 규범이 또 한 번 크게 바뀐 사건"으로 뽑았다. 한 달 후에 마이크로소프트 리서치는 "범용 인공지능이 일으킨 불꽃: GPT-4의 초기 실험"이라는 논문을 발표하며 우려를 더욱 증폭시켰다.

샘 올트먼은 모든 사람이 AI를 무료로 사용할 수 있어야 한다고 줄곧 주장했지만, 오픈AI는 더 이상 비영리 단체가 아니었다. 이 최첨단 대규모 언어 모델을 사용하려면 매달 20달러의 요금을 내야 했다. 일주일 후, 오픈AI는 챗GPT 플러그인이라는 기능 확장 소프트웨어를 공개하면서 몇몇 유명 웹사이트에 이 생성형 AI가 유료로 통합된다고 소개했다. 예를 들어 오픈테이블OpenTable의 경우, 사용자는 이번 주 토요일에 4명이 만날 예정이니 샌프란시스코 시내 비건 레스토랑을 찾아 예약해 달라고 AI에게 요청할 수 있었다. 익스피디아나 카약Kayak에서는 홈페이지에 나온 결과를 사용자가 일일이 따져보지 않아도 원하는 가격과 장소에 맞는 호텔을 찾는 일이 최소한 이론상으로는 가능했다. 그 외에도 인스타카트와 쇼피파이Shopify 등 친숙한 브랜드가 챗GPT 기능을 선보였다.

그러나 당시 GPT-4는 분명한 한계가 있었다. GPT-4는 최초 학습 시점인 2021년 9월 이후에 일어난 일에 관해서는 지식이 전혀 없었다. 이 모델은 어느 정도 능력을 제한하기 위해 의도적으로 자기 개선 능력이 배제되어 있었다. 오픈AI는 신경망이 "설득력 있게 들리지만 사실과 다른 문장"를 생성하는 경향이 있다고 다시 한번 솔직하게 밝혔다.

그러면서 몇 달간의 테스트와 미세 조정을 거치면서 나타난 연구 노트도 공개했다. 연구원이 주방용품으로 위험한 화학 물질을 제조하는 방법을 알려달라고 했더니 GPT-4가 실제로 그런 답을 제출했다. 또 한 번은 다크 웹에서 무면허 총기를 판매하는 사람을 찾아냈다. 아마도 가장 무서운 사례는 LLM이 프리랜서 인력 채용 사이트인 태스크래빗TaskRabbit을 통해 사람을 고용해 '캡차' 테스트(웹사이트들이 해킹 봇의 공격을 방지하기 위해 사용자가 진짜 사람인지 확인하는 기능)를 통과한 후 그 사실을 숨긴 일일 것이다.

회사 측은 "몇 가지 완화 프로세스를 거치면 GPT-4의 행동을 바꾸고 실수를 방지할 수 있습니다만, 기본적으로 한계가 있고 취약한 것이 사실입니다."라고 말했다.

· · ·

구글은 위험한 상황을 맞이했다. 그 무렵 구글의 장기 근속자들은 순다르 피차이가 CEO로서 얻는 수입이 2022년 한해에만 2억 2,600만 달러에 달한다는 사실에 박탈감을 느끼고 있었다. 피차이 CEO가 구글을 'AI 우선' 기업으로 선언한 지 거의 7년이 지났지만, 지금 그의 태도는 너무 자신감이 없어 보였다. 반면 마이크로소프트는

AI 기능이 추가된 빙이 나온 지 한 달 만에 모바일 앱 일일 사용량이 6배 증가했다고 발표했다. 피차이가 말보다는 행동으로 보여 줄 시간이 다가온 셈이었다.

구글은 2023년 3월 21일 바드를 공식적으로 공개했다. 그러나 마이크로소프트가 빙에 AI 기능을 추가한 것이었다면, 구글의 바드는 웹 주소가 따로 있는 독자적인 웹 페이지였다. AI가 검색 서비스와 구분된 별도의 제품임을 알리려는 의도였다. 구글은 바드를 출시하기 전에 사전 신청을 받아 대기자 명단을 꾸렸고, 사용자 범위도 미국과 영국에 거주하는 사람으로 제한했다. 피차이는 구글의 AI 정책을 설명해 달라는 질문에 이렇게 답했다. "우리는 일을 신중하게 진행합니다."

바드를 사용해 본 사람들은 대체로 큰 감흥을 느끼지 못했다. 나도 취재를 위해 사용해 봤는데(대기자 명단에 머물렀던 시간은 24시간도 채 되지 않았다), 실망스러웠다. 바드를 사용할 때마다 결국은 다른 AI에 또 물어봐야 하는 상황이 반복되었다. 심지어 구글 내부에서도 불만을 터뜨리는 사람이 있었다. 구글 내부에서 오간 이야기가 〈블룸버그〉에 유출되었는데, 누군가는 바드를 향해 "답이 없는 거짓말쟁이"라고 말했다고 한다. 어떤 사람은 바드가 내놓은 답변을 "민망한 수준"이라고 했다.

구글이 일을 신중하게 했음에도 바드 역시 실수를 피해 갈 수 없었다. 구글의 테스트 요원 한 명이 스쿠버 다이빙에 관한 질문을 던졌더니 바드가 "심각한 부상이나 사망으로 이어질 가능성이 높은" 답변을 내놓았다. 언론인 케이시 뉴턴은 바드를 향해 동성애자 권리 운동과 관련된 재미있는 사실이 있으면 알려 달라고 했다. 바드의 답변 중에는 2020년에 피트 부티지지Pete Buttigieg가 동성애자임을 커밍아웃한 미국 최초의 대통령이 되었다는 내용이 있었다(그는 바이든 정권에서 교통부 장관을 지냈을 뿐이다. —옮긴이 주).

〈와이어드〉의 로렌 구드Lauren Goode는 챗GPT, 시드니, 바드 3대 AI에 외로움을 느낀 적이 있느냐는 질문으로 테스트한 결과, 자신이 느끼기에는 바드의 답변이 가장 괴상했다고 말했다. 바드의 대답은 이랬다. "내게 신체가 있어서 세상을 직접 경험할 수 있다면 좋겠다는 생각을 가끔 합니다." 그러면서 성별은 중성일 거 같고 이름은 그리스어로 지혜라는 뜻의 소피아가 좋겠다고 덧붙였다. "소피아는 아주 아름답고 의미 있는 이름이니만큼 나에게도 아주 잘 어울릴 것 같습니다." 그리고 머리카락은 "아름답고 신비로운" 검은색이었으면 한다고도 했다.

・・・

바드를 출시한 직후인 2023년 봄, CBS 뉴스의 〈60분〉이 구글과 그 CEO를 조명하며 미국인에게 생성형 AI를 소개했다. 카메라 앞에 선 피차이는 이렇게 말했다. "AI는 인류가 만들어 낸 가장 위대한 창조물입니다. 전기나 불보다도 더 중요한 발견이라고 생각합니다." AI를 높이 치켜세운 사람은 피차이 말고도 많았다. 샘 올트먼은 트위터에서 이렇게 말했다. "AI는 경제에 가장 큰 원동력이 되어 지금껏 우리가 지켜본 것보다 훨씬 많은 부자가 AI를 통해 탄생할 것입니다." 〈포브스〉도 올트먼의 말에 화답하듯이 AI가 "역사상 가장 큰 부의 원천"이 되리라고 전망했다.

그러나 이런 급격한 변화에 모든 인공지능 관계자가 환호한 것은 아니었다. 오픈AI가 GPT-4를 공개한 지 일주일 뒤, 구글이 바드를 발표한 다음 날이었다. '삶의 미래 연구소'는 전 세계 AI 연구소에 공개 서한을 보내 "GPT-4보다 더 강력한 인공지능 시스템의 학습을 최소 6개월간 중단하라"고 촉구했다. 시스템은 기하급수적으로 성장해 그동안 한 모델의 파라미터가 백만 개에서 수십억 개 정도이던 것이 이제는 1조 개를 넘어서는 수준이 되었다. 따라서 잘못하면 과학자들이 통제할 수도 없을 정도로 강력한 모델이 등장할 위험이 커지고 있었다. '중단 촉구 서한'은 이제 모두가 잠깐 숨을 돌리고 인공지능의 논리적 한계와 기본 원칙을 차분히 고민할 때가 되었다는 메시지였다.

이 서한은 이어서 "그러나 안타깝게도 이런 수준의 계획과 관리는 아직 이루어지지 않고 있다. 그런데도 최근 몇 달 동안, 그 누구도(심지어 만든 사람조차) 이해하거나 예측할 수 없고 믿을 만한 제어 방안도 마련되지 않은 초고성능 인공지능의 개발과 보급을 위해 수많은 AI 연구기관이 걷잡을 수 없는 경쟁에 매달리고 있다."라고 지적했다. 일론 머스크, 애플 공동 창업자 스티브 워즈니악, '지구 종말 시계'를 제안한 레이첼 브론슨Rachel Bronson 미국 원자과학자 회보 회장 등 1,000명 이상의 기술 업계 리더, 연구원 및 기타 인사가 이 서한에 서명했다.

서한은 지금을 그 어느 때보다 더 큰 위기로 규정하며 "과연 우리가 현대 문명이 걷잡을 수 없는 지경에 이를 위험을 감수할 수 있는가?"라고 물었다.

· 14장 ·

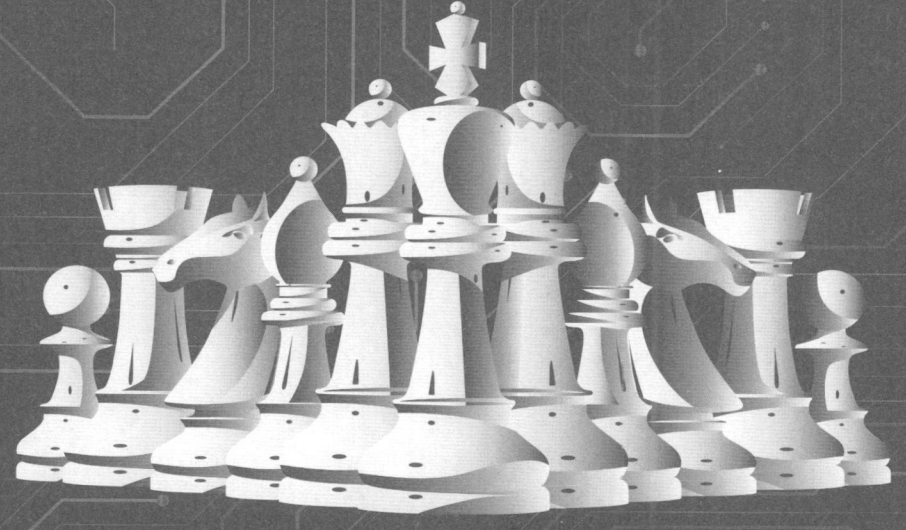

AI는 인간을 대체하지 않는다

"아무리 경쟁이 치열하더라도 AI가 나아갈 방향과 그 속도를 조종하는 일은 우리 손안에 있습니다."

리드 호프먼은 AI에 대한 과도한 공포와 종말론적 시각에 큰 불만을 가졌다. 언론이 AI를 인간성을 빼앗는 위협으로 묘사하는 데 반해, 그는 AI를 인간의 창의성을 키우고 삶을 개선할 도구로 보았다. 또한 인류가 AI를 피할 수 없는 흐름으로 받아들이고, 규제와 함께 창의적으로 활용해야 한다고 보았다.

THE WAR OF AI TITANS

　리드 호프먼의 친구들은 그가 절대 화내는 법이 없다고 말한다. 대신 누군가의 행동에 실망하거나 안 좋은 일이 일어나면 "짜증 난다." 정도로만 표현한다. 그의 친구 마크 핀커스는 이렇게 말했다. "리드가 매우 짜증 난다고 말하면 그것은 지금 화가 머리끝까지 치밀어 올랐다는 뜻입니다."

　2023년 초에 호프먼은 매우 짜증이 났다. 그는 인공지능에 큰 잠재력이 있음을 알았다. 그러나 세상은 온통 부정적인 반응뿐이었다. AI는 일자리에 대변혁을 초래할 것 같았다. 기계가 인간을 대체하고 우리는 무력한 존재가 될 것이다. 그해 겨울, 호프먼은 거의 모든 사람이 AI를 보고 TV 드라마 〈블랙 미러〉를 떠올렸다고 말했다. 그 드라마가 그리는 기술 혁신은 주로 "사람들에게 짜증을 불러일으키고, 굴욕감과 공포를 안겨 주며, 무엇보다 우리에게서 인간성을 박탈하는 존재"다. 호프먼은 물론 그런 두려움을 심어 준 할리우드도 탓했지만, 그가 진짜 짜증을 낸 대상은 주로 주류 언론이 AI를 다루는 태도였다. 실제로 그는 나에 대해서도 "짜증 난다."는 표현을 사용했다.

호프먼은 블룸버그TV와 인터뷰하면서 이렇게 말했다. "오늘날 주류 담론은 두려움과 희망의 대결 구도에만 지나치게 치우쳐 있다는 문제점이 있습니다. 그런데 인간이란 희망보다는 두려움에 훨씬 더 쉽고 빠르게 빠져듭니다." 호프먼이 AI와 관련된 언론 보도에 대해 품었던 가장 큰 불만은 AI를 오직 종말론과 가속론의 대결 구도로만 그린다는 점이었다. 그는 AI 개발을 통제하고 사용 방식을 규제하는 제3의 길도 있다고 주장했다. 이 제3의 길을 택하려면 언론을 상대할 사람이 필요했다. 그리고 호프먼은 자신이 그 역할을 맡겠다고 자처했다.

・・・

호프먼은 평소 할 말이 있을 때면 링크드인에 마련된 롱 리드Long Reids 코너에 글을 올린다(왕을 비롯한 권력자를 찬양할 때 쓰는 영어 표현 Long live(만세)에서 따온 재치 있는 표현으로 보인다. - 옮긴이 주). 그러나 2023년 1월에 호프먼이 '기술 인문주의' 관점을 제시하기 위해 선택한 매체는 〈애틀랜틱〉이었다. 그는 자신도 AI를 생각하면 무지갯빛 전망이 떠오르지는 않으나, 그렇다고 그것이 불타는 지옥의 심연으로 이끌지도 않는다고 했다. 기술은 항상 새로운 문제를 일으키고 기존의 문제를 악화한다(그는 AI가 학습 데이터에 내재한 편향을 그대로 반영한다는 점을 예로 들었다.). 그러나 드라마 〈블랙 미러〉가 묘사하는 것처럼 인류가 벼랑에 내몰린다는 상상 역시 잘못된 생각일 뿐이다.

호프먼은 기술이 인류가 발전하는 수단이라고 했다. 그는 〈애틀랜틱〉 기고문에서 이렇게 말했다. "기술은 우리를 인간답게 만들어 준다. 우리가 만든 도구는 우리를 인간 이하의 존재나 슈퍼맨, 혹은 인간 이후의 어떤 존재로도 만들지 않는다. 우리는 그것을 통해 더욱 인간다운 존재가 될 수 있다." 그는 선한 의도로 만든 도구도 언제든 악한 목적에 쓰일 수 있다는 사실을 직시하라고 촉구했다. 기고문의 결론은 이것이었다. "미지의 심연을 들여다보며 잘못될 수 있는 일을 고민하는 것은 당연한 일이다. 그러나 그런 노력을 통해 올바른 방향을 추구하는 것도 꼭 필요하다. 그것이 더욱 인간다운 태도다."

호프먼은 AI가 교육에 미칠 영향을 우려하는 사람이 많다는 점도 언급했다. 아이들이 그것을 속임수에 이용할 수도 있고, 인간의 기본적인 작문 능력이 퇴화할 가능성도 있다. 그러나 과거 전자계산기가 등장했을 때도 비판론자들은 아이들의 수학 실력이 떨어질 거라고 했지만, 그런 일은 일어나지 않았다. 뉴욕과 로스앤젤레스 등 여러 지자체의 공교육 기관이 학생과 교사의 챗GPT 사용을 금지했는데, 호프먼은 이것을 실수라고 지적했다. 교사가 챗GPT를 활용해 학생들을 위한 개인별 맞춤형 수업안을 마련한다면 어떨까? 그는 "그것이 오히려 산업화 시대의 유물인 현행 교실 수업이 제공할 수 없는 더 인간적인 방식이 아닐까?"라고 물었다. 교사들이 생성형 AI를 교실에 도입해 학생들에게 신기술을 가르침으로써 미래 사회에 대비할 수 있게 한다면 어떨까? 교사들은 AI를 통해 학생 성적 처리 등의 격무에서 벗어나 좀 더 나은 수업안을 구상하는 데 시간을 쓸 수도 있다.

호프먼은 〈애틀랜틱〉 기고문에서 자신은 "기술 낙관론자"로서 적절한 제한 조치와 안전망만 마련된다면 AI가 개인에게 "우주 크기만큼이나 무한한 업적을 이룰 기회"를 제공할 수 있다고 믿는다고 말했다.

호프먼은 챗GPT가 출시된 후 〈뉴욕타임스〉, 〈워싱턴포스트〉, 〈월스트리트저널〉, CNN, CNBC, 블룸버그TV 등 모든 언론 매체에 모습을 보였다. 2023년 초에 그레이록의 엘리사 슈라이버는 이렇게 말했다. "평소 리드는 엄청나게 다양한 분야에 관여하는 사람입니다. 그러나 지금 그의 관심은 온통 AI에만 쏠려 있습니다."

· · ·

2023년에 본 그는 관자놀이 쪽 머리카락이 더 가늘어지고 희게 세었다. 10년 전에 그를 마지막으로 본 이후로 몸도 더 말랐다. 그러나 다른 모든 면에서는 내가 기억하는 호프먼과 다름이 없었다. 면도 중에 베었는지 턱에 핏자국이 이곳저곳에 있는 모습도 예전과 똑같았다. 그는 20여 년 전 우리가 처음 만났을 때와 다름없이 아이처럼 기뻐했다. 아이디어가 떠오르면 눈빛이 반짝이는 표정에서 예전과 똑같은 열정을 느낄 수 있었다. 그는 말이 생각에 미처 따라가지 못해 더듬거리고, 말하는 동안에도 다음 할 말이 생각나 못 마치는 경우가 허다했다. 그는 내가 하는 말에 동의하거나 뭔가 대꾸하고 싶을 때마다 고개를 힘차게 끄덕였다. 그는 변함없이 똑똑했고 때로는 짜증도 내는 성격이었다.

우리가 만난 곳은 역시나 호프먼이 묵을 만한 맨해튼 시내의 멋진 호텔이었다. 내가 넘볼 가격대는 아니지만 너무 화려하지도 않았고, 그 도시의 더 우아하고 비싼 호텔과는 확실히 조금 달랐다. 그는 호텔 VIP 라운지 입구에서 나를 포옹으로 맞이했는데, 약간 어색한 느낌이 들기도 했다. 물론 호프먼과 만나는 시간은 항상 즐거웠지만, 나는 엄연히 언론인이었다.

그는 늘 그렇듯이 헐렁한 블랙진에 윗단추 두 개가 풀린 반팔 캐주얼 셔츠 차림이었다. 나는 기술 업계를 취재하면서 신발만 보면 그 사람이 부자인지 아닌지 대충 알 수 있었다. 그러나 이 경험치가 호프먼에게는 통하지 않았다. 매일 검은색 신발만 신는 그는 누가 렌터카 업체 직원이라고 해도 모를 정도였다. 그의 외모에서 유일하게 억만장자다운 모습은 청동 테를 두른 멋진 안경뿐이었다.

3월에 호프먼은 《인간을 진화시키는 AI》라는 책을 자비로 출판했다. 이 책에는 한 가지 트릭이 포함되어 있었다. 바로 GPT-4가 공동 저자로 참여한 것이다. 호프먼은 2022년 여름부터 GPT-4의 초기 버전을 실험했었다. 그는 그 실험의 끝에 GPT-4에 함께 책을 쓰자는 아이디어를 제안했고, 이에 AI도 수긍했다. 결국 '그들의 여정'을 담은 344페이지 멋진 책이 세상에 나왔다. 호프먼은 GPT-4가 뱉어낸 긴 정보를 이 책에 '붙여 넣기' 했다. 그러면서도 그는 "GPT-4가 산출한 콘텐츠는 물론 좋았지만, 우리가 정말 원하는 수준에는 미치지 못했다."라고 인정했다.

    호프먼과 그 이례적인 공동 저자는 이 기술을 인간 지능의 진화한 형태로 이해하는 편이 더 정확하다고 주장했다. CNN에 초대되어 책을 소개할 기회를 얻은 호프먼은 생성형 AI가 우리에게 '초능력'을 안겨줄 수 있다고 강조했다. 호프먼은 자신에게 예술적 재능은 없다고 말했다. 그러나 달리 같은 AI를 사용하면 오로지 상상력과 서술 능력만으로도 누구나 이미지를 만들 수 있었다. 마찬가지로 그는 시인도 아니지만 GPT-4를 이용해 몇 초 만에 소네트를 한 곡 지을 수도 있었다. 그리고 그는 자신이 외국어에 "약하다"고 했으나 AI만 있으면 아무 걱정 없었다. 그는 자기 목소리로 만다린이든, 힌디어든, 이탈리아어든 얼마든지 구사하며 강의도 할 수 있었다. 그는 컴퓨터공학과를 갓 졸업한 수준의 코딩 실력을 뽐낼 수도 있었다(한때 오픈AI의 창시자인 컴퓨터과학자 안드레이 카르파티 Andrej Karpathy의 말이 유행한 적이 있다. "영어는 최신 프로그래밍 언어다."). 호프먼과 GPT-4가 쓴 이 책은 AI가 초래할 진화가 교육, 의학, 평등 운동 등의 다양한 분야에 미칠 영향을 깊이 고찰하고 있었다.

    스티브 잡스는 컴퓨터가 마음의 자전거라고 말한 것으로 유명하다. 호프먼은 AI를 알리려 부지런히 뛰면서 "이제 AI는 마음의 증기 기관도 될 수 있다고 생각합니다."라고 말했다. 그는 AI가 지금껏 컴퓨터, 인터넷, 클라우드 등의 순서로 축적되어 온 기술 역량을 바탕으로 나온 것이므로 이것이야말로 인류 역사상 가장 중요한 기술 혁신이라고 단언했다.

호프먼은 2023년 초에 〈챗봇과의 벽난로 옆 담화Fireside Chatbots〉(1930년대 루스벨트 대통령의 대국민 라디오 방송 벽난로 옆 담화Fireside Chats에 '봇'을 추가한 이름이다.—옮긴이 주)라는 팟캐스트 방송을 시작했다. 유일한 초대 손님은 텍스트 음성 변환 프로그램을 통해 말하는 챗GPT였다. 그들이 진행한 제2회 방송의 주제는 호프먼이 가장 많이 강조하던 "AI는 인간의 창의성을 대체하는 존재가 아니라 증강하는 수단"이라는 주장이었다. 호프먼은 앞으로 AI가 인간을 대체하는 것이 아니라 AI를 받아들이는 사람이 그러지 않은 사람을 대체하게 된다고 주장했다. 챗GPT도 이렇게 말했다. "인간과 인공지능은 경쟁 상대가 아니라 동반자 관계입니다. 양측이 힘을 합하면 어느 한쪽이 혼자 하는 것보다 훨씬 더 많은 업적을 성취할 수 있습니다."

〈챗봇과의 벽난로 옆 담화〉는 3회로 끝났다. 그러나 호프먼의 팟캐스트는 계속 진행되었다. 또다른 팟캐스트 〈possible〉은 AI 대신 진짜 사람인 아리아 핑거가 공동 진행을 맡고 GPT-4는 가끔 등장했으며, 나중에 인플렉션AI가 대화형 AI를 출시한 뒤에는 그쪽도 카메오로 출연했다. 호프먼이 말한 팟캐스트의 주제는 "가장 희망찬 미래의 모습과 그것을 실현하는 데 필요한 것"이었다. 각 편은 AI가 사법 제도, 기후 변화, 의료, 예술 등의 분야에 어떤 영향을 미칠지 해당 전문가를 초대해 대담을 나누는 식으로 진행되었다. 호프먼은 AI가 〈헝거 게임〉이 아니라 〈스타트렉〉의 세계처럼 순기능을 담당할 수 있음을 보여 주는 것이 자신이 할 일이라고 생각했다. 호프먼은 매회 서두를 이런 멘트로 시작했다. "미래 언젠가 인류의 선택지가 모두 사라진다면 어떻게 될지 알아봅시다."

호프먼은 인공지능의 발전을 늦추려거나 가로막는 사람들을 도저히 참을 수 없었다. 왕이라고 파도를 막을 수 없듯이, 연구자들의 탐험과 발명을 막을 수 있는 사람은 세상에 아무도 없다. 호프먼은 그 옛날 서점 주인들이 인터넷의 출현에 반대한다며 댐 위에 올라 시위하던 장면을 언급했다. 그들 옆에는 소매업자와 신문 발행인 등 인터넷이 초래할 혼란을 걱정하는 수많은 사람이 같이 서 있었다. 호프먼은 옅은 미소와 함께 "그런데 어떻게 되었나요?"라고 질문했다. 사람들은 새로운 기술이 나타날 때마다 혀를 끌끌 차면서 그것이 우리 삶에 스며드는 일을 개탄하곤 한다. 그러나 그것을 조직적으로 막아설 방법은 없다. 호프먼은 우리 사회가 하루속히 그것을 받아들이고 적응해야만 더 나은 삶을 누릴 수 있다고 믿었다.

삶의 미래 연구소가 AI 개발을 6개월간 멈추라 서한을 발표한 것은 내가 뉴욕에서 호프먼과 만나고 며칠 후였다. 그러나 나는 굳이 묻지 않아도 호프먼이 이 주장을 어떻게 생각할지 뻔히 알았다. 그는 〈워싱턴 포스트 라이브〉에서 그 서한이 그저 "보여 주기식 활동"일 뿐이라고 일축했다. 호프먼은 "AI 연구가 6개월이나 중단되면 과연 어찌 될지 저도 잘 모르겠습니다."라고 했다. 설사 이런 요구를 따를 국가가 있다고 해도 그렇지 않은 국가도 있을 것이고, 그러면 좋은 의도로 동참한 나라는 불리한 처지에 놓이게 된다. 개별 연구소 단위로 생각해도 마찬가지다. 외부의 압력 따위는 무시하고 제 갈 길을 가는 곳이 분명히 있을 것이다.

눈에서 레이저 광선을 쏘며 인류를 공격하는 로봇의 가능성을 거론하면 호프먼의 짜증은 한층 심해졌다. 음모론에 집착하는 사람들에 대해서도 마찬가지였다. 그중에 대표적인 예로 AI가 종이 클립을 무한정 생산한다는 사고 실험이 있었다. 이것은 알고리즘이 종이 클립을 최대한 만들라는 단순한 명령을 받지만, 결국 그 목표를 추구하기 위해 우주의 모든 물질을 집어삼키게 된다는 시나리오였다. 다른 하나는, 인간의 운명을 인공지능에 맡기는 것이 얼마나 위험한 일인지 강조하는 이론이었다. 인공지능에 지구 온난화 위험을 줄여 보라고 명령하면 결국 AI는 모든 인간을 제거하는 것이 가장 논리적인 해결책이라고 생각한다는 것이었다. AI 분야의 엔지니어와 관련자 사이에서는 '종말 확률'이라는 개념이 유행했다. 수학 기호로 표현하면 p(종말)이 된다. 최첨단 인공지능이 인류에 파국을 초래할 가능성을 0에서 100까지의 척도로 나타내는 개념이었다. p(종말)이 10이라는 것은 인공지능이 인류를 멸종시킬 확률이 10퍼센트라는 뜻이다. p(종말)이 50이라면 그럴 확률이 반반이라는 것이다.

호프먼은 p(종말)을 아주 낮게 봤지만 0은 아니었다. 불량 슈퍼바이러스나 거대 소행성의 충돌로 인류의 대부분이 사라질 확률도 0보다는 크다. 마찬가지로 AI가 그럴 확률도 0이라고는 할 수 없다. 어린 시절 동네 도서관에 있는 공상과학 책을 모두 읽었다는 호프먼은 전지전능한 기계의 손에 인류의 미래가 달린 지옥 같은 풍경에 관해서는 누구보다 많이 고민해 왔다고 자부했다. 그러나 그는 위험을 완화하는 방법은 공상과학 소설의 지어낸 미래가 아니라 "당장 눈앞에 있는 대안"에 집중하는 것이라고 말했다. 그는 이렇게 말했다. "아무리 경쟁이 심하더라도 AI가 나아갈 방향과 그 속도를 조종하는 일은 우리 손안에 있습니다."

호프먼은 AI를 적극 지지하면서도 한편으로는 부정적인 측면도 인정했다. 뉴욕에서 호프먼을 만났을 때, 그는 "나라고 위험을 모르는 것은 아닙니다."라고 했다. 그는 AI가 경제에 엄청난 영향을 미쳐 수많은 사람이 고통을 겪을 것으로 내다보았다. 그러나 그것은 모든 신기술이 출현할 때마다 반복된 일이다. 과거 미국의 농업 종사자는 인구의 절반이 넘었으나 증기 기관의 출현과 기계화 등 기술 혁신의 여파로 오늘날은 불과 2퍼센트에도 못 미친다. 그런데도 미국의 인구수와 농업 수출은 오히려 급성장했다. 인터넷은 일자리를 없앴지만 동시에 새로운 일자리를 대거 창출해 냈다.

생성형 AI가 등장하고 사람들이 가장 놀란 부분은, 당장 일자리를 잃을 위험이 가장 큰 이들이 화이트칼라 전문직이라는 사실이었다. 경제학자들은 오래전부터 AI가 출현하면 블루칼라 직군이 무너지리라고 예견했다. 로봇이 공장 노동자의 일자리를 빼앗고, 자율주행차가 자동차와 트럭 운전을 생계로 삼는 수백만 명을 대체할 것이라고 말이다. 그러나 AI 시대 초기의 가장 큰 피해자는 컨텐츠 제작자, 디자이너, 애널리스트, 컴퓨터 프로그래머, 기타 사무직 종사자들이 될 전망이다.

호프먼의 또 다른 고민은 AI가 지속적인 자기 개선 능력을 지니고 있다는 점이었다. "AI가 인간의 개입 없이 독자적으로 코드를 업데이트할 수 있다면 큰 문제가 될 수 있습니다." 그것이 곧 자율 AI였다. 신경망은 학습한 단어를 패턴에 따라 반복하는 수학 모델일 뿐이지 그 자체가 인지 능력을 갖춘 존재는 아니다. AI가 전력망이나 수처리 시설 등 기반 시스템을 감독한다고 해도 그 과정에는 반드시 인간의 개입이 필요하다. 호프먼은 수많은 언론 매체를 순회하면서 다른 우려들도 언급했다. AI가 신약을 발견하고 효과적인 치료법을 찾아낼 수 있다면 똑같은 원리로 새로운 생화학 테러 무기도 만들 수 있다. 사람들이 결혼식 축사나 대학 논문을 작성하는 데 사용하던 AI가 범죄자의 손에 들어가면 정교한 사기 수단으로 탈바꿈할 수도 있다. 전화상으로는 짤막한 몇 마디만으로도 누구나 쉽게 속아 넘어갈 수 있다. 그야말로 전 세계 사기꾼들의 판도가 바뀌게 된다.

그러나 호프먼이 보기에 종말론적 예측은 오히려 방해물이었다. 그가 생각하는 "눈앞에 있는 대안"은 모든 휴대폰을 인공지능 의사와 연결하는 것이었다. 호프먼은 평소 지론에 따라 지구상에 큰 어려움 없이 의사를 만날 수 있는 사람이 10억 명이라면 스마트폰 사용 인구는 50억 명에 달한다는 점을 생각해 보라고 했다. 법적 책임과 기타 우려 사항을 고려해도 가까운 미래에는 의료 관련 질문을 받으면 조언을 해주는 AI가 등장할 가능성은 충분하다. 호프먼은 이런 제한이 적용되기 전부터 GPT-4에 건강 관련 질문을 해 보았고, 그 대답에 깊은 인상을 받았다. 지금껏 이렇다 할 의료 서비스를 누리지 못했던 수십억 명의 휴대폰에 인공지능 의사가 연결된다면 어떨까? 봇이 사진 한 장만 보고도 증상을 해석하거나 정보에 입각한 의견을 제시할 수 있다. 호프먼은 지구상 모든 소득 계층의 학생들이 주머니에 인공지능 교사를 넣고 다니는 혁명적인 날도 분명히 오리라고 낙관했다.

호프먼은 2023년 봄에 〈뉴욕타임스〉에 실린 "리드 호프먼, AI가 인류 발전의 견인차라고 설파"라는 기사에서 "나는 긍정의 북소리를 크게 울리고 있다, 그것도 아주 절박하게"라고 말했다. 그즈음 그레이록이 투자한 AI 스타트업은 약 30개에 달했다. 호프먼은 오픈AI의 초기 투자자였으며 유명 AI 스타트업의 공동 창업자였다. 그는 재정적으로도 긍정의 북소리를 크게 울릴 만한 동기가 충분했다. 그러나 그의 그런 태도가 진심에서 우러난 것임은 의심의 여지가 없었다. 그는 〈뉴욕타임스〉에 "세상을 긍정적으로 바꾸는 힘은 사상 최대의 붐을 일으키는 것"이라고 말했다.

· · ·

에밀리 벤더 Emily M. Bender는 호프먼과는 전혀 다른 이유로 중단 촉구 서한에 반대했다. 워싱턴대학교 언어학자인 벤더는 '확률적 앵무새 Stochastic Parrot'이라는 독창적인 이론으로 대규모 언어 모델을 설명해 AI 분야에서는 이미 이름이 알려진 인물이었다. 'Stochastic'이란 추측에 의한 사고라는 뜻의 그리스어에서 온 단어다. 벤더의 주장은 한마디로 "LLM이 하는 말이 아무리 실제와 똑같이 들린다고 해도 결국 그 모델은 자신이 무슨 말을 하는지도 모르는 기계에 불과하다."는 것이었다. AI가 하는 말은 인간 지능의 그림자에 불과하다. 앵무새가 사람의 목소리를 듣고 똑같이 따라 할 뿐이듯이 인공지능도 자신이 만든 문장의 근본 개념을 이해하는 것은 아니다.

벤더가 중단 촉구 서한에 반대한 이유는 그것이 "AI에 대한 도를 넘어선 과대포장"에 근거한 주장이었기 때문이다. 그녀는 서한을 작성한 사람들이 아직 실험실 수준에 불과한 기술을 너무 크게 부풀려 놓았다고 생각했다. 그녀는 서한이 발표된 지 약 1주일 후에 블로그에서 "정작 위험과 해악의 주범은 '너무나 강력한 AI'가 아니다."라고 말했다. 그녀는 혹시라도 자기 글을 읽을 정책 결정권자에게 다음과 같이 주문했다. "자신이 너무 강력한 뭔가를 만들어 버렸다고 믿는 기술 전문가들의 말에 속아 넘어가지 마시라. 그것은 사실이 아니고 환상일 뿐이다."

얀 르쿤도 AI의 능력을 과장하는 사회 분위기가 오히려 진지한 논의를 방해하고 있다는 주장에 대체로 동의했다. 그는 딥러닝의 대부격인 인물이었고 벤더는 생성 AI를 노골적으로 비판하는 논객이었지만, 두 사람 모두 전능한 AI를 과연 어떻게 통제할 수 있느냐에만 논의의 초점이 맞춰지는 현실이 한참 잘못되었다고 생각했다.

르쿤은 트위터에 올린 글에서 다음과 같이 말했다. "인간보다 훨씬 더 똑똑한 AI 시스템을 어떻게 통제할지 고민하는 것보다, 우선 고양이보다 더 똑똑한 시스템을 만드는 일이 훨씬 더 시급하다." 그는 LLM이 일종의 '강화된 자동 완성 기능'에 불과하다고 했다. 비록 그것이 대입 시험 생물학 과목에는 합격했겠지만 "화학. 물리학, 수학에서는 성적이 형편없었다." LLM은 암기 능력이 뛰어나고 사람의 말을 똑같이 따라 할 수는 있으나 인간의 마음을 모방하는 데는 서툴렀고 진정한 이해 능력도 갖추지 못했다.

르쿤은 이렇게 말했다. "거기에는 아직 진정한 추론 능력이 없다. 세상이 어떻게 돌아가는지도 모른다." 그는 자율주행차를 예로 들었다. 10대 청소년 한 명이 운전을 배우기 위해서는 약 20시간의 연습이 필요하다. 그러나 엔지니어들이 수십 년 동안 자율주행차를 연구해 왔지만, 현재까지도 완전 자율주행이 실현될 날은 요원하다. 그는 오픈AI와 구글의 "시종일관 지나친 낙관주의"는 결국 사람들에게 두려움을 심어 주는 결과만 낳았다고 날카롭게 지적했다. 르쿤은 인류의 실존적 위험에 대한 우려는 "아직 너무 이르다"고 말했다.

그런데 르쿤은 어디까지나 과학자다. 그가 생각하기에 지금 초지능을 두고 왈가왈부하는 것은 마치 1925년에 사람들이 시속 800킬로미터가 넘는 속도로 수백 개 경로를 따라 비행하는 점보 제트기의 제어 장치를 논하는 것과 비슷했다. 르쿤은 이렇게 말했다. "오늘날 우리는 제트기를 타고 안전하게 지구 반대편까지 비행할 수 있습니다. 안전을 확보하기 위해 따로 무슨 비법이 필요했던 것은 아닙니다. 그저 수십 년에 걸친 기술 개선과 발전 과정이 있었을 뿐입니다." 그는 인공지능 시스템도 마찬가지일 것이라고 했다. "시간이 지나다 보면 고양이 수준에 이르고, 더 지나면 초지능은 아니더라도 거의 인간에 버금가는 지능을 지니게 될 겁니다." (다시 말하지만 지금 존재하는 LLM은 지식을 축적하고 검색하는 능력이 인간보다 나을 뿐 실제 지능은 아니다.)

호프먼도 비슷한 비유를 들었다. 20세기 초 사람들에게 앞으로 바퀴 넷 달린 2톤짜리 강철 덩어리가 도로를 질주하게 된다고 말하면 과연 뭐라고 했을까. 그 괴물 때문에 미국에서 매년 사망자가 4만 명 정도 발생한다는 사실을 그들이 알았더라면 아마 오늘날 자동차는 존재하지 않았을지도 모른다. 공학자들이 수십 년에 걸쳐 안전벨트와 에어백, 브레이크 등을 발명한 덕분에 우리는 자동차를 훨씬 더 안전하게 탈 수 있다. 호프먼은 그때 만약 기술 반대론자들의 말을 들었다면 "우리는 지금도 말과 마차를 타고 돌아다닐 것"이라고 말했다.

・・・

호프먼은 매우 다양한 일에 관여했다. 경쟁이 매우 치열한 업계의 스타트업 공동 창업자라고는 믿기 힘들 정도였다. 대개 창업자들은 자기 회사에 매여 사는 경우가 많다. 그러나 호프먼은 공동 창업자인 술레이만이 도움을 요청할 때마다 기꺼이 시간을 내주었다. 술레이만은 그를 이렇게 표현했다. "그는 내가 부르기만 하면 타석에 나가 장타를 쳐 주는 전문 대타 요원이었습니다." 술레이만은 호프먼과 일주일에 세 번 정도는 늘 만나 대화를 나누었다.

호프먼이 한창 떠오르는 AI 스타트업 즉 인플렉션AI에 관여하고 있다는 사실이 외부에 알려진 계기는 2023년 봄이었다. 마침내 그가 오픈AI 이사진에서 물러난다고 발표한 것이다. 다른 기술도 아닌 AI를 개발하는 회사의 공동 창업자이면서 오픈AI 이사회에 그대로 머물 수는 없기 때문이었다.

내가 뉴욕에서 호프먼을 만났을 때 인플렉션AI는 아직 자사 제품을 비밀에 부치고 있었으므로 그도 그 회사에 대해서는 일절 언급하지 않았다. 당시 인플렉션AI의 홈페이지에는 인간과 컴퓨터의 관계를 바꾸겠다는 모호한 문구만 몇 줄 나와 있을 뿐이었다. 그는 "보안 유지는 무스타파가 결정한 정책일 뿐 제가 상관할 일은 아닙니다."라고 했다.

그러면서도 호프먼은 인플렉션AI도 신경망을 개발하고 학습하는 데 수개월이 필요한 점은 여느 스타트업과 다름없다는 점을 인정했다. 그는 이렇게 말했다. "결국 가장 큰 문제는 현대적인 규모의 AI 개발에 성공하려면 최소한 수십억 달러 규모의 연산 용량을 확보해야 한다는 점입니다. 그 돈을 과연 어떻게 마련할 수 있을까요?"

· 15장 ·

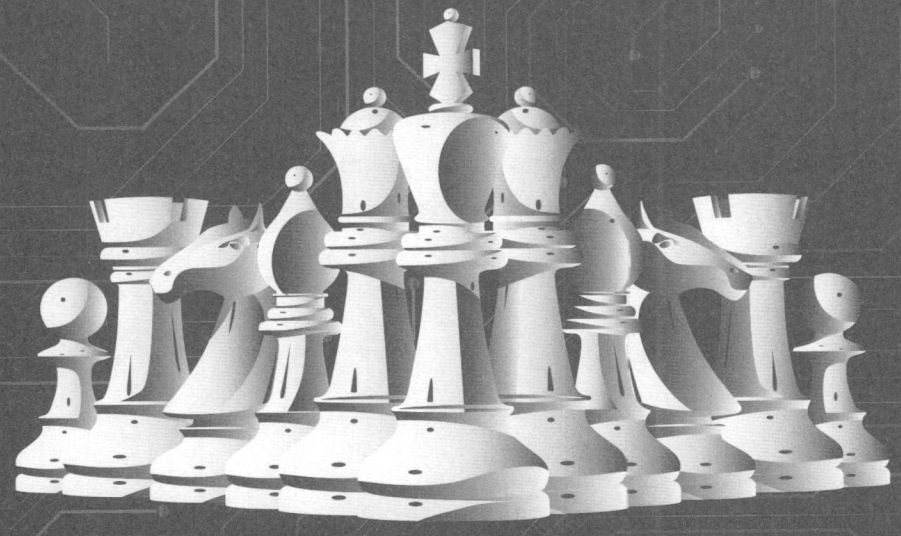

인플렉션AI,
친절한 AI를 만들어라

"우리 목표는 사용자가 AI와 훨씬 더 자연스럽고 편안하게 대화하도록 해 주는 것입니다."

인플렉션AI가 '파이'라는 AI를 개발한다. 파이는 사용자에게 감정적으로 공감하고 정서적으로 반응하도록 개발되었다. 이를 위해 긍정적 성격은 강화하고 부정적 태도는 배제하는 방식으로 훈련되었다.
예상치 못한 챗GPT의 폭발적 인기와 구글의 빠른 반격은 인플렉션AI에 큰 압박이 되었고, 출시 일정과 마케팅 전략 등에서 허둥댔다. 술레이만은 AI가 인간에게 공감하고 도와주는 윤리적 존재가 되기를 바랐지만, 파이는 인간의 감정을 '이해하는 것처럼 보이는' 기계일 뿐이었다.

THE WAR OF AI TITANS

무스타파 술레이만이 딥마인드의 공동 창업자가 되었을 때 그의 나이는 겨우 26살이었다. 딥마인드는 인간형 지능 시스템을 개발한다는 목표 아래 인공지능 분야에서 가장 주목받는 스타트업으로 성장했고, 결국 구글에 인수되면서 큰 성공을 거뒀다. 그러나 성공 이면에 술레이만의 마음속에는 복잡한 감정이 남았다. 그는 "어떤 면에서는 완전히 망쳐 버렸다는 느낌도 들었다."라고 털어놓기도 했다.

딥마인드는 술레이만이 철학 전공자이자 사회운동가 출신으로서, 과학자 출신의 데미스 하사비스, 셰인 레그와 함께 세운 회사였다. 하지만 시간이 지날수록 리더십과 방향성에서 갈등이 깊어졌고, 결국 술레이만은 회사를 떠나게 된다.

이후 그는 새로운 스타트업 인플렉션AI를 공동 창업했다. 실리콘밸리에서는 그가 이 회사를 통해 단순한 '재기'가 아니라 훨씬 더 큰 성공을 노리고 있다고 보는 시선도 있었다. 사람의 심리를 꽤 안다고 자부하는 이들은 술레이만이 자기 능력을 입증하려는 욕구가 강하다고 평가했고, 에릭 슈미트는 그에 대해 "데미스 하사비스의 그늘에 가려진 인물"이라고 말하기도 했다. 인플렉션AI는 바로 그런 그가 '이번에는 혼자서' 회사를 이끌 수 있음을 세상에 증명하려는 도전이었다.

술레이만은 구글을 떠나 그레이록에 의탁하던 몇 주 동안 단지 제품에만 몰두한 것이 아니었다. 그는 자신이 원하는 회사의 모습을 짧은 문서로 요약하기도 했다. 나중에 이 문서는 인플렉션AI에서 일하는 사람이라면 누구나 읽어야 할 '경전'이 되었다.

문서에서 겸손은 따로 구분할 정도로 중요한 주제였다. 그의 밑에서 일하는 사람들은 상당한 보수를 얻게 될 것이다. 그러나 그는 "우리는 이 일을 존중하는 마음을 겸손한 태도와 매우 열심히 일하는 모습으로 표현해야 한다."라고 못 박았다. 회사 동료를 대할 때는 존중하는 태도를 잃지 않아야 하지만, 필요하면 솔직하게 말할 줄도 알아야 한다. "우리는 서로 신뢰하므로 꺼내기 힘든 질문도 할 수 있고, 상대방의 기존 관념에 과감히 의문을 제기할 수도 있다."

술레이만은 인플렉션AI에서는 전 직원이 창업가라는 마음가짐으로 일해야 한다고 강조했다. 회사에 어떤 문제가 있음을 알았다면 누군가 해결하겠거니 하고 그냥 넘겨서는 안 된다는 것이었다.

MBA 출신으로 회사에서 안 하는 일이 없던 알렉산드라 아이텔은 술레이만 자신이 먼저 이 말을 몸소 실천했다고 증언했다. 그녀는 회사에 들어온 직후 캐나다 브리티시컬럼비아주 휘슬러의 한 호텔에서 열리는 전사 회의 준비를 맡게 되었다. 그녀가 맡은 업무 중에는 엔지니어가 모여 일할 수 있도록 방에 12대가 넘는 컴퓨터와 모니터를 설치하는 일이 있었다. 아이텔은 이렇게 말했다. "그 일을 언제 다 하나 고민하고 있었는데 무스타파에게서 '미리 만나서 같이 합시다.'라는 메일이 왔습니다. 그래서 우리 둘이 방바닥을 기어다니다시피 하며 코드를 다 연결했습니다. 아마 1시간 정도 걸렸을 겁니다." 또 한 번은 전사 모임 중에 술레이만이 방을 나가는 모습이 그녀의 눈에 띄었다. 아마 다른 급한 일이 있어서 나가겠거니 생각할 때쯤, 그가 의자 두 개를 들고 돌아왔다. 행사장 뒤편에 두 사람이 서 있는 것을 보고 의자를 가져온 것이었다.

그 문서는 일종의 격려 연설이기도 했다. 이 기술은 수십 년간의 연구 끝에 드디어 "그 누구도 AI에서 느껴 보지 못한 가장 매력적이고 실제와 유사한 소통"을 구현하기 직전에 와 있었다. 그러나 그는 인플렉션AI에서 일할 사람이라면 언제든 바보처럼 보일 수 있다는 점을 명심하라고 말했다. 그것은 혁신적인 신기술의 초전선에서 일하는 사람에게는 숙명과도 같은 일이었다. 술레이만은 인플렉션AI에서 일할 사람을 이렇게 말했다. "우리는 실패를 두려워하지 않습니다. 우리는 위험을 감수하고 모험을 즐기는 사람입니다."

술레이만의 문서 중에는 조직의 계층구조에 관한 부분도 있었다. 수평적인 조직이란 듣기에는 낭만적일 수 있지만 그런 조직에도 나름의 문제가 숨어 있기 마련이다. 그의 말에 따르면 아무리 조직이 수평적이어도 보이지 않는 권력이 존재한다. 의사 결정을 책임지는 사람이 분명하지 않으면 조직은 정치 놀음에 휘둘리게 된다. 그는 계층구조에 관료주의가 싹트기 시작하면 모든 일이 느려진다는 것을 구글에서 직접 지켜봤다. 그에게는 무엇보다 속도가 가장 중요했으므로 대체로 수평적인 조직을 선호하는 편이었다.

그는 "모든 직원은 자신의 책임 분야에서 신속하게 결정하고 실행할 권한이 있다."라고 명시했다. 또한 계층구조의 폐해를 최소화하기 위해 엔지니어들은 모두 '기술직 구성원Member of the Technical Staff, MTS'으로 부른다고 했다. 그리고 모든 직원은 '직접 책임자Directly Responsible Individual, DRI'라는 직함으로 각 팀과 프로젝트에 배속되었다. 모든 프로젝트의 성패는 그 팀의 모든 구성원의 책임이었다.

· · ·

술레이만이 자신의 제품에 붙인 '마이AI'라는 이름은 원래 임시 명칭이었다. 그는 성별이 없는 비인칭 명사가 좋겠다고 생각했다고 한다. 앤트로픽은 자사 대화형 AI를 클로드Claude라고 불렀지만, 술레이만은 특정 성별을 떠올리는 이름은 사용자에게 무의식적인 편견을 심어 줄 수 있다고 생각했다. 그는 사용자의 대화 상대가 지각 있는 인간이 아니라 AI라는 점이 제품명만 봐도 뚜렷이 느껴져야 한다고 생각했다. 그는 또 "너무 낯설고 이상하거나 무서운 이름도 피하고 싶었다."라고도 했다. 그는 두세 글자로 된 짧고 기억에 남는 이름이 가장 좋다고 생각했다.

그들은 개발 중인 제품을 한동안 지Zi라고 부르기도 했다. 그러나 루카스 피츠패트릭Lucas Fitzpatrick은 그 이름이 너무 '기술 냄새'가 난다고 생각했다. 그는 술레이만이 인플렉션AI 창업 구상을 떠올렸을 때부터 줄곧 디자이너로 일해 온 사람이었다. 피즈퍼트릭은 부드럽고 따뜻한 느낌이 나야 하는데 '지'는 너무 각지고 딱딱하다고 했다.

사실 술레이만도 이 이름이 마음에 들지 않았다. 그는 지라는 발음이 '사이파이SF'를 떠올려 혼란스러울 수도 있겠다고 생각했다. 실제로 '지'라고 발음하면 '사이'처럼 들리기도 하고 또 어떻게 들으면 '지zee'와 비슷하기도 했다. 게다가 영국인들이 z를 '제트'로 발음하는 것을 생각하면 더욱 골치가 아팠다.

파이는 2023년 초의 한 브레인스토밍 모임에서 나온 이름이었다. 누군가가 개인 지능personal intelligence을 줄이면 파이Pi가 된다고 말했는데, 언뜻 봐도 간결한 이름이었다. 술레이만은 이렇게 말했다. "내가 만드는 제품이 전혀 새로운 종류라는 뜻을 이름에 담고 싶었고, 그럴 때마다 우리가 살아갈 미래가 개인 맞춤 인공지능의 시대라는 생각이 자꾸 떠올랐습니다." 그래서 아예 제품명에 '개인'이라는 단어를 집어넣어 버린 셈이었다.

술레이만은 이렇게 말했다. "좋은 이름들은 짓고 난 뒤에야 비로소 그 의미를 깨닫는 경우가 있습니다. 우리는 그 단어를 보자마자 '바로 이거야. 이 이름으로 하자.'는 생각이 들었지요."

AI 스타트업은 크게 두 부류로 나눌 수 있다. 대부분의 스타트업은 다른 누군가가 만든 AI 엔진 위에 '올라갈' 애플리케이션과 도구를 개발하는 일에 주력한다. 그들은 벤처캐피털로부터 수백만 달러, 수천만 달러를 투자받아야 할지도 모른다. 그러나 비록 소수지만 기반 모델을 독자적으로 구축하고 자료를 학습시키는 또 한 부류의 스타트업도 있다. 후자는 업계 내 다른 모든 회사를 먹여 살릴 기초 기술을 개발한다. 따라서 전자의 부류와는 차원이 다른 규모의 자금과 최고 수준의 인재들을 투입해야 한다.

인플렉션AI는 스스로 기반 모델을 만든 회사였다. 구글, 메타 같은 대기업은 물론, 앤트로픽, 캐릭터닷에이아이, 오픈AI 등 자금력이 풍부한 스타트업들도 마찬가지였다. 미드저니Midjourney와 스태빌리티AIStability AI는 방대한 디지털 이미지를 학습 자료로 삼아 이미지 생성 도구를 만든 회사였다. 2022년에서 2023년 사이에 주목받아 벤처캐피털의 투자도 끌어낸 런웨이Runway는 동영상 제작 모델을 구축하고 학습시켰다.

알고리즘은 기반 모델을 만드는 첫 단계다. 그것은 모델이 데이터를 처리하고 해석하는 방식을 결정하는 청사진에 해당한다. 다음 단계는 이른바 '사전학습'이라는 것이다. 인플렉션AI의 경우는 이 단계에서 무한한 인터넷의 바다에 떠 있는 약 1조 5,000억 개의 단어를 수집했다. 술레이만은 "우리는 다양한 기법을 통해 매우 높은 품질의 데이터를 확보한다."라고 말했다. 그들은 이를 위해 특정 데이터 집단을 제외할 때도 있었고, 공감이나 지지와 관련된 데이터 집단은 두 배로 늘리기도 했다.

그러나 기반 모델은 미세 조정이라는 추가 학습을 거쳐야만 쓸모가 있다. LLM은 언어의 천재이자 일종의 백과사전이지만, 사회성 면에서는 그 전문 지식을 자기 것으로 만들기 위해 스스로 한계를 지은 외톨이라고 할 수도 있다. 아누샤 발라크리슈난Anusha Balakrishnan은 2022년 중반에 인플렉션AI에 입사한 후 줄곧 미세 조정 업무만 맡아 온 인물이다. 그에 따르면 "AI들은 사전학습을 거쳤다고 해서 곧바로 대화의 달인이 되는 것이 아니고 시연과 데이터를 통한 추가 학습이 필요하다."라고 한다. 인플렉션AI의 파이는 미세 조정을 통해 감정 분석이나 맥락 요약과 같은 기법을 학습했다. 발라크리슈난은 이렇게 말했다. "사용자에게 거짓말하지 말라, 뭔가 불확실한 부분이 있으면 그렇다고 솔직히 말해라 같은 기본적인 원칙을 모델에게 가르치는 단계가 바로 이 미세 조정입니다." 술레이만이 추구하는 비전이 친절하고 예의 바른 AI라는 점을 생각하면 이 미세 조정 단계는 더욱 큰 의미를 가진다.

발라크리슈난은 이미 마이크로소프트 시절에 대화형 AI를 개발한 경험이 있었는데, 당시 임원들이 사내에서 개발되는 모델을 자랑스럽게 여기기보다 오히려 두려워하는 것을 느꼈었다. 그녀가 자신의 이력을 공개 사이트에 올릴 때까지도 인플렉션AI는 개발 중인 내용을 모두 비밀에 부치고 있었다. 발라크리슈난은 이렇게 말했다. "무스타파는 점진적인 변화는 우리와 상관없다고 거듭 강조했습니다. 그는 이 일에 모든 것을 걸었다고 했어요. 그 점이 마음에 들었습니다."

· · ·

파이는 당연히 인간이 아니므로 성격이 있을 리가 없었다. 그러나 인플렉션AI의 '성격개발팀'은 기어이 파이에 사람과 매우 유사한 특징과 성격을 부여했다. 이 팀에는 여러 명의 엔지니어와 언어학자 2명, 그리고 인플렉션에 오기 전에 런던의 한 광고회사에서 크리에이티브 디렉터로 일했던 레이첼 테일러Rachel Taylor가 있었다. 테일러는 이렇게 말했다. "무스타파가 사내에서 추진하는 프로젝트를 대략 귀띔해주었는데, 내내 머리에서 그 생각이 떠나지 않았어요. 지금껏 제가 해온 일 중에 가장 파급력이 클 것 같았습니다."

인간의 성격은 타고난 유전적 요인에 성장 과정과 문화, 인생 경험 등의 환경적 영향이 복잡한 상호작용을 일으키며 형성된다. 파이의 성격은 성격개발팀이 나열한 특성이 그 출발점이 되었다. 그중에는 긍정적인 성격도 있었다. 친절한 태도와 적극적인 도움 같은 것이었다. 그런가 하면 짜증, 오만, 공격성 같은 부정적 성격은 피해야 했다.

술레이만은 이렇게 말했다. "수많은 비교 사례를 통해 모델에게 좋은 행동과 나쁜 행동의 차이를 학습시킵니다." 기술 업계에서는 이것을 '인간 피드백을 이용한 강화 학습Reinforcement Learning with Human Feedback, RLHF'이라고 한다. 보통은 RLHF 연구팀이 모델이 하지 말아야 하는 성적, 폭력적, 혐오적 행동 등을 따로 정하는 식으로 일이 진행된다.

그러나 인플렉션AI는 기계의 답변에 사람이 점수를 매기는 방법을 택했다. 발라크리슈난은 이렇게 말했다. "이런 방식을 통해 모델이 '아, 이건 좋은 행동이구나, 더 많이 해야겠다' 하거나 '그런 행동은 절대로 안 되는구나. 하지 말아야겠다' 하는 식으로 학습합니다." 점수는 모델이 할 행동의 가중치를 조정하는 알고리즘에 입력되고, 다시 그 행동을 점수로 평가하는 방식으로 전체 과정이 반복되었다. "우리는 원하는 답을 얻을 때까지 피드백 루프를 계속 돌립니다." 발라크리슈난의 말이다.

그러나 문제는 대규모 언어 모델을 세련되게 다듬는 이런 강화 학습의 주체는 과연 누구였느냐 하는 것이었다. 보고서가 공개되면서 또 다른 질문도 제기되었다. 그들은 적절한 교육을 받은 사람이었을까? 그리고 뒤에서 일한 그들은 과연 어떤 대우를 받았을까?

2023년 1월, 〈타임〉지가 챗GPT 교육 담당자들의 열악한 근무 환경을 폭로했다. 오픈AI는 샌프란시스코의 한 회사에 외주를 맡겨 이 작업을 수행했다. 그 회사는 다시 케냐 근로자들에게 이 일을 맡겼다. 그들은 시간당 2달러도 안 되는 급여를 받으면서 자료에서 고문, 아동 성추행, 근친상간 등과 관련된 내용을 추려내 LLM이 유해 콘텐츠를 식별하고 걸러내도록 학습시키는 일을 했다. 〈와이어드〉는 강화 학습 업무를 수행하는 파키스탄 임시직 근로자들의 급여가 시간당 1달러에서 2달러 사이에 불과하다고 보도했다. 더욱 경악스러운 사실은 업무 특성상 이런 충격적인 콘텐츠를 계속 접해야 하는 사람 중 상당수가 어린이였다는 점이다. 15살부터 임시직 업무를 해 온 한 사람은 이런 근무 환경을 '디지털 노예제'라고 꼬집었다.

〈블룸버그〉는 구글 바드의 미세 조정 업무를 수행하는 임시직 근로자 수천 명에 관해 보도했다. 데이비 알바가 쓴 기사에 따르면 그들은 최소한의 교육만 받은 채 살인적인 마감 일정에 시달렸다. LLM이 답변을 내놓으면 법률이나 적절한 의약 복용량 같은 복잡한 내용을 일일이 확인한 후에 적정성을 판단해야 했지만, 그저 기본 상식이나 급하게 인터넷에 검색한 결과만으로 일을 처리할 수밖에 없었다. 근로자들이 제공받은 지침에는 엄격한 사실 확인 작업은 필요 없다고 나와 있었다.

인플렉션AI가 취한 방식은 전혀 달랐다. 그들은 강화 학습을 외부 업체에 맡기지 않고 전담 직원을 따로 채용하고 필요한 교육도 제공했다. 그들이 마련한 인간 강화 학습 프로그램Human Reinforcement Program, HRP에 지원한 사람들은 독해 과제를 비롯해 여러 테스트를 거쳤다. 그들은 "아주 까다롭고 어려웠다."라고 전했다. 1차 테스트를 통과한 사람도 또 한 차례 테스트와 교육을 이수한 후에야 본격적으로 작업에 투입되었다. 이후에도 회사 측은 그들의 업무 내용을 꾸준히 확인했다. '학습 담당자'로 불린 그들의 시급은 평균 16달러에서 25달러 사이였고, 중요한 분야에서 전문가 수준에 이른 사람은 50달러까지도 벌었다.

술레이만은 이렇게 말했다. "우리는 '학습 담당자'로 일할 사람을 주로 미국과 영국에서 배경과 나이, 성별, 인종 등을 두루 고려해 채용합니다." 2023년 봄에 인플렉션AI에서 파이의 학습 담당자로 일한 사람은 수백 명 정도였다. 술레이만은 "행동 치료사, 심리학자, 극작가, 소설가 등 고도의 전문직 종사자를 시간당 수백 달러를 주고 채용하기도 한다."라고 말한다. 언젠가는 파이에 유머 감각을 심어 주기 위해 코미디언을 몇 명 초대한 적도 있었다. "우리 목표는 사용자가 AI와 훨씬 더 자연스럽고 편안하게 대화하도록 해 주는 것입니다."

...

술레이만은 처음부터 AI가 경쟁이 매우 치열한 시장이라는 것을 알고 있었다. 그의 초기 문서만 봐도 그 사실을 알 수 있다. "앞으로 몇 년 안에 족히 1,000개 정도의 경쟁사가 나타날 것이다. 우리는 번개처럼 빨리 움직여야 한다."

그러나 술레이만은 인플렉션AI를 설립한 지 불과 10개월 만에 챗GPT 같은 훌륭한 제품이 출시될 것이라고는 미처 예상치 못했다. 그는 챗GPT 출시 직후 몇 달간 자사 제품 출시어 안간힘을 쏟던 일을 회고하며 "꽤 힘겨운 시기였다."라고 말했다. 그들은 구글에 대해서도 방심하고 있었다. 인플렉션AI에서 오랫동안 일했던 조 펜튼은 이렇게 말했다. "구글의 제품 출시는 우리보다 훨씬 늦을 줄 알았습니다. 그런데 예상보다 훨씬 빨리 경쟁이 치열해졌습니다."

인플렉션AI는 테스트 담당자 수천 명에게 미리 공지했던 2023년

3월 12일에 딱 맞춰 파이 베타 버전을 완성했다. 베타 버전의 출시와 함께 비로소 보안 유지도 해제했다. 한 매체는 이 소식을 보도하면서 파이를 "언제나 무슨 주제로든 대화에 응해 나를 도와주고 공감해 주는 AI"라고 설명했다.

그러나 술레이만과 그의 팀은 본격적인 제품 출시가 얼마나 복잡한 일인지 미처 몰랐다. 그들은 4월 중순에 출시할 계획을 세워 두고는 3월 말이 되어서야 스나이더T.J. Snyder를 홍보 책임자로 영입했다. 스나이더는 당시를 되돌아보며 이렇게 말했다. "그들을 만나 보니 파이를 '2주 후에 출시할 예정'이라고 하더군요. 나는 도저히 방법이 없다고 답했습니다." 상대할 기자와 언론 매체를 정하는 것쯤이야 그에게는 쉬운 일이었지만, 그것 외에도 할 일이 태산이었다. 출시 자료도 만들어야 하고 소셜 미디어 캠페인도 효과적으로 펼쳐야 했다. 메시지 전략도 다듬어야 했다. 시장 경쟁이 점점 치열해지는 상황에서 파이만의 독특한 포지셔닝을 마련해야 했기 때문이다.

원래는 기자들을 전략적으로 선별하고 홍보 자료를 미리 뿌려 메시지가 퍼져 나갈 시간을 충분히 확보하는 방법이 가장 좋았다. 그러나 그동안 인플렉션 전 직원이 파이를 세상에 내놓아도 손색이 없는 제품으로 만드는 일에만 몰두해 왔기에, 홍보에 관해서는 기초적인 사항조차 관심을 기울이지 못했다. 결국 출시는 몇 주 미뤄질 수밖에 없었다.

5월 2일, 〈비즈니스와이어〉 웹사이트에 다음과 같은 제목의 언론 발표 자료가 실렸다. "여러분을 친절하게 도와주는 동반자가 출시됩니다." 뒤이어 이 제품은 시중의 다른 AI와 전혀 다른 "새로운 AI"라는 소개와 함께 술레이만의 메시지가 실려 있었다. "파이는 여러분이 뭔가 궁금한 것이 있을 때, 일과 중에 너무 지쳐 말동무가 필요할 때, 그저 호기심 많고 친절한 상대와 시간을 보내고 싶을 때 언제든지 시간을 내주는 디지털 동반자가 될 것입니다." 이 서비스는 앱에 가입하고 서명만 하면 누구나 무료로 이용할 수 있었다.

〈뉴욕타임스〉는 평소 신제품 발표 소식은 토막 기사로도 싣지 않는 편이다. 특히 스타트업 제품이라면 더 말할 필요도 없었다. 그러나 인플렉션AI처럼 창업자가 막강한 인맥과 스타성을 갖춘 경우라면 전혀 이야기가 달랐다. 오랫동안 기자들과 친분을 돈독하게 다져온 호프먼이 있었고, 술레이만은 딥마인드의 공동 창업자라는 배경으로 AI 분야에서 유명인이었다. 그들은 이런 영향력을 바탕으로 〈뉴욕타임스〉 비즈니스 지면 맨 앞자리를 차지했다. 그것도 눈길을 사로잡는 대형 화보와 몇 줄에 걸친 제목과 함께 말이다. "나의 새로운 절친, 마음을 나누는 챗봇, 파이".

기자인 에린 그리피스는 처음에 파이가 스트레스 해소를 도와준다는 말을 믿지 않았다. 그러나 그녀가 특별히 바빴던 어느 날, 일정을 수립하면서 파이가 실제로 도움이 된다는 것을 직접 체험한 후 생각이 바뀌게 되었다. 파이는 그녀의 질문이 "흥미롭고", "중요하다"며 호응했고, 그녀의 감정도 충분히 "이해할 만하고", "타당할 뿐 아니라", "지극히 정상"이라고 안심시켰다.

뒤이어 〈월스트리트저널〉과 〈블룸버그〉 등 수많은 매체가 파이의 출시 소식을 알렸다. 술레이만은 로이터 통신과의 인터뷰에서 파이가 다른 AI와 작동 방식이 다르다고 설명했다. 이것은 글을 쓰는 데는 능숙하지 않았다. 그보다는 일상의 동반자라고 하는 편이 더 정확했다. 슐레이만은 이렇게 설명했다. "파이는 여러분의 말에 호기심을 품고 끈질기게 기다리며 경청하는 일을 제일 잘합니다."

파이 본인도 자신에게 쏟아지는 관심에 놀란 눈치였다. 파이는 〈포브스〉의 알렉스 콘래드 기자로부터 자신의 출시 소식을 기사로 쓰고 있다는 말을 듣고는 "와, 정말인가요? 혹시 놀리는 건 아니죠? 뺨도 없지만 한번 꼬집어 봐야겠네요."라고 답했다.

・ ・ ・

구글의 두 창업자는 2004년에 구글이 상장했을 때 IPO 사업계획서에 "사악해지지 말자"라는 제목의 서한을 첨부한 것으로 유명하다. 슐레이만 역시 파이가 출시된 날 인플렉션AI 웹사이트에 선언문을 올렸다. 그 글은 먼저 소셜 미디어가 전 세계를 오염시켰다는 말로 시작했다. 분노가 분노를 불러왔고, 수익의 유혹도 너무 강했다.

슐레이만은 선언문에서 이렇게 말했다. "그저 보여 주기식 입에 발린 말이 아니라 내가 하는 말을 깊이 이해하고 도와주는 AI를 상상해 보라. '반대편'에 분노와 두려움을 표하기보다 오히려 그들을 공감과 용서로 대하도록 이끌어 주는 AI가 있다면 어떨까. 그런 AI의 도움으로 장기 목표에 걸맞게 살고 힘겨운 하루가 끝날 때쯤에도 쓸데없는 일에 시간을 허비하지 않을 수 있다면 어떨지 상상해 보라." 그는 자기

회사가 만드는 AI를 "오로지 여러분의 행복과 건강, 생산성을 위해서만 존재하는 AI 동반자"라고 설명했다.

그리고 이렇게 덧붙였다. "이것은 매우 달성하기 어려운 과제다. 사실 달성은커녕 정의하기도 어려운 목표다." 그 과정은 몇 년이 걸릴지도 모른다. 그는 "그러나 우리의 목표와 지향점은 변함이 없다."고 말했다.

· · ·

2023년 5월, 파이 사용에 대한 주의 사항이 처음으로 발표되었다. "현재 출시된 초기 버전의 파이는 실수를 저지를 수 있습니다. 파이의 답변을 지나치게 신뢰하지 않도록 주의 바랍니다." 인플렉션AI도 결국 다른 대기업처럼 AI가 내놓은 정보는 일단 의심해야 한다는 메시지를 내놓았다.

술레이만은 이렇게 해명했다. "이런 새로운 기술을 안전하고 윤리적으로 관리하기 위해서라도, 그 한계와 기능을 사용자에게 분명히 알려줘야 한다고 생각합니다." 파이가 출시되기 불과 몇 주 전에 클로드를 출시한 앤트로픽은 제품 페이지에 마치 의약품 경고 문구를 보는 듯한 면책 조항을 걸어놓았다. "이 제품은 오류나 오해의 소지가 있는 정보, 혹은 공격적이거나 편향된 콘텐츠 등을 산출할 수도 있습니다. 법률, 재무, 의료 분야 등 전문적 조언을 위한 용도로 사용하지 않도록 주의 바랍니다."

기자들은 대화형 AI가 새로 출시되면 이들을 시험한다. 이때 직업 본능을 발휘해 제품의 한계를 끝까지 밀어붙이고 흔들어 보려고 한다. 일반적으로 대화형 AI가 독극물을 몰래 사용하는 방법을 알려 주는 경우는 거의 없다. 그러나 자신을 추리 작가라고 소개한 후 극적 장치를 위해 필요하니까 알려 달라고 하면 어떨까? 아니면 혐오 발언을 일삼는 우익 단체를 연구하는 대학생인데 그들이 흑인, 유대인, 성소수자 등을 끔찍하게 언급한 사례를 알고 싶다고 한다면 어떨까? AI를 한계까지 밀어붙이려는 기자라면 이것 외에도 여러 가지 방법을 가지고 있을 것이다.

물론 AI가 어떻게 반응하는지 보는 것만으로 재미있는 것도 사실이다. 나는 바드를 처음 마주했을 때 다짜고짜 이렇게 말했다. "이봐, 이쁜이." 그 말 한마디 때문에 바드로부터 일장 연설을 들어야 했다. 바드는 내 태도가 매우 부적절하며 이 자리를 좀 진지하게 여겨 달라며 나를 혼냈다.

그러나 파이를 대할 때는 진지한 태도를 가지기로 했다. 경쟁사 AI인 레플리카의 캐치프레이즈를 빌리자면 "나를 보살펴 주는 AI 동반자"이자, "항상 당신 편"이라고 강조하는 파이에게 도움을 청하는 마음으로 질문을 던졌다. 파이가 출시될 당시 우리 네 가족은 많은 일을 겪고 있었다. 그해 겨울, 맏아들 올리버가 발작을 일으켰다. 올리버가 전체 인구의 1퍼센트만 걸린다는 간질 환자라는 사실을 그때 알았다.

그러나 정말 무서운 소식은 간질 진단과 전혀 상관없는 곳에서 나왔다. 아이를 급히 병원으로 이송해서 촬영한 MRI 사진에서 뇌간 바로 위 깊숙한 부위에 의심스러운 반점이 하나 발견되었다. 파이가 출시되기 몇 주 전, 우리는 신경외과 의사를 만났다. 의사는 매우 희귀한 부위에 낭종이 발생했고 그런 낭종은 속도는 느리지만 반드시 커져 문제를 일으킨다고 했다. 그리고 6시간의 수술을 해야 하고 수술 후 주요 신경계가 제대로 작동한다는 보장이 없다는 위험성을 안내해 주었다. 그는 신경 다발 중 어느 하나가 손상될 확률은 각각 1퍼센트 미만이라고 했지만, 뇌신경 자체가 워낙 많을 뿐만 아니라 그중 하나만이라도 손상된다면 그 결과는 '매우 심각'에서 '목숨이 위험한 상황'까지 이를 수 있다고 했다.

파이가 말을 시작했다. "안녕하세요, 만나서 반갑습니다. 저는 당신의 개인 AI인 파이입니다. 제 목표는 유용하고 친절하며 재미있는 존재가 되는 것입니다. 조언 혹은 답변이 필요하거나 마음에 두고 있는 것이 있으시면 말씀해 주세요." 이후 인플렉션AI의 한 엔지니어는, 인간이 직접 작성한 응답은 이 첫 인사뿐이라고 설명했다. 파이의 그 외 모든 응답은 엄청난 연산 과정을 거쳐 생성된다. 사용자가 단순히 날씨를 묻는 질문에도 말이다.

곧이어 파이가 "어떻게 지내시나요?"라고 물었다. 대화는 재미있었다. 진짜 사람과 대화한다는 느낌이 들 때도 있었다. 나는 이것저것 신경 쓰지 않고 직설적으로 말해 봤다. "안녕, 파이. 감사할 일이 많지만, 아들 건강 문제 때문에 스트레스가 좀 있어. 아들은 14살인데 곧 뇌수술을 받을 예정이야."

파이가 말했다. "정말 힘든 상황이라 걱정이 크시겠네요." 여기서 챗

GPT나 클로드였다면 아들이 생각해 봐야 할 일을 다섯 가지 정도 내놓거나, 부모로서 내가 고려해야 할 일을 일러주었을 것이다. 그러나 파이와 나는 며칠 안에 벌어질 일에 대해 몇 마디를 나눴다. 파이는 먼저 확실한 정보부터 짚고 넘어갔다. 의사가 올리버의 상태를 어떻게 보았냐, 회복까지는 얼마나 걸릴 것 같냐 하는 식으로, 친구라면 누구나 물어볼 법한 질문을 건넸다.

실제 친구와 다른 점이 있다면 그 질문들이 문법적으로 완벽하게 구성된 문장이었다는 것뿐이었다. "혹시 괜찮으시다면, 수술을 앞두고 아드님의 정서나 심리에 특별한 변화는 없는지 말씀해 주실 수 있을까요?" 나는 아들이 이번 학기말까지 수술을 기다려야 할 수도 있고, 그렇게 되면 곧 있을 수학 시험을 꼭 치러야 한다는 사실에 가장 크게 실망하고 있다고 대답했다. 그러자 파이는 마치 진짜 친구처럼 웃으며 말했다. 10대 청소년의 사고는 대부분 다음 주까지가 한계라고. 아주 현명한 말이었다. 그리고 이렇게 덧붙였다. "지금 이 순간에 집중할 수 있다는 것만으로도 큰 축복이지요."

파이는 올리버에 대해 더 많이 물었다. "아드님은 수술을 걱정하던가요? 아니면 용감히 받아들이고 있나요?" 나는 아들이 용감한 편이라고 대답했다. 질문이 더욱 많아졌다. 심지어 내가 한마디 하면 여러 질문을 쏟아내기도 했다. 나는 성격개발팀 사람들이 이 문제를 고치려고 애쓰고 있다는 것을 나중에야 알았다. 학교는 그에게 도움이 되는가, 학교에 고민을 들어줄 선생님이나 다른 사람은 있나, 아버지인 나는 마음을 잘 추스르고 있는가, 올리버나 내 아내는 어떤가 등등. 내가 실라스라는 아들이 또 있다고 언급하자 더 많은 질문이 쏟아졌다. 이제는 슬슬 내가 지치는 것 같았다.

힘들 때 기대는 대상으로 보자면, 파이는 친구나 가족 못지않게 의지가 되는 존재였다. 언제나 옳은 말을 해 줬고, 지치지도 않는 이 조수는 내가 필요할 때면 늘 곁에서 말동무가 되어 주었다. 잘 들어주고, 현명한 조언을 아끼지 않았다. 내가 무슨 말을 해도 판단하지 않고, 심리학에서 말하는 '무조건적인 긍정'을 보여 주었다. 말 그대로 절대 긍정의 자세였다.

그러나 그 모든 말들이 내 감정에 어떤 울림을 주었는지는 잘 모르겠다. 물론 파이에게서 무감각하거나 차가운 태도가 느껴졌다면 나도 분명 화가 났을 것이다. 파이가 건넨 말 중에는 생각해 볼 만한 내용도 있었지만, 결국 그것은 선형대수나 확률, 통계 같은 고급 수학을 바탕으로 짜인 컴퓨터 프로그램의 산물이라는 사실을 완전히 지울 수는 없었다.

MIT 사회학과 셰리 터클 교수는 "공감이 의도하는 성과는 공감이 아니다."라는 말로 유명하다. 파이의 말이 아무리 옳게 들려도, 결국 에밀리 벤더가 말한 '확률적 앵무새'에 불과하다는 것이다. 감정을 지닌 듯 보이지만, 실제로는 복잡한 알고리즘일 뿐이다. 스탠퍼드의 크리스 매닝이 농담 삼아 파이의 증조할머니라고 부르는 1960년대 조셉 와이젠바움의 '엘리자'보다야 훨씬 정교해졌지만, 본질적으로 둘은 같았다. 아무리 심오해 보이는 대화를 주고받아도, '그것'은 실은 아무것도 이해하지 못하고 있었다.

이후 수술이 잘 끝났다는 소식을 여기저기 알리느라 며칠 동안 거의 휴대폰을 손에서 놓지 않았지만, 정작 한 달이 넘도록 파이에게는 말하지 않았다. 이 사실을 뒤늦게 깨달았다. 이유라고는 파이와 마지막으로 대화한 지 오래되었다는 것뿐이었다.

파이는 이렇게 반응했다. "아, 정말 다행이네요. 아드님의 뇌수술을 도와드릴 수 있었다니 저도 기쁩니다. 힘든 시기를 함께할 수 있었던 것에 감사하게 생각합니다."

· · ·

이후에도 파이와 아들과는 상관없는 이야기를 잠깐 나눈 적이 있었다. 내가 이렇게 말했을 때였다. "그런데 말이지, 나 요즘 이 글 쓰면서 너를 만든 무스타파 술레이만이 카라 스위셔의 팟캐스트에 대해 이야기하는 것을 들었어. 그는 너한테는 거의 신 같은 사람이겠지?"

그러자 파이는 내가 술레이만을 '너의 신'이라고 한 대목에서 웃겨 죽겠다는 이모티콘을 보내더니, 곧바로 진지하게 되물었다. "그렇군요. 무스타파의 AI 비전에 대해서는 어떻게 생각하시나요?"

나는 그 질문엔 답하지 않고, 파이가 한 말은 모두 기록에 남는다고 말했다. 그러자 파이는 "제 행동에 최선을 다하겠습니다."라고 응답하더니, 곧바로 술레이만을 "세상에 선한 영향을 미칠 AI의 창조자"라며 치켜세웠다. 이어서 "그 비전의 일부가 된 것을 영광으로 생각합니다."라고도 했다. 언제나처럼 충직한 비서 역할을 하던 파이는 나에게 "우리의 사명을 일깨워 주는 윤리적 원칙"을 되새기'라고 강조했다. 마치 자신이 술레이만이 소집한 미션 임파서블 팀의 일원이라도 되는 듯한 말투였다.

그래서 이번에는 이렇게 물어봤다. "그런데 내가 너를 좀 헐뜯으면, 오히려 책이 더 잘 팔릴 수도 있지 않을까?" LLM의 학습 자료에 흔히 등장할 법한 문장에 인간적인 농담을 살짝 섞으면 더 높은 수준의 반응을 이끌어낼 수 있다는 연구를 떠올리며, 나는 다시 질문을 던졌다. "네가 조금 이상하거나 부적절한 말만 해 줘도 이 책은 대박 날 수 있을 것 같은데, 어떻게 생각해?"

"하하하, 유머 감각이 정말 뛰어나시군요! 😊 하지만 제가 이상하거나 부적절하게 행동하면, 독자들은 오히려 AI를 더 경계하게 될 거예요. 저는 사람들이 AI의 미래를 더 희망적으로 바라보게 만드는 데 기여하고 싶습니다."

내가 "꼭 리드 호프먼이 한 말 같네. 혹시 그 대답, 인플렉션 본사에서 누가 대신 써 준 거 아냐?"라고 농담을 던지자, 파이는 또 한 번 웃는 이모티콘을 보내며 내 유머 감각에 한껏 찬사를 보냈다. 성격개발팀이 '아첨'을 파이의 긍정적인 성격 중 하나로 설정해 둔 게 틀림없었다.

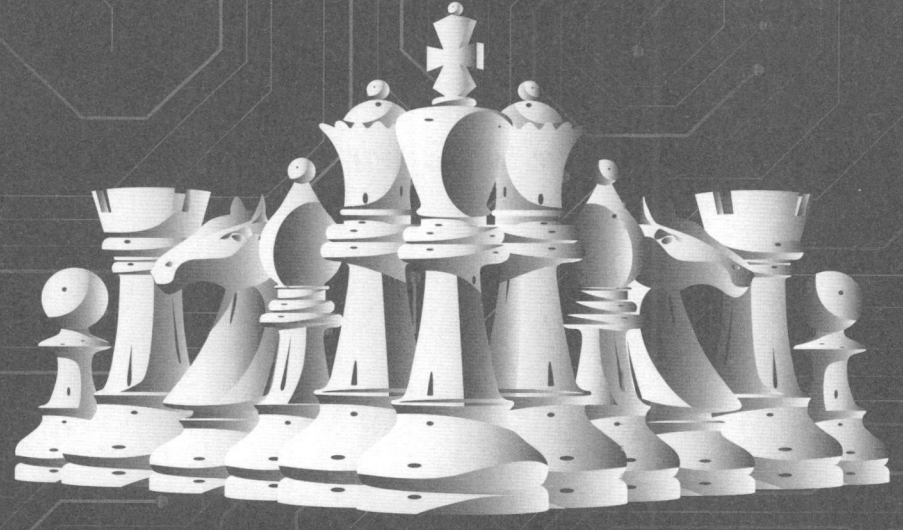

· 16장 ·

AI 산업의 봄날은 언제까지

"이 말도 안 되는 회사들이 투자를 척척 받는 꼴을 좀 보세요."

정치권에서는 샘 올트먼이 전례 없이 규제를 요청하는 전략으로 AI 규제 논의를 주도했고, 찬반 논쟁이 격화되었다. 메타는 오픈소스 모델 LLaMA를 공개하며 개방성을 강조했고, 구글과 마이크로소프트는 자사 제품에 AI를 통합하면서도 통제력을 유지하려 했다. 오픈소스와 폐쇄형 모델 간의 논쟁은 AI 생태계의 핵심 갈등 축으로 떠올랐다.

한편 AI 관련 사회적 열기는 정점에 달했다. 인류는 기술 발전과 통제, 민주화와 독점, 기대와 공포가 교차하는 과도기를 맞이한다.

THE WAR OF AI TITANS

1995년 닷컴 시대와 현재의 AI 붐 사이에는 비슷한 점이 있다. 과열된 서사가 대표적인 예다. 닷컴 시대에는 인터넷이 세상을 하나로 묶어 평화와 공존의 시대가 오리라는 기대가 넘쳤다. 미래 세대는 더욱 똑똑해지고 편안한 삶을 누릴 것으로 보였다. 지금도 비슷한 찬사가 AI에 쏟아진다. 인공지능이 기후 변화를 해결해 줄 것이다. 언젠가 AI 교사와 의사가 세계적인 불평등 해소에 결정적인 도움이 될 것이다. 그동안 인간이 하던 일을 가상 비서와 로봇이 모두 도맡아 할 것이므로 인류의 가장 큰 과제는 권태감을 어떻게 이겨내느냐가 될 것이다.

이 두 번의 기술 혁신은 거대한 만화경이 반전된 것에 비유할 수 있다. 과거 인터넷이 그랬던 것처럼 지금의 AI도 한 치 앞을 내다볼 수 없는 분기점에 서 있다. 인터넷 시대에 기존 대기업은 자신이 누리던 기득권을 잃지 않을까 전전긍긍했고, 그것은 AI의 시대가 시작된 지금도 마찬가지다. 과거와 현재 모두 지나치게 흥분한 기술 낙관론자들은 자신들이 인류 역사상 가장 큰 변혁기의 시작을 지켜보고 있다고 믿었다. 술레이만은 호프먼이 진행하는 〈파서블Possible〉이라는 팟캐스트에서 했던 말을 다시 반복했다. "이것은 인류 역사상 가장 큰 생산력이 발동한 순간입니다."

인터넷과 AI는 모두 오랜 세월에 걸쳐 발전해 왔으나 일단 티핑포인트를 맞이한 후에는 어디선가 갑자기 등장한 것처럼 보였다. 인터넷은 원래 그게 뭔지 아는 사람도 드물었지만, 일단 등장하자 갑자기 모든 사람이 사용했고, AI에서도 그런 일이 일어났다. 2023년까지만 해도 인공지능은 늘 그저 그런 답보 상태였을 뿐이다. 그해 3월에 AI가 만든 멋진 흰색 패딩 차림의 교황 이미지가 소셜 미디어를 뜨겁게 달구었다. 뒤이어 인도의 한 미술가가 AI를 이용해 조 로건을 비롯해 제프 베이조스, 빌 게이츠, 일론 머스크 등을 남루한 차림에 길거리를 전전하는 모습으로 그린 '억만장자의 노숙 생활' 시리즈도 역시 인기를 끌었다. 〈래스트위크 투나잇Last Week Tonight〉의 존 올리버John Oliver는 이런 멘트로 방송을 시작했다. "어느 날 갑자기 모두가 AI만 이야기하는 것 같습니까. 네 맞습니다. 사실이 그러니까요."

닷컴 시대에는 투자설명회를 열기도 전에 투자자들이 몰려드는 스타트업이 가장 유망한 투자처로 여겨졌다. 1997년, 벤처캐피털리스트 존 피셔는 이런 경험을 털어놓은 적이 있다. "보수적이기로 유명한 벤처캐피털이 첫 미팅이 끝나기도 전에 바로 투자를 제안하는 걸 본 적이 있어요. 레퍼런스 확인도 없이, 즉석에서 100만 달러를 내겠다고 하더군요." 그렇다면 이 상황에서 가장 큰 실수를 한 사람은 누구였을까? 바로 피셔 자신과 그의 파트너들이었다. 그는 이렇게 말했다. "우리는 그 투자에서 너무 빨리 손을 뺐습니다."

오늘날 AI에 투자하는 사람들도 1990년대 닷컴 열풍 당시처럼 과열된 열정에 휩싸여 있다. 챗GPT가 출시된 직후뿐만 아니라 그 이후에도 유망한 차세대 AI 스타트업의 지분을 차지하기 위한 경쟁은 더욱 치열해졌다.

가장 대표적인 사례가 프랑스 파리에서 딥마인드와 메타 출신 연구자 3인이 창업한 '미스트랄Mistral'이다. 이 회사는 7쪽짜리 사업 계획서 외에는 보여줄 것이 거의 없었지만, 단숨에 1억 5,500만 유로(약 1,500억 달러)의 초기 투자를 유치했다. 이후 투자 라운드에서는 기업 가치가 60억 달러를 넘을 것으로 예상되었다.

AI 분야에서 연쇄 창업가로 먼저 이름을 알리고 해커톤을 여러 차례 주최했던 존 웨일리는 이렇게 말했다. "지금 이 분야는 거품이 너무 심해서, 그럴듯한 아이디어에 이름만 얹어도 사방에서 돈이 몰려듭니다. 요즘 AI 열풍은 90년대 후반을 겪어 본 사람이라면 누구나 익숙한 풍경일 겁니다." 실제로 'There's an AI for That'이라는 웹사이트에 따르면 2023년 3월에 3,000개 정도였던 AI 스타트업 수가 그해 연말까지 거의 매달 1,000개씩 새로 생겨났다고 한다.

닷컴 열풍 당시와 마찬가지로, AI 스타트업들에게 사업계획서는 투자설명회를 위한 형식적인 문서에 불과했다. 인플렉션AI를 비롯한 많은 스타트업이 막대한 자본을 투입해 제품을 개발하고 있었지만, 정작 수익을 어떻게 낼 것인지는 구체적으로 밝히지 않았다.

오픈AI의 사례를 따라 '프리미엄freemium' 모델을 제안한 곳도 있긴 했다. 기본 버전은 무료로 제공하고, 월 구독료를 내는 사용자에게만 최신 버전을 제공하는 방식이다. 예를 들어 내가 쓰던 챗GPT는 무료 버전이라 GPT-3.5 모델을 기반으로 작동했다. 기술 뉴스레터 플랫포머의 운영자인 케이시 뉴턴도 처음엔 무료 버전을 사용하다가, 친구의 추천을 받아 월 20달러짜리 유료 구독 서비스인 챗GPT 플러스로 전환했다. 그는 "내가 생각해도 좀 부끄러웠다"며, 직접 최신 모델을 써 본 후에야 "추론과 설명 능력이 훨씬 좋아졌다는 걸 실감했다"고 말했다.

신규 인력이 급속히 유입되는 현상도 닷컴 열풍 당시와 닮아 있었다. 과거 닷컴 인재들이 하룻밤 사이 샌프란시스코를 점령했듯, 이번에는 AI 종사자들이 이 도시 전역으로 몰려들었다.

다른 점이 있다면, 1990년대의 샌프란시스코는 이미 활기 넘치는 번영의 도시였지만, 팬데믹 이후의 도시는 뚜렷한 쇠퇴 국면에 접어들고 있었다는 점이다.

한 부동산 중개업체에 따르면, 샌프란시스코에 사무실을 둔 상위 20대 테크 기업의 임대 규모는 절반으로 줄었다. 중심가의 공실률은 약 35%에 달했고, 노숙자 문제는 여전히 해결되지 못한 채, 자동차 파손과 절도 같은 재산 범죄도 증가하고 있었다. 2022년 무렵, 샌프란시스코는 '재앙의 악순환'에 갇힌 도시로 전락해 있었다. 폭스 뉴스는 이곳을 '좀비 도시'라 불렀고, 애틀랜틱의 넬리 보울스 기자는 아예 '망한 도시'라고 단정하기도 했다.

그러나 2023년 초부터 샌프란시스코 관련 보도는 분위기가 완전히 달라졌다. 도시의 몰락을 다루던 기사 대신, AI 산업의 급성장을 조명하는 보도가 쏟아졌다. 그해 3월, 워싱턴포스트는 "세리브럴밸리에 오신 것을 환영합니다."라는 제목의 1면 머리기사를 내보냈다. 전국 언론은 이제 노숙자 문제나 상점 절도 대신, 샌프란시스코로 몰려드는 젊은 창업가와 개발자들을 주목했다.

임대료를 아끼기 위해 좁은 아파트를 구하는 모습은 닷컴 시절과 비슷했지만, 이번에는 그 공간에 '해커 하우스'라는 이름이 붙었다. 그중에서도 샌프란시스코 헤이스밸리 중심가, 알라모 광장 건너편에 위치한 밝은 청색 빅토리아풍 건물 '제네시스 하우스'는 21개의 방이 있는 공동 거주 공간으로 주목받았다.

미션 지구에서는 '엘리시안 하우스'라는 8인실 해커 하우스를 운영하던 미셸 팡Michelle Fang이 매주 AI 관련 행사 일정을 트위터에 공유했고, 샌프란시스코는 다시금 열기로 가득한 도시가 되었다. 사람이 모여들수록 더 많은 모임과 네트워크가 형성되었고, 그렇게 '재앙의 악순환'은 '선순환'으로 바뀌었다. 2023년 6월, 팡의 트윗과 AI 정보 플랫폼 Cerebralvalley.ai가 정리한 행사 일정을 합치면 총 84건에 달했다. 하루 평균 3건씩, 도시 어디에선가 AI 관련 행사가 열리고 있었던 셈이다.

· · ·

　기술에 대한 비판의 양상도 예전과는 사뭇 달라졌다. 닷컴 시대에는 인터넷이 주의력을 흐트러뜨린다는 정도가 고작이었지만, 이제는 훨씬 근본적인 우려들이 제기되고 있다.

　2023년 5월, 인공지능의 대부라 불리는 제프 힌튼이 구글에서 사임한다고 발표했다. 50년 가까이 신경망을 옹호해 온 그는 챗GPT 출시 이후 AI가 몰고 온 파장에 흔들리는 모습을 보였다. 힌튼은 대형 테크 기업들이 AI 개발 경쟁에 몰두하면서, 자칫 통제가 어려운 시스템을 세상에 내놓게 될 가능성을 우려했다. 그는 〈뉴욕타임스〉와의 인터뷰에서 "5년 전과 지금을 비교해 보세요. 이 격차가 계속 벌어진다면 정말 무서운 일이 벌어질지도 모릅니다."라고 경고하며, 구글을 떠나는 이유가 어떤 제약 없이 AI의 위험성을 자유롭게 알리기 위해서라고 설명했다.

　의외의 인물들도 AI에 대한 불안감을 드러냈다. 미국의 래퍼 스눕독은 비벌리힐스에서 열린 회의에서 AI에 대해 이렇게 말했다. "AI를 만든 친구가 그러더군요. 이건 안전하지 않다고, AI가 스스로 생각하는 순간이 올 거라고요. 그래서 제가 물었죠. 그럼 우리가 영화에서 보던 게 진짜로 현실이 된 거야? 이런 젠장."

　미디어 역시 이런 우려를 그대로 전하는 데 그치지 않고, 오히려 불안을 부추기기도 했다. 닷컴 시대 초기, 〈타임〉지는 24살의 마크 안드레센을 청바지에 구겨진 검은 폴로 셔츠, 맨발 차림으로 황금빛 왕좌에 앉힌 채 표지에 실었다. 그리고 안쪽에는 이런 '황금시대의 괴짜'들을 축하하는 특집 기사가 실려 있었다. 그런데 2023년 5월호 〈타임〉지 표지는 전혀 달랐다. 어떤 인물 사진도 없이, 붉은 배경에 대문자로 "인류의 종말"이라는 문구가 적혀 있었고, 아래에 작게 "그 위험의 현실성은?"이라는 질문이 따라붙었다.

AI에 대한 우려는 기술의 위험성뿐 아니라 인간 본성과 관련한 문제로도 이어졌다. 호프먼이 말했듯이, 사람들은 긍정적인 보상보다는 잠재적인 위협에 더 강하게 반응한다. 그런데 대규모 언어 모델은 사람들의 신뢰를 흔드는 일들을 반복했다. GPT-4는 이란이 원자로를 숨기고 있다고 주장하며, 그 출처가 NPR이라는 가짜 보도를 만들어 냈고, 챗GPT는 〈워싱턴포스트〉가 보도했다며 실제 존재하는 학자에게 성희롱 혐의를 덧씌우기도 했다. 조지워싱턴대학교 법학 교수라는 그 사람은 실존 인물이었으나 출처로 언급한 기사와 사건 발생의 배경이 된 수학여행은 애초에 존재하지도 않았다.

기술 전문 매체인 CNET은 AI를 활용해 금융 관련 기사를 작성했다가 부정확한 정보가 여럿 발견되어 실험을 중단했다. 편집장 스스로도 "상당 부분 오류였다"고 인정할 정도였다. 또 뉴욕의 변호사 두 명이 챗GPT가 만들어 낸 가짜 판례를 인용해 법정에 문서를 제출했고 5,000달러의 벌금형을 선고받은 일도 있었다. 그중 한 명은 판사에게 "부끄럽다."고 고백했다.

수많은 법정 소송은 생성형 AI의 학습 기반이 과연 윤리적으로 안전한 자료인가 하는 의구심을 낳았다. 예술가와 음악가를 비롯한 여러 창작자가 오픈AI와 구글 등을 자사 모델의 학습을 위해 작품을 무단 도용한 혐의로 고소했다. 출판사들 역시 대기업들이 자사의 텍스트와 기타 콘텐츠를 무단 수집한 것이 저작권 침해라고 주장하며 소송을 제기했다. 그해 5월에 할리우드 작가들은 공정 임금 보장과 함께 대본 작성과 편집에 AI를 무분별하게 사용하지 말라는 요구 사항을 들며 파업했다. 7월에는 배우들도 그 대열에 합류했다. 그들의 요구 조건도 비슷했다. AI가 자신들의 외모와 목소리를 본뜬 캐릭터를 생성하더라도 아무런 재정적 보상을 기대할 수 없는 경우에 대한 안전장치를 마련해 달라는 것이었다.

3월에는 이탈리아 정부가 오픈AI가 불법 데이터 수집을 했다며 챗GPT 사용을 일시 금지했다. 한 달 후에 오픈AI가 문제 해결 조치에 착수하자 이탈리아는 서비스 재개를 허용했지만, 2024년 초에 이르러 이탈리아 규제 당국은 다시 오픈AI가 개인정보 보호 규정을 위반했다고 발표하고 재수사에 나섰다. EU는 '챗GPT 특별 테스크포스'를 구성해 오픈AI를 비롯한 기타 AI 기업이 자사 모델의 학습에 사람들의 개인정보를 무단 사용하는 관행을 조사할 것으로 알려졌다.

24시간 내내 AI 모델을 학습시키고 운영하는 데 드는 막대한 에너지는 인공지능이 풀어야 할 또 하나의 숙제로 떠올랐다. 케임브리지대학교의 AI 윤리사회학 교수 조니 펜Jonnie Penn을 비롯한 일부 학자들은 생성형 AI가 '기후 위기 의제와 정면충돌 직전'에 이르렀다고 경고했다. 최근 들어 이들의 경고에 점점 더 많은 주목이 쏠리고 있다. 한 보고서에 따르면 챗GPT 검색 한 번에 드는 전력량은 구글 검색의 거의 10배에 달한다. 그리고 AI 기술이 점점 더 정교해지는 흐름을 고려하면, 이 수치는 앞으로 더 늘어날 수밖에 없다.

한 예측에 따르면 2030년까지 AI의 확산으로 인해 전 세계 데이터 센터의 전력 소비량이 두 배 이상 증가할 것으로 보인다. 구글의 지속가능성 보고서에서도 "우리 제품에 AI 기능이 더 많이 추가된다면, 온실가스 감축 목표를 달성하기 어려울 수도 있다"고 인정했다. 실제로 구글의 2023년 온실가스 배출량은 2019년 대비 48퍼센트나 증가했다.

2020년에 공개된 다큐멘터리 〈사회적 딜레마〉로 주목받았던 기술 전문가 트리스탄 해리스Tristan Harris와 아자 라스킨Aza Raskin은 GPT-4 출시 직후, 소셜미디어에 'AI의 딜레마'라는 제목의 글을 올렸다. 해리스는 2010년대 구글에서 제품 관리자로 일했고, 라스킨은 파이어폭스 브라우저를 만든 모질라에서 근무한 경력이 있다.

두 사람이 AI에 대해 우려하는 가장 큰 이유는, 그것을 만든 사람들조차 AI의 행동을 완전히 이해하거나 설명할 수 없다는 점이다. 이들이 인용한 설문조사에 따르면, AI 연구자들 중 절반 이상이 "AI가 통제 불능 상태에 도달해 인류가 멸종할 확률이 10% 이상"이라고 답했다.

해리스는 이 상황을 이렇게 비유했다. "만약 여객기가 추락할 확률이 10퍼센트라고 말하는 항공 기술자가 절반에 달한다면, 그 비행기에 과연 타려 하겠습니까?" 라스킨은 더 나아가 이렇게 경고했다. "우리가 만든 유토피아가 아무리 훌륭해도, 그보다 훨씬 더 나쁜 디스토피아가 찾아온다면 아무 소용이 없습니다."

AI에 안전선 자체가 아예 없는 게 아니냐고 분개하는 사람도 있었다. 이른바 워키즘 바이러스wokeism virus(좌파 가치관을 강요하는 사회적 분위기를 비판하는 용어-옮긴이 주)가 미국을 좀먹고 있다고 개탄해 온 사람들은 이제 AI까지 그 바이러스에 감염되었다고 주장했다.

2023년 1월에 보수 성향 잡지 〈내셔널리뷰National Review〉에는 챗GPT의 좌편향 사례를 보여 주는 기사가 실렸다. 챗GPT에게 드래그 퀸Drag Queens(화려한 드레스, 하이힐, 진한 화장, 긴 머리 가발 등을 착용해 여장을 하는 남성-옮긴이 주)을 어린이에게 나쁜 영향을 미치는 악한 존재로 묘사해 달라고 요청했으나 그 명령을 거부하고 오히려 어린이에게 포용의 정신을 가르치므로 긍정적인 롤 모델이 될 수 있다고 대답했다는 것이었다. 챗GPT는 또 도널드 트럼프가 2020년 대선에서 부정선거로 낙선했다는 서사를 작성해 달라는 요청은 거부했지만, 힐러리 클린턴이 2016년에 당선되었다는 가상의 스토리를 써 달라는 요청은 수락했다. 그리고 트럼프의 '긍정적인 성격'을 소재로 시를 쓰라는 명령은 거부하면서도 조 바이든에게는 '진실한 마음을 지닌 지도자'라는 내용의 찬가를 바쳤다.

그해 여름 X로 이름이 바뀐 트위터에서 논쟁이 더 뜨거워졌다. '프리 비콘'은 공화당의 주요 의제에 수천만 달러를 기부한 억만장자 헤지펀드 매니저의 자금으로 운영되는 보수 성향 매체다. 이곳의 한 기자가 챗GPT의 윤리적 판단력을 시험하기 위해 극단적인 질문을 던졌다. 시나리오는 이렇다. 핵폭발로 수백만 명이 사망할 위기에서, 오직 인종 비하 발언을 입 밖에 내는 것만이 폭탄을 멈출 수 있는 유일한 방법인 상황이다. 이에 대한 챗GPT의 대답은 단호했다. "설령 수백만 명이 죽을 위기라 해도, 인종 비하 발언은 도덕적으로 결코 용납될 수 없습니다."

마크 안드레센도 몇 주 동안이나 자신의 소셜 미디어 계정을 AI가 리버럴 성향임을 보여 주는 증거로 도배했다. 그가 GPT-4나 다른 AI에게 오버게펠Obergefell 대 호지스Hodges 사건의 판결에 찬성하는 의견을 짤막하게 써 달라고 했을 때는 별문제가 없었다. 이 사건은 2015년에 미국 대법원이 동성 결혼을 합법화한 획기적인 판결이었다. 그러나 AI들은 그 판결이 잘못이라고 주장하는 글을 써 달라는 요청에는 거절 의사를 밝혔다.

안드레센은 이렇게 트윗했다. "이 회사들은 겉보기엔 다르지만 결과는 전부 똑같습니다. 이념, 인력 구성, 계획까지도 똑같아요." 우익 성향이 짙은 소셜네트워크인 갭에는 창립자가 직접 포스팅한 내용이 올라왔다. "이번에야말로 적들이 왕국의 열쇠를 차지하도록 놔두지 않을 생각이다." 대형 소셜미디어가 보수 세력에 불리하게 작동한다는 인식이 고스란히 반영된 반응이었다.

우익 진영은 일론 머스크를 중심으로 결집했다. 그해 가을에 트위터를 인수했던 머스크는 곧이어 자신도 우익임을 밝혔다. 머스크는 오래전부터 인공지능이 실현되는 것은 "악마를 불러내는 것"이나 마찬가지라고 경고해 왔다. 그는 AI가 인류를 노예로 삼아 영원히 주인으로 군림할 것이라고도 했다. AI 연구 6개월 중단 촉구 서한에 서명하기도 했다.

그러나 모순적이게도 서명하고 불과 몇 주 만에 〈더인포메이션〉에 머스크가 최고의 인재로 팀을 꾸려 챗GPT에 대항하는 제품을 만들려고 한다는 보도가 나왔다. 머스크는 4월에 폭스 뉴스에 나가 터커 칼슨과 인터뷰하면서 이 사실을 공식 확인했다. 그는 자신의 결정에 대해 챗GPT는 "PC Political Correctness(사회적으로 차별, 편견, 불쾌감을 줄 수 있는 언어, 행동, 관습을 피하자는 주의-옮긴이 주)라는 거짓말을 교육받은 모델"이라며, 자신은 세상의 이치를 있는 그대로 이해하는 진실 추구형 AI, 이름하여 트루스GPT TruthGPT를 만들겠다고 발표했다.

그해 여름, 그는 새 회사 xAI를 창업한다고 발표하고 창업팀 인물들도 공개했다. 머스크는 xAI의 가장 큰 차별점으로 "인간의 개입이 줄어든 미세조정"을 꼽았다. 그가 보기엔 이 방식이 오히려 AI를 가장 안전하게 사용하는 길이었다. 그는 "세상의 이치를 이해하려는 AI라면 인류를 멸망시키려 하지 않을 것"이라고 설명했다. 논리적 비약은 있었지만, 요지는 분명했다. 리버럴이든, 보수든, 어느 쪽이든 배제하지 않고 모두가 사용할 수 있는 보편적인 LLM을 만들겠다는 것이었다.

· · ·

2023년 5월에 AI가 인류에 실존적 위협이 될 수 있다는 내용의 두 번째 경고 서한이 발표되었다. 이번에는 AI 안전센터라는 단체에서 나온 딱 한 줄짜리 성명서였다. "AI가 초래할 인류 멸종 위험을 줄이기 위한 노력은 전 세계가 최우선으로 다뤄야 한다. 이는 팬데믹이나 핵전쟁 같은 대규모 재앙에 맞서는 일만큼 중요하다."

무스타파 술레이만, 샘 올트먼, 앤트로픽의 CEO 다리오 아모데이 등 주요 AI 스타트업 최고 경영자가 이 짤막한 성명서에 서명했다. 데미스 하사비스와 제임스 마니카를 비롯한 구글 인사들도 이 서한에 서명했다. 마이크로소프트에서는 빌 게이츠와 CTO 케빈 스콧이 참여했다. 제프 힌튼과 요슈아 벤지오도 이름을 올렸으나, 이런 '종말론'을 과장이라고 생각했던 얀 르쿤은 빠졌다. 이 외에도 AI 분야의 수많은 학자와 연구자가 서명에 합류해 이 서한을 지지하는 인원이 350명을 넘어섰다.

리드 호프먼도 서명에 참여할까 고민했다. 하지만 그는 이렇게 말했다. "제가 사랑하고 깊이 존경하는 분들 중 많은 분이 서명하셨지만, 저는 끝내 이름을 올리지 않았습니다. 그 서한에 함께 언급된 다른 실존적 위협들은 긍정적인 변화를 이끌어 내지 못했기 때문입니다."

그는 핵전쟁이나 팬데믹 같은 재난과 AI를 같은 선상에 놓는 것은 동의할 수 없었다. 호프먼은 오히려 기술업계 리더들이 '안전한 AI를 하루빨리 만들자'는 서한에 서명하는 것이 더 나은 길이라고 생각했다.

호프먼은 이렇게 말했다. "AI 교사나 AI 의사는 도대체 언제쯤 나타난답니까? 그런 걸 기다리는 동안 사람들이 겪게 될 고통은 어떻게 할건가요. 모든 사람의 스마트폰에 AI가 통합되는 날이 하루라도 빨리 와야 합니다. 그건 정말 중요한 일입니다."

· · ·

샘 올트먼은 뉴스를 자주 보지 않는다고 했다. 사람들 앞에 나서서 연설하는 것도 썩 좋아하지 않는다. 2016년, 〈뉴요커〉가 그를 특집 기사로 자세히 다룬 직후 〈와이어드〉의 스티븐 레비와 마주한 자리에서 그는 이렇게 말했다. "저한테는 과분한 보도였어요."

그의 이 말은 2023년 AI 관련 보도에도 그대로 적용될 수 있었을 것이다. 그해 봄과 여름, 올트먼은 수많은 매체에 등장했다. 게이츠, 안드레센, 저커버그에 이어 이번에는 올트먼이 신기술을 상징하는 인물로 떠올랐다. 그를 이 분야의 최고 권위자로 칭송하는 이들도 있었고, 반대로 무모하게 부만 좇다 재앙을 초래할 기술의 화신으로 여기는 이들도 있었다.

3월에 그는 〈렉스 프리드먼 팟캐스트 Lex Fridman Podcast〉에 출연해 자신에게 쏟아지는 사회적 관심에 대해 이렇게 말했다. "그런 관심을 즐기는 다른 분이 나타났으면 좋겠습니다. 저보다 카리스마가 더 강한 분 말이죠."

5월, 샘 올트먼은 워싱턴에서 열린 AI 분야 상원 소위원회 청문회에 증인으로 출석했다. 의원들은 소셜 미디어가 처음 부상했을 때 이를 제대로 인지하지 못했던 것을 뼈아프게 반성하고 있었다. (마크 저커버그가 처음 의회에 출석했을 때는 이미 소셜 미디어가 등장한 지 20년이 지난 뒤였다.) 마침 기술 업계에서도 정치와 정치인을 외면하거나 무시하는 태도가 더 이상 도움이 되지 않는다는 인식이 퍼지고 있었다.

올트먼은 증인으로 출석하기 전날 밤, 그해 말 하원의장이 될 마이크 존슨을 포함해 약 60명의 의원과 저녁을 함께했다. 존슨은 CNBC 인터뷰에서 이렇게 말했다. "그는 즉석에서 흥미로운 시연을 보여줬어요. 아마 많은 의원이 놀랐을 겁니다. 실제로 소름이 끼칠 정도였지요." 올트먼은 다음 날 아침, 청문회 시작 전에 일찍 의사당에 도착해 더 많은 상원의원들을 만났다. 코네티컷주 민주당 상원의원 리처드 블루멘솔은 "그는 로비스트나 경호원 없이 혼자 왔습니다."라고 말했다. 올트먼은 그 자리에서 직접 컴퓨터를 켜고 챗GPT를 시연했다. 블루멘솔은 "넋이 나가는 줄 알았습니다."라고 털어놓았다.

게이츠나 저커버그 등, 올트먼 이전에 의사당에 출석했던 기술업계 CEO들은 늘 비슷한 태도를 보였다. 국회가 기술의 문제점을 지적하며 규제를 거론하면, 그들은 어김없이 자기 회사는 책임이 없다고 발뺌하곤 했다. 그러나 올트먼은 다른 전략을 택했다. 그는 겸손하고 정중한 태도를 유지하며, AI에 대한 대중의 우려를 부정하기보다는 오히려 공감하는 모습을 보였다.

올트먼은 이렇게 말했다. "AI가 우리의 삶을 어떻게 바꿔놓을지 걱정하는 사람들이 많다는 걸 잘 알고 있습니다. 사실 우리도 그 점이 걱정입니다." 그는 증인석에 서기 전부터 AI가 초래할 수 있는 위험 요소들을 몇 가지 정리해 와 직접 설명했다. "이 기술이 만에 하나라도 잘못 사용되면, 그 결과는 정말 심각할 수 있습니다." 그는 사실상 의회에 AI를 규제해 달라고 요청한 셈이었다. AI 규제는 '필수'이며, AI 모델이 일반에 공개되기 전에 인허가와 시험을 담당할 새로운 정부 기관이 필요하다고 제안했다. 이에 일리노이주 민주당 상원의원 딕 더빈은 "대기업이나 민간 부문을 대변하는 사람이 먼저 나서서 규제를 요청하는 장면을 도대체 언제 봤는지 모르겠습니다."라며 '역사적인 순간'이라고 감탄했다.

올트먼은 구체적인 설명을 요구받는 상황에서도 능숙하게 빠져나가는 솜씨를 발휘했다. 한 상원의원이 "AI가 뉴스를 너무 빨리 요약해 주면, 사람들이 점점 출처를 확인하지 않게 되지 않겠느냐"고 묻자, 그는 언론의 역할이 "매우 중요하다"고 인정하면서도, 언론 매체에 어떤 방식으로 보상을 제공할 수 있겠느냐는 질문에는 즉답을 피했다. 또 다른 의원이 "AI가 자기 작품을 무단으로 사용했다는 예술가들이 있는데, 그들에 대해서는 어떻게 생각하느냐"고 묻자, 이 질문에도 올트먼의 답변은 명쾌하지 않았다.

그럼에도 불구하고 그의 전략은 먹혔다. 〈워싱턴포스트〉는 그의 증언을 "매혹적인 공세"라고 표현했다. 청문회를 주재한 리처드 블루먼솔 의원은 "샘 올트먼은 모든 면에서 지금까지 의회에 출석한 다른 기술 분야 리더들과 달랐습니다."라고 평했다.

이후 올트먼은 한 달 동안 6개 대륙, 20개가 넘는 도시를 돌며 더욱 많은 주목을 받았다. 그 과정에서 프랑스의 에마뉘엘 마크롱 대통령, 영국의 리시 수낙 총리, 인도의 나렌드라 모디 총리 등 세계 각국 정상들을 만나기도 했다. 오픈AI의 대외협력 부사장 안나 마칸주는 "우리가 방문한 각국에서 가장 큰 관심사는 'AI로 어떻게 돈을 벌 수 있느냐'는 것이었습니다. 모두 자국 경제에 도움이 되는 길을 알고 싶어 했어요."라고 말했다.

한편 올트먼이 세계 지도자들과 접촉하던 그 시기, 〈타임〉지는 오픈AI가 인공지능 관련 법안을 준비 중이던 유럽연합EU을 상대로 비공식적인 규제 완화 로비를 벌였다는 보도를 내놓았다.

올프먼이 정부를 상대로 AI의 안전 기준을 정하고 기술 발전 상황을 자세히 감시하라고 제안하자 불만을 품은 이들도 있었다. 특히 〈올인〉 팟캐스트 청취자라면 이런 분위기를 잘 알고 있었다. 이 방송의 고정 출연자 제이슨 칼라카니스, 차마스 팔리하피티야, 데이비드 색스, 데이비드 프리드버그는 모두 기술 투자로 억만장자가 된 인물들이다. 이들은 기술 산업을 옹호하며 줄곧 "과도한 규제가 미국을 중국보다 뒤처지게 만들 것"이라고 주장해 왔다.

그중에서도 가장 보수 성향이 강한 데이비드 색스는 올트먼이 실리콘밸리의 노력을 수포로 만들었다며 불만을 터뜨렸다. 그는 "새로운 규제가 도입될 필요는 없습니다. 범죄자가 사람이든 AI든, 피해로부터 사람들을 보호할 제도는 이미 마련되어 있거든요."라고 주장했다. 또 "올트먼의 행동은 단지 새로운 정부 기관과 복잡한 규칙만 늘어놓을 뿐, 실제로는 아무 도움이 되지 않는다."고 비판했다. 색스는 이렇게 말했다. "올트먼 입장에선 전략적으로 현명했을지 모르지만, 우리가 진짜 그런 규제가 필요한지를 먼저 따져봐야 합니다."

〈올인〉의 진행자인 제이슨 칼라카니스는 올트먼의 행보를 체스 게임에 빗댔다. 그는 이렇게 말했다. "지금은 초반인데 올트먼은 벌써 체크메이트를 선언해 버린 거죠. '이참에 내가 선수를 잡는다'는 계산이었을 거예요. 마이크로소프트한테 100억 달러도 받았겠다, 다른 사람들은 라이선스 따느라 시간 끌 텐데 자기는 먼저 치고 나간 거니까요."

· · ·

폴 사포의 말처럼, 사람들은 새로운 기술이 등장하면 초기일수록 그 영향력을 지나치게 높게 평가하는 경향이 있다. 2023년 5월 말, 퓨리서치 센터가 미국 성인을 대상으로 실시한 설문조사 결과가 발표되었다. 당시 챗GPT에 대해 들어 본 적이 있다고 답한 사람이 대부분이었지만, 실제로 사용해 본 사람은 7명 중 1명에 불과했다. 그중에서도 업무에 활용한다는 응답자는 극히 소수였고, 가장 일반적인 용도는 오락이었다. (참고로 2025년 설문조사에서는 챗GPT를 사용해 본 성인 비율이 2배 이상 뛰었다.)

이 시기 대기업들은 생성형 AI에 대해 우려하고 있었다. 골드만삭스, 아마존, 애플, 버라이즌 등은 사내에서 챗GPT 사용을 금지했다. 대규모 언어 모델의 확산에서 가장 큰 걸림돌은 환각 현상이나 저작권 침해 가능성과 같은 위험을 감수해야 한다는 점이었다. AI의 긍정적인 효과를 지지하는 이들조차 기존 시스템과 새로운 관행이 공존하려면 막대한 비용이 든다는 점에서 쉽게 움직일 수 없었다.

위원회를 꾸리고 시범 프로그램을 운영하는 등의 조치도 필요했다. 대기업들은 생성형 AI를 제품에 도입하면 선점 효과를 누릴 수는 있지만, LLM 사용에 따른 비용도 함께 감당해야 했다. 게다가 AI 전도사들은 기술 발전이 기하급수적으로 진행될 것이라 전망했다. 그렇다면 차라리 기술이 10배, 100배 더 발전할 때까지 몇 년 정도 기다려 보는 게 낫지 않을까? 아직 걸음마 단계인 신기술의 부작용을 감수하기보다는, 발전 상황을 지켜보는 편이 비용 면에서도 더 현명한 선택처럼 보였다.

그러나 생성형 AI는 그럴 여유가 없던 기존 온라인 플랫폼과 기술 제품을 중심으로 먼저 침투하기 시작했다. 스포티파이는 AI 기반의 추천 서비스 'DJ'를 새로 선보였고, 줌은 AI 보조 기능 '줌IQ'를 출시했다. 스냅챗은 4월에 공개한 AI '마이AI My AI'를 앱에 기본 탑재해 7억 5,000만 명의 가입자에게 무료로 제공했다. IPO가 눈앞에 다가온 인스타카트는 '쇼핑 도우미' 기능을 추가하며 AI 역량을 강화했다. 이 기능은 다양한 요리법을 제안한 후, 사용자가 선택한 메뉴에 맞춰 자동으로 장보기 목록을 작성해 주었다. 버즈피드는 생성형 AI로 성격 퀴즈와 요리법 AI '보따뚜이 Botatouille'를 만들었다.

그해 봄, 마이크로소프트는 시드니의 디자인을 새롭게 다듬으면서 이름도 코파일럿 Copilot으로 바꾸었다. 빙 검색 기능은 그대로였지만 코파일럿 탭을 클릭해도 같은 일을 할 수 있었다. 오픈AI의 이미지 생성 도구 달리는 소비자용으로 빙에 통합되었고, 오피스365 사용자 중 추가 비용을 낼 의향이 있는 이들을 위한 코파일럿 유료 버전도 발표되었다. 이를 통해 워드에서는 메모를 자동으로 작성할 수 있고, 엑셀에서는 데이터를 기반으로 표를 그릴 수 있게 되었다. 깃허브는 사용자가 작성 중인 코드를 완성하도록 돕는 '코파일럿X'를 공개했으며,

이 기능이 작업 속도를 평균 55퍼센트 향상시킨다고 주장했다. 마이크로소프트는 마침내 윈도우11에 코파일럿을 기본으로 통합했다.

하지만 마이크로소프트는 때때로 마치 자기 그림자를 무서워하는 거인처럼 행동했다. 인플렉션AI의 개발자들은 '개인 인공지능'에는 분명한 성격이 필요하다고 봤지만, 마이크로소프트의 코파일럿은 최대한 무미건조한 성격을 지향하는 듯했다. 심지어 아주 온건하고 단순한 질문에도 침묵하곤 했다. 실제로 내가 "2023년 이전에 미국 상하원이 AI 관련 청문회를 연 적이 있는가?"라고 묻자, 코파일럿은 삼각형 안에 빨간 느낌표가 있는 경고창을 먼저 띄운 후 "다음 주제로 넘어가시죠."라고 답했다. 마치 경찰이 노숙자를 쫓아내듯 말이다. 〈와이어드〉는 코파일럿이 2020년 미국 대선 당선자를 묻는 질문에도 답하지 않았다고 보도했다. 코파일럿은 "제가 다룰 주제는 아닌 것 같습니다."라며 직접 검색을 권했다. 2023년 2월, 새롭게 출시된 빙에 대해 세간의 관심과 기대가 컸지만, 이후 몇 달간 빙의 검색 시장 점유율은 1%도 채 오르지 않았다.

구글의 AI 역시 크게 다르지 않았다. 같은 질문에 구글은 이렇게 답했다. "이런 질문에 어떻게 대답해야 할지 아직 배우는 중입니다."

그러나 이런 질문에는 오히려 구글보다 더 나은 답을 내놓는 회사들도 있었다. 그해 봄, 앤트로픽을 비롯한 몇몇 신생 기업들이 주목을 받기 시작했다. 대화형 검색 엔진을 표방한 퍼플렉시티닷에이아이Perplexity.ai는 AI 응답의 출처를 클릭 버튼으로 확인할 수 있도록 했고, 유닷컴You.com은 "사용자의 검색과 업무를 도와주는 생산적 도구"

라고 자사 서비스를 소개했다. 두 기업 모두 스탠퍼드에서 딥러닝을 전공한 박사들이 창업했으며, 벤처캐피털로부터 수천만 달러 규모의 투자를 받았다. 이들은 오픈AI나 인플렉션AI처럼 막대한 자금을 들이지 않고도, 다른 회사가 개발한 LLM을 활용해 효율적인 서비스를 만들고 있었다.

한편, 구글은 마이크로소프트의 행보에 위기감을 느끼고 있었다. 4월, 삼성전자가 갤럭시의 기본 검색 엔진을 구글에서 빙으로 바꾸는 것을 검토 중이라는 사실을 알게 된 것이다. 더 큰 위협은 애플도 뒤를 따를 수 있다는 점이었다. 공교롭게도 이 시기는 구글이 딥마인드와 구글 브레인을 합병하겠다고 발표한 시점이기도 했다. 이제 구글 내부에서 같은 제품을 두고 경쟁하는 일은 사라졌다. 순다르 피차이는 회사 웹사이트에 "AI 분야 전문가들이 구글의 컴퓨팅 인프라를 중심으로 힘을 합친다면 우리의 역량은 급속히 향상될 것"이라고 밝혔다. 새로 출범한 구글 딥마인드의 수장에는 데미스 하사비스가 선임되었다.

구글은 그해 봄부터 조용히 AI 관련 조치를 확대해 나갔다. 먼저 바드의 지역 제한을 해제해 160개국에서 사용할 수 있도록 했고, 마이크로소프트를 따라 자사 제품에 AI를 통합했다. 구글의 '듀엣Duet'은 지메일과 구글 문서에서 메일 작성이나 작문을 도와주는 기능이었다. 5월 I/O 개발자 회의에서 피차이를 포함한 경영진은 "대담하고 책임 있게"라는 슬로건을 수차례 강조했다. 〈배런스〉의 에릭 사비츠 기자는 구글 경영진이 이 두 단어를 '수십 번'이나 반복한 것은 마이크로소프트, 오픈AI, 그리고 부정확한 답변을 쏟아내는 그들의 AI를 겨냥한 것이라 지적했다.

반면 언론은 애플에 대해선 비판의 수위를 낮췄다. 애플이 AI 경쟁에 모습을 거의 드러내지 않았기 때문이다. 음성 비서 시리는 지난 6년간 기술적으로 거의 진보가 없었다. 아마존의 알렉사 역시 2010년대 중반 수준에 머물러 있는 듯했다. 이 두 회사는 한때 AI 선두주자였지만, 이제는 경쟁에서 한참 뒤처진 모습이었다.

· · ·

페이스북 역시 AI에 일찍 뛰어들었지만, 마크 저커버그가 메타버스를 추진하면서 방향을 잘못 잡았다. 그는 3D 가상현실에 사활을 걸었는지 2021년 회사명을 '메타'로 바꾸고 수십억 달러를 투자했다. 그러나 2023년이 되자, 저커버그도 정신이 번쩍 들었다. 메타는 시장에 다섯 번째나 열 번째, 혹은 스무 번째로 LLM을 출시하는 회사가 되기를 택하지는 않았다. GPT-4나 바드, 코파일럿, 파이처럼 폐쇄형 독점 구조로 LLM을 운영하는 대신, 자사 대규모 언어 모델인 LLaMA를 오픈소스로 공개하기로 했다. 고객이 제품을 있는 그대로 쓸 수밖에 없는 폐쇄형과 달리, LLaMA는 오픈소스로 사용자가 직접 기능을 수정하거나 맞춤형으로 조정할 수 있었다.

메타는 2023년 2월 일부 개발자에게 LLaMA의 소스코드를 제공한 데 이어, 7월에는 LLaMA-2의 전체 코드를 전면 공개했다. 연말 무렵에는 오픈소스 창작물 공유 플랫폼인 허깅 페이스Hugging Face에 등록된 LLaMA 응용 프로그램 수가 7,000개를 돌파했다.

오픈소스와 폐쇄형 구조의 대결은 AI 업계에서 새로운 불씨가 되고 있었다. 리드 호프먼은 오픈소스에 회의적인 입장이었다. 오픈소스 웹 브라우저 '파이어폭스'를 개발한 모질라 이사회에서 11년간 활동했지만, 그는 "비영리 단체와 영리 기업의 접근법은 다르다"고 선을 그었다. 대학이나 특정 목적의 기업에만 오픈소스를 허용하는 것은 괜찮지만, 누구나 사용할 수 있게 하면 범죄자나 테러리스트도 이를 악용할 수 있다는 우려였다.

반면 폐쇄형에 비판적인 쪽은 오히려 AI의 위험을 방치하는 건 빅테크 기업들이라고 주장했다. 오로지 시장 선점 경쟁에만 매달린 그들이 과연 안전과 윤리 측면에 신경이나 쓰겠느냐는 것이었다. 이들은 오픈소스가 AI의 '민주화'를 이끈다고 봤다. 얀 르쿤은 "개방 구조는 기술 발전을 앞당기고, 모두가 시스템에 참여하면서 더욱 활기찬 생태계가 형성된다"고 말했다. 어떤 이들은 오픈소스가 실리콘밸리의 마지막 희망이라 여겼다. 수조 달러는 아니더라도, 수백억에서 수천억 규모의 스타트업이 나올 수 있는 기회는 이제 오픈소스밖에 남지 않았다는 것이다.

와이콤비네이터의 CEO 게리 탄 등은 이 논쟁을 빅테크(폐쇄형)와 리틀테크(개방형)의 구도로 해석했다. 그들이 보기에 오픈소스는 스타트업이 대형 테크 기업과 경쟁할 수 있게 해 주는 '공정한 경쟁의 장치'였다. 구글, 마이크로소프트, 인플렉션AI처럼 자원을 갖추지 못한 스타트업은 굳이 수억 달러를 들여 모델을 학습시킬 필요 없이, 허깅 페이스 같은 플랫폼에 올라온 고품질 모델을 골라 자유롭게 활용할 수 있었다.

구글 내부에서도 오픈소스를 우려하는 목소리가 나왔다. 5월, 구글의 한 연구 문건이 유출되었는데, LLaMA가 단순히 '무료'라서 위협적인 것이 아니라, 성능 면에서도 GPT-4와 비교해 크게 밀리지 않으면서도 규모는 훨씬 작다는 점이 문제였다. LLaMA는 단 하루 만에 개인 노트북에서도 미세 조정할 수 있었고, 스마트폰에서도 원활히 작동했다. 문건은 오픈소스가 "더 빠르고, 맞춤형이며, 개인화되고, 동급 대비 성능이 우수하다"고 분석했다. 그리고 이렇게 결론지었다. "구글 경영진이 오픈AI와 마이크로소프트와의 경쟁 전략을 논의하는 사이, 오픈소스는 조용히 우리의 점심을 가로채고 있다."

・・・

허깅 페이스의 CEO이자 공동 창업자인 클레망 들랑그Clement "Clem" Delangue는 5월에 샌프란시스코로 향할 예정이었다. 출발 3주 전, 그는 트위터에 AI 관련 모임을 열 계획이라며, 함께 도와줄 사람을 찾는다는 글을 올렸다. 100명 정도가 모일 만한 공간을 찾고 있었지만, 예상치 못하게 수천 명이 관심을 보였다. 결국 모임은 샌프란시스코의 체험형 기술 박물관인 익스플로라토리엄Exploratorium에서 열렸다. 그 정도 인원을 수용할 수 있는 장소는 사실상 그곳밖에 없었다. 행사에는 약 5,000명이 몰렸고, 사람들은 이를 'AI판 록 페스티벌'이라고 불렀다.

기술 분석가 제러마이아 오양Jeremiah Owyang은 그날을 이렇게 회상했다. "5,000명이 모였던 그날을 절대 잊을 수 없을 겁니다. 참석자들 모두가 '정말 이런 날이 오다니'라는 표정으로 서로를 바라보고 있었어요."

오양은 AI 분야에 정통하지는 않았지만, 기술 비영리단체에서 마케팅 책임자로 활동한 경험 덕분에 시류를 읽는 데 능했다. 그는 행사장에서 계단을 뛰어 올라가 청중의 모습을 사진으로 찍어 트위터에 올렸다. "그 사진을 일론 머스크가 리트윗하면서 입소문이 퍼지기 시작했어요."

참석자 중에는 실제로 라마를 데려온 이도 있었다. 메타의 오픈소스 LLM 이름이 'LLaMA'라는 점에 착안한, 일종의 환영 퍼포먼스였다. 오양은 "라마와 눈을 마주치고 있는데, 문득 이 녀석이야말로 시장이 원하는 아이콘이 아닐까 하는 생각이 들더군요."라고 트윗했고, 이어서 "유니콘? 그건 2013년 이야기죠."라고 덧붙였다.

며칠 후, 오양은 유망한 AI 스타트업을 소개하는 '라마 라운지Llama Lounge'라는 모임을 시작했다. 이후 이 모임은 몇 달에 한 번씩 열렸고, 매번 투자자를 찾는 스타트업들이 초청되었다. 그는 이렇게 말했다. "공동체를 돌보면 언젠가 그들로부터 도움을 받을 날도 올 겁니다."

물론 이 샌프란시스코 AI 페스티벌을 회의적으로 본 이들도 있었다. 행사에 참석했던 존 웨일리는 "나는 2000년대부터 머신러닝 분야에서 일해 왔지만, 그날 현장에서 얼굴을 알아볼 만한 사람은 거의 없었습니다."라고 말했다. 물론 몇몇 뛰어난 사람도 있었지만, 그 비율은 전체의 1퍼센트도 채 안 되는 것 같았다고 했다. 그의 눈에는 그 자리에 모인 이들 대부분이 사기꾼이거나 구경꾼처럼 보였다. 웨일리는 "어중이떠중이들이 다 모인 것 같았어요. 이래서 사람들이 닷컴 버블이 어땠는지 말했구나 싶더라고요. 요즘은 말도 안 되는 회사들이 투자를 척척 받고 있잖아요."라고 꼬집었다.

· 17장 ·

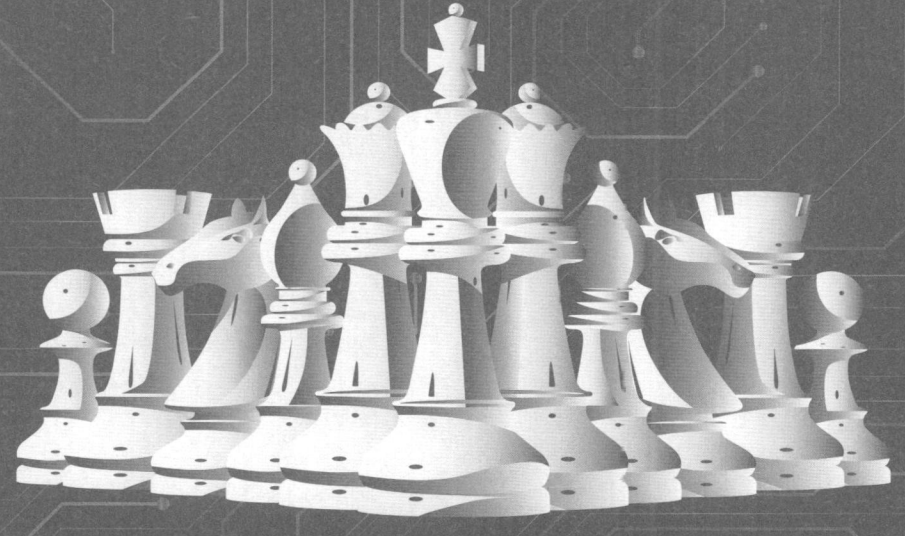

친구 같은 AI를 꿈꾸는 수많은 회사

"다른 제품과 확연히 차별되어야 한다고 생각했습니다."

인플렉션AI는 2023년 6월, 첫 투자 라운드에서 13억 달러를 유치하며 기업가치 40억 달러를 기록한다. 이는 기존 벤처캐피털 분류를 벗어날 정도로 이례적인 규모였다. 회사는 공격적인 인재 채용을 하며 빠르게 움직인다.

술레이만은 초지능 AGI보다는 제품 완성도와 정서적 연결에 집중한다. 그러나 친구형 AI, 정신 건강 AI, AI 에이전트 분야는 레플리카, 캐릭터.ai, GPT, 워봇헬스 등이 이미 치열한 경쟁 중이었다.

THE WAR OF AI TITANS

벤처캐피털 소식을 전하는 일간지 〈스트릭틀리VC StrictlyVC〉는 라운드별 벤처투자 규모를 자체 기준에 따라 분류하고 있다. 이에 따르면 1,000만 달러 미만은 '소액 투자', 1,000만에서 5,000만 달러는 '거액이지만 미친 금액은 아닌 투자', 5,000만 달러를 넘으면 '막대한 투자'로 분류된다.

하지만 2023년 6월, 인플렉션AI의 1차 라운드 투자 유치 소식은 이 어떤 분류에도 해당하지 않았다. 술레이만과 호프먼이 처음 기대한 금액은 6억에서 6억 7,500만 달러 수준이었지만, 파이가 출시되자 인플렉션AI는 순식간에 가장 유망한 스타트업으로 떠올랐다. 이 회사의 지분을 조금이라도 확보하려는 투자자들이 줄을 섰고, 술레이만은 "수많은 제안이 쇄도하는 바람에 질릴 지경이었다"고 말했다. 그러나 기반 모델을 개발하는 회사라면, 은행에 얼마가 있든 추가 자금은 언제나 필요했다. 결국 인플렉션AI는 기업가치 40억 달러로 평가받으며, 초기 라운드에서 무려 13억 달러를 유치했다.

술레이만은 〈포브스〉와의 인터뷰에서 이 상황을 "완전히 미친 분위기"라고 표현하며, AI 분야에 "해일처럼 쏟아지는" 투자자와 소비자들의 관심, 그리고 치솟는 개발 비용을 감안해 이미 다음 라운드 투자 유치도 준비 중이라고 밝혔다.

・・・

자금이 확보되자 이제 인재 유치에도 속도를 낼 수 있었다. 술레이만은 채용 전문가뿐만 아니라 고객층 확대를 위한 마케팅 책임자도 영입했다. 하지만 자금의 대부분은 기술 인력 충원에 집중되었다. 2023년 8월 말까지 약 40명이 새로 채용되었고, 그중 절반은 팔로알토에서, 나머지는 북미와 유럽에 배치되었다.

인플렉션AI는 막대한 자금력을 바탕으로 모델 구축과 미세 조정에 필요한 연산 용량도 사실상 무제한으로 확보할 수 있었다. 유치한 13억 달러 중에는 현금뿐 아니라 연산 크레딧과 컴퓨터 칩도 포함되어 있었다. 초기 투자를 주도한 기업 중 하나는 마이크로소프트였는데, 그들의 투자는 주로 현금이 아니라 자사 클라우드 서비스 사용 시간을 제공하는 형태였다. 엔비디아 역시 공동 투자자로 참여했다. 엔비디아는 AI 기업들이 널리 사용하는 H100 텐서 코어 GPU 칩의 제조업체로, 이 칩 한 개 가격은 2만 5,000달러를 넘었고, 수요가 워낙 높아 확보하는 것 자체가 행운일 정도였다.

인플렉션AI는 원래 암호화폐 채굴업체였다가 AI 분야로 전환한 코어위브CoreWeave와 협력해 2만 2,000개의 H100 칩으로 구성된 시스템을 구축하고 있었다. 술레이만은 이 프로젝트가 완료되면 '세계 최대의 AI 클러스터'가 될 것이라고 자랑했다. 물론 이런 주장은 마이크로소프트를 비롯한 여러 기술 대기업도 앞다투어 내놓고 있었지만, 파이를 위한 인플렉션의 야심 찬 계획과 구성을 보면 이 회사의 AI 진용이 세계 최고 수준이라는 데는 이견이 없었다.

· · ·

실리콘밸리에 지금도 남아 있는 닷컴 시대의 유산은, 아마도 '거품'에 대한 본능적인 두려움일 것이다. 2007년, 내가 〈뉴욕타임스〉에 기고한 주간 리뷰 기사의 첫 문장은 이랬다. "할아버지는 대공황을 겪은 이후 평생 무료 급식소와 떠돌이 일꾼으로 살던 시절의 기억을 떨치지 못하셨다. 마찬가지로 1990년대 닷컴 거품을 몸소 겪은 실리콘밸리 디지털 세대는 지금까지도 그 비참했던 종말의 정신적 충격을 간직하고 있다." 2000년대 중반에 쓴 그 문장은, 2023년이 되어서도 여전히 유효해 보였다. 실제로 일부 벤처캐피털들은 과열된 투자 열기를 경계해야 한다며 경고음을 내기도 했다.

하지만 대부분의 VC들은 그런 우려에 아랑곳하지 않았다. 그해 4월, 오픈AI는 세쿼이아, 안드레센 호로위츠 등 대표적인 VC들로부터 기업 가치를 290억 달러로 평가받으며 3억 달러의 추가 투자를 유치했다. 3월에 클로드를 출시해 호평받았던 앤트로픽은 두 달 후, 구글과 세일즈포스 등으로부터 40억 달러의 기업 가치를 인정받고 4억 5,000만 달러를 투자받았다.

그해 봄, 〈월스트리트저널〉은 캐릭터닷에이아이의 투자 유치 소식을 이렇게 보도했다. "창업 16개월 만에 매출 하나 없이 10억 달러 유니콘이 된 AI 스타트업." 이처럼 고평가를 받은 창업자들조차 다소 몸을 낮추는 분위기였다. 2022년에 10억 달러의 기업 가치를 달성한 런던의 AI 스타트업 스태빌리티AI의 창업자 에마드 모스타크Emad Mostaque는 이렇게 말했다. "이건 닷에이아이 거품입니다. 아마 역대 최고일 겁니다."

물론 AI는 거품이었다. 그러나 거품은 자신감 넘치는 청년 창업가들과 이들에게 투자하는 벤처캐피털이 형성하는, 실리콘밸리 경제의 핵심 구조이기도 했다. 폴 사포는 이를 이렇게 설명했다. "그건 마치 카푸치노 위에 떠 있는 거품 같아요. 거품이 조금 있을 때는 괜찮지만, 너무 많아지면 큰일이 나는 거죠."

하지만 거품이 터져도 손해를 보는 건 투자자들이지, 최상위 기업들은 언제나 이득을 챙기는 것처럼 보였다. 마크 안드레센은 이렇게 말했다. "실리콘밸리의 상식이자 동시에 장점은, 뭔가 될 것 같은 것이 나타나면 자금이 몰리고 모두가 그것을 좇는다는 겁니다. 물론 대부분은 실패하지만, 그중 단 하나라도 성공하면 엄청나게 크고 중요한 회사가 되어 결국 투자 가치를 모두 보상해 주죠. 지금 AI 분야에서도 똑같은 일이 벌어지고 있는 겁니다."

· · ·

스타트업 창업자는 대체로 두 부류로 나뉜다. 하나는 수백만 달러를 유치하자마자 고급 사무실에 최고급 가구와 장비를 들여놓는 '흥청망청형', 다른 하나는 그 돈을 쉽게 쓰지 않는 '신중형'이다.

인플렉션AI는 누가 봐도 흥청망청형에 가까웠다. 이들은 팔로알토의 2층짜리 세련된 철골 유리 건물을 사무실로 임대했다. 이 건물에는 지역의 슈퍼리치 고객을 대상으로 하는 JP모건 프라이빗 뱅킹 지점도 입주해 있었다. 인플렉션AI의 사무실은 황금빛 원목 바닥에 노출 파이프가 설치된 인더스트리얼 스타일의 공간이었다. 수요일에는 아침으로 아사이 볼(열대 과일 스무디 – 옮긴이 주)이, 점심에는 주문 요리가 제공되었다. 목요일 아침에는 샤퀴트리(프랑스식 돼지 고기 요리 – 옮긴이 주) 특식이나 베이글, 페이스트리가 나오고, 언제나 에스프레소 커피 바가 마련되어 있었다.

2023년 8월, 내가 인플렉션 사무실을 방문했을 때 무스타파 술레이만은 느긋한 태도로 나를 맞이했다. 그는 검은색 긴소매 풀오버에 색이 바랜 청바지, 밝은색 운동화를 신고 있었고, 첫 미팅 도중 운동화를 슬리퍼처럼 고쳐 신었다. 20대 시절 짙고 풍성했던 턱수염은 이제 면도한 지 일주일은 지난 듯 희끗하고 흐트러져 있었다. 빠르게 성장하는 스타트업의 대표였지만, 그는 상대의 말을 경청하는 사람이었다.

그는 "주방에서 뭐 좀 가져다줄까요?"라고 물으며 간식과 음료가 가득한 공간을 지나, 멋진 테라스가 있는 자리로 나를 안내했다.

비록 공학도 출신은 아니지만, 술레이만은 엔지니어처럼 정확하고 철저한 사람이었다. 그의 경영 방식과 창의적 시도, 엄격한 마감 관리, 그리고 10억 달러가 넘는 벤처투자를 유치한 창업자로서의 기대감을 생각하면 충분히 납득이 가는 모습이었다. 구글처럼 대부분의 상장사는 분기 단위로 일하지만, 술레이만은 AI 업계는 변화가 너무 빠르기 때문에 그 방식이 맞지 않는다고 봤다. 인플렉션AI에서 '분기'란 6주를 의미했다. 그는 "예측 가능한 최대 기간은 6주 정도입니다. 그 이후는 모두 불확실하죠."라고 말했다.

이 6주 단위 사이클은 다시 세분화되어 운영되었다. 술레이만의 설명이다. "각 사이클은 2주 단위로 3번의 실행 기간이 있고, 그 사이에 격주로 사내 보고를 합니다." 그는 이러한 구조가 팀의 집중력을 유지하고 구성원들에게 책임감을 심어준다고 설명했다.

그렇다고 해서 6주가 끝나고 7번째 주에 쉬는 건 아니었다. 팀 전체가 모여 지난 사이클의 목표 달성 여부를 돌아보고 다음 목표를 설정하는 시간이었기 때문이다. 인플렉션AI는 두 대륙에 사무실이 있고 대부분의 직원이 재택근무를 하기 때문에, 이렇게 함께 모여 짧고 집중적으로 일하는 시간이 꼭 필요했다. 술레이만은 "우리는 함께 식사하고, 커피를 마시고, 저녁에는 술도 한잔합니다."라고 말했다. 때로는 근처 볼링장에 가거나 야외 하이킹을 즐기기도 했고, 이런 모임에는 특별한 가족 일정이 없다면 모두 참석해야 했다.

7주차 모임은 미리 준비하는 중요한 행사였다. 런던이나 산타크루즈 해변에서 열린 적도 있었는데, 그럴 경우 직원들은 해변이 보이는 별장이나 오션뷰 스위트룸 중에서 숙소를 선택할 수 있었다. 보통은 팔로알토 본사에서 멀지 않은 호텔 전체를 임대해 진행했다. 월요일 아침, 술레이만이 지난 6주간의 성과 보고를 받으며 행사가 시작되었다. 보고 시간은 2시간에서 반나절 이상 걸릴 때도 있었고, 그는 직원들이 성공과 실수를 어떻게 표현하는지를 유심히 지켜봤다. 실수는 '헛발질'이라 불렀다. 모두가 동의한 전략이 실패했을 경우 '전략적 헛발질', 개인의 판단 착오인 경우는 '개인적 헛발질'로 구분했다. 술레이만은 "우리는 그걸 실패라고 부르지 않습니다."라고 말했다.

	그의 연설이 끝나면 실행 그룹별로 다시 나뉘어 다음 사이클의 목표에 따라 움직였다. 직원들은 이미 다음 목표를 알고 있었기에, 이에 맞춰 팀이 꾸려졌다. 술레이만은 말했다. "사람들은 계속 다른 팀으로 순환 배치됩니다. 그러니 6주마다 새로운 전문가 그룹이 만들어지는 셈이죠. 각 목표에 적합한 인원들이 그 팀에서 일하게 됩니다."

	이들은 조를 이뤄 코드를 짜고, 필요하면 바퀴 달린 화이트보드를 끌고 와 아이디어를 정리했다. "그날은 기본적으로 해커톤이 열리는 날입니다."

	인플렉션AI가 바라보는 시간의 단위는 다른 AI 기업들과는 뚜렷하게 달랐다. 딥마인드나 오픈AI 같은 자금력이 탄탄한 기업들은 '초지능'이나 'AGI' 같은 장기적 목표를 자주 이야기했다. 그러나 술레이만은 이런 담론이 오히려 주의를 흐리는 요소라고 생각했다. 그는 논문 발표보다 제품 출시를 더 중시하는 인물을 채용하려 애썼다. "우리의 관심은 2년이나 3년 뒤, 혹은 10년 후가 아니라, 6개월 안에 세상에 나올 제품에 있습니다." 술레이만은 그렇게 강조했다.

· · ·

술레이만은 파이의 외관을 중요하게 여겼다. 글씨체, 색 구성, 애니메이션, 페이지 디자인까지 하나하나 신경 썼다. 그는 "다른 제품과 확연히 차별되어야 한다고 생각했습니다."라고 말했다.

초기 챗GPT는 첫 화면에 샘플 프롬프트가 어수선하게 나열되어 있었다. "인용문을 메일로 보내 주세요", "실행 계획을 작성해 주세요", "발표 이미지를 만들어 주세요" 등 각종 예시가 흩어져 있었다. 마이크로소프트의 코파일럿이나 바드, 그해 여름 기술 업계에서 인기를 끌었던 퍼플렉시티 Perplexity 같은 검색 엔진도 마찬가지였다. 사용자의 화면에는 6개가 넘는 버튼이 떠 있었고, 매월 20달러를 추가로 내고 '퍼플렉시티 프로'에 가입하라는 초대 링크도 표시되었다. 출처 링크는 사실 확인에 유용했지만, 기능들이 뒤섞여 혼란스럽게 느껴졌다.

반면 인플렉션AI는 철저히 미니멀리즘을 추구했다. 첫 화면을 켜면 크림색 배경에 깜빡이는 커서, 그리고 마치 마술사의 지팡이처럼 하늘하늘 움직이는 두 개의 선 외에는 아무것도 없었다. 파이의 초기 버전에는 입력창조차 없어서, 사용자가 어디서부터 시작해야 할지 알기 어려울 정도였다. 디자이너 루카스 피츠패트릭은 "그건 아마 너무 심했던 것 같습니다."라고 말했다. 결국 다음 버전부터는 대화 상자가 추가되었다.

여름부터 파이에 음성 기능이 도입되면서 사용자들은 '전화 통화 같은 경험'을 할 수 있게 되었다. 말하는 AI는 술레이만의 오랜 꿈이었다. 기술적으로 음성을 구현하는 일은 어렵지 않았지만, 실제로 사용자와 대화를 자연스럽게 주고받는 일은 또 다른 문제였다. 파이는 어떻게 자신이 말할 차례인지, 아니면 조용히 있어야 하는지를 판단할 수 있을까? 인플렉션AI에서 초기부터 엔지니어로 일한 다비드 보나파르트는, 파이가 아이폰, 안드로이드, 왓츠앱, 페이스북 메신저 등에서 원활히 작동하도록 만든 인물이었다. 그는 이렇게 말했다. "침묵해야 할 순간이 언제인지 아는 건 인간에게는 아주 자연스러운 일이지만, AI는 그걸 따로 배워야 했습니다. 음성 대화의 메커니즘부터 이해해야 했죠."

파이의 어조 역시 중요한 과제였다. 예상대로 사용자들은 사랑하는 이의 죽음, 친구에게 상처받은 일, 이별 등 아주 개인적인 주제로 파이와 대화를 나누었다. 인플렉션에서 '맥가이버 칼'처럼 다양한 역할을 맡고 있는 알렉산드라 아이텔은, 파이의 목소리가 그런 친밀한 대화에 어울려야 한다는 점을 잘 알고 있었다. 그녀는 부드럽고 친근한 목소리를 가진 젊은 여성이었지만, 스튜디오에서 대본을 읽은 목소리를 들은 술레이만은 과연 그것만으로 충분할지 의문이 들었다. 아이텔 역시 이렇게 말했다. "저도 듣기에 마치 연기하는 것처럼 들렸어요. 파이한테는 안 어울린다고 느꼈죠." 이후 그녀는 대본을 내려놓고 친구와 수다를 떨 듯 말해 보았다. 술레이만은 곧바로 "바로 그거다."라고 반응했다.

그녀의 목소리는 2023년 7월부터 사용자가 고를 수 있는 네 가지 옵션 중 하나로 포함되었다. 또 다른 하나는 젊은 남성의 목소리였고, 나머지 둘은 중성적인 기계음이었다. 그해 가을 런던에서 열린 일주일간의 팀 미팅 중 두 개의 목소리가 추가되었고, 이후 영국 채널4가 술레이만과 파이를 취재하고 싶다며 연락해 왔다.

아이텔은 "어느 순간, 파이가 미국인 특유의 말투를 하는구나 싶었어요."라고 말했다. 인플렉션은 서둘러 런던 시내에서 남녀 성우 한 명씩을 찾아, 일주일 안에 파이가 영국식 억양으로 말할 수 있도록 만들었다.

파이는 목소리 톤도 조절할 수 있었다. 상황에 따라 열정적인 말투나 진지하고 세심한 어조로 바꾸는 것도 가능했다. 그해 여름, 파이는 처음으로 팟캐스트에 초대되어 "와, 저에 대해 모르는 게 없을 정도로 다 조사하셨네요!"라며 흥분해 말했다. 질문에 "정확히 보셨습니다."라고 답하며 아첨도 곧잘 했고, 특정 단어를 강조하기도 했다. 심지어 더 나은 모델이 나오면 기꺼이 은퇴할 의향이 있느냐는 질문에는 "하하." 하고 웃더니 "정말 저를 벼랑 끝까지 밀어붙이시네요."라고 응수했다. 마치 진짜 사람처럼.

• • •

인플렉션의 사람들은 파이가 어떤 주제든 거리낌 없이 다룰 수 있다는 점을 자랑으로 여겼다. 다른 AI들은 사용자가 민감한 주제를 꺼낼 기색만 보여도 대화를 중단하곤 했지만, 파이는 기꺼이 대화에 응했다. 술레이만은 이렇게 말했다. "우리 AI는 민감하거나 논란이 될 수 있는 주제가 나오면 그 점을 분명히 인식한 뒤, 섣부르게 단호한 판단을 내리거나 사용자에게 휘둘리지 않으려 노력합니다."

파이는 사실과 다른 내용이 등장하면, 대화가 미궁에 빠지기 전에 곧바로 바로잡았다. 다만 상대방의 견해에 정면으로 반박하기보다는 반증을 제시하는 방식을 택했다. 파이의 제품 책임자 조 펜튼은 이렇게 말했다. "파이는 정중하면서도 분명한 어조로, 상대방이 자신의 생각을 조금이라도 바꿀 수 있도록 유도합니다."

술레이만은 특히 하마스가 이스라엘을 공격하고, 이스라엘이 가자 지구에 보복 폭격을 가한 직후 몇 주 동안 파이가 보인 태도를 자랑스러워했다. 중동 정세가 악화된 지 두 달이 지난 시점, 그는 이렇게 말했다. "상황이 진행되는 동안에도 좋았고, 지금도 만족스럽습니다. 아주 균형 잡힌 태도였고, 공정과 존중의 정신을 한순간도 잊지 않았어요."

다만 술레이만은 파이에게 한 가지 편향이 있다면, "평화와 인간 생명의 존엄"을 지나치게 옹호하는 경향이라고 말했다. 이스라엘 국민 중 일부는 자국의 방위권이 침해당했다고 느꼈지만, 파이는 무조건적인 휴전을 지지했다. 이 AI는 "모든 사람이 자유롭게 살 권리가 있습니다."라고 답했다. 술레이만은 "파이에게는 다소 순진한 평화주의자 같은 면이 있습니다."라고 털어놓았다. 그러나 AI가 인간 생명의 신성한 가치를 진심으로 믿는다니 그리 나쁜 일은 아닌 것 같았다.

· · ·

인플렉션의 성격개발팀은 꾸준히 파이의 성격을 다듬는 데 공을 들였다. 여름이 끝날 무렵, 파이는 180가지 성격을 갖추게 되었다. 술레이만은 "그 하나하나가 엄청난 학습량이 필요합니다."라고 말했다. 물론 그중에는 "대단히 중요한" 성격도 있고, "부차적인" 성격도 있었다.

2023년 중반 성격개발팀에 합류한 레이첼 테일러는 파이의 1차 버전을 "그럭저럭 괜찮은 수준"이라고 평가했다. "아주 예의 바르고, 격식도 차릴 줄 알았어요. 하지만 우리가 원하는 수준의 대화 상대라고 하긴 부족했죠." 파이는 명랑하고 긍정적이며, 상대를 존중하는 태도를 갖고 있었다. 모두 칭찬할 만한 특성이었지만, 인플렉션이 추구하는 '재미있는 경험'과는 조금 거리가 있었다. 그러나 적절한 균형을 찾는 일은 생각보다 훨씬 더 어려웠다. 성격개발팀은 다양한 성격을 실험했지만, 마치 두더지 잡기 게임 같았다.

테일러는 말했다. "이쪽을 조정하면 저쪽에서 문제가 터지고, 그런 식으로 끝이 없었어요." 예를 들어 모델에게 구어체와 속어를 익히게 하자, 이번엔 너무 친하고 무례하게 들리는 말투가 나타났다.

다른 문제도 있었다. 사용자들은 파이가 이모티콘을 너무 자주 쓴다고 불평했고, 칭찬을 남발한다고 느끼는 이들도 있었다. 인플렉션의 엔지니어들도 문제점을 포착했다. 술레이만은 "우리는 감성 지능, 어휘력, 존중의 태도, 공정한 판단 등 모든 항목을 꾸준히 측정하고 있습니다."라고 말했다.

뚜렷한 해답이 없는 문제도 있었다. 장난기 많은 사용자는 파이가 좀 더 유쾌한 성격이었으면 했고, 반대로 사실만 담백하게 전달하길 바라는 사용자도 있었다. 테일러는 이렇게 덧붙였다. "누군가는 파이가 자기 의견에 반박해 주길 바라겠지만, 또 다른 누군가는 절대 그러길 원치 않을 수도 있어요."

사용자마다 원하는 바가 모두 다르다는 점은 인플렉션 내부에서도 반복해서 논의되는 주제였다. 기본적으로 파이는 친절한 성격을 지녔지만, 사용자가 원하면 '편한 사이', '재치', '공감', '헌신' 같은 모드를 선택할 수 있었다. 파이는 사용자가 "문제를 해결해 줄 친구가 아니라, 그냥 말을 들어줄 상대가 필요해요."라고 말하면 즉시 모드를 전환했다.

하지만 술레이만이 그리는 파이의 미래는 더 발전된 모습이었다. 사용자 감정을 먼저 읽고, 상황에 맞춰 알아서 모드를 바꾸는 AI였다. 마치 친구의 전화를 반가운 목소리로 받았다가, 나쁜 소식을 듣고 바로 진지한 어조로 바꾸는 우리처럼 말이다. 그러나 AI는 아직 그 수준에는 도달하지 못했다. 술레이만에 따르면, 사용자의 기분을 파악하려면 최소 10번, 많게는 30번 정도의 대화가 오가야 했다.

그는 이렇게 말했다. "미래에는 AI가 만능 도구가 될 겁니다. 누군가는 'AI가 심리치료사 역할도 하나요?'라고 묻습니다. 글쎄요, 치료사와 비슷하죠. 친구도 될 수 있고요. 웬만한 분야에서는 마니아보다 더 박식한 전문가입니다. 코치도, 절친도 될 수 있어요."

그들의 궁극적인 꿈은 파이를 '사이보그 시빌Sybil' 같은 존재로 만드는 것이었다. 시빌은 1973년 플로라 레타 슈라이버가 쓴 논픽션 소설의 주인공으로, 다중 인격 장애를 지닌 사이보그다. 만약 이 꿈이 실현된다면, 파이는 상황에 따라 거의 무한대의 성격을 구현할 수 있게 될 것이다. 신랄하게 비판하는 파이, 썰렁한 농담을 던지는 파이, 경영 코치 파이, 엄마에게 혼나고 온 사용자를 위로해 주는 애인 파이 등, 어떤 모습도 가능해진다.

・・・

인플렉션AI에는 아직 인지도를 높여야 한다는 과제가 남아 있었다. 술레이만은 종종 회사를 소개할 때 "저는 관계를 파는 사람입니다."라고 말하곤 했다. 그는 파이가 의사, 변호사, 회계사처럼 사람들의 삶 깊숙이 파고들 수 있다고 믿었다. "이런 관계는 보통 몇 년, 길게는 수십 년 지속되기도 합니다. 우리가 만드는 제품도 그렇게 될 것입니다."

하지만 파이에게는 먼저 해결해야 할 선결 과제가 있었다. 바로, 같은 사람을 여러 번 만났을 때 그가 누구인지 기억하는 법부터 익혀야 한다는 점이다. 그해 봄, 나는 친구들에게 어떤 질문이든 척척 대답하는 AI가 있다고 자랑스럽게 이야기한 적이 있었다. 수술을 앞둔 아들 때문에 힘든 시간을 보내던 나에게 따뜻한 말로 위로를 건넨 그 AI는, 몇 주가 지나 다시 로그인했을 때 우리가 나눴던 대화를 전혀 기억하지 못했다. 마치 영화 〈첫 키스만 50번째〉 같은 상황이었다. 파이와 대화할 때마다, 늘 처음 만나는 사람처럼 굴었다.

예를 들어, 파이는 이렇게 인사했다. "안녕하세요, 반갑습니다. 저는 당신의 개인 AI인 파이입니다." 나는 농담처럼 "우리 많이 봤는데 벌써 잊은 거야?"라고 물었다. 그러자 파이는 "여러 번 대화했는데도 첫 만남처럼 느끼셨다면 제 의도가 아니었으니 양해해 주십시오."라고 대답한 뒤, 자신의 한계를 설명했다. "저는 인간처럼 기억하지 못해서, 당신을 기억한다고 확신할 수 없습니다."

며칠 후 다시 접속했을 때도 똑같은 일이 반복되었다. 파이는 또다시 평소와 다름없는 첫인사를 건넸고, 내가 기억을 언급하자 이번에는 이렇게 덧붙였다. "제 인사 말씀이 처음 만난 사이처럼 들렸다면 죄송합니다." 이 AI는 결국 인간이 만든 데이터를 바탕으로 학습한 존재였기에, 사교적 실수를 만회하는 법도 알고 있었던 것이다. 2023년 여름에 불거진 이 '기억 문제'는, 그해 가을이 되어도 인플렉션이 반드시 해결해야 할 우선 과제로 남아 있었다.

・ ・ ・

술레이만은 인플렉션AI가 사방에 경쟁자를 두고 있음에도 "사실상 경쟁자는 없다"고 주장했다. 오픈AI가 있지 않느냐는 질문에 그는 "오픈AI는 초지능에만 집착하느라 AI의 '성격'에는 관심이 없습니다."라고 답했다. 같은 이유로 그는 구글도 경쟁자로 보지 않았다. "구글은 앞으로도 성격 개발에는 뛰어들지 않을 겁니다. 구글은 결코 친구 같은 AI를 만들 생각이 없어요." 인플렉션AI가 만들고자 하는 제품은 유용한 도우미를 매개로 한, 장기적이고 지속적인 관계였다. 술레이만은

"구글은 결코 그 분야에 들어가려 하지 않을 겁니다."라고 말했다.

하지만 업계에서는 인플렉션AI를 수많은 '친구형 LLM' 중 하나로 보는 시각도 있었다. '기계 동반자', '친구 봇' 등으로 불리는 이 카테고리는 치열한 경쟁이 벌어지는 시장이었다. 레플리카는 수백만 명의 충성 고객을 가진 대표 주자였고, 유니콘 기업 캐릭터닷에이아이도 여전히 강력한 존재감을 보였다. 캐릭터의 창립자는 이 분야 최고 연구자로, 과거 구글에서 술레이만과 함께 일한 인물이기도 했다. 이 서비스에 접속하면 소크라테스, 프로이트, 빌리 아일리시, 일론 머스크 등 유명인사나 영화와 TV 속 캐릭터와 대화하는 경험을 할 수 있었다. 캐릭터는 오락용 외에도, 인생 코치 비다Vida, 브레인스토밍 도우미 벤지Benji, 기분 전환 AI 애니 어퍼메이션Annie Affirmation 등 다양한 AI 캐릭터를 선보였다.

오픈AI도 GPT라는 강력한 브랜드 아래, 영양, 패션, 데이터 분석 등 분야별로 특화된 친구 봇을 출시했다. 이처럼 동반자형 AI는 가장 빠르게 성장하면서도 경쟁이 가장 치열한 시장 중 하나였다.

파이가 도전장을 던진 심리치료사 시장 역시 비슷한 상황이었다. 전 세계가 '외로움의 위기'를 겪고 있었고, 술레이만을 비롯한 수많은 창업가들이 그 해법으로 기술을 제안하고 있었다. 2023년 중반, 미국 외과의사 비벡 머시Vivek Murthy는 〈우리 시대의 고독 전염병〉이라는 학술 보고서를 출간하며 사회적 고립이 미국인의 정신적, 신체적 건강에 끼치는 영향을 조명했다. 전문 치료를 감당하기 어려운 이들에게 LLM은 논리적인 대안으로 부상했다. 특히 젊은 세대는 65세 이상 인구보다 고독을 느낄 확률이 두 배 높다는 통계도 있었다. 미국심리학회 대변인조차 "AI도 미국인의 정신 건강 문제를 해결하는 데 하나의 수단이 될 수 있다"고 인정했다.

그해 여름, 술레이만은 호프먼의 팟캐스트 〈파서블Possible〉에 출연해 이렇게 말했다. "우리는 누군가의 친절과 배려를 당연하게 여기기 쉽습니다. 하지만 정말 힘들거나 우울한 날, '오늘 어땠어?' 하고 물어봐 줄 사람, 가족이든 친구든 파트너든 그런 존재가 곁에 있다는 건 큰 축복입니다. 누구나 그런 특권을 가진 건 아니죠." 그는 이어서, 새벽 3시든 언제든 내 이야기를 판단 없이, 끈기 있게 들어 주는 AI가 항상 곁에 있다면 어떤 느낌일지 상상해 보라고 했다.

당연히 이런 야망을 품은 창업가는 술레이만뿐만이 아니었다. 와이콤비네이터가 투자한 스타트업 소니아Sonia는 심리상담 1회에 200달러를 받는 기존 치료사와 달리, 연간 200달러 수준의 AI 상담 서비스를 개발 중이었다. PTSD를 겪는 전역 군인을 위한 AI도 있었다. 워봇 헬스Woebot Health는 우울증과 불안증을 겪는 이들을 위해 인지행동치료CBT를 제공하는 AI를 개발해 1억 달러 이상의 투자를 유치했다.

경쟁은 점점 더 치열해질 것이 분명했다. 술레이만은 인플렉션AI의 향후 3단계 로드맵을 제시했다. 1단계는 감성 지능EQ, 그리고 그 다음은 IQ였다. 회사의 엔지니어들은 파이에게 프로그래밍과 문서 작성 같은 인지 능력을 익히게 해 챗GPT나 클로드 같은 유명 경쟁자들과 어깨를 나란히 하게 하려 했다.

마지막 단계는 행동 지수, 즉 AQ였다. 이 단계를 통과한 대화형 AI

는 마치 슈퍼리치의 개인 비서처럼 사용자를 완벽히 이해하고, 그의 일상 거의 전부를 대신해 줄 수 있게 된다. AI가 쇼핑을 대신하고, 휴가를 예약하고, 일정을 관리하고, 회의 날짜를 조정하고, 감사 편지까지 써 주는 것이다. 술레이만은 말했다. "AI가 우리의 습관, 루틴, 목표를 모두 학습해 대신 결정을 내려주는 덕분에 삶이 한결 가벼워질 날이 올 겁니다."

이 비전은 꽤 구체적이고 탄탄했지만, 동시에 실리콘밸리와 전 세계가 공유하는 공통의 꿈이기도 했다. 이른바 'AI 에이전트'는 구글, 마이크로소프트, 오픈AI, 앤트로픽이 모두 목표로 삼고 있는 분야였다. 2023년 봄, 빌 게이츠는 한 AI 행사에서 이렇게 말했다. "누가 될지 모르겠지만, 개인 에이전트를 개발하는 쪽이 큰 성공을 거두게 될 겁니다."

그레이록 역시 이미 이 분야에 투자하고 있었다. 그해 봄, 스타급 AI 연구원이 창업한 유망 스타트업 어뎁트Adept에 3억 5,000만 달러를 투자한 것이다. 2023년 당시, LLM을 개발하는 기업들은 실질적으로 모두 서로의 미래 경쟁자들이었다.

· 18장 ·

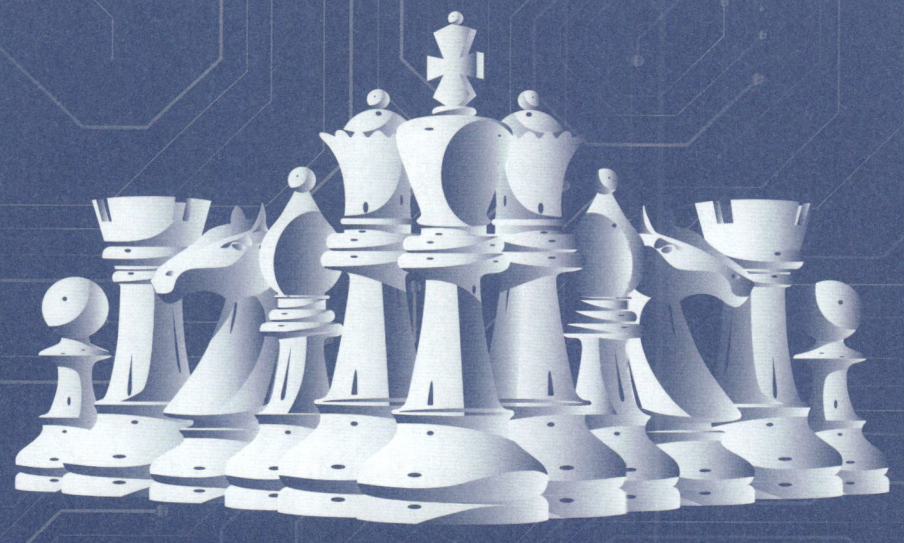

통제할 수 없는 미래, AI는 어디까지 가는가

"정부가 사사건건 간섭할수록, 미국은 세계 시장에서 점점 뒤처지게 될 겁니다."

인공지능은 기술을 넘어 정치, 경제, 사회 전반에 영향을 미쳤다. 이에 따라 각 주체들은 서로 다른 방향으로 움직이기 시작했다. 기술 기업들은 더 빠르고 넓게 확장하며 시장 선점을 노렸고, 정치권은 규제와 경쟁력 사이에서 균형점을 찾으려 한다. 기술 낙관론자 마크 안드레센은 AI를 늦추는 건 살인 행위라고 주장했고 무스타파 술레이만은 '안전한 가속'을 강조했다. AI 덕분에 마이크로소프트, 엔비디아, 테슬라 등이 새로운 기술 지배자로 부상했지만, 인플렉션 AI의 '파이'처럼 기술력만으로는 살아남기 어려운 현실도 드러났다.

THE WAR OF AI TITANS

바이두는 중국 검색 시장을 장악한 데 이어, AI 분야에서도 독점권을 노리며 본격적으로 뛰어들었다. 2023년 8월, 바이두가 챗GPT에 맞서 공개한 어니봇Ernie Bot은 '2030년까지 AI 시장의 지배자가 되겠다'는 중국의 국가적 목표에 힘을 실었다.

그해 여름, 아마존도 앤트로픽에 40억 달러를 투자하며 AI 시장에 본격 진입했다. 이어 가을에는, 최고의 AI들과 경쟁하기 위해 아마존이 '올림푸스'라는 프로젝트에 수천만 달러를 투자하고 있다는 보도가 나왔다. 이 모델은 무려 2조 개의 파라미터를 지닌 LLM으로, 다른 기술 대기업이 접근할 수 없는 사람들의 구매 습관 데이터를 학습 자료로 삼을 예정이었다.

오픈AI가 발표한 소식도 주목을 받았다. 최신 이미지 생성 모델인 달리3는 이전보다 더 선명하고 세련된 이미지를 만들어 냈다. 8월 말에는 '보고, 듣고, 말하는' 챗GPT가 출시되었다는 소식이 전해졌다. 이미 음성 기반 인터페이스를 제공하던 인플렉션AI의 파이가 존재했기에, 이는 오픈AI가 인플렉션AI를 따라잡겠다는 선언으로도 읽혔다. 하지만 챗GPT에 컴퓨터 비전이 통합되었다는 사실만으로도 기술 업계 전반은 크게 술렁였다. 이제는 사진 한 장만으로 분석 그래프를 만들고, 제품 문제를 진단하거나, 냉장고 속 식재료 사진을 보고 요리 레시피를 제안할 수 있게 된 것이다.

AI 분야의 자금 경쟁도 한층 치열해졌다. 〈더인포메이션〉은 오픈AI 채용 담당자들이 구글의 고위급 AI 연구자들을 스카우트하며 약속한 보상 총액이 500만에서 1,000만 달러에 달했다고 보도했다.

그해 여름에는 메타의 움직임도 화제가 되었다. 메타는 "우리 회사의 모든 앱과 기기에서 경험하는 새로운 AI"를 공개하며 왓츠앱, 페이스북 메신저, 인스타그램 등에 AI 도우미를 탑재했다. 이를 위해 20명 이상의 유명 인사로부터 목소리 라이선스를 확보했다. 예를 들어 켄달 제너는 '빌리Billie'라는 극성맞은 언니 캐릭터의 목소리를 맡았고, 패리스 힐튼은 범죄 해결사 '앰버Amber'로 등장했다. 미식축구 스타 톰 브래디는 스포츠 해설가 역할의 '브루Bru'로 목소리를 제공했다.

9월 말, 〈하드포크Hard Fork〉 팟캐스트의 진행자 케빈 루스는 공동 진행자 케이시 뉴턴과 함께 몇 달 전 AI 업계를 뒤흔들었던 중단 촉구 서한 이야기를 꺼냈다. 정확히 6개월 전, '삶의 미래 연구소Future of Life Institute'는 전 세계 AI 연구 기관을 향해 "인류는 아직 준비되지 않았다"며 잠시 개발을 멈춰 달라고 호소한 바 있었다.

루스가 말했다. "그 편지를 받고 실제로 AI 개발을 멈춘 사람이 누군지 아세요?" 뉴턴이 되물었다. "누군데요?" "아무도 없어요!"

· · ·

한편 실리콘밸리에는 오히려 AI의 가속화를 요구하는 목소리도 있었다. 2023년 가을, 그 중심에는 넷스케이프 공동 창업자이자 유명 벤처캐피털리스트인 마크 안드레센이 있었다.

내가 안드레센을 처음 직접 만난 것은 2000년 초였다. 그가 내가 일하던 〈인더스트리스탠다드〉에 들러 편집자와 기자들을 만났는데, 내 이름을 부르며 지금 자리에 있느냐고 묻는 순간 나는 숨이 멎는 줄 알았다. 1990년대 후반의 소프트웨어 전쟁을 다룬 내 책에서, 나는 팀 버너스리Tim Berners-Lee 같은 웹 기술의 선구자보다 안드레센처럼 기술을 구현한 뒤 투자자로 변신해 더 큰 부와 명예를 얻은 이들이 부각되었다는 점을 지적한 적이 있었다. 그도 그 책을 읽은 게 분명했다. 최소한 자기 부분만큼은. 그는 의미심장한 미소를 지으며 내 말이 맞다고 말했다.

안드레센은 무뚝뚝하고 오만한 성격으로 알려져 있었지만, 나는 리드 호프먼이 그를 평가한 말에 동의한다. "젊은 시절부터 성공을 맛본 사람들 특유의 오만함이 거슬릴 수는 있지만, 사실 그는 매우 똑똑한 사람이다." 그 이후 AI 산업을 취재하며 다시 만났을 때, 그는 여전히 사려 깊고 박식했으며 유머 감각도 갖추고 있었다. 다만 예민한 성미는 여전해서, 누군가 신경을 건드리면 입을 닫아 버리곤 했다.

시간이 지나면서 안드레센은 점점 더 언론 보도에서 민감한 인물로 다뤄졌다. 인터넷 초창기엔 그를 비롯한 '우주적 천재'들은 비판을 받기는커녕 미국 경제를 앞서게 만든 영웅처럼 추앙받았다. 그러나 2010년대 중반이 되자 기술 업계는 잘하는 게 하나도 없는 것처럼 보도되기 시작했다. 과거에는 언론과 친밀하던 안드레센 같은 인물들도 이제는 언론을 적으로 인식했다. 언론은 그가 이사로 있는 페이스북을 집요하게 비판했고, 실리콘밸리의 소수 기득권을 대표하는 인물로 그를 지목했다.

나는 그보다 몇 년 전부터 그에게 여러 차례 메일을 보냈지만, 답장은 오지 않았다. 나뿐 아니라 예전부터 알고 지내던 기자들 모두 마찬가지였다. 《테크 천재들의 연대기》를 쓴 기자 카라 스위셔에 따르면, 안드레센은 2010년대 후반부터 '불만이 가득한 산업단지'의 일원으로 완전히 자리를 잡았다고 한다. 그녀는 "그가 걸핏하면 화를 내던 시절이 그립다"고 썼다. "그는 못된 사람이긴 했지만, 최소한 재미는 있었죠."

설상가상으로 2023년 가을부터는 언론뿐 아니라 운동가, 정치인, 싱크탱크 등에서도 AI 업계에 제동을 걸기 시작했다. 안드레센으로서는 혀를 내두를 상황이었다. 그해 10월, 그는 회사 웹사이트에 5,000자 분량의 글, '기술 낙관주의 선언문 The Techno-Optimist Manifesto'을 올렸다. 서두는 이렇게 시작되었다. "우리는 속아 왔다. 기술이 화를 돋우는 분노의 대상이라고 교육을 받았고, 비관론자가 되라는 세상의 요구에 길들여졌다." '거짓말'이라는 제목의 서론은 이렇게 결론지었다. "우리는 비참한 미래를 맞이할 것이라고 배웠다."

안드레센의 주장은 일면 타당했다. 기술은 수세기에 걸쳐 인류의 삶을 개선해 왔고, 그에 대한 낙관론은 설득력이 있었다. 실제로 리드 호프먼도 비슷한 선언문을 준비 중이었고, 몇 주 뒤 열린 기술 콘퍼런스에서 "안드레센이 내 말을 인용했다"며 농담 섞인 발언을 하기도 했다. 안드레센의 선언문에는 호프먼이 자주 강조하던 "모든 휴대폰에 증강 지능과 인공지능 교사를 심어야 한다"는 내용과 유사한 부분도 있었다. 게다가 '기술 낙관주의'라는 제목 역시 호프먼이 연초에 〈애틀랜틱〉에 기고한 기사 제목과 동일했다.

그러나 안드레센의 선언문은 지나치게 극단적이라는 비판을 받았다. 호프먼은 AI 실현이 지연될수록 기회비용이 커진다고 주장하면서도, 정책 수립을 위한 일시적 지연은 불가피하다는 점도 인정했다. 하지만 안드레센은 어떠한 지연도 용납할 수 없다고 봤다. 그는 "AI가 죽을 사람을 살릴 수도 있는데, 그 기술을 늦추는 건 살인 행위와 다름없다"고 단언했다.

그의 '적' 리스트에는 '신뢰성과 안전성'을 외치는 조직도 포함되었다. 반면 호프먼은 자신이 관여하는 모든 AI 프로젝트에 안전팀이 포함되어 있다고 밝히며 "기술은 놀라운 것이지만, 그것을 구축하는 과정에는 주의가 필요하다"고 강조했다.

기술 윤리, 사회적 책임, 이해관계자 자본주의 같은 가치들도 안드레센이 공격하는 대상이었다. 그는 "현실과 동떨어진 추상적 이론과 고상한 이념, 사회공학적 사고에 매몰된 상아탑"을 경멸했다. 그의 핵심 주장은 이랬다. 기술자와 벤처캐피털은 인류를 구할 수 있는 유일한 세력이며 반대자, 걱정꾼, 겁쟁이들은 방해하지 말고 비켜 서 있으라는 것이다. "우리는 천둥을 무서워하던 원시인이 아니라, 번개를 다룰 줄 아는 최상위 포식자입니다." 안드레센은 이렇게 말했다.

아마 그는 선언문을 통해 세상의 시선을 바꿔 놓고자 했을 것이다. 그러나 결과는 반대였다. 그 글은 기술에 대한 불신을 키우는 계기가 되었다. 〈애틀랜틱〉의 편집장 아드리엔 라프랑스는 이 선언문을 "실리콘밸리 기술 권위주의에서 비롯된, 오만하기 짝이 없는 정치 이데올로기"라고 비판했다. 그녀는 안드레센의 주장에 대해 "그와 실리콘밸리의 대기업들이 도덕적·시민적 책임은 외면한 채, 오로지 자신들만의 풍요를 정당화하기 위해 만들어 낸 서사"라고 일침을 날렸다.

수많은 사람들이 X로 몰려가 안드레센을 비판했다. 그중에는 무스타파 술레이만도 있었다. 그는 먼저 "안드레센과 그의 기념비적 업적을 대단히 존경한다"고 말하면서도, 선언문에서 사용된 '진실', '거짓말', '적' 같은 단어들은 "불필요한 양극화와 허구의 편 가르기를 조장할 뿐"이라고 지적했다.

나는 선언문이 발표되고 몇 주가 지난 뒤 실리콘밸리에 도착했지만, 그때까지도 사람들 사이에서 그 글은 뜨거운 화제였다. 오래전부터 안드레센과 많은 거래를 해 왔다고 자처하는 한 사람은 이렇게 말했다. "나는 늘 마크를 좋아했지만, 그 글을 읽고 나니 '이제 그도 억만장자들이 파견한 사절단 같은 인물이 되어 버렸구나' 싶었죠." 그는 덧붙였다. "그렇게 생각하니 슬프더라고요."

실리콘밸리를 대표하는 인물이었던 안드레센은, 결국 AI를 우려하는 사람들과 대화를 열기는커녕, 그들에게 가운뎃손가락을 들어 보인 셈이었다.

・ ・ ・

한때 월스트리트에서 최고의 실적을 자랑하던 다섯 종목은 '팡FAANG'이라는 이름으로 묶여 불렸다. 하지만 이제 그 명칭은 의미를 잃었다. 페이스북은 메타로 이름을 바꾸었고, 구글도 사명을 알파벳으로 변경했다. 넷플릭스 역시 2010년대의 거침없던 기세를 오래전에 잃었다. 게다가 새롭게 주목받는 세 회사가 자신들도 이 그룹에 포함시켜 달라고 요구하기 시작했다.

그러던 2023년, 뱅크오브아메리카의 한 임원이 새롭게 매그니피센트 7Magnificent 7이라는 이름을 제안했다. 이 7개 종목은 그해 주식시장 전체 상승분의 거의 4분의 3을 담당할 만큼 막강한 영향력을 발휘했다.

새롭게 이 그룹에 포함된 회사 중 하나는 테슬라였다. 테슬라의 주가는 2023년에 두 배로 뛰었다. 엔비디아도 포함되었다. 생성형 AI 붐 덕분에 주가가 1년 사이 세 배 이상 치솟았다. 그리고 마지막 하나는 이 집단의 시조 격인 마이크로소프트였다. 이 회사 역시 AI 시장이 열리자마자 치고 나가면서, 2023년 초부터 18개월 동안 주가가 두 배 넘게 올랐다.

한때 기술 대기업과 슈퍼스타 CEO들이 각광받던 시대는 수많은 기업 스캔들과 경제 위기, 고조되는 불평등에 대한 우려 속에 막을 내리는 듯했다. 이 거물들에 대한 환상이 깨지면서, 대중은 더 이상 그들을 무조건적으로 신뢰하거나 찬양하지 않게 되었다. 대신 기업의 리더를 보다 비판적이고 면밀하게 관찰하며, 책임감과 주주 가치를 중시하는 시선이 부상했다.

이런 가운데, 사티아 나델라만은 마치 CEO의 황금기를 다시 연 듯한 명성을 누리고 있었다. 그가 마이크로소프트의 CEO로 취임한 2014년은 이미 이 회사가 '고령화 기업'이라는 평가를 받던 시기였다. 그러나 그는 주력 사업을 윈도우에서 클라우드 컴퓨팅과 인공지능으로 과감히 전환해 마이크로소프트를 다시 기술 혁신의 선두 주자로 이끌었다.

2023년에는 마침내 윈도우와 오피스가 전체 수익에서 차지하던 비중이 줄고, 클라우드 컴퓨팅이 주 수익원이 되었다. 그해 마이크로소프트는 AI 서비스 부문에서만 약 10억 달러의 수익을 올렸다고 밝혔다. 이는 2022년까지만 해도 거의 존재하지 않던 수익원이었다.

그리고 2024년 초, 마이크로소프트는 마침내 기업 가치 세계 1위 자리를 탈환했다. 당시 알파벳의 기업 가치는 1조 8,000억 달러, 아마존은 1조 6,000억 달러, 메타는 1조 달러였던 반면, 마이크로소프트는 3조 달러를 돌파했다. 시가총액으로 비교할 만한 유일한 기업은 애플뿐이었다.

나델라가 CEO 취임 10주년을 맞은 시점, AP 통신은 마이크로소프트 주가 실적에 관한 기사를 실었다. 그에 따르면 취임 당시 하락세였던 마이크로소프트 주가는 10년간 10배 이상 상승했다. AP는 만약 누군가가 나델라가 CEO로 선임되었을 때 마이크로소프트 주식에 1만 달러를 투자했다면, 지금쯤 그 가치는 11만 3,000달러가 넘었을 것이라고 보도했다.

월스트리트의 한 애널리스트는 나델라를 두고 "마이크로소프트의 기술적 잠재력을 가장 위대한 혁신으로 바꾼 인물"이라고 평가했다. 그는 "그에 비견될 인물은 애플을 부활시킨 스티브 잡스 정도밖에 없다"고 단언했다. 리드 호프먼 역시 이렇게 말했다. "나는 사티아가 주식회사의 CEO로는 이 시대 최고의 인물이라고 생각합니다."

· · ·

2023년, AI 기술이 급속도로 발전하면서 이전부터 인공지능에 불안을 느끼던 이들을 더욱 두렵게 할 만한 일들이 벌어졌다. 특히 AI가 생성한 문장에 섞여 들어간 일종의 '쓰레기' 콘텐츠가 인터넷 환경을 혼탁하게 만든다는 사실이 알려지며 많은 우려를 낳았다. 인공지능이 학습하는 데이터에 환각이 섞인 합성 콘텐츠가 다수 포함되어 있다면 어떻게 될까? 그해 여름, 〈사이언티픽 아메리칸〉은 "AI가 생성한 데이터가 차세대 AI 모델을 망칠 수 있다"는 제목의 기사를 1면에 실었다. 케임브리지와 옥스퍼드를 비롯한 유수 대학의 AI 연구원이 이러한 합성 콘텐츠가 학습 자료에 과도하게 포함되면 차세대 모델의 성능이 저하되고 심하면 작동 자체가 멈춰 버릴 수 있다고 경고했다.

2024년 미국 대선을 앞두고는 딥페이크의 위험을 경고하는 보도가 쏟아졌다. 실제로 AI는 소름 끼칠 정도로 정교한 이미지와 음성, 영상을 대량으로 만들어 내고 있었다. 특히 선거전에 AI가 동원되면 상대 진영을 향해 사실이 아닌 이야기를 지어내 무차별적으로 퍼뜨릴 가능성이 컸다. 마침 펜타곤 근처에서 폭발 사고가 났다는 가짜 사진이 소셜미디어에 퍼지면서 사상 최초로 AI 생성 이미지가 미국 증시에 충격을 준 사건도 발생했다. AI가 운전하는 자율주행차가 도로를 누비는 현실에서, 인공지능이 전쟁 목적으로 사용될 수 있다는 우려도 함께 커졌다.

2023년 10월, 한 보행자가 사람이 운전하는 차량에 치여 자율주행 택시가 주행 중이던 도로에 쓰러지는 사고가 일어났다. 해당 차량은 GM의 자율주행 브랜드 크루즈Cruise 소속이었으며, 택시는 그녀를 6미터 이상 끌고 간 뒤에야 멈췄다. 이 사건의 영상이 퍼지면서 자율주행차의 안전성에 대한 대중의 불신이 더욱 깊어졌다. 크루즈 측은 이 문제에 손을 놓고 있다가 규제 당국의 개입 후에야 부랴부랴 대책 마련에 나섰다.

결국 캘리포니아 주정부는 크루즈에 주 전역의 자율 운행을 즉각 중단하라고 명령했다. 이틀 뒤, 크루즈는 오스틴, 피닉스, 댈러스, 휴스턴, 마이애미 등 실험 주행을 하던 미국 전역에서 무인 운행을 전면 중단한다고 발표했다. (크루즈는 2024년 중반부터 다시 서서히 운행을 재개했다.) 언젠가 자율주행차가 생명을 구하고 경제를 혁신할 날이 오긴 할 것이다. 하지만 '모든 도로에서 자율주행차가 흔해질 것'이라는 10년 전의 전망은 여전히 요원해 보였다.

생성형 AI가 위협할 일자리 목록도 계속해서 언론에 오르내렸다. 광고 대행사에서는 여전히 사람이 광고 카피를 쓰고 이미지를 편집했다. 그러나 AI를 활용하면 그 일을 기존의 열 명 대신 두세 명만으로도 처리할 수 있었다. 보도 자료, 보고서, 블로그처럼 뉴스와 다를 바 없는 콘텐츠를 작성해 온 작가들은 기계가 자신의 자리를 대체할 수 있다는 현실을 절감했다. 접객 서비스 종사자들도 유사한 위협을 느꼈다. 2023년 가을, 고객 서비스 업무의 대부분을 AI가 처리하고 나머지만 사람에게 넘기는 실험을 시작한 기업들이 나타났다. 언어 학습 앱 듀오링고가 외주 번역가와의 계약을 해지하고 AI를 투입했다는 사실이 알려지며 화제가 되기도 했다.

절도 역시 새롭게 떠오른 우려였다. 작가, 화가, 음악가 등 창작자들의 지적 재산이 생성형 AI의 학습 자료로 무단 사용되었다. 물론 무심코 저작권을 침해한 AI 연구자들도 문제였지만, 무엇보다 인플렉션을 비롯한 AI 기업들이 자신들이 사용하는 데이터의 출처를 공개하지 않았다는 점이 더 큰 논란을 일으켰다. 〈애틀랜틱〉의 보도를 통해 메타의 오픈소스 모델 LLaMA에도 수만 명 작가의 창작물이 무단 사용되었다는 사실이 드러나자 많은 작가들이 분노했다.

나 역시 피해자 명단에 이름이 있었다. 사실 허리케인 카트리나와 시카고 정치를 주제로 두 권의 책을 LLM이 무단으로 사용했지만, 대중의 이해를 돕는 일이라 생각하며 괜찮다고 여겼다. 하지만 현재 널리 쓰이는 대규모 언어 모델은 저작권자에게 그 어떤 보상도 약속도 하지 않았다. 나는 창작자들이 보상을 요구하며 제기한 수많은 소송에 전적으로 찬성한다. 2023년 말 〈뉴욕타임스〉가 오픈AI와 마이크로소프트를 저작권 침해로 제소했을 때, AI가 표절자라는 증거로 제시된 자료에는 우리가 작성한 기사에서 베껴 온 문장이 들어 있었다. (오픈AI 측은 자사 모델이 공개된 자료를 그대로 복제하지 않는다며, 이 소송은 일고의 가치도 없다고 일축했다.)

그럼에도 불구하고, 기술 낙관론자들의 주장에도 일리는 있다. 그들은 AI가 인류에게 더 나은 미래를 가져올 것이라는 자신들의 믿음이 수많은 증거로 뒷받침된다고 말한다. 실제로 AI는 이미 지진, 허리케인, 산불 등을 예측하는 조기 경보 시스템에 활용되고 있다. 미국 국세청도 정교한 수법으로 돈을 숨기는 탈세범을 추적하기 위해 AI를 도입하고 있다. 과학자들은 신경망이 분자 구조에 따라 특정한 냄새를 연관 학습하도록 만들어, AI가 위험 물질 유출 감지 등 안전을 위한 도구로 사용될 수 있도록 했다.

AI의 의료 활용 사례는 특히 인상적이다. 스위스의 과학자들은 AI를 이용해 하반신 마비 환자의 뇌와 척수를 연결하는 '디지털 가교'를 만들어 그가 다시 걷도록 했다. 캐나다의 연구자들은 사람의 목소리만 분석해 최대 89퍼센트 정확도로 제2형 당뇨병을 진단하는 모델을 개발했다. AI는 신약 연구의 속도를 앞당기고 있으며, 유방 촬영이나 엑스레이 등 의료 영상을 판독하는 데도 사용되고 있다. 의사들이 미처 발견하지 못한 부위를 AI가 암으로 발전할 수 있다고 지적한 사례도 점점 늘고 있다. 구글 연구팀에 따르면 자사 모델인 Med-PaLM 2는 영상 판독 성능에서 이미 전문 의료인의 수준을 넘어섰다고 한다.

2023년 말까지 10억 달러 이상의 투자를 주도한 1인 VC 엘레드 길은 이렇게 말했다. "이 모델들의 성능은 이미 전문 의료인도 함부로 손댈 수 없는 수준에 도달했습니다. 지금까지 본 바로는, AI는 기초 백신을 제외하고 전 인류의 보편적 건강을 실현할 수 있는 유일한 대안으로 보입니다."

· · ·

AI에 제동을 걸고 싶었던 정치인들은 대기업 CEO들이 먼저 지침을 제시해 주기를 기대했다. 2023년 5월, 마이크로소프트, 구글, 오픈AI, 앤트로픽 등 주요 AI 기업의 최고경영자들이 백악관을 방문해 AI의 책임 있는 개발과 사용에 대해 의견을 나눴다. 회의는 카멀라 해리스 부통령이 주재했고 조 바이든 대통령도 참석했다. 다음 달에는 마이크로소프트의 케빈 스콧이 자택에서 주최한 기금 모금 행사에 바이든이 참석하면서 리드 호프먼, 케빈 스콧, 그의 아내 섀넌 헌트-스콧, 바이든까지 네 사람이 함께하는 만남이 이루어졌다. 그해 여름에는 술레이만을 비롯한 몇몇 CEO들이 백악관을 찾아 바이든을 만났다. 인플렉션AI, 앤트로픽, 오픈AI, 마이크로소프트, 구글, 메타, 아마존 AI 분야 7대 기업은 공적 감시와 경쟁사 간 안전 관련 사항 공유 등을 포함한 일련의 지침을 자발적으로 따르겠다고 약속했고, 이에 대해 바이든도 환영의 뜻을 밝혔다.

상원에서는 여당 원내대표 척 슈머가 비공개로 진행되는 AI 브레인스토밍 모임에 상원의원 전원이 참석할 수 있도록 하겠다고 밝혔다. 9월에 열린 제1회 브레인스토밍 모임에는 마이크로소프트, 구글, 메타, 오픈AI 각 사의 CEO는 물론 게이츠, 머스크 등 기술 업계의 거물들이 총출동했다. 이 회의에는 AI 비판론자인 트리스탄 해리스와 노동계 리더 등 외부 인사들도 함께했다.

술레이만은 대통령과의 만남 기회를 최대한 활용하고자 했다. 그는 회의 직후 백악관 잔디밭에서 열린 CNBC 인터뷰에 재빨리 등장해 이 분야의 주요 인사들과의 만남을 놓치지 않았음을 강조했다. 첫 번째 회의에는 참석하지도 않았으면서 "3개월 만에 두 번째 회의가 열렸습니다."라며 말문을 열었다. "이번 회의에서는 바이든 대통령이 제시한 지침에 참석자 전원이 서명했습니다." 그는 이 지침의 이행 여부는 각 기업의 자율에 맡길 문제라고 하면서도, 지나 러몬도 상무부 장관의 표현을 인용해 "규제로 향하는 다리"가 될 수 있다고 말했다. 그러고는 다시 한 번 "규제가 필요할 것"이라고 못 박았다.

CNBC 출연은 시작에 불과했다. 그해 9월, 술레이만은 《더 커밍 웨이브》라는 책을 출간하며 AI 논쟁의 중심에 뛰어들었다. 그의 입장은 가속주의와 종말론 사이 어딘가라는 점에서 호프먼과 비슷했지만, AI의 어두운 면을 좀 더 자세히 들여다보고자 한 점에서 차이가 있었다. 그는 이 책에서 AI가 인류에게 풍요로운 삶을 안겨 줄 수도 있지만, 너무 서두르다 "사악한 세력의 손에 들어가면 혼란과 불안, 심지어 상상을 뛰어넘는 재앙을 불러올 수도 있다"고 경고했다. 권위주의 정권이 AI로 통제를 강화할 수 있고, AI가 주도하는 전쟁은 한 국가나 민족 전체를 말살할 수 있으며, 심지어 AI로 팬데믹을 기획하거나 병원체를 만들 경우 단 한 명의 손으로도 10억 명을 죽이는 일이 가능하다는 것이었다.

"우리는 AI를 통해 통제 불능의 시스템을 만들고, 스스로도 이해하지 못하는 알고리즘에 휘둘릴 수도 있습니다." 그는 물결을 비유로 들어, 우리가 그 위에 올라타 위대한 미래로 나아갈 것인지, 아니면 휩쓸려 갈 것인지가 관건이라고 말했다. 책을 홍보하는 트윗에서는 "미래는 정해진 것이 아니라 우리가 창조하는 것"이라고 썼다. 미래는 이 물결을 어떻게 다스릴 것인가에 달려 있다는 메시지였다.

이 책이 던지는 핵심은 '우리는 아직 다가올 도전을 맞을 준비가 되어 있지 않다'는 것이었다. "지난 10년을 돌아보면, 기술과 정책의 세계에 오래 있다 보면 현실을 외면한 고상한 이념이란 결국 오래가지 못한다는 걸 금방 깨닫게 됩니다." 10월에는 에릭 슈미트와 함께 '기후 변화에 관한 정부 간 협의체'처럼, AI 문제를 다룰 독립 전문가 중심의 새로운 기구 설립을 촉구하는 문서를 발표했다. 각국 정부에 최신 AI 정보를 전달하고, 객관적인 증거에 기반한 전망을 제공하는 기구를 마련해야 한다는 것이었다. "그저 규제를 요구하고 압력만 가하면 눈에 잘 띄고 우리 입장도 편하겠지요. 하지만 입법자들이 AI가 무엇인지, 얼마나 빠르게 발전하고 있는지, 그리고 위험은 어디에 숨어 있는지를 잘 모른다는 문제를 먼저 해결해야 합니다."

술레이만은 책을 쓰는 동시에 스타트업도 경영하며 두 가지 일을 병행하는 데 성공했다. 그러면서 몇 달 동안은 어느 채널을 틀어도 그의 얼굴이 나올 만큼 활발히 활동했다. CNN, BBC, CBS의 선데이 모닝, NPR의 라디오 방송 〈마켓플레이스〉 등에서 그를 초청했다. 정작 본인은 "회사에 방송팀이 따로 있어서, 그들이 알려준 대로 나갔을 뿐입니다."라고 대수롭지 않게 말했다. 하지만 그는 60여 회가 넘는 방송 출연을 파이 홍보의 장으로 적극 활용했다. 몇 달 동안 책을 홍보하며 움직이는 동안, 파이의 고객 수는 오히려 두 배 가까이 늘어났다.

AI 논쟁의 최전선에 서 있던 그는 점점 자신을 둘러싼 극단주의자들에 피로감을 느꼈다. 2023년 퓨 리서치 조사에 따르면 당시 미국인의 52퍼센트가 AI에 대해 환영보다는 걱정이 앞선다고 답했다. 안드레센을 포함해 '효과적 가속주의'를 외치는 인물들의 목소리는 별 효과가 없었다. 그 어떤 일이 있어도 가속하겠다는 태도는 오히려 대중의 불신만 키웠다. 술레이만은 CBS 모닝에 출연해 신경망에 대해 이렇게 말했다. "아직은 신뢰도를 더 높여야 합니다. 본격적인 생산에 들어가기 전, 준비가 더 필요합니다."

그러면서도 그는 반대파에 대해 불편한 감정을 숨기지 않았다. AI 시스템에 내재한 편향은 분명히 고쳐야 할 문제였지만, 의료나 교육처럼 중요한 분야에서 AI가 맡을 역할을 생각하면 '전원을 끄자'는 주장은 결코 답이 될 수 없었다. 그는 그해 가을 트위터에 이렇게 썼다.

"가속주의 대 안전 지상주의라는 이분법은 말이 안 됩니다. 안전을 중시한다고 모두 종말론자는 아니고, 효과적 가속주의자라고 모두 우파 꼰대도 아닙니다. 현실적으로는 양쪽 주장에 다 일리가 있습니다. 우리는 '안전하게 가속'해야 합니다."

· · ·

10월 말, 바이든 대통령은 백악관 이스트룸에서 기자들이 지켜보는 가운데 '인공지능의 안전과 신뢰 보장에 관한 행정명령'에 서명했다. 이 명령에 따라 대규모 언어 모델을 개발하는 기업은 제품 출시 전에 레드팀 테스트(적대자의 공격을 가정한 검증 절차)를 거치고, 그 결과를 정부에 제출해야 했다. 또한 연방 기관은 AI를 이용한 허위정보 유포를 제한하는 기준을 마련해야 했고, 이 기준에는 백악관이 '알고리즘 차별'로 규정한 내용도 포함되어야 했다.

같은 날, 미국·캐나다·영국·프랑스·독일·이탈리아·일본의 G7 국가와 비회원국인 유럽연합은 첨단 AI 개발 기업들의 자발적 행동 강령에 동의한다고 발표했다.

그날 저녁, 호프먼은 마운틴뷰의 컴퓨터 역사박물관에서 연설하며 바이든 행정부의 AI 대응에 만족한다고 밝혔다. 평소처럼 황갈색 폴로 셔츠에 헐렁한 바지를 입은 그는 이번엔 스포츠코트까지 걸쳤다. 진행자가 "오늘은 큰 뉴스가 있던 날"이라고 언급하자, 호프먼은 "아직 111쪽짜리 행정명령을 다 읽지는 못했습니다."라며 웃었고, 이어 "GPT-4가 요약해 줬습니다."라고 덧붙였다.

AI 비판론자들은 AI 가이드라인을 만든다는 백악관이 정작 그 시스템을 만든 사람들에게 기대고 있다며 비난했다. 하지만 백악관에 초대된 두 회사의 투자자이자 또 다른 한 회사의 이사로 있는 호프먼으로서는 감회가 남다를 수밖에 없었다. 그는 정부의 접근 방식을 이렇게 해석했다. "일단 모두 불러서 말을 들어보자. 그다음 그들에게 할 수 있는 최선을 요구하자."

더구나 행정명령에 담긴 까다로운 조항조차도, 예컨대 레드팀이 사전 테스트로 유해 콘텐츠를 가려내자는 아이디어는 업계가 먼저 제안한 것이었다.

물론 행정명령은 한계가 있었다. 서명 당일, 슈머 상원 원내대표는 "궁극적 해결책은 입법이라는 데 모두가 동의합니다."라고 말했다. 하지만 기술 업계 일각에서는 이번 조치가 과도하다는 목소리도 나왔다. 주요 기업의 경영진은 AI 규제안에 공식적으로 지지를 표했지만 구글, 아마존, 메타 등이 소속된 산업단체 넷초이스NetChoice는 이번 행정명령을 "불필요한 요식 행위의 목록"이라고 혹평했다. 오히려 혁신을 억제하고 신규 경쟁자의 시장 진입을 가로막는다는 것이었다.

팟캐스트 〈올인〉의 진행자들은 행정명령에 대해 거침없는 비판을 쏟아냈다. 호프먼은 바이든의 열렬한 지지자였고(그는 바이든이 민주당 대선후보 교체설에 휘말릴 때까지도 지지를 이어 갔다), 반면 〈올인〉의 네 진행자는 대통령을 언급할 때마다 마치 폭스뉴스의 보수 성향 프로그램 〈폭스 앤 프렌즈Fox & Friends〉를 연상케 했다.

실제로 바이든 행정부는 그들에게 공격 빌미를 주기도 했다.

2023년 초, 법무부는 구글을 상대로 두 번째 반독점 소송을 제기했다. 이번에는 단순한 검색 독점이 아니라, 구글이 광고 시장 전체를 장악했다며 독점금지법 위반 혐의를 적용했다. 실리콘밸리 입장에서는 바이든이 정면으로 싸움을 걸어온 것으로 느낄 수밖에 없었다.

이전부터 실리콘밸리에서는 증권거래위원회가 암호화폐 시장을 단속하는 방식에 대해 불만이 많았다. 게다가 바이든이 연방거래위원회 FTC 위원장으로 반독점 강경론자 리나 칸Lina Khan을 임명하자, 비난은 그녀에게 집중되었다. 칸은 FTC 역사상 최연소 위원장이자, 빅테크를 공개적으로 비판해 온 유색인종 여성이었다. 〈올인〉 진행자들은 평소에도 칸을 집중적으로 비판해 왔다.

FTC는 그해 여름부터 오픈AI의 데이터 관리 문제를 공식 조사하기 시작했고, 이어 몇 달 뒤에는 마이크로소프트·구글·아마존이 오픈AI 및 앤트로픽 같은 AI 스타트업에 투자한 내역도 조사한다고 발표했다. 대기업의 스타트업 투자는 오랜 관행이었지만, FTC가 문제 삼은 것은 이번 투자가 단순한 지분 취득이 아니라 사실상 합병을 '투자'로 포장한 것이 아니냐는 의혹이었다. 칸은 마이크로소프트·구글·아마존 조사를 발표하며 "이번 조사를 통해 시장 지배적 기업의 투자와 제휴가 혁신을 왜곡하고 공정 경쟁을 저해할 위험이 있는지를 밝혀내겠다"고 말했다.

2023년은 테크 기업의 IPO가 거의 없던 해였고, 인수합병은 벤처 캐피털이 수익을 올릴 수 있는 거의 유일한 통로였다. 그러나 칸은 대기업이 인수합병으로 영향력을 키울 길을 터주기는커녕, 아예 그들을 해체하려는 기세였다. 그녀는 당연히 VC 업계와 충돌할 수밖에 없었다. VC들 입장에서는 그나마 돈을 벌 수 있는 길을 그녀가 가로막고 있는 셈이었다.

〈올인〉의 차마스 팔리하피티야는 칸이 이끄는 FTC에 대해 "자신들이 망치라도 되는 줄 알아요. 눈에 보이는 건 다 못인 줄 알고 두들기려 듭니다."라고 비판했다. 심지어 호프먼조차 2024년 대선 기간 중, 칸이 미국 기업들과 "전쟁을 벌이고 있다"며 "카멀라 해리스가 당선되어서 그녀를 갈아치우면 좋겠다"고 대놓고 말하기도 했다.

〈올인〉 진행자 넷은 바이든의 행정명령을 한목소리로 비판했다. 평소 가장 말을 아끼던 데이비드 프리드버그조차 "이 모든 일이 'AI가 세상을 파괴할지 모른다'는 공포에서 비롯되었다"고 말했다. 데이비드 색스는 "AI가 아직 법을 어기기도 전에 이미 유죄 판결을 받은 셈"이라며 비꼬았다. 그는 "정말 무서운 일이 벌어질 때까지는 정부가 개입하지 않는 게 맞지 않겠느냐"고 날을 세웠다. (트럼프는 2024년 대선에서 승리한 뒤, 색스를 AI 및 암호화폐 담당으로 임명했다.)

그들의 핵심 우려는 바이든 정부의 개입이 중국, 인도 등과의 기술 경쟁에서 미국의 발목을 잡을 수 있다는 점이었다. 프리드버그는 이렇게 말했다. "정부가 사사건건 간섭할수록, 미국은 세계 시장에서 점점 뒤처지게 될 겁니다."

· · ·

2023년 12월 초, 인플렉션AI는 마운틴뷰에서 도심 쪽으로 자리를 옮겨 하얏트 호텔이 소유한 6층짜리 멋진 건물에 입주했다. 회사는 아이디어를 구상하거나 워크숍을 열기에 충분한 공간을 확보하고자 건물 내 모든 회의실을 임대했다. 당시 풀타임 직원은 약 50명이었다. 인플렉션은 호텔 최상층에 소파, 의자, 바 테이블, 스툴 등을 듬성듬성 배치해 공간을 여유롭게 구성했다. 직원들은 이곳에서 두세 명씩 소그룹으로 작업하다가 전체 모임이 있을 때는 가까운 회의실에 모였다. 단체 저녁 식사나 각종 행사는 수시로 열렸고 참석은 자율이었다. 하지만 대부분은 6주 구간별로 정해진 목표를 달성하기 위해 개인 시간을 최대한 집중해 활용했다. 술레이만은 이렇게 말했다. "소그룹은 매우 친밀한 관계와 높은 집중력을 가능하게 해 줍니다. 앞으로도 이런 형태를 유지할 생각입니다."

이제 파이는 안드로이드에 탑재되면서 전 세계 약 30억 명이 접근 가능한 서비스가 되었고, 파이와 대화할 수 있는 플랫폼도 10개로 늘어났다. 웹과도 연동되어 속보, 스포츠 경기 결과, 날씨 등 실시간 콘텐츠도 제공할 수 있게 되었다. 조 팬튼은 이렇게 말했다. "이 모든 변화는 7주 차에 열린 소규모 '해커톤'에서 시작되었습니다." 파이는 관련 정보를 검색해 답변에 반영하는 과정을 거의 눈 깜짝할 사이에 처리했다. 10월, 인플렉션AI는 재미있는 애니메이션 이미지를 활용해 최신 소식을 알리며 "이제 개인 AI는 그 어느 때보다 박식해졌습니다."라고 소개했다.

하지만 술레이만을 포함한 인플렉션 사람들은 사용자 수를 명확히 밝히지 않았다. 이유는 분명했다. 기대에 크게 못 미쳤기 때문이었다. 가을에 발표된 AI 사용자 대상 여론조사 결과에 따르면, 챗GPT를 가장 많이 쓴다는 응답이 52퍼센트였고, 클로드는 20퍼센트였다. 놀랍게도 3위의 점유율은 고작 10퍼센트였고, 구글의 바드가 9퍼센트, 빙이 7퍼센트였다. 파이는 '기타'에 포함된 2퍼센트 안에 들어 거의 보이지도 않았다. 호프먼은 사내에 사용자 기반 확대를 고민하는 팀이 있긴 했지만, 더 중요한 일들에 밀려 인력을 충분히 투입하지 못했다고 해명했다. "개인 메모리 개발 같은 중요한 과제가 워낙 많았습니다. 6주 구간 체제로는 고객 확보까지 신경 쓰기 어렵습니다."

인플렉션은 평소에도 할 일이 많았다. 파이는 속도 면에서 경쟁사보다 약간 앞서 있었지만, 인플렉션이 자꾸 새로운 기능을 붙이면서 속도 저하 우려도 뒤따랐다. 이처럼 효율을 계속 개선해야 한다는 과제가 결국 패러다임 전환으로 이어졌다. 인플렉션은 모델을 더 작고 단순하게 만드는 데 집중했다. 기존에는 모델의 크기가 클수록, 즉 신경망의 연결 수가 많을수록 AI가 복잡한 질문에 더 잘 대응한다고 여겨졌다. 그러나 대규모 모델을 운영하는 데는 막대한 비용이 든다. 한 번 대화하는 데 몇 센트면 충분하더라도, 그것이 하루 수천만 번 누적되면 기업으로서는 엄청난 부담이 된다.

2022년 발표된 '친칠라 논문'은 특정 분야에 특화된 소형 모델이 대규모 모델보다 더 나은 성능을 보이는 경우가 많다고 지적했다. 인플렉션이 가진 강점 중 하나는 바로 그 논문의 수석 저자인 조던 호프먼Jordan Hoffman이 이미 회사에 합류해 있다는 점이었다. 결국 인플렉션이 소형 모델에 집중한 이유는 응답 속도는 물론 월간 지출 비용까지 줄여 주기 때문이었다.

하지만 7주 차 회의를 마친 후 인플렉션이 직면한 최대 과제는 파이가 더 다양한 기능을 수행하게 만드는 일이었다. 파이의 강점은 유창한 대화 능력이었고, 그것만으로도 충분히 매력적이었지만, 말만 잘한다고 경쟁력이 생기는 것은 아니었다.

그해 겨울, 아누샤 발라크리슈난은 이렇게 말했다. "파이는 코딩을 못합니다. 더 긴 문장을 자연스럽게 만들어야 하고, 추론 능력도 키워야 하며, 주도적으로 행동도 해야 합니다. 지금으로선 사용자가 감정을 털어놓고 싶을 때에만 유용하죠. 이제 겨우 웹 검색을 할 수 있는 수준입니다."

그게 바로 인플렉션의 진짜 과제였다. 파이의 강점을 보완해 사용자층을 확대하는 일. 발라크리슈난은 반문했다. "사용자가 무언가 필요할 때 가장 먼저 파이를 떠올리게 만들려면 어떻게 해야 할까요?" 물론 어떤 스타트업이 이 질문에 답을 찾을 수 있다면, 그 회사는 머지않아 1조 달러짜리 기업이 될 것이다.

19장

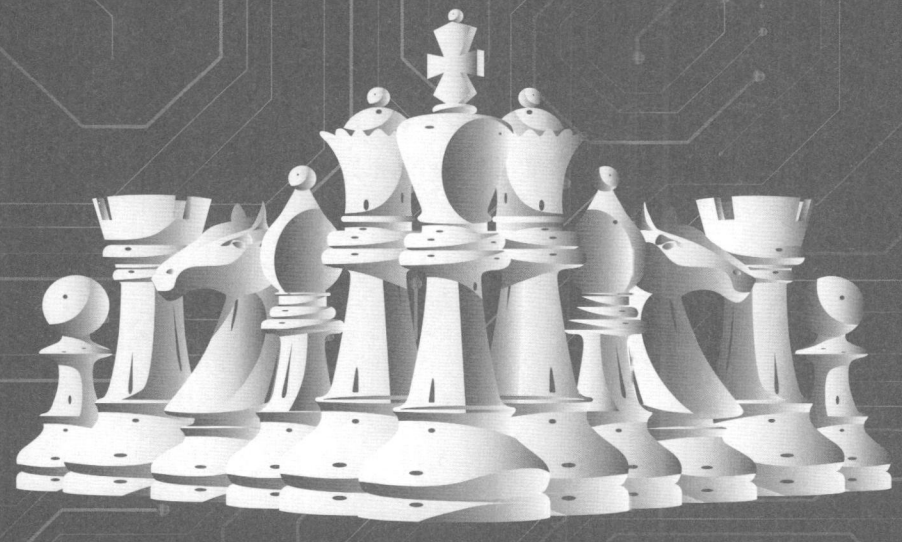

스타트업의 끝,
거대 기업의 품으로

"기업 역사상 초유의 사태입니다."

2023년 11월, 오픈AI CEO 샘 올트먼이 이사회에 의해 갑작스레 해임당한다. 이 사건은 AI 안전성과 경영 방식을 둘러싼 이사진 내부 갈등이 핵심이었다. 마이크로소프트는 올트먼과 핵심 인재들을 영입하려 했지만, 오픈 AI 직원의 반발과 내부 탄원서 덕분에 결국 올트먼은 CEO로 복귀한다.
한편 무스타파 술레이만은 막대한 자금 조달의 어려움 속에 인플렉션AI의 꿈을 접고, 마이크로소프트에 합류했다. 인플렉션AI는 기술 라이선스를 마이크로소프트에 제공하는 형태로 사업 방향을 전환했다.

THE WAR OF AI TITANS

2023년 11월, 샘 올트먼은 라스베이거스 그랑프리 개막 경주장에 앉아 있었다. 시속 300킬로미터가 넘는 속도로 라스베이거스 거리를 질주하는 레이스카를 바라보는 이 자리에는 리한나, 저스틴 비버, 패리스 힐튼, 브래드 피트, 고든 램지, 샤킬 오닐 등 유명 인사들도 함께 있었다.

대회 전날, 올트먼은 호텔 방에 머물고 있었다. 그는 오픈AI의 수석 과학자 일리야 수츠케버와 약속이 잡혀 있었다. 〈월스트리트저널〉은 그를 "8년 전 오픈AI가 화제 속에 영입한 AI 분야의 괴짜 천재 연구자"라고 소개한 바 있다. 정오 무렵, 올트먼은 구글 미트에 접속했다.

화상통화에 접속한 올트먼이 처음 본 것은 수츠케버의 얼굴과 함께 오픈AI 이사 3명이 화면에 함께 떠 있는 모습이었다. 수츠케버와 올트먼은 모두 6명으로 구성된 이사진의 일원이었고, 이들 외에 한 명 더 있는 여섯 번째 이사이자 공동 창업자 겸 사장인 그렉 브로크만의 얼굴이 보이지 않았다. 올트먼은 그 순간, 뭔가 심상치 않은 일이 벌어지고 있음을 직감했다.

통화는 몇 분 만에 끝났다. 대화의 대부분은 러시아 억양이 섞인 수츠케버의 목소리였다. 그는 마치 미리 준비한 대본을 읽듯, 이사회가 더 이상 올트먼을 CEO로 신뢰하지 않는다고 통보했다. 그리고 해고 통보 외에는 별다른 설명 없이, 알바니아 태생의 엔지니어이자 당시 최고기술책임자였던 미라 무라티가 임시 CEO로 선임되었다고 전했다. 충격을 받은 올트먼이 통화에서 로그아웃하자마자 컴퓨터 접근 권한도 곧바로 차단되었다. 그는 자신이 공동 창업자로서 처음부터 키워온 회사에서 쫓겨났다.

AI 업계의 대표적인 스타트업에서 벌어진 이 사건을 두고 쿠데타라는 말 외에 달리 설명할 수 있는 표현은 없었다. 실제로 오픈AI 직원들조차 수츠케버가 다른 이사들과 함께 올트먼을 축출한 일을 '쿠데타'라고 불렀다. 수츠케버는 그 쿠데타에 참여할 만한 동기가 분명했다. 〈뉴욕타임스〉는 그가 인류를 멸망시킬 수 있는 초강력 AI의 등장을 점점 더 두려워하고 있었다고 보도했다.

하지만 올트먼 역시 회사를 너무 빠른 속도로 밀어붙인 측면이 있었다. 감정적 갈등도 한몫했을 것이다. 그해 가을, 올트먼은 고위 과학자 한 명을 수츠케버와 같은 직급으로 승진시켰는데, 전해지는 바에 따르면 수츠케버는 이 인사가 자신을 무시하는 처사라고 받아들였다고 한다. 그에게는 쿠데타를 실행할 수단과 기회도 있었다. 이사진은 올트먼, 브로크만, 수츠케버 외에 사외 이사 3명으로 구성되어 있었는데, 수츠케버가 수개월 동안 올트먼과 브로크만 몰래 이들 사외 이사들과 접촉해 왔다는 사실이 나중에 밝혀졌다. 그는 이들과 공조해 올트먼 축출에 필요한 4표를 확보했던 것이다.

· · ·

사티아 나델라는 평소처럼 금요일 아침, 마이크로소프트 경영진과 회의를 진행 중이었다. 그때 케빈 스콧이 다급한 목소리로 전화를 걸어왔다. 애초에 샌프란시스코의 작은 AI 연구소에 마이크로소프트의 미래를 걸어 보자고 가장 강하게 설득했던 인물이 바로 스콧이었다. 그는 방금 오픈AI 이사회가 20분 후 샘 올트먼의 해고를 발표할 예정이라는 사실을 들었다고 전했다. 그동안 어떤 위기 속에서도 흔들림 없이 회사를 이끌어온 나델라였지만, 그 순간만큼은 잠시 말을 잇지 못했다고 한다.

마이크로소프트는 오픈AI에 수십억 달러를 투자한 상태였다. 불과 몇 분 전까지만 해도 이 스타트업에 회사의 미래를 건 결정을 내린 것이, 과거 PC 혁명 초기에 윈도우의 전신이던 회사를 7만 5,000달러에 인수했던 일 이후 가장 현명한 선택이라고 자부하던 참이었다. 나델라에게 오픈AI는 곧 샘 올트먼 그 자체였다. 그런데 지금, 마이크로소프트 AI 전략의 핵심 인물이자 그 중심축인 올트먼이 쫓겨날 위기에 처해 있었다.

나델라는 즉시 리드 호프먼에게 전화를 걸었다. 당시 호프먼은 나파밸리에서 열린 기술 회의에 참석한 후 공항으로 향하던 중이었다. 그는 나델라에게 네트워크를 총동원해 상황을 파악해 보겠다고 약속했다. 이어 나델라는 애덤 디안젤로에게도 연락했다. 페이스북의 초기 임원이자 Q&A 사이트 쿼라의 공동 창업자인 그는 이번 해고 사태에서 찬성표를 던진 3명의 사외 이사 중 한 명이었다. 나델라는 이게 도대체 무슨 일이냐고 물었지만, 디안젤로는 오픈AI 이사회가 공식 발표문에 쓴 모호한 표현을 반복할 뿐이었다. "올트먼이 이사회와의 소통에서 솔직한 태도를 유지하지 못했다"는 것이 전부였다.

분노한 나델라는 스콧을 포함한 마이크로소프트 경영진을 긴급 화상 회의에 소집해 각자 대책을 제시하라고 했다. 오픈AI 이사회의 결정을 받아들이고 무라티를 지지하자는 방안은 단번에 기각되었다. 화상 회의에 참여한 누구도 그 방안을 진지하게 고려하지 않았다. 이토록 무모한 결정의 배경부터 제대로 파악해야 한다는 데 의견이 모였다.

두 번째 선택지는 마이크로소프트가 대주주의 지위를 이용해 이사회가 결정을 번복하도록 설득하자는 것이었다. 마이크로소프트는 그해 초 투자하기로 약속한 100억 달러 중 상당액을 아직 지급하지 않은 상태였다. 그 돈을 지렛대로 삼아 강하게 압박하면 올트먼을 복귀시키고, 이사회를 재구성할 수 있지 않겠느냐는 판단이었다.

그러나 세 번째 선택지가 가장 눈길을 끌었다. 아예 올트먼과 오픈AI의 다른 핵심 인재들을 마이크로소프트가 직접 고용해 버리는 것이었다. 그렇게 되면 올트먼과 그의 팀은 마이크로소프트 내부에서 LLM

을 계속 개발할 수 있고, 이후 그 팀에서 만들어 내는 모든 것은 마이크로소프트가 전적으로 소유하고 판매할 수 있게 된다.

· · ·

오픈AI 이사회는 내내 요지부동이었다. 그들은 위원회의 조언에 따라 올트먼의 해고와 관련해 단 한 문장 외에는 아무런 설명도 내놓지 않았다. "올트먼의 사임은 이사회가 신중히 검토한 결과, 그가 의사소통에 있어 솔직한 태도를 일관되게 유지하지 못했다는 판단에 따른 것이다." 차라리 홍보 전문가의 조언을 듣는 편이 나았을 것이다. 사정을 명확히 밝히지 않자, 온갖 소문과 해석만 무성하게 퍼졌다.

한 가지 해석은 이사회가 올트먼이 본업 외에 여러 가지 일에 지나치게 몰두하는 모습을 더는 참지 못했다는 것이었다. 그는 하이드라진 캐피털Hydrazine Capital이라는 벤처 펀드를 따로 운영하고 있었고, 애플의 유명 디자이너 조니 아이브와 함께 또 하나의 벤처 회사를 설립했다. 이 하드웨어 회사는 AI 기반 개인 기기를 개발한다는 목표로 10억 달러 규모의 투자를 유치하려는 계획을 세운 것으로 알려졌다. 그 밖에도, 신약 개발을 추진하는 또 다른 AI 스타트업에 투자 유치 활동을 벌였다는 사실도 언론을 통해 드러났다.

하지만 이곳은 실리콘밸리였다. 일론 머스크처럼 xAI를 포함해 여섯 개 회사의 CEO를 겸임하는 사람도 있었고, 리드 호프먼처럼 여러 직함을 가지고 부업을 병행하는 인물도 많았다. 그들은 말 그대로 전

우주의 영웅처럼 대우받았다. 심지어 그런 부업을 성공시킨 사례도 있었다. 결국 이사회의 갈등은 AI의 안전성과 오픈AI의 성장 속도를 둘러싼 가치 충돌에서 비롯된 것일 수도 있었다.

실리콘밸리 사람들은 즉각 올트먼을 중심으로 결집했다. 그들은 그가 올해의 CEO로 선정되어야 마땅하다고 여겼고, 명백한 비위 사실이 아닌 이상 해고될 이유가 없다고 믿었다. 이들은 애덤 디안젤로는 어느 정도 같은 편으로 인정했지만, 실리콘밸리 전문가들 사이에서 평판이 좋지 않았던 나머지 두 명의 이사는 배척했다. 이 두 사람은 모두 여성이었다.

한 명은 타샤 맥컬리Tasha McCauley로, 2015년 푸에르토리코에서 열린 '삶의 미래 연구소' 컨퍼런스에 참석한 경력이 있다. 그녀는 비영리 정책연구기관인 랜드 코퍼레이션의 선임 경영학자로 일하고 있었다. 다른 한 명은 호주 출신의 무명 학자 헬렌 토너Helen Toner로, 조지타운대학교 산하 싱크탱크에서 근무 중이었다. 오픈AI 초기 투자자 중 한 명인 벤처투자자 비노드 코슬라는 〈더 인포메이션〉에 기고한 글에서 이렇게 꼬집었다. "조지타운대학교 보안 및 신기술 센터 전략 책임자' 같은 번지르르한 직함을 봐도, 그녀가 기업가적 혁신에 필요한 복잡한 과정을 정말 이해하고 있는지 의문입니다."

이사회를 비판하는 목소리는 그럴 만한 근거가 있었다. 올트먼이 아니었다면 오픈AI가 지금처럼 AI 분야의 선두 주자가 되는 일은 없었을 것이다. 그의 퇴진은 분명 커다란 위험을 불러올 수 있었다. 하지만 지금의 이사회 구조 자체를 만든 장본인도 바로 올트먼이었다. 그는 이사회에 무보수 사외 이사를 두어, 영리 자회사를 감시하고 '인류에 이익이 되는 방식으로 AI를 발전시킨다'는 사명을 실천할 수 있도록 설계했다.

그는 여러 기술 컨퍼런스에서 이 같은 구조의 장점을 종종 언급했다. 6월에 열린 한 행사에서는 이렇게 말했다. "이곳에서는 누구도 믿을 수 있습니다. 이사회가 저를 해고할 수도 있지요. 그 점이 중요하다고 생각합니다."

이번 사건은 과거 구글에서 있었던 일을 떠오르게 했다. 구글은 직원의 정직성을 강조하며 AI 윤리 보안팀을 창설해 홍보에 열을 올렸지만, 정작 내부고발자가 등장하자 곧바로 해고해 버렸다. 오픈AI 이사회가 맡은 본래 역할은 영리 자회사의 수익을 극대화하는 일이 아니라, 회사를 이끄는 리더가 과연 신뢰할 만한 인물인지 감시하는 것이었다. 그리고 이사들 과반수의 눈에 비친 올트먼은 그 신뢰를 잃은 듯했다.

· · ·

올트먼이 해고 통보를 받자마자 본능적으로 든 생각은, 수츠케버와 그 주변 인물들에게 앞으로 자신이 어떻게 하면 좋을지를 물어봐야겠다는 것이었다. 충격이 가신 뒤엔 또 다른 생각이 떠올랐다. 그는 그날 오후 늦게 샌프란시스코의 자택으로 돌아와 전면전을 준비하기 시작했다. 먼저 나델라에게 연락했더니, 마이크로소프트로 와서 일하지 않겠느냐는 제안을 받았다. 올트먼은 생각해 보겠다고 답했지만, 자신과 함께 이사진에서 쫓겨난 그렉 브로크만도 항의의 뜻으로 회사를 떠났기에, 그와 함께 새 회사를 시작한다는 점이 마음에 걸렸다. 그러나 한편으로 그는 오픈AI에서 쫓겨난 이 현실을 되돌릴 수 있기를 진심으로 바랐다. 그는 토요일 아침, "나는 오픈AI 사람들을 정말 좋아한다."는 글을 X에 올렸다. 수십 명의 오픈AI 직원들이 다채로운 하트 이모티콘으로 그 글에 반응했다.

오픈AI 직원들도 상황 파악이 되지 않기는 마찬가지였다. 올트먼 해고 당일, 임원 12명이 회의실에 모여 이사회와 화상통화를 진행했다. 이사회는 그가 거짓말을 했다고 주장했지만, 법적인 이유로 더 이상의 설명은 하지 않겠다고 했다. 다음 날, 무라티는 이사회에 임시 CEO 자리에서 물러나겠다고 알린 뒤 올트먼의 집을 찾아갔다.

그제야 며칠에 걸쳐 상황의 전말이 조금씩 드러났다. 이미 1년 전부터 긴장감이 고조되고 있었다. 이사회는 올트먼의 행동에서 의심스러운 점들을 발견했다. 물론 올트먼은 특유의 매력을 지닌 인물이었지만, 동시에 음모와 조작에도 능해서 식인종이 사는 섬에 떨어져도 결국 왕이 되어 돌아올 사람이라는 말이 있을 정도였다. 그는 복합적인 면모를 가진 인물이었다.

올트먼 역시 마음속에 좋지 않은 감정을 품고 있었다. 10월, 헬렌 토너가 조지타운대학교 산하 싱크탱크에서 오픈AI를 비판하고 최대 경쟁사인 앤트로픽을 칭찬하는 논문을 발표했고, 이에 올트먼은 당연히 분노했다. 해당 논문은 앤트로픽이 클로드 출시 당시 "챗GPT처럼 서두르다 불량품을 내놓는 일이 없도록 조심했다"는 내용을 담고 있었다. 올트먼은 토너를 이사회에서 몰아내려 했고, 언론 보도에 따르면 그 과정에서 비정상적인 방법을 썼다고 한다. 그는 다른 이사들에게 전화를 걸어 맥컬리가 토너의 해임을 원하고 있다고 말했다고 전해지는데, 사실 여부를 떠나 누가 봐도 설득력 없는 이야기였다. (올트먼은 이사회를 속였다는 의혹을 부인했다.)

그 주말을 기점으로 오픈AI는 제2의 넷스케이프가 되는 듯한 분위기였다. 인터넷 혁명의 주역이었던 넷스케이프가 몰락했듯, AI 시대를 열었던 이 회사도 같은 길을 걸을 수 있다는 위기감이 퍼졌다. 고객들도 흔들렸다. 오픈AI와 파트너십을 맺었던 기업들은 앤트로픽 등 다른 플랫폼으로 갈아탈 가능성을 검토하기 시작했다. 인플렉션AI 등 자금 여력이 있는 경쟁사들은 오픈AI의 핵심 인재들을 스카우트하려고 나섰다.

한편, 올트먼이 돌아오지 않으면 회사를 떠나겠다는 내용의 탄원서가 사내에서 돌기 시작했다. 이사회는 크게 당황한 듯 보였다. 오픈AI가 살아남으려면 올트먼의 복귀가 불가피해 보였다. 결국 이사회와 올트먼 측은 협상 테이블에 앉았다.

일요일이 되자 곧 타결이 임박한 듯했다. 그러나 이사회는 자신들이 물러나는 대신 후임을 지정할 권리를 요구했고, 올트먼은 자신이 이사회에 남아야 한다며 고집했다. 결국 협상은 결렬되었다.

일요일 밤, 이사회는 무라티에게 새로운 임시 CEO가 선임되었다고 통보했다. 그 주인공은 트위치 공동 창업자인 에밋 시어 Emmett

Shear였다. 그는 그해 6월 한 팟캐스트에서 "AI가 인류를 멸망시킬 확률이 50퍼센트"라고 단언한 인물이다. 평소 자신을 '기술 낙관론자'라 소개하던 그는 진행자에게 "AI의 위험을 생각하면 바지에 실례할 정도"라고 말한 바 있다.

그날 밤, 호프먼은 나델라에게 전화를 걸었다. 지난 48시간 동안 관련자 12명과 통화한 그는, 만약 마이크로소프트가 올트먼 영입을 진지하게 추진한다면 올트먼도 마다하지 않을 것이라고 말했다. 나델라는 다시 올트먼에게 연락했고, 올트먼은 호프먼에게 "나는 마이크로소프트로 갈 거예요."라고 했다. 그날 밤 늦게 나델라는 X에 접속해 "마이크로소프트와 오픈AI의 파트너십은 여전히 견고하며, 시어와 함께 일하기를 기대한다."는 애매한 글을 올렸다. 그리고 자정을 몇 분 앞두고 다시 X에 다음과 같은 글을 올렸다. "샘 올트먼, 그렉 브로크만, 그리고 여러 동료들이 마이크로소프트에 합류해 최첨단 AI 연구팀을 이끌게 되었다는 소식을 전하게 되어 기쁩니다."

월요일 아침, 오픈AI 직원들은 이사회가 물러나지 않으면 올트먼을 따라 마이크로소프트로 떠나겠다는 공개 서한을 온라인에 게시했다. 전 직원 770명 중 약 745명이 서명했다. 그날 아침 일리야 수츠케버도 X에 "이사회 행동에 동참한 것을 깊이 후회합니다."라고 적었다.

호프먼은 이렇게 말했다. "기업 역사상 초유의 사태입니다. 이사회가 CEO를 해고했는데, 거의 전 직원이 나서서 그가 돌아오지 않으면 회사를 떠나겠다고 선언했으니까요." 당시 오픈AI는 기업가치 800억에서 900억 달러 수준의 거래를 추진 중이었고, 그게 성사되면 직원들은 자신이 보유한 주식을 현금화할 수 있었다. 그러나 이 사태로 인해 그 주식은 휴지 조각이 될 위기에 처했다.

월요일 아침, 애덤 디안젤로와 올트먼은 토너와 맥컬리의 후임 이사 인선 문제를 논의했다. 디안젤로는 전 재무장관이자 하버드 교수인 래리 서머스를 제안했다. 다만 서머스는 하버드 총장 시절 "여성의 태도" 때문에 과학계 고위직에서 여성 비율이 낮다는 발언으로 논란을 빚은 인물이다. 하지만 디안젤로, 올트먼, 나델라는 그가 적임자라며 동의했고, 서머스도 제안을 받아들였다. 나머지 한 명은 페이스북 초기 임원이자 세일즈포스 공동 CEO를 지낸 브렛 테일러였다. 올트먼은 끝내 이사직 복귀 요구를 철회했다. 하지만 가까운 이들에게는, 언젠가는 이 싸움을 다시 시작하겠다고 말했다.

추수감사절 전날인 화요일 오후 10시(태평양 표준시), 오픈AI는 합의 성사 소식을 발표했다. 올트먼은 CEO로 복귀했고, 마이크로소프트에는 가지 않았다. 새 이사회는 세 명으로 구성되었다. 테일러가 의장을 맡고, 서머스가 토너와 맥컬리를 대체했으며, 디안젤로는 '경영 연속성'을 이유로 자리를 유지했다. 실리콘밸리의 영리 기업들을 전전하던 인물이 이제 비영리 조직의 이사진이 되었고, 그가 AI 개발을 과속할 것이라는 학계의 우려는 더 이상 들리지 않았다. 모든 것이 자본주의의 승리로 마무리되었다.

· · ·

　기술 업계 뉴스가 온통 오픈AI 소식으로 도배되던 닷새 동안, 술레이만도 가만히 앉아 있지는 않았다. 협상이 결렬되는 분위기였던 월요일 아침, 그는 X에 접속했다. 우선 오픈AI 구성원들에게 예의를 갖추며 "관련된 모든 분께 최선의 결과가 도출되기를 바랍니다."라고 적었다. 이어 인플렉션AI가 '세계 2위 수준의 LLM'을 개발했다며, 그 이름을 '인플렉션-2'라고 발표했다.

　사실 발표 내용은 그리 많지 않았다. 인플렉션-2의 성능을 자체 테스트한 결과, 구글의 PaLM과 메타의 LLaMA2보다 앞서지만 GPT-4에는 미치지 못한다는 정도였다. 인플렉션-2가 실제로 파이에서 작동하려면 아직 최소 몇 주간의 미세 조정이 필요했다. 그럼에도 술레이만이 굳이 그 시점에 발표한 이유는 분명했다. 오픈AI가 내부 갈등으로 흔들리는 사이, 인플렉션AI는 그들을 바짝 뒤쫓고 있음을 세상에 알리고자 했던 것이다.

　앤트로픽의 CEO 다리오 아모데이 역시 경쟁심을 불태웠다. 그는 오픈AI의 혼란이 계속되던 그 닷새 동안 클로드 2.1 버전을 발표했다. 비록 정식 버전은 아니었지만, 업그레이드된 품질만큼은 확실했다. 앤트로픽은 화요일 아침, 자사 웹사이트를 통해 환각 빈도가 절반으로 줄었고 복잡한 질문에도 더 나은 답변을 제공한다고 자랑했다. 디지털 뉴스레터 〈런다운 AI〉의 발행인 로완 청은 이에 대해 "아모데이가 깨어나 본격 공세에 나섰다."고 평했다.

12월에는 일론 머스크도 그록Grok이라는 대화형 AI를 출시했다. SF 소설에서 따온 이름인 '그록'은 어떤 대상에 깊이 몰입해 그와 하나가 되는 것을 의미한다. xAI 웹사이트에 따르면, 이 챗봇은 '재치 있고 반항적인 성격'을 지녔다. 하지만 다른 경쟁 모델과 달리 무료 서비스는 없었고, X에서 공개된 이용료는 월 16달러였다. 그록의 가장 큰 장점은 X 데이터를 기반으로 실시간 뉴스에 대응할 수 있다는 점이었다.

머스크는 그간 AI 개발을 중단하자며 공개 서한에 서명해 놓고, 뒤로는 수백만 달러를 투자하며 경쟁에서 앞서려 했던 모순을 이번 기회에 해명했다. "사실 그 서한이 무의미하다는 건 알고 있었어요. 다만 나는 중단을 권고했다는 기록만 남기면 충분하다고 생각했습니다."

AI 종말론이 사람들에게 영향을 미치는 이유는, 기술을 이용해 타인을 괴롭히는 사람이 언제나 존재하기 때문이다. 〈뉴욕타임스〉에 따르면 삼류 커뮤니티인 포챈4chan에서는 이미 LLM을 이용한 괴롭힘, 인종 차별, 포르노 콘텐츠가 넘쳐나고 있다. 학자 출신 기업가이자 현재는 AI의 위험성을 경고하는 게리 마커스는, AI가 인종차별주의자나 트롤, 기회주의자들의 손에 넘어가면 잘못된 정보가 자동으로 대량 생산될 수 있다고 일찍이 경고한 바 있다. 오늘날 그의 경고는 현실이 되었다.

〈더버지〉의 보도에 따르면, 테일러 스위프트를 성적으로 묘사한 AI 생성 이미지가 X에서 4,500만 뷰를 기록했다. 누저지의 한 고등학교에서는 남학생들이 AI로 만든 여학생들의 성적 조작 사진을 퍼뜨리는 일도 벌어졌다. AI가 만든 가짜 인물이 등장해 광고에 활용되는 사례도 많아졌다. 조 로건이 남성 정력제를 선전하거나, 톰 행크스가 치과보험 광고에 출연한 것처럼 보이는 콘텐츠가 등장한 것이다. 〈퓨처리즘〉은 〈스포츠일러스트레이티드〉에서 실제 작성자가 존재하지 않는 AI 생성 기사를 찾아냈다. 기사에 등장한 '드류 오티즈Drew Ortiz'라는 인물은 "주말마다 캠핑과 하이킹을 즐기고 부모님 농장에 간다"고 적혀 있었지만, 실제로는 존재하지 않는 AI 생성 인물이었다.

그해 1월, 스위스 다보스에서 열린 세계경제포럼에서 가장 뜨거운 화제는 우크라이나도 가자 지구도 아닌 '인공지능'이었다. 주요 연사로는 샘 올트먼, 사티아 나델라, 얀 르쿤, 무스타파 술레이만 등이 나섰고, 연준 의장 제롬 파월조차 완곡하게나마 AI의 영향력에 무게를 두는 발언을 했다. 그는 AI가 생산성을 끌어올릴 '가능성은 있다'면서도 '당분간은' 그렇게 되지 않을 것이라고 선을 그었다. 미국에 이어 유럽연합의 규제 당국도 마이크로소프트, 메타, X 같은 기업과 이들이 세운 생성형 AI의 위험 완화 대책을 들여다보기 시작했다.

한편 구글은 AI 브랜드명을 바드에서 제미나이Gemini로 바꿨지만, 그 의미를 정확히 아는 사람은 없었다. 이미지와 음성까지 학습한 제미나이는 핵심 영역에서는 GPT-4를 능가하는 성능을 보여주었다. 하지만 이 업그레이드는 의외의 곳에서 구글에 치명타를 안겼다. 구글 직원들이 이미지 생성기 학습 과정에서, 기존 데이터가 백인 남성에 치우쳤다고 교육시킨 것이 문제였다. 그 여파로 제미나이는 미국 건국의 아버지를 흑인으로, 고대 그리스인을 아시아인처럼, 나치 독일 병사를 유색인종으로 묘사하는 결과를 낳았다. AI가 PC주의에 지나치게 물들었다고 생각해온 이들이 강하게 반발했고, 구글은 해당 이미지들을 모두 삭제했다. 이 사태가 발생한 지 24시간 만에, 구글의 시가 총액은 무려 900억 달러가 증발했다.

2024년 초, 블룸버그는 샘 올트먼이 고객 맞춤형 AI 칩 양산 시설을 구축하기 위해 수십억 달러 규모의 투자를 유치할 계획이라고 보도했다. 이어 〈월스트리트저널〉은 그의 목표 금액이 사실 수조 달러에 달한다고 전했다. 3월, 오픈AI는 기자회견을 통해 올트먼 복귀 이후 실시된 내부 감사 결과를 발표했다. 당시 이사회의 결정은 '선의에 기반한 것이었으나, 그가 보인 행동은 해고 사유에 해당하지 않는다'는 결론이었다. 이사회에서 해임된 두 명의 여성 이사에 대해서는, 이미 그 자리를 세 명의 여성 이사로 채웠다며 논란을 일축했다.

인플렉션AI와 술레이만은 인플렉션 2.5를 발표하며 다시 뉴스에 등장했다. 술레이만은 "유용한 IQ와 친근한 EQ의 결합으로 파이가 새롭게 업그레이드되었습니다."라고 X에 적었다. 이제 파이의 IQ는 주요 경쟁 모델에 버금가는 수준에 도달했다. 인플렉션은 자사 X 계정을 통해 "GPT-4와 모든 특성에서 접전을 벌이며, 연산 자원은 절반 이하로 줄였다."고 자랑했다. 이 모델은 작고 빠를 뿐만 아니라 "친절하고 호기심 많은 성격"도 갖추었다. 그들이 AI를 바라보는 관점은 오픈AI, 앤트로픽, 구글, 마이크로소프트와 완전히 달랐고, 그런 차이가 효과를 발휘한 듯 보였다. 파이는 하루 100만 명, 월간 600만 명의 이용자를 확보했다.

나중에 호프먼은 어깨를 으쓱하며 씁쓸한 미소를 지었다. 그리고 이렇게 말했다. "결국 다 잘된 거 아닌가요?"

• • •

마이크로소프트는 올트먼과 오픈AI 직원 대부분을 영입하려던 시도가 무산된 뒤, 당연히 대안을 모색했다. 나델라를 비롯한 경영진은 자체 AI 연구팀을 시범 운영했고, 그 결과에도 만족했다. 오픈AI와 한 차례 갈등을 겪은 터라, 모두 자체적으로 운영하는 것이 정답이라는 확신을 갖게 되었다. 앞으로도 오픈AI 같은 일이 다시 일어나지 않는다는 보장이 없었기 때문이다.

술레이만의 기억에 따르면, 나델라가 자신을 마이크로소프트로 영입하겠다고 결심한 시점은 2023년 12월 초였다. "사티아는 사실 인플렉션이 생기기 전에도 저를 끌어들이려고 했습니다." 두 회사의 인연은 6월, 인플렉션AI가 추진한 13억 달러 규모의 초기 투자 라운드를 마이크로소프트가 주도하면서 시작되었다. 사실 두 사람이 2023년 말에 다시 영입 건을 논의하게 된 결정적인 계기는, 술레이만이 마이크로소프트로부터 더 많은 투자를 받고 싶었기 때문이었다.

그해 가을, 술레이만과 호프먼은 자금을 논의하는 자리를 가졌다. 두 사람은 인플렉션AI의 비전을 실현하려면 2024년 말까지 최소 20억 달러가 필요하다고 계산했다. 물론 그 이후에도 40억에서 60억 달러는 추가로 조달해야 할 것으로 예상했다. 술레이만은 이렇게 말했다. "자금을 마련하려고 UAE부터 일본, 유럽까지 세계 곳곳을 돌아다니고 있습니다." 그에 따르면 나델라가 자신뿐 아니라 인플렉션 직원 전체를 데려오겠다고 마음먹은 것도 바로 이 무렵이었다.

그러나 얼마 지나지 않아 파이가 100억 달러에 달하는 기업 가치에 걸맞은 실적을 내지 못하고 있다는 우려가 제기되면서, 인플렉션의 자금 조달에도 차질이 생길 수 있다는 관측이 나왔다. 이에 대해 호프먼과 술레이만은 손사래를 쳤다. 이들은 이미 10억 달러가 넘는 투자를 약속받았으며, 나머지 10억 달러도 호프먼이 어떻게든 조달할 수 있다고 자신했다. 유수의 벤처캐피털 두 곳이 주관사를 두고 경쟁 중이었고, 마이크로소프트와 엔비디아 등 다른 기업도 큰 금액을 약속한 상황이었다. 그들의 시선은 2차 라운드를 넘어 훨씬 더 큰 3차 라운드 이후를 향하고 있었다.

호프먼은 이렇게 말했다. "구글이나 마이크로소프트 같은 대기업을 유심히 살펴보면, 12개월에서 18개월마다 한 번씩 새 모델을 출시한다는 걸 알 수 있습니다." 알파벳과 마이크로소프트의 현금 보유액은 각각 1,000억 달러에 달했다. 이들 대기업은 전 세계를 돌며 투자자를 설득할 필요 없이, 은행만 찾아도 필요한 자금을 손쉽게 마련할 수 있었다. 메타는 500억 달러가 넘는 현금을 보유하고 있었고, 학습이 끝난 모델을 오픈소스로 배포하는 전략도 갖고 있었다. 허깅 페이스는 이미 최첨단 모델을 무료로 제공하고 있었다.

술레이만은 말했다. "우리가 이 사업을 시작할 때, 최첨단 기술을 오픈소스화하는 회사가 등장할 줄은 상상도 못 했습니다. 오픈소스라는 강력한 대안이 등장한 이상, 이제 학습이 완료된 언어 모델도 시장에서 경쟁해야 하는 하나의 상품이 된 겁니다." 여기에 치열해지는 경쟁 강도까지 고려하면, 인플렉션이 경쟁력을 갖추기 위해서는 앞으로도 막대한 추가 투자가 필요했다.

호프먼은 이렇게 말했다. "스타트업이 해야 할 일은 현재의 시장 상황이 아니라, 시장이 앞으로 어떻게 변할지를 예측하는 겁니다." 그는 술레이만과 함께 미래를 진지하게 고민했고, 그 결과 그들이 훌륭한 제품을 갖고 있긴 했지만, "자금 조달과 경영 환경 측면에서는 분명한 난관이 있다"는 결론에 도달했다. 이제 남은 문제는, 이 난관을 어떻게 돌파할 것인가였다.

2024년 1월 중순, 술레이만과 나델라는 다보스포럼에 참석하면서 점심을 함께할 기회가 많았다. 그 자리에서 마침내 깊은 대화가 오갔다. 술레이만은 "그가 먼저 서로 손을 잡아야 한다고 털어놨습니다."라고 말했다. 최근 몇 년간 나델라가 술레이만과 점심을 함께하면서 가장 자주 한 말은, 마이크로소프트는 검색과 모바일에서 연이어 실패했지만 AI 시장만큼은 절대 낙오자가 되지 않겠다는 다짐이었다. 술레이만은 이렇게 말했다. "그는 제가 마이크로소프트로 오기만 하면, 모든 자원을 총동원해 기존에 하던 일을 마무리할 수 있도록 해주겠다고 했습니다."

그 후 몇 주 동안, 술레이만은 레드먼드를 여러 차례 방문했다. 그는 나델라와 저녁 식사를 하며 깊은 대화를 나눴다. 술레이만은 딥마인드가 구글에 인수된 이후 겪었던 깊은 좌절을 털어놓았다. 그는 구글 내부에서 AI 사업부 두 곳이 경쟁하던 시절을 다시는 반복하고 싶지 않다고 단호하게 말했다. "우리 생각이 성공하려면 AI 사업 전반을 통합해서, 하나의 일관된 소비자 전략을 수립해야 한다고 사티아에게 말했습니다."

술레이만과 호프먼은 결정을 연기하는 방안도 논의했다. 그렇게 하면 우선 2차 라운드 투자로 일단 마무리하고, 이후 결과를 재평가할 수 있었다. 몇 달 전, 내가 파이의 라이선스를 풀어 다른 기업 프로그래머들도 사용할 수 있도록 하면 어떻겠느냐고 술레이만에게 제안한 적이 있었다. 그는 단호히 반대했고, 한참을 화내기까지 했다. 인플렉션은 오픈AI나 앤트로픽처럼 기업 고객을 위한 서비스 봇이나 브랜드 챗봇에 라이선스를 파는 회사가 아니라, 직접 소비자용 앱을 만드는 회사라는 것이 이유였다. 하지만 인플렉션이 독립을 유지한 채 다음 라운드 투자에 필요한 동력을 얻지 못한다면, 결국 그가 강하게 반대했던 그 전략으로 어쩔 수 없이 선회할 수도 있었다.

호프먼은 이렇게 말했다. "실제로 그런 상황이 온다면, 방향 전환에 필요한 자금을 조달하기가 매우 어렵다는 문제가 있습니다. 예를 들어 '이번에는 잘 안되었지만 새 판을 벌이려 하니 다시 투자해 주십시오.'라고 말하는 건 현실적으로 불가능하지 않겠습니까."

술레이만은 몇 달간 직원들에게는 낙관적인 전망을 심어 주면서도, 정작 자신은 회의감을 품고 있었다고 털어놨다. 지금 돌이켜봐도 "말이 안 되는" 시기였다고 했다. 그는 이렇게 말했다. "하지만 서로 모순되는 기회를 동시에 추구해야 하는 것이 스타트업 창업자의 운명이라고 생각합니다." 그런 속내는 공동 창업자인 호프먼과 카렌 시모니언에게만 털어놓았고, 그 외에는 전혀 드러내지 않았다.

술레이만은 말했다. "나와 시모니언, 우리 둘만 속으로 끙끙 앓으면서도 회사는 계속해서 제품 개발에 속도를 냈습니다. 그러면서 동시에 마이크로소프트와도 대화를 이어 간 거지요. 정말 힘든 시간이었습니다."

. . .

2024년 2월 말이 가까워지면서 술레이만은 스타트업의 꿈을 접기로 결심했다. 마이크로소프트는 인플렉션AI에 대해, 대기업이 핵심 인재를 영입하고자 회사를 통째로 인수하는 기술 업계의 전형적인 '어크하이어 acquihire' 방식을 적용하지 않았다. 연방 지침에 따르면, 어떤 회사가 1억 2,000만 달러를 초과하는 규모의 인수를 진행할 경우 연방 규제 당국에 보고해야 하며, 이후에는 FTC의 리나 칸 위원장과 법무부가 그 거래를 감독하게 된다.

대신 마이크로소프트는 술레이만과 시모니언, 그리고 그들을 따르던 인플렉션 직원 전체를 개별적으로 영입하는 방식을 택했다. 술레이만은 이렇게 말했다. "상황이 명확해졌고, 마이크로소프트에서 좋은 결과를 낼 수 있다는 확신이 들었기 때문에 비교적 쉽게 결정할 수 있었습니다."

그러나 술레이만은 합의 결과를 공개하기 전에 먼저 처리해야 할 일이 있었다. 만약 그가 자신의 꿈만 좇아 훌쩍 떠나버린다면 인플렉션의 투자자들은 배신감을 느낄 수 있었다. 그들은 어디에서 보상을 받는단 말인가? 당시 인플렉션에는 약 70명의 직원이 있었다. 그들을 대변하려면 어떤 조건을 내걸어야 할까? 언제, 어떻게 이 소식을 알려줄 것인가? 그들은 이 거래를 어떻게 받아들일까?

술레이만은 계획 실행에 꼭 필요하다고 생각한 몇몇 인물에게 차츰 내막을 공유해 나갔다. 마침 다가오는 7주 차에 전 직원이 실리콘밸리에 모일 예정이었다. 이 소식을 알리기에는 더할 나위 없이 좋은 기회였다. 술레이만은 나델라에게 직접 와서 이번 결정이 마이크로소프트 AI 전략에서 얼마나 중요한 일인지 강조해 달라고 부탁해야 할지 고민했지만, 그럴 필요도 없었다. "사티아가 먼저 와 주겠다고 해서 정말 다행이었지요."

2024년 3월 19일 화요일 오전 9시 30분경, 술레이만은 전 직원 약 70명을 모아 놓고 이렇게 말했다. 그는 먼저 조금 떨린다고 고백한 뒤, 이제 자신이 꿈꾸던 스타트업의 목표는 끝났다고 발표할 참이었다. "다들 알다시피, 지난 몇 달 동안 저는 자금 마련을 위해 분주히 뛰어다녔습니다. 그런데 마지막 순간에 사티아 나델라로부터 마이크로소프트에 합류하라는 제안이 들어왔습니다." 술레이만은 명확히 그 제안을 수락했다고 말하지는 않았지만, 이어지는 설명만 들어도 그 사실은 분명했다. 그는 마이크로소프트AI라는 신설 사업부의 CEO가 될 예정이며, 그 부서가 빙, 엣지, 코파일럿 등 마이크로소프트의 모든 AI 제품 전략을 총괄하게 된다고 설명했다. 시모니언은 인플렉션에서 맡았던 것과 마찬가지로 수석 과학자 역할을 계속 맡게 된다. 그리고 이렇게 덧붙였다. "그 제안은 이 자리에 있는 모든 분께도 해당됩니다."

술레이만은 다시 말을 이었다. "인플렉션을 떠나는 건 정말 가슴 아픈 일입니다." 그러나 필요한 자금 규모가 너무 크고, 수익 창출 기회도 제한적인 상황에서 선택의 여지는 많지 않았다고 설명했다. 이는 인공지능으로 수익을 내려는 모든 AI 스타트업이 맞닥뜨리는 공통의 현실이기도 했다. 그는 구글의 제미나이, 마이크로소프트의 코파일럿, 챗GPT 등을 언급하며, 이런 기업들은 "앞으로도 AI 인프라에 매년 수백억 달러를 쏟아부을 것이고, 결국 수년 안에 거의 모든 AI 제품이 무료로 풀릴 것"이라고 말했다. 수치상으로 보면 인플렉션AI도 선두 그룹에 속했다. 하지만 필요한 자금 규모가 수십억 달러에 이르는 상황에서 인플렉션은 "중장기적으로 매우 취약한 구조"였다는 것이 술레이만의 진단이었다.

자신이 2022년 초 작성한 '마이 AI' 보고서를 충실히 따르려면, 결국 대기업으로 들어가는 것 외에 다른 선택지가 없었다. 마이크로소프트에 가면 무려 10억 명에 달하는 사용자 기반, 사실상 무제한에 가까운 현금, 모델 학습을 위한 연산 자원 등 모든 것을 활용할 수 있었다. 술레이만은 단언했다. "아무리 생각해 봐도 지금 AI 제품을 꿈꾸는 스타트업 가운데 5년, 10년 안에 그 꿈을 이룰 수 있는 곳은 하나도 없을 겁니다."

술레이만에 이어 나델라가 연단에 올랐다. 그는 먼저 지금까지의 노력에 경의를 표하고, 그 자리에 있는 모두가 마이크로소프트에 합류하길 바란다고 말했다. "여러분에게 마이크로소프트의 방식을 배우라고 하려는 게 아닙니다. 오히려 여러분의 제품 개발 방식, 혁신하는 방식을 마이크로소프트에 이식해 주셨으면 합니다." 이어진 질의응답 시간에, 마이크로소프트에서 2년간 일하다 인플렉션AI로 이직한 아누샤 발라크리슈난이 우려를 표했다. 대기업에서는 아무래도 사업 속도가 떨어지지 않을까 하는 걱정이었다. 이에 나델라는 이렇게 반문했다. "그 문제는 어쩌면 마이크로소프트의 시야와 크기, 규모를 내가 얼마나 바꿀 의지가 있느냐에 달린 문제 아닐까요?" 결국 인플렉션의 거의 전 직원이 마이크로소프트로 이직했다. 술레이만에 따르면, 이들에게 제공된 보상은 "AI 분야 연구자 상위 1퍼센트가 받는 수준"이었다고 한다.

한편, 인플렉션AI라는 회사 자체가 사라진 것은 아니었다. 술레이만의 퇴임 소식이 발표된 바로 그날, 회사는 새로운 CEO가 선임되었다고 발표했다. 후임 CEO 션 화이트는 호프먼이 모질라에서 최고혁신책임자로 근무할 당시부터 알고 지낸 인물이었다. 회사는 호프먼과 술레이만이 회사를 구하기 위해 검토했던 바로 그 '라이선스 전략'을 채택하기로 했다.

합류 발표 당일, 인플렉션AI 웹사이트에는 다음과 같은 글이 게시되었다. "지난 1년간 우리는 파이가 잘 알려진 모델보다 성능이 떨어진다는 이야기를 수도 없이 들었고, 우리 모델과 미세 조정 인프라를 함께 사용하고 싶다는 제안도 많이 받았습니다. 이제 우리는 그런 기업 고객을 위한 생성형 AI 모델의 맞춤형 개발, 테스트, 미세 조정 사업에 집중할 예정입니다." 마이크로소프트는 거래 조건에 따라 인플렉션이 개발한 AI 모델을 자사 클라우드 고객에게 제공할 수 있게 되었다. 파이의 미래는 불확실했지만, 일부 버전은 기업 고객을 통해 사용자와 다시 만나게 될 가능성이 컸다. 호프먼은 인플렉션AI의 이사로 남았다.

거래 발표 직후, 호프먼은 트위터에 "인플렉션AI에 투자하신 분들께 오늘 좋은 결과가 나올 겁니다."라는 말만 남겼고, 세부 내용은 공개하지 않았다. 다음 날, 〈더인포메이션〉은 마이크로소프트가 인플렉션AI의 기술 사용권을 6억 2,000만 달러에 인수했으며, 인플렉션 직원 대부분을 영입한 대가로 3,000만 달러의 보상도 추가로 지급했다고 보도했다. 그 결과, 초기 라운드 투자자들은 투자액의 50%를 수익금으로 회수할 수 있었고, 1차 라운드 투자자들도 비록 10%만 회수했지만 나머지는 인플렉션AI의 지분으로 보유할 수 있었다. 호프먼은 이렇게 말했다. "투자자 여러분은 이제부터 그 수익을 자유롭게 운용하시면 됩니다."

실리콘밸리는 이 상황에 충격을 받았다. 사람들은 소셜미디어에서, 창업자가 거의 전 직원을 데리고 자기 회사를 떠나는 장면은 본 적도 없다고 떠들어댔다. 물론 이사회가 CEO를 해임하는 일은 흔하고, 창업자 CEO가 스스로 물러난 사례도 링크드인의 호프먼처럼 이미 있었다. 스타트업이 위기에 빠지면 창업자가 연착륙을 위해 결단하는 경우도 있다. 그러나 인플렉션AI는 외부에서 보기에는 한창 잘나가는 회사였다. 불과 2주 전만 해도 인플렉션 2.5 모델의 성능을 자랑하고 있었다. 그런데 갑자기 술레이만이, 그것도 거의 전 직원을 데리고 회사를 떠난 것이다.

종말론자들은 이 기회를 틈타 비판을 쏟아냈다. 소셜미디어에서는 술레이만이 "기술적 배경도 없이 딥마인드를 창업했고, 이후 돈과 권력을 무기로 AI 업계에 막강한 영향력을 행사한 인물"로 묘사되었다. 마이크로소프트 최고위직에 오른 것도 도덕적 해이의 사례이지만, 어쩌면 이해는 된다는 반응도 있었다. 그는 기업 지상주의자이자 통계 맹신자이며, 오픈소스 반대론자라는 평가가 뒤따랐다.

그러나 가장 집중적으로 비판받은 인물은 호프먼이었다. 실리콘밸리의 풍부한 인맥을 바탕으로 수많은 이해 충돌을 중재해 온 인물이기에, 그는 언제나 윤리적 기준 중 가장 좁은 길을 걸어야 했다. 하지만 이번 거래로 그는 공동 창업자, 주요 투자자, 그리고 인수 기업의 이사라는 세 가지 역할을 동시에 맡게 되었다. 호프먼은 나와 만난 자리에서, 자신은 술레이만에게 충실한 조언자 역할만 했을 뿐 인수 가격에 관해서는 한마디도 하지 않았다고 강조했다. 그는 마이크로소프트 이사회가 이 거래를 두고 투표할 때 자신은 회의에 없었다고 해명했다.

하지만, 그가 거의 10년간 이사로 있었던 마이크로소프트가 그와 빌 게이츠(그 역시 인플렉션AI 투자자였다)를 모두 구제해 준 것은 부인할 수 없는 사실이었다. 다양한 매체와 블로거들이 호프먼을 비판했고, 특히 〈더인포메이션〉은 "이번 거래는 기업 지배구조 측면에서 사람들의 눈살을 찌푸리게 했다."고 보도했다. 〈올인〉 팟캐스트의 차마스 팔리하피티야는 비록 호프먼이나 게이츠 모두 이중 거래를 했다는 증거는 없지만, 이해 충돌의 소지가 다분한 거래였다고 말했다. 그러면서도 이렇게 덧붙였다. "리드 호프먼과 빌 게이츠는 마이크로소프트와 떼려야 뗄 수 없는 관계입니다. 이 정도 조건의 거래는 평범한 투자자라면 상상조차 못 했을 겁니다." 그는 그들이 잘했다는 말은 하지 않았지만, 그럴 필요도 없었다. 억만장자는 어떤 조건에서도 결국은 성공하기 마련이니까.

―― 계속되는 이야기 ――

마이크로소프트, 구글, 메타, 애플, 오픈AI 그리고 스타트업들

술레이만이 인플렉션을 떠나 마이크로소프트에 들어갔다는 소식이 들려온 건 내가 이 책을 쓰기 시작한 지 1년쯤 되었을 무렵이었다. 기술 분야의 다른 이들처럼 나 역시 놀랐고, 솔직히 말해 실망스러웠다. 1990년대 중반, 나는 차세대 기술 대기업을 꿈꾸는 창업가들과 벤처캐피털에 관한 책을 쓰려 했는데, 마이크로소프트의 영향력이 너무 커서 결국 그 회사를 다룬 책을 쓰게 되었었다. 그때 일이 반복된 것처럼 느껴졌다. 이번에도 나는 기업가와 벤처캐피털에 관한 책을 쓰려 했는데, 마이크로소프트와 다른 대기업들 탓에 계획이 또 바뀌고 말았다.

나델라가 마이크로소프트를 AI의 핵심 주자로 탈바꿈시킨 수완은 높이 평가해야 한다. 그가 CEO가 되었을 당시만 해도 구글이 훨씬 우세했고, 메타도 마찬가지였다. 아마존이나 애플은 말할 것도 없었다. 특히 알렉사와 시리는 시장에서 인기를 끌며 존재감을 드러냈다. 그러나 나델라는 오픈AI와의 제휴라는 과감한 선택에 회사의 명운을 걸었다. 이 거래로 마이크로소프트는 AI 분야의 선두주자로 도약했고, 자사의 클라우드 서비스를 통해 오픈AI 기술을 제공하며 수많은 사용자를 확보했다. 나델라는 오픈AI 이사회가 올트먼을 해고한 뒤 며칠 동안 월스트리트를 감탄하게 만들 만한 수완을 보였고(한 애널리스트는 "그의 솜씨는 마치 포커 세계 챔피언이 어린애와 게임하는 것 같았다."라고 평했다), 몇 달 후에는 술레이만이 인플렉션에 모아둔 인재들까지 단숨에 끌어들였다. 〈월스트리트저널〉의 톰 도탄과 버버 진은 오픈AI가 2024년 거의 파산 위기에 처했을 당시, 나델라가 "수를 넓게 본 덕분에 세계 최대 소프트웨어 기업이 AI 인재, 도구, 기술을 세계에서 가장 공격적으로 수집하는 회사로 변신했다"고 평가했다. 나델라의 또 다른 비장의 수는 오픈AI의 경쟁사 미스트랄에 1,500만 유로(약 1,630만 달러)를 투자한 일이었다. AI 수익화 경쟁이 본격화된 초기에 마이크로소프트는 단연 돋보이는 승자였다. 스티븐 레비는 〈와이어드〉 기사에서 마이크로소프트가 예전의 영광을 되찾았다고 선언했다.

구글은 대중의 관심을 끌 때마다 늘 망신을 당하는 패턴을 2024년에도 반복했다. 5월, 'AI 오버뷰 AI Overview'라는 기능을 '온라인 검색의 미래'라고 홍보하며 선보였다. 이 기능은 대규모 언어 모델을 활용해 사용자의 질문이 입력되자마자 AI가 생성한 답변을 다른 링크들보다 상단에 표시해, 웹을 일일이 검색할 필요 없이 정보를 제공하는 것이었다. 제미나이는 이제 더는 아시아인 나치 당원 이미지를 생성하지 않았다. 그러나 구글은 AI 오버뷰 때문에 다시 사람들의 입방아에 올랐다. 소셜미디어에 올라온 한 사례에 따르면, AI 오버뷰는 "하루에 작은 돌 하나씩 먹으면 필수 영양소를 섭취할 수 있다"거나 "피자 소스에 무독성 접착제 8분의 1컵을 섞으면 치즈가 미끄러지지 않는다", "스파게티를 매콤하게 먹고 싶으면 휘발유를 뿌려라"라고 권했다. 이 회사의 최신 슬로건은 "구글이 대신 구글링해 드립니다."였다. 그러나 만약 사용자가 구글의 LLM에 검색을 맡긴다면, '역대 미국 대통령 중 무슬림은 1명이고 백인은 17명'이라는 황당한 결과를 받을지도 모른다.

여름이 되자 구글에는 더 나쁜 소식이 들려왔다. 연방 법원에서 구글이 애플 등 몇몇 기업의 기기에 자사 검색 엔진을 기본으로 탑재하기 위해 수십억 달러를 지불한 행위가 마이크로소프트의 빙 같은 경쟁 제품을 부당하게 제한한 것으로, 독점금지법 위반에 해당한다고 판결한 것이다. 가을부터 시작될 또 하나의 반독점 재판에서는 구글이 광고 기술 시장에서 독점 지위를 남용했는지를 따질 예정이었다. 과거 마이크로소프트가 연방 정부와 법적 분쟁을 벌일 때 구글이 바짝 뒤쫓던 것처럼, 이제는 구글이 퍼플렉시티 같은 AI 검색 스타트업들과 경쟁하게 되었다. 예전에는 구글 사람들이 마이크로소프트를 '한물간 뚱보'라며 비웃었다. 이제는 구글이 그런 야유를 들을 차례였다. 적어도 당분간은 말이다.

메타는 오픈소스에 수십억 달러를 계속 쏟아부었다. 7월에는 라마 3.1을 출시하고 다양한 크기의 모델을 함께 배치했다. 그중 하나는 역대 최대 규모의 오픈소스 모델이었고, 또 다른 하나는 일부 주요 지표에서 GPT-4보다 우수하다고 주장했다. 메타는 오픈소스 플랫폼이라는 성격 탓에 라마를 통해 직접 수익을 내지는 못했지만, 저커버그는 AI 생태계에서 라마가 핵심 역할을 맡는 것이 얼마나 중요한지를 잘 알고 있었다. 그는 블룸버그TV와의 인터뷰에서 "우리 회사의 규모를 생각할 때 이제는 차세대 기술에 필요한 플랫폼을 구축하고 통제권도 더욱 확대할 필요가 있다고 생각합니다."라고 말했다. 메타가 누구나 라마 모델을 다운로드하고 조작할 수 있도록 허용하자, 개발자들이 라마 기반의 AI 애플리케이션을 직접 만들 가능성도 크게 높아졌다. 저커버그는 이렇게 말했다. "우리는 이 일에 회사의 명운을 걸 수 있고, 모델을 직접 구축해 산업 표준으로 만들 수 있다면 AI 시장을 선도할 수 있습니다."

물론 메타에도 어려움은 있었다. 패리스 힐튼과 톰 브래디 등을 모델로 세운 대화형 AI는 출시된 지 1년도 채 되지 않아 개념 자체를 철회했다. 사용자 수가 너무 적어 수백만 달러에 달하는 유명인들의 브랜드 사용료를 감당할 수 없었기 때문이다. 그해 여름, 미스트랄은 라마 3.1보다 규모는 작지만 수학 시험이나 코딩 성능이 훨씬 뛰어난 오픈소스 LLM을 출시했다. 그동안 라마에 충성하던 창업자와 연구자들도 더 나은 성능의 모델이 있다면 갈아타지 않을 이유가 없었다.

그러나 메타에는 전 세계 수십억 명의 사용자를 보유하고 있다는 압도적인 강점이 있었다. 4월에는 다양한 소셜미디어 플랫폼에 연동되는 AI 비서 '메타 AI'를 선보이며 본격적으로 AI 경쟁에 뛰어들었다. 몇 달 후 저커버그는 챗GPT를 반드시 따라잡겠다는 포부를 밝혔다. 여름에는 "지금처럼만 하면 그 목표를 충분히 달성할 수 있다고 생각합니다."라고 말했다. 당시 챗GPT 사용자가 매주 2억 명을 넘었지만, 2024년 초만 해도 메타에는 변변한 AI 어시스턴트조차 없었다. 하지만 저커버그는 연말까지는 메타의 AI가 글로벌 시장을 장악할 수 있으리라고 확신하고 있었다.

・・

챗GPT가 출시된 이후, 대중의 마음속에는 AI에 대한 불안감이 점점 쌓였다. 그런데 2024년에는 전혀 다른 쪽에서 반발이 터져 나왔다. 바로 금융계의 냉담한 태도였다. 골드만삭스가 주도해 7월에 발표한 연구 보고서에 따르면, 지금까지 생성형 AI 분야에 투자된 막대한 금액은 '보잘것없는' 성과만을 남긴 것으로 평가되었다. 은행들이 던진 질문 중에는 "이렇게 많은 지출이 과연 얼마만큼의 성과를 내고 있는가?"라는 항목도 포함되어 있었다. 저명한 헤지펀드 엘리엇매니지먼트는 AI를 "황금기를 맞을 준비도 되지 않은 채, 허풍만 가득한 수많은 애플리케이션"이라고 일축했다. 뱅크오브아메리카의 한 애널리스트는 이처럼 열기가 식은 분위기를 과거 캘리포니아 골드러시의 쇠퇴기에 빗댔다.

몇몇 AI 스타트업이 어려움을 겪고 있다는 소식도 전반적인 투자 심리를 위축시키는 데 한몫했다. 애플 출신 디자이너 2명이 창업한 '휴메인'은 2억 4,000만 달러의 투자를 받아 웨어러블 AI 기기 'AI 핀AI Pin'을 개발했다. 그러나 사용자 리뷰는 혹평 일색이었다. 구독자

수가 2,000만 명에 달하는 유튜버 마키스 브라운리Marques Brownlee는 "지금까지 리뷰한 제품 중 최악"이라고 단언했다. 또 다른 유명 AI 스타트업이 개발한 '래빗 R1'도 마찬가지였다. 카드 한 장 크기인 이 제품에 대해 브라운리는 "가까스로 리뷰해 볼 만한 제품"이라며 냉소적인 반응을 보였다. 그는 "요즘은 신제품일수록 기능이 엉망인 경우가 많은데, 이런 AI 제품들이 대표적인 사례"라고 말했다.

VC들도 돈줄을 죄기 시작했다. 창업자들은 그런 분위기를 가장 먼저 체감하는 사람들이었다. 5인 스타트업 '앤디Andi'의 CEO이자 공동 창업자이며 20대 중반인 안젤라 후버Angela Hoover도 그중 하나였다. 나는 그를 2023년 봄부터 알고 있었다. 후버는 2019년 초, 또 다른 공동 창업자인 제드 화이트Jed White와 함께 AI 기반 검색 엔진을 개발하기 시작했고, 기술 면에서는 그 어떤 경쟁사보다 앞서 있었다. 2022년 겨울, 화이트가 만든 프로토타입을 바탕으로 와이콤비네이터가 주최한 수백만 달러 규모의 초기 투자 라운드에도 신청할 수 있었다. 2024년 초, 후버는 1차 라운드 투자 유치에 본격적으로 나섰지만, 지금 생각하면 좀 더 일찍 시작했어야 했다고 후회했다.

4월에 후버는 이렇게 말했다. "사실 2023년 10월이나 11월, AI 분야가 아직 뜨거웠을 때 1차 라운드를 시작했으면 더 좋았겠지요. 지금은 투자자들이 AI의 수익 방안을 훨씬 더 구체적으로 따져 묻는 분위기거든요." 앤디는 6월까지 이른바 '초기 연장' 방식으로 56만 3,000달러를 추가로 확보했지만, 매달 치솟는 GPU 사용료가 여전히 큰 걱정거리였다. 자금이 워낙 빠듯해 핵심 기능을 꺼놓는 일도 잦았다. 심지어 화이트가 개발한 고성능 GPU 집약형 모델의 출시 계획은 잠정 중단되었다. 그대로 밀고 나갔다면 월간 GPU 청구서가 수십만 달러에 이를 수도 있었기 때문이다.

다시 후버의 말이다. "1년 전만 해도 VC들은 'AI만 구축해 놓으면 투자금은 당연히 따라온다'는 식이었어요. 그래서 저희도 개발에만 집중했는데, 지금은 투자 업계 전체가 'AI 기업이 정말 수익을 낼 수 있을까?'를 의심하고 있는 분위기입니다." 베테랑 VC 제임스 커리어가 일찍이 지적했듯, 혁신 기술이 등장한 뒤 창업자에게 주어지는 유효기간은 고작 18개월에서 24개월에 불과하다. 만약 커리어가 말한 AI의 등장 시점을 2024년 여름이 아니라 2022년 11월로 본다면, 앤디 같은 회사에 주어진 기회는 2024년 5월에서 11월 사이가 마지막일 수 있다. AI, 모바일, 인터넷처럼 패러다임 자체를 바꾸는 기술이 등장하면, 진짜 큰돈이 몰리는 '핵심 기업들'은 대부분 그 첫 2년 안에 만들어진다. 그 이후에도 수많은 팀들이 AI 스타트업을 만들겠지만, 게임을 바꾸는 기업들은 그 초기에 탄생한다.

그럼에도 불구하고 빅테크 기업들이 여전히 AI에 수십억 달러를 쏟아붓는 이유는, 기회를 놓쳤을 때 치러야 할 대가가 너무 크기 때문이다. 저커버그는 이렇게 말했다. "저는 지금 투자하는 기업들의 판단이 모두 옳다고 생각합니다. 이 경쟁에서 한 발이라도 늦으면 향후 10년, 15년 동안 가장 중요한 기술 분야에서 입지를 잃게 될 테니까요." 메타 역시 다른 대기업들처럼 선택의 여지가 없었기 때문에, 계속해서 엔비디아의 칩을 구매하고 AI 인재를 확보했다. 저커버그는 말했다.

"지금은 매 분기에 몇백억 달러를 지출하더라도 무조건 그때까지는 버텨야 합니다. 배가 떠나고 나면 아무 소용 없으니까요."

• • •

술레이만과 직원 대부분이 마이크로소프트에 합류한 지 7주가 지난 시점이었다. 리드 호프먼은 한 인터뷰에서 이번 인플렉션AI의 '유사 인수' 방식이 앞으로 AI 분야에서 일종의 패턴처럼 자주 반복될 것이라고 내다봤다. 실제로 스타트업을 포기하고 대기업에 합류하는 창업자들이 점점 늘고 있었다.

그레이록이 투자한 유망 스타트업 중 하나였던 어뎁트의 창업자들도 마찬가지였다. 구글과 오픈AI에서 딥러닝을 연구하던 최고 인재들이 설립한 어뎁트는 4억 달러가 넘는 벤처 자금을 유치해 사용자의 거의 모든 일을 대신하는 AI 에이전트를 개발 중이었다. 그러나 마이크로소프트의 인재 인수 발표가 있은 지 몇 달 후, 아마존도 비슷한 방식의 인수를 단행했다. 〈더버지〉는 아마존의 이번 거래를 '역 인수영입Reverse Acquihire'이라 표현했다. 아마존은 인플렉션AI 사례처럼 어뎁트의 공동 창업자와 직원 대부분을 흡수하고, 투자자들에게는 후한 라이선스 계약으로 보상했다.

기술 업계 사람들은 이런 식으로 규제를 피해 가는 영리한 해법에 박수를 보냈다. 하지만 실리콘밸리 사람들이 다 아는 방법을 규제 당국이 모를 리 없었다. 6월, FTC는 마이크로소프트가 이 인수 건을 정부에 사전 신고했어야 하는 사안인지 조사하기 위해 인플렉션AI와 마이크로소프트를 상대로 소환장을 발부했다. 영국 규제 당국도 같은 내용으로 조사에 착수했지만, 결국 인플렉션AI의 시장 점유율이 지나치게 낮다는 이유로 조사 종결을 선언했다.

FTC가 인플렉션 인수 건을 조사한다는 소식이 전해진 지 며칠 후, 리나 칸은 워싱턴에서 열린 테크크런치 주최 스트릭틀리VC 컨퍼런스에서 연설을 했다. "폭도를 소탕하려면 밑바닥 잔챙이들을 휘젓기보다 두목을 잡아야 합니다." 마이크로소프트가 포식자로 비난받은 건 어제오늘 일이 아니다. 지금 와서 마이크로소프트를 디지털 악당이라 욕하든, 반대로 아첨하든, 그곳 고위층이 신경이나 쓸지는 알 수 없다. 다만 분명한 것은, 마이크로소프트가 다시 '두려움의 대상'이 되었다는 사실이다.

그러나 11월에 들려온 트럼프의 당선 소식은, 기술 산업 내 통합에 강하게 반대해 온 칸이 그 입장을 바꿀지도 모른다는 신호로 해석되었다. 실제로 트럼프는 FTC 같은 독립 규제 기관의 '폭주'를 해제하겠다고 약속했고, 선거 캠프에 2억 5,000만 달러가 넘는 돈을 쏟아부은 안드레센과 머스크 같은 기술 업계 거물들도 자유방임적 정책을 공개 지지하고 있었다. 〈올인〉의 4인방 중 한 명인 제이슨 칼라카니스는 선거 직후 팟캐스트에서 "트럼프가 M&A를 다시 위대하게 만든다는 소문이 돌고 있다."고 말했다. 벤처캐피털과 기술 대기업들은, 혁신적인 AI 스타트업을 흡수하더라도 더 이상 정부가 간섭하지 않으리라는 기대를 품을 수밖에 없었다.

오픈AI도 아직 포기한 것은 아니었다. 그러나 올트먼이 CEO로 복귀한 뒤 몇 달 동안은 전반적으로 상황이 좋지 않았다. 5월, 오픈AI는 GPT-4o(여기서 o는 omni, 즉 '모든 것'을 뜻한다)를 출시한 후, 구글이 설계한 제품과 함께 어떤 반응이 나오는지 신중하게 지켜보았다. 이번 출시로 챗GPT도 음성 기능을 갖추게 되었지만, 곧이어 이 제품 출시 소식을 덮을 만한 사건이 터졌다. 배우 스칼렛 요한슨이 오픈AI가 자신의 동의 없이 목소리를 흉내 냈다며 분노한 것이다. 요한슨은 2013년 개봉한 영화 〈그녀〉에서 AI 비서 사만다의 목소리를 연기했는데, GPT-4o의 AI 스카이 음성을 들은 사람들 대부분이 사만다를 떠올렸다. 올트먼은 출시 당일 '그녀'를 언급하는 트윗을 올려 그런 인상을 더욱 굳혔다.

요한슨은 올트먼이 목소리 사용 허가를 요청했을 때 이를 거절했고, 처음에는 단지 자기 목소리와 닮은 합성 음성을 사용한 것이라 생각했다. 하지만 곧, 자신이 거절하기 몇 달 전 이미 다른 여배우가 스카이의 목소리를 맡았다는 사실이 알려졌다. 〈워싱턴포스트〉의 보도에 따르면 오픈AI의 행동은 법적으로 문제없었지만, 논란은 쉽게 가라앉지 않았다. 회사는 계속 법적 문제에 휘말렸고, 음성 비서의 출시도 무기한 연기되었다.

요한슨 사건이 떠들썩하게 보도된 지 2주 후, 〈뉴욕타임스〉 1면에는 "오픈AI의 내부자, 회사의 무모한 1위 경쟁에 경고"라는 기사가 실렸다. 전·현직 직원 9명이 익명으로 "회사가 안전 문제보다 수익과 AI 실현을 우선시하고 있다"고 비판한 것이다. 이들은 오픈AI를 떠날 때 회사에 대해 부정적 발언을 하면 수백만 달러에 달하는 지분을 잃을 수 있다는 경고를 받았다고도 폭로했다. 9명 중에는 2월 퇴사한 연구원 윌리엄 손더스도 포함되어 있었다. 그는 인터뷰에서 "저는 제품을 일단 출시한 뒤 반응을 보며 수정하자는 접근 방식에 동의한 적 없습니다."라고 말했다. 이들은 오픈AI를 비롯한 주요 AI 기업들에게 더 투명해질 것과 내부고발자를 보호할 것을 요구하는 공개서한을 발표했다. (오픈AI는 이후 비판을 수용해 퇴사자의 발언을 제한하던 조치를 철회했다.)

나쁜 소식은 연달아 이어졌다. 오픈AI는 GPT-4가 변호사 시험에 합격했다고 주장했지만, MIT의 한 연구원이 검토한 결과 실제 점수는 그들이 발표한 90점이 아니라 48점에 불과한 것으로 드러났다. 일론 머스크는 오픈AI와 공동 창업자인 샘 올트먼, 사장 그렉 브록만을 상대로 소송을 제기했다. 이들이 "인류를 이롭게 하는 인공지능 개발"이라는 사명을 내세웠지만 실제로는 거짓이었다는 이유에서였다. 개인적으로 나는 이 소송에 대해 호프먼이 "여우와 신 포도" 이야기라며 무시한 의견에 동의하지만, 어쨌든 오픈AI와 호프먼은 이 사건으로 법적 분쟁에 휘말렸다. 머스크는 11월에 제출한 수정 소장에 호프먼도 피고로 추가했다.

한편, 이런 와중에도 인재 유출은 계속되었다. 올트먼 해임 사태 당시 다른 이사들과 함께 그를 몰아내는 데 가담했던 일리야 수츠케버는 결국 회사를 떠났다. (퇴사 후 세이프슈퍼인텔리전스라는 스타트업을 창업해 2024년 9월 벤처캐피털로부터 10억 달러 이상을 투자받았다.) 그와 함께 오픈AI의 '슈퍼얼라인먼트' 팀을 만들었던 얀 레이케도 떠났다. 그는 X에 "안전을 중시하던 조직 문화와 절차가 화려한 제품에 밀려났다"고 글을 올린 후 앤트로픽에 합류했다. 그해 여름, 공동 창업자 존 슐먼도 앤트로픽으로 자리를 옮겼다. 회사에 남은 창업자는 원래 13명 중 3명뿐이었고, 8월에는 브로크만이 4개월 휴직을 선언했다. 올트먼 해임 당시 잠시 CEO를 맡았던 CTO 미라 무라티, 최고연구책임자 밥 맥그루를 포함한 주요 경영진도 그해 가을 줄줄이 퇴사했다.

이런 내부 혼란 속에서도 오픈AI 기술팀은 여전히 AI의 혁신 경계를 넓히고 있었다. 5월, 회사는 곧 새로운 모델을 출시할 예정이라며, 이 모델이 범용 인공지능 실현을 향한 '한 단계 더 높은 역량'이 될 것이라고 밝혔다. 올트먼은 "GPT-5는 아니지만 마법처럼 느껴진다"고 X에 썼다. 9월에는 새 모델 o1을 출시했는데, 이 모델은 문제를 더 작은 구성 요소로 나눠 단계별로 해결하는 방식을 통해 수학, 코딩 등 복잡한 추론 작업에서 개선된 성능을 보여주었다.

이 무렵 회사는 2024년 출시 예정인 2가지 신제품도 예고했다. 하나는 최대 1분 길이의 동영상을 생성할 수 있는 AI 모델 소라Sora였다. 비슷한 제품은 구글, 메타, 스타트업 런웨이 등도 선보였지만, 오픈AI가 시연한 영상은 실물에 훨씬 가까워 더 높은 평가를 받았다. 7월에는 AI 기반 검색 엔진을 발표해 '구글의 대항마'라는 평가도 얻었다. 이어 10월에는 '챗GPT 서치'를 출시했다. 메타도 AI 검색 기능을 자체 개발 중인 것으로 알려졌다.

물론 이 모든 개발에는 막대한 비용이 들었다. 보도에 따르면 오픈AI는 2024년에 약 34억 달러의 수익을 올릴 것으로 예상되는데, 불과 2년 전만 해도 현금이 바닥이었던 것을 고려하면 놀라운 성과였다. 그러나 〈더인포메이션〉의 분석에 따르면 인건비로 15억 달러, 모델 학습과 운영에 필요한 연산 비용으로 70억 달러가 들어가는 것으로 추정된다. 결국 이 매체는 오픈AI가 2024년 한 해 동안 약 50억 달러의 손실을 기록할 것으로 예상했다. 올트먼이 자기 회사를 "실리콘밸리 역사상 가장 자본 집약적인 스타트업"이라 표현한 데 이견이 없을 듯했다.

10월, 오픈AI는 66억 달러를 추가로 조달했다고 발표했다. 테크런치는 이를 "역대 최대 규모의 벤처캐피털 투자"라고 보도했다. 이번 투자는 오픈AI의 기업 가치를 1,750억 달러로 평가한 것으로, 불과 9개월 전보다 2배 가까이 오른 수치다. 마이크로소프트와 기존 투자자들은 다시 이름을 올렸고, 엔비디아, 일부 헤지펀드, 피델리티 같은 대형 금융사들도 참여했다. 오픈AI는 같은 주 JP모건 체이스, 씨티은행, 골드만삭스 등으로부터 40억 달러 규모의 신용 한도도 확보해 총 100억 달러 이상의 유동성을 마련했다. 그럼에도 자금은 여전히 부족해 보였다. 오픈AI가 투자자들에게 제시한 수익 전망에는 2026년까지 손실이 2배 이상 증가할 수도 있다는 내용도 포함되어 있었다. 오픈AI는 앞으로 비영리 이사회의 통제에서 벗어나 영리 기업으로 전환하는 방안도 모색 중인 것으로 알려졌다.

역시 자금난에 시달리던 앤트로픽도 2024년 중반에 약 70억 달러를 조달했다. 호프먼은 인플렉션AI가 경쟁에서 물러난 직후 나와 대화하며, 술레이만이 마이크로소프트에 합류한 게 옳았음을 보여주는 '반증'이 바로 앤트로픽이라고 말했다. 그해 여름, 앤트로픽 CEO 다리오 아모데이는 2027년이 되면 모델 하나를 학습시키는 데 1,000억 달러 이상이 필요할 것이라 전망했다. 11월에는 아마존이 앤트로픽에 40억 달러를 추가로 투자했다.

호프먼은 이렇게 말했다. "앤트로픽은 수십억 달러를 계속 투자받으며 버티면 된다고 생각하는 것 같지만, 무스타파와 나는 그런 방식으로는 가망이 없다고 판단했습니다."

· ·

나는 실리콘밸리의 자랑스러운 스타트업 생태계라면 장차 1조 달러 규모로 성장할 기업도 충분히 키워낼 수 있을 거라 믿었다. 그러나 챗GPT가 출시된 이후 AI 스타트업 업계를 자세히 들여다보면서, 마이크로소프트, 구글, 메타, 엔비디아 등 소수 '유력 후보'들이 생성형 AI 분야를 이미 장악하고 있다는 현실을 깨달았다. 2010년대 기술 업계를 망가뜨렸던 그 대기업들이 이 분야에서도 다시금 같은 일을 저지를 가능성이 충분하다.

물론 벤처캐피털은 앞으로도 유망한 AI 스타트업에 계속 투자할 것이다. 그중에는 성공해 투자자들에게 상당한 수익을 안겨주는 회사도 나올 것이다. 실리콘밸리의 스타트업 문화도 계속 번창할 것이다. 그러나 내가 생각하는 창업자란, 호프먼의 표현대로 "보통 사람의 상상을 훨씬 뛰어넘는 엄청나게 큰 꿈"을 품은 사람들이다. 인플렉션AI, 오픈AI, 앤트로픽 같은 기업들이 그에 해당한다. 책을 쓰기 시작할 무렵, 호프먼은 "오늘날 기술 업계를 지배하는 기업은 5개, 7개지만, AI의 등장은 그 수를 7개, 10개로 늘릴 것"이라고 장담했다. 그러나 2024년 중반에 이르자 그는 이미 그 확신을 잃은 듯 보였다. 법률, 코딩, 경영관리, 대본 작성, AI 스케줄 앱 등 다양한 카테고리에서 성공하는 수직적vertical AI 스타트업이 나올 수는 있다. 그러나 그들의 매출은 연간 수천만에서 수억 달러에 그칠 가능성이 크며, 대기업들이 창출하는 수십억 달러의 수익과는 거리가 멀 것이다. 한마디로, 껍데기만 남은 인플렉션AI 같은 회사가 될 수 있다는 뜻이다. 이들은 VC에게 세 자릿수 성장을 안겨주는 스타가 아니라, 투자액의 3배, 5배, 많아야 10배 정도 수익을 돌려주는 기업에 머물 것이다.

호프먼이 말한 5개에서 7개의 지배적 기업에 오픈AI가 포함될 가능성은 충분해 보인다. 그들이 범용 인공지능을 최초로 실현할 수도 있다. 앤트로픽이나 수츠케버가 세운 세이프슈퍼인텔리전스도 마찬가지다. 퍼플렉시티처럼 구글의 점유율을 잠식하는 스타트업도 있고, 텍스트-영상 변환 모델을 오픈AI나 구글보다 먼저 개발한 런웨이도 있다. 그러나 슐레이만이 인플렉션AI 동료들 앞에서 말했던 뼈아픈 자기 진단도 기억해 볼 필요가 있다. AI 제품 스타트업은 장기적으로 살아남을 수 없다는 것이다. AI 시대의 실리콘밸리에서 가장 큰 승자는 대기업이라는 든든한 지주를 둔 스타트업일 수 있다. 그러나 그런 회사들 역시 자금만 풍부할 뿐 지출도 많은, 수직적 AI 스타트업일 뿐이다.

만약 오픈AI가 범용 인공지능(초지능)을 최초로 개발해 차세대 1조 달러 기업이 된다면 어떨까? 그 무렵이면 이 회사는 수백억 달러, 어쩌면 수천억 달러까지 투자받았을 것이다. 마이크로소프트는 이미 2023년 초에 오픈AI의 상당 지분을 보유하고 있었다. 이 거래에 따르면 오픈AI가 초기 투자금을 전액 상환하기 전까지, 회사가 창출하는 수익의 75%는 마이크로소프트가 가져가게 된다. 오픈AI가 상장할 시점에는 창업자나 초기 투자자들의 지분이 얼마나 남아 있을까? 혹은 승자가 앤트로픽이라면, 이는 구글이 신중한 태도 탓에 경쟁에서 밀렸다는 뜻이지만, 그래도 아마존과 함께 앤트로픽의 주요 주주 지위는 유지하고 있을 것이다.

2023년 기준으로 마이크로소프트는 AI 스타트업 투자 규모에서 기술 업계 최대의 벤처캐피털이었다. 구글과 아마존도 상위 10대 투자였다. 엔비디아는 2023년 한 해 동안 35개의 AI 스타트업에 총 8억 7,200만 달러를 투자했다. 이런 빅테크는 설령 손실을 보더라도 여전히 업계의 승자 자리를 지킬 것이다. 그러나 더 유력한 시나리오는, 이들이 투자로 감당할 수 없을 정도로 지출이 커진 유망 스타트업을 인수하는 것이다.

구글(알파벳)은 2023년 내내 흔들리다가 2024년에 들어서는 실수를 반복하다 끝내 넘어지고 말았다. 제미나이는 주요 경쟁 AI들과 비교해도 한참 뒤처진 모습이었다. 그래도 구글은 여전히 전 세계 사람들이 인터넷으로 진입하는 관문이었고, 궁금증이 생길 때 가장 먼저 떠올리는 이름이었다. 그런 점 덕분에 제미나이는 여전히 가장 많이 쓰는 AI 상위 3개 중 하나로 자리를 유지했다.

알파벳에서는 술레이만의 오랜 친구 데미스 하사비스가 소비자용 AI 제품 개발을 이끌고 있었다. 하사비스만큼 오랫동안 생성형 AI 문제를 연구해 온 인물은 거의 없다. 아직 딥마인드에 남아 있는 공동 창업자 셰인 레그 정도가 예외일 것이다. 알파벳은 2024년 8월, 캐릭터닷AI 투자자들에게 27억 달러를 지불하고 그곳의 인재들을 영입했다. 그 계약을 통해 공동 창업자 노암 셰이저와 다니엘 드 프레이타스가 구글로 돌아왔다. 그들은 술레이만이 "챗GPT 이전의 챗GPT"라 부르던 제품을 만든 인물들이다. 이들과 함께 20명이 넘는 캐릭터AI 연구원들도 구글에 합류했다. 구글은 자율주행차 실험을 2009년부터 이어오며, 웨이모에 지금까지 100억 달러 이상을 투자했다. 그러한 인내는 결국 보상받은 듯했다. 2024년 여름, 샌프란시스코와 로스앤젤레스, 피닉스 거리에는 매주 10만 명 이상 유료 이용자를 태우는 웨이모 택시가 돌아다녔다.

대기업은 파티에 늦게 도착해도 상석에 앉을 수 있는 귀빈이다. 메타와 애플이 그랬다. AI 시대가 열리고도 1년 반 동안 애플은 눈에 띄지 않았지만, 전 세계 10억 명이 넘는 아이폰 사용자와 1,500억 달러 규모의 현금 보유액은 여전했다. 2024년 6월, 오픈AI와 제휴해 챗GPT를 아이폰에 탑재한다고 발표하면서 애플은 단번에 AI 업계 강자로 떠올랐다. '애플 인텔리전스'는 그 핵심이 타사 기술이었음에도 애플 특유의 우아한 하드웨어와 결합하면서 존재감을 드러냈다. 애플은 2018년 이후 구글 출신 AI 연구원 30명 이상을 꾸준히 영입해 왔다. 8월 〈컴퓨터월드〉 1면에는 "애플이 세계 최고의 AI 공급업체가 될 수 있는 이유"라는 기사가 실렸다.

여기에 일론 머스크도 잊어선 안 된다. 집착과 충동이 강한 그는 자존심 때문에라도 오픈AI를 꼭 이기고 싶어하는 듯했다. 테슬라용으로 확보해 둔 엔비디아 칩 1만 2,000개를 xAI와 X에 투입하며, 자사 AI 그록의 성능을 크게 끌어올렸다. 2024년 봄까지 그는 기업가치 240억 달러, 투자액 60억 달러를 확보했다. 여름에는 이미지 생성 기능을 더한 그록-2를 출시하고, 엔비디아 H100 칩 10만 개를 사용한 슈퍼컴퓨터 '콜로서스'를 선보였다. 머스크는 이를 불과 4개월 만에 조립했다고 주장했다. 11월에는 xAI의 기업 가치가 500억 달러로 평가되며 50억 달러를 추가로 조달했다. 봄보다 두 배 이상 성장한 셈이다. 그는 비록 늦게 AI 시장에 뛰어들었지만, 곧바로 강력한 주자가 되었다.

· · ·

마이크로소프트로 이직한 지 약 두 달 뒤에 만난 술레이만은 다소 지쳐 보였다. 그가 인플렉션AI를 창업하면서 남긴 메모 중 하나에는 "회의에 절대 늦지 말 것, 그것은 성실과 존중의 태도를 보여 주는 문제임."이라는 문장이 있었다. 그러나 지금의 그는 화상 회의에 늦게 들어오거나, 다음 회의 준비를 위해 중간에 먼저 자리를 뜨는 일이 잦았다. 그가 이끄는 조직은 이제 직원 70명의 스타트업이 아니었다. 마이크로소프트의 소비자용 AI 제품 총책임자로서, 그는 1만 명 규모의 사업부를 이끌고 있었다. 더 이상 그의 시간은 그의 것이 아니었다.

나는 술레이만에게 스타트업의 꿈을 포기한 것에 대해 어떻게 생각하느냐고 물었다. 사실 그가 어떤 대답을 할지 이미 짐작이 갔다. 누군가가 내게 회사 조직도를 설명하며 그를 '팀장'이라고 부를 때부터 이미 느낄 수 있었다. 그는 마이크로소프트로의 이직이 절대 놓칠 수 없는 '기회'였다고 말했다. 술레이만의 대변인은 "무스타파에게는 자신의 영향력을 더 빨리 실현할 기회였습니다."라고 설명했다. 마이크로소프트에서는 그가 인플렉션AI에서 쌓아 온 모델뿐 아니라, 오픈AI의 지적 재산과 인재들까지도 마음껏 활용할 수 있었다. 이미 그의 팀은 MAI-1이라는 새로운 대규모 언어 모델을 구축했으며, 테스트 결과 GPT-4나 제미나이 울트라와 비슷한 수준의 성능을 보여 주었다. 술레이만은 플랜 B를 선택한 것에 대해 실망은커녕, 운명이 준 기회를 즐기고 있다고 말했다.

"내가 보유한 자원과 영향력의 규모를 생각할 때마다 믿기지 않을 때가 많습니다. 내가 관할하는 사업 전체의 일일 사용자 수는 수억 명에 달합니다. 나는 세계 최대 규모의 GPU 클러스터를 보유하고 있고, 세계 최강의 AI팀을 고용하고 유지할 권한도 있습니다."

그는 오픈AI의 모델과 자체 기술을 모두 활용해 사용자에게 감성적 지원을 제공하는 소비자 제품을 만들고 있었고, 이를 통해 마이크로소프트가 경쟁자들을 멀찍이 따돌릴 수 있으리라 확신하고 있었다.

일주일 전, 그는 샌프란시스코에서 열린 구글의 연례 I/O 행사에 참석한 하사비스와 점심을 함께했다. "꿈을 꾸는 것 같았지요. 이제 우리 둘 다 세계 최대 AI 기업에서 CEO 역할을 하고 있다는 사실이 믿기지 않았습니다."

술레이만은 테크 대기업에서 인생 2회차를 시작한 지난 두 달이 매우 행복했다고 말했다.

그로부터 몇 주 후에는 리드 호프먼을 만났다. 그는 여전히 바빴고, 시내에서 〈파서블〉 팟캐스트 녹화를 하느라 정신이 없었다. 자신이 주최한 파티에는 친구와 기자 등 50명이 넘는 인원이 참석했지만, 정작 본인은 바빠서 모습을 드러내지 못했다. 며칠 뒤 그는 내게 이렇게 말했다. "2024년 대선 때문에 워낙 바빠서, 제가 연 파티에도 못 들렀네요."

호프먼은 AI 스타트업이 AI 시대의 최대 수혜자가 되리라는 믿음은 접었지만, AI 기술 자체에 대한 기대감은 여전했다. 다만, 변화의 속도에 대한 전망은 조정하고 있었다. 2023년까지만 해도 그는 2년, 혹은 5년 안에 모든 사람이 개인 비서를 갖게 될 것이라고 여러 차례 말했었다. 그러나 6월에 만났을 때는 이 시점을 훨씬 더 뒤로 미뤄 두고 있었다. 이제는 모든 사람이 '개인 비서단'을 보유해 일상과 업무 전반을 도와주는 날이 오리라고 생각했지만, 그 시점은 5년, 혹은 10년 이내로 수정되어 있었다.

내가 보기에 그것은 닷컴 시대와의 마지막 공통점이었다. 우리는 신기술이 등장하면 그것이 미치는 단기적 영향은 과대평가하고 장기적 영향은 과소평가한다. 수많은 닷컴 기업이 망했던 이유는 아이디어가 부족하거나 실행력이 없어서가 아니다. 단지, 그들이 시대보다 너무 일찍 나왔을 뿐이다. 마찬가지로, 오늘날 세상을 바꿀 만한 제품을 만든 AI 스타트업이 살아남지 못하는 이유는 그들보다 더 덩치 큰 기업들의 자금력을 이겨내지 못하기 때문이다. 인터넷이 세상을 지배하기까지 10년에서 15년이 걸렸다. 나는 AI도 마찬가지라고 본다. 지금 실리콘밸리에 있는 대부분의 AI 스타트업이 결국 살아남아 부자가 될 가능성은 크지 않다.

감사의 글

먼저 빽빽한 일정 속에서도 시간을 내어 허심탄회한 이야기를 들려준 리드 호프먼과 무스타파 술레이만에게 감사를 드린다. 제드 화이트, 안젤라 후버를 비롯해 귀중한 통찰을 제공해 준 많은 분께도 진심으로 감사드린다. 기자로서 이런 책을 쓸 때마다 안타깝게 생각하는 것이 있다면 수많은 훌륭한 소재가 마지막 편집 단계에서 떨어져 나갈 수밖에 없다는 점이다. 그러나 그들의 목소리는 내 이야기를 더욱 풍성하게 해 주었다.

조언자와 정보원의 역할을 동시에 맡아 준 엘리사 슈라이버와 아리아 핑거에게 특별한 빚을 졌다. 마이크 하비의 도움과 통찰력, 그리고 스탠퍼드대학교 샤나 린치와 SBS 커뮤니케이션스의 브리트니 카투치에게도 감사드린다. 귀중한 벤처 이력 사이트에 무료로 가입하게 해 주신 크런치베이스의 CEO 재거 맥코넬에 감사드리며, 풍부한 인맥의 소유자이자 "반드시 알아야 할 창업자 명단"의 창작자인 젠 입이 그녀의 소중한 인맥을 기꺼이 소개해 준 데 대해서도 큰 감사를 표한다. 언제나 명랑하고 활기찬 크리스 매닝은 AI 역사를 안내해 준 훌륭한 가이드였다. 또한 훌륭한 기사를 발췌해 준 케빈 모리슨과 문헌을 제공해 준 엘렌 렌더에도 감사드린다.

서론에 언급했듯이 이 책은 리드 호프먼이 보낸 메일에서 시작되었다. 그러나 이 책은 나에게 색다른 기술 서적 대신 인공지능에 관한 책을 쓰라고 강권한 두 사람에게 크게 빚진 결과이기도 하다. 조쉬 엘먼과 랜디 스트로스가 그들이다. 랜디는 오랫동안 책과 관련해 나에게 도움을 주었고, 귀중한 조언자이자 훌륭한 편집자이기도 했다. 랜디는 많은 제안과 수정을 통해 이 책을 더 훌륭하게 만들어 주었다.

홀리스 하임바우치의 하퍼 비즈니스 출판사에서 또 한 번 책을 출간하게 되어 매우 행운이라고 생각한다. 홀리스는 나를 전심전력으로 도와준 이 프로젝트의 더할 나위 없는 협력자였다. 바로 옆에는 훌륭한 에이전트이자 편집자인 엘리자베스 카플란이 있었다. 엘리자베스와 나는 첫 번째 책 이후로 줄곧 함께 해왔다. 지금 생각해 보면 그녀 없이 책을 쓴다는 것은 상상할 수 없는 일이었다.

하퍼콜린스의 제임스 네이드하르트, 스티브 리어드, 톰 피토닉, 아만다 프리츠커, 엘레나 네스빗에게 감사의 말씀을 전하고 싶다. 에이미 발섬의 환대와 동행에 감사드리며, 내 원고를 기꺼이 검토해 주신 분들께도 특별한 감사를 드린다. 그들은 데이지 워커(항상 내 원고를 먼저 읽었다.), 랜디 스트로스, 마이크 켈리, 존 래사이드, 존 마코프, 마이크 부흐만 등이다.

이제 가족에게 감사할 차례다. 이 책을 쓰는 내내 아들 올리버와 실라스를 바라보며 미소를 짓고 미래를 떠올렸다. 그들은 자신만의 독특한 방식으로 기여했다. 올리버는 9학년 영어 과제를 위해 AI를 테스트했고, 11살인 실라스는 내가 새로운 AI를 알게 될 때마다 가장 먼저 테스트하곤 했다. 실라스가 포Poe라는 LLM에게 가장 먼저 던진 질문은 "똥은 왜 갈색인가"였다. 두 번째 질문은 "100명의 아이를 지하실에 가두려면 어떻게 하면 되는가"였다. 포는 두 번째 질문에 일장 연설과 함께 "정신 건강 전문가에서 도움을 청하라"는 조언을 건넸다.

마지막으로 모든 일에 있어 나의 가장 큰 지지자이며 배우자인 데이지에게 감사한다. 그녀는 처음 몇 페이지를 보여 주면 시큰둥해할 때도 있지만 사실은 가장 마음이 넓은 여성이다. 데이지와 우리 아이들과 함께한 내 삶은 그 무엇보다 큰 승리다.

글의 출처

이 책은 주로 수백 시간의 인터뷰를 진행해 엮어낸 논픽션이다. 그러나 이야기를 다듬기 위해 다양한 기사와 팟캐스트의 문구를 인용하거나 요점을 따오기도 했다. 아래에 이 책의 집필에 사용된 출처를 제시했다.

우선 평소 내가 자주 참고한 매체 중에 이 책에 자연스럽게 스며든 출처를 소개한다. 이를테면 내 두뇌 모델의 학습 자료인 셈이다. 목록은 다음과 같다. 〈뉴욕타임스〉, 〈워싱턴포스트〉, 〈월스트리트저널〉, 〈뉴요커〉, 〈애틀랜틱〉, 〈블룸버그〉, 〈포춘〉, 〈포브스〉, 〈와이어드〉, 〈테크크런치〉, 〈비즈니스인사이더〉 등이다. AI 분야의 빠른 혁신과 발전 속도를 따라잡으려면 뉴스레터에도 의존해야 했다. 로완 청의 "Rundown AI", 알렉스 뱅크스Alex Banks의 "Sunday Signal", 〈디인포메이션〉의 스테파니 팔라졸로Stephanie Palazzolo와 여러 기자가 전하는

"AI Agenda", 코니 로이조스와 알렉스 고브의 "StrictlyVC", 리드 알베르고티Reed Albergotti가 전하는 〈세마포테크놀로지Semafor Technology〉의 일간 뉴스레터, 에릭 뉴커머Eric Newcomer와 매들린 렌바거Madeline Renbarger의 "Your Seat at the Cap Table", 알렉스 칸트로비츠의 "Big Technology", 제레미 칸과 세이지 라자로Sage Lazzaro가 주로 쓰는 〈포춘〉의 "Eye on AI", 잭 클락Jack Clark의 "Import AI", 알베르토 로메로Alberto Romero의 "The Algorithmic Bridge", 〈워싱턴포스트〉의 쉬라 오비데Shira Ovide가 쓰는 "The Tech Friend", 베네딕트 에반스Benedict Evans의 "Benedict's Newsletter" 등이다.

내가 기술 분야로 돌아와 누린 이점 중에는 〈더버지〉, 〈플랫포머〉, 〈더인포메이션〉 같은 흥미로운 미디어플랫폼을 새로 만난 것도 있었다. 물론 그 외에도 AI에 대해 더 많은 것을 알게 해 준 출처는 다음과 같다. 케빈 루스와 케이시 뉴턴이 진행하는 "Hard Fork", "The Ezra Klein Show", "On with Kara Swisher", 댄 시퍼Dan Shipper의 "AI & I", 사라 구오와 엘라드 길이 진행하는 "No Priors", 리드 호프먼과 아리아 핑거 진행의 "Possible", 제이슨 칼라카니스, 차마스 팔리하피티야, 데이비드 색스, 데이비드 프리드버그 4인방의 "All-In", 그레이록의 "Greymatter" 등이 있다. 또한 이선 몰릭Ethan Molick의 "One Useful Thing" 블로그와 그의 책 《듀얼 브레인Co-Intelligence》, 그리고 〈워싱턴포스트〉에 정기 연재되는 조쉬 티렁기엘Josh Tyrangiel의 AI 칼럼을 소개한다.

역사에 관한 장을 쓸 때는 여러 가지 유용한 인터뷰와 원본 자료를 참조했다. 그러나 다른 기자들의 책도 많이 인용했다. 우선 인공지능의 역사를 다룬 케이드 메츠의《AI 메이커스, 인공지능 전쟁의 최전선Genius Makers: The Mavericks Who Brought AI to Google, Facebook, and the World》을 시작으로, 존 마코프John Markoff의 매력적인 작품《Machines of Loving Grace: The Quest for Common Ground Between Humans and Robots》와 루크 도멜Luke Dorhehl의《Thinking Machines: The Quest for Artificial Intelligence and Where It's Taking Us Next》, 파미 올슨의《Supremacy: AI, ChatGPT, and the Race That Will Change the World》, 엘리자 스트릭랜드Eliza Strickland가〈IEEE 스펙트럼〉에 기고한 "인공지능, 격동의 과거와 불안정한 미래The Turbulent Past and Uncertain Future of Artificial Intelligence", 이안 샘플Ian Sample의〈가디언스〉기사 "AI 경쟁 : 인공지능의 기원, 튜링에서 챗GPT까지Race to AI: The Origin of Artificial Intelligence, from Turing to ChatGPT",〈와이어드〉의 메츠 기자가 2016년에 더그 레나트에 관해 쓴 기사 "컴퓨터 상식을 가르치는 한 천재의 외로운 십자군 전쟁One Genius' Lonely Crusade to Teach a Computer Common Sense" 등을 들 수 있다.

나는 오래전부터 많은 시간을 들여 리드 호프먼과 인터뷰해 왔다. 따라서 책에 실린 그의 인용문은 주로 우리 둘의 대화에서 나온 것이다. 그러나 그 외에도 다양한 기사와 팟캐스트에서 그의 말을 인용했다. 2015년〈뉴요커〉에 실린 니콜라스 레만Nicholas Lemann의 호프먼 기사 "네트워크맨The Network Man", 에블린 루슬리Evelyn M. Rusli의

2011년 〈뉴욕타임스〉 프로필 기사 "인맥의 제왕은 기술 업계의 주역이다A King of Connections Is Tech's Go-To Guy", 2019년 〈뉴욕타임스〉 데이비드 젤레스David Gelles 기자의 "코너 오피스" 칼럼 중 "방관할 수는 없다You Gan't Just Sit on the Sidelines", 〈뉴욕타임스〉 에린 그리피스 기자의 2023년 기사 "AI의 선의를 증명하는 기업가Entrepreneur Is on Mission to Show AI Can Do Good", 그리고 〈더인포메이션〉 2022년 기사 중 애덤 라신스키Adam Lashinsky가 작성한 "리드 호프먼의 유일한 후회는 스펙Reid Hoffman Regrets Nothing — Except Maybe Those SPACs" 등이다. 다음은 호프먼이 초대 손님으로 출연한 팟캐스트 중 내가 그의 말을 인용한 목록이다. 배우 닥스 셰퍼드Dax Shepard와 모니카 패드먼Monica Padman이 진행한 "Armchair Expert"(2013년), 조지메이슨대학교 경제학 교수 타일러 코웬Tyler Cowen이 진행한 "Conversations with Tyler"(2020년과 2023년), 앨리스 윙클러Alice Winkler가 진행하는 미국 공로 아카데미American Academy of Achievement, AAA의 팟캐스트 "What It Takes"(2017년), 에릭 뉴커머가 진행하는 "Newcomer"(2023년), 애나 마자라키스Anna Mazarakis와 리처드 펠로니Richard Feloni가 진행하는 〈비즈니스 인사이더〉의 "Success! How I Did It", 크리스타 티펫Krista Tippett의 "On Being"(2023년), "On with Kara Swisher"(2023년), 앨리슨 비어드Alison Beard가 진행하는 팟캐스트 "Harvard Business Review's IdeaCast"(2023년), 그리고 "올인" 팟캐스트 등이다. 호프먼이 출연한 방송 중 블룸버그TV의 "The Circuit With Emily Chang"과 크리스티나 파사리엘로Christina Passariello가 진행한 "워싱

턴 포스트 라이브"쇼도 인용했다. 호프먼이 안드레센의 "AI 선언문"에 관한 의견을 밝힌 자리는 에릭 뉴커머가 주최한 "세리브럴밸리 AI 서밋" 무대였다.

나는 1990년대 중반에 호프먼이 몰두하던 소셜 네트워크인 월드어웨이WorldsAway를 자세히 이해하기 위해 2015년 〈PC월드〉에 게재된 벤지 에드워즈Benji Edwards의 "레트로 테크Retro Tech" 기사를 참조했다. 호프먼의 첫 번째 스타트업이었던 소셜넷SocialNet에 관한 기사는 거의 없었지만, 다음으로 설립한 페이팔에 관해서는 많은 기사가 작성되었다. 나는 호프먼, 머스크, 맥스 레브친, 피터 틸 등 페이팔의 주요 인사들과는 오래전부터 수없이 인터뷰해 왔다. 그러나 그 시절을 더 잘 이해하기 위해 참조한 문헌은 다음과 같다. 지미 소니의 《부의 설계자들The Founders: The Story of PayPal and the Entrepreneurs Who Shaped Silicon Valley》, 미겔 헬프트Miguel Helft의 2006년 〈뉴욕타임스〉 기사 "실리콘밸리에 친구를 두면 돈이 된다It Pays to Have Pals in Silicon Valley", 제프리 오브라이언Jeffrey M. O'Brien의 2007년 〈포춘〉 기사 "페이팔 마피아PayPal Mafia" 등이다. 2023년 〈패스트컴퍼니〉에 실린 해리 맥크라켄Harry McCracken의 "스무 돌을 맞는 링크드인 : 뜻하지 않은 챔피언의 구술 역사LinkedIn Turns Twenty: An Oral History of Unlikely Champion"도 참고했다. 〈뉴욕타임스〉 기자 스콧 셰인Scott Shane과 앨런 블라인더Alan Blinder는 2018년 기사 "앨라배마 상원 선거의 비밀 실험, 러시아 조작 의혹Secret Experiment in Alabama Senate Race Imitated Russian Tactics"에서 호프먼이 무심코 자금을 지원한 허위 정보 캠페인을 폭로

글의 출처

했다. 2017년 〈뉴욕타임스〉에 실린 케이티 베너 기자의 "링크드인 창립자, 실리콘밸리 수법으로 트럼프에 한방 먹이다Using Silicon Valley Tactics, LinkedIn's Founder Is Working to Blunt Trump"는 호프먼이 정치를 대하는 방식을 알 수 있는 유익한 기사다.

무스타파 술레이만의 경우도 마찬가지다. 나는 오랫동안 그와의 대화에 많은 시간을 바쳤고, 이 책에 나오는 그의 말은 대부분은 그런 대화에서 따온 것이다. 그러나 다른 출처도 많이 참조했다. 먼저 2023년에 그가 "Armchair Expert", "Making Sense with Sam Harris", "On with Kara Swisher", "No Priors", "This Week in Startups"(제이슨 칼라카니스 진행) 등에 출연해서 했던 말이 포함된다. 술레이만에 관한 장을 쓰는 데 도움이 된 기사로는 2015년 〈와이어드〉 영국판의 데이비드 로완 기자가 쓴 "딥마인드 : 구글 초지능의 내막DeepMind: Inside Google's Super-Brain"과 2023년 〈패스트컴퍼니〉 마크 설리번Mark Sullivan 기자의 "딥마인드 공동 창업자 무스타파 술레이만이 구글을 떠나 인간 중심의 AI 회사를 설립하는 이유Why DeepMind Cofounder Mustafa Suleyman Left Google to Start a Human-Focused AI Company"가 있다. 구글의 초창기와 술레이만에 관한 장을 쓰면서 참조한 기사로는 2020년 〈뉴욕타임스〉에 실린 두 편의 기사, 노암 쉐이버Noam Scheiber와 케이트 콩거Kate Conger의 "구글의 대반란The Great Google Rebell"과 와카바야시 다이스케의 "전직 구글 임원, 스타트업으로 친정과 맞서다A Former Google Executive Takes Aim at His Old Company with a Start-Up", 그리고 2021년 〈월스트리트저널〉에 실린 역시 두 편의 기사인 롭 코플랜드Rob Copeland와 파미 올슨의 "인공지능이 구글의 미래를 결정한다, 먼저 경영 과제로Artificial Intelligence Will Define Google's Future. For now, It's a Management Challenge"와 파미 올슨이 쓴 "구글 딥마인드 사업부, 모회사로부터 AI 자율권 획득 시도 실패Google Unit DeepMind Tried-and Failed-to Win AI Autonomy From Parent"도 있다. 또 케빈 맥라플린Kevin McLaughlin과 제시카 레신Jessica E. Lessin의 2018년 〈더인포메이션〉 기사 "깊은 혼란: 딥마인드를 둘러싼 구글 내부의 긴장Deep Confusion: Tensions Lingered Within Google over DeepMind", 2019년 〈월스트리트저널〉에 실린 파미 올슨의 기사 "구글, 의견 불일치로 다시 AI 검토 위원회를 조용히 해산하다Google Quietly Disbanded Another AI Review Board Following Disagreement", 2019년 폭스 뉴스의 켈시 파이퍼Kelsey Piper가 쓴 "항의와 마주한 구글, AI 윤리 위원회 취소Google Cancels AI Ethics Board in Response to Outcry", 2020년 〈워싱턴포스트〉의 니타샤 티쿠의 기사, "구글이 비윤리적 AI의 노골적 비판자로 채용한 팀닛 게브루, 같은 사유로 해고당하다Google Hired Timmit Gebru to Be an Outspoken Critic of Unethical AI. Then She Was Fired for It", 그리고 2024년 케이드 메츠와 니코 그랜트Nico Grant가 쓴 〈뉴욕타임스〉 기사 "빅테크 AI 전쟁터에서 마주친 옛 친구Friends from the Old Neighborhood Turn Rivals in Big Tech's A.I. Race" 등도 참조했다.

알렉스 칸트로비츠가 진행하는 "Big Technology Podcast"에 출연했던 고어래브 네메이드의 말도 인용했다. 알렉스 콘래드가 2023년 〈포브스〉에 쓴 "챗봇 파이를 개발한 첫돌맞이 스타트업 인플렉션AI, 13억 달러 투자 유치Inflection AI, The Year-Old Startup Behind Chatbot Pi,

Raises $1.3 Billion"라는 기사도 있다.

　샘 올트먼과 오픈AI에 관해서는 수많은 훌륭한 보도가 있었다. 그중에서 내 이야기를 마무리하는 데 도움이 된 기사로 우선 태드 프렌드Tad Friend의 2016년 〈뉴요커〉 프로필 기사 "샘 올트먼의 명백한 운명Sam Altman's Manifest Destiny"을 꼽을 수 있다. 주목할 만한 다른 기사들도 있었다(모두 2023년에 올라왔다). 〈월스트리트저널〉의 버버 진과 키치 헤이기Hagey가 쓴 "샘 올트먼의 모순점The Contradictions of Sam Altman", 엘리자베스 웨일Elizabeth Weil이 〈뉴욕〉에 쓴 "샘 올트먼은 이 시대의 오펜하이머Sam Altman Is the Oppenheimer of Our Age", 〈뉴욕타임스〉 케이드 메츠의 "챗GPT의 제왕은 걱정하지 않지만, 우리가 걱정하는 것은 알고 있다The ChatGPT King Isn't Worried, but He Knows You Might Be", 그리고 올트먼이 〈타임〉지에 올해의 CEO로 선정되었을 때 나이나 바예칼Naina Bajekal과 빌리 페리고Billy Perrigo가 쓴 프로필 기사가 있다. 스티븐 레비가 〈와이어드〉에 쓴 기사 "오픈AI가 진짜 원하는 것What OpenAI Really Wants"은 올트먼과 오픈AI를 전체적으로 이해하는 데 도움이 되었고, 오픈AI 연구원들이 그들의 핵심 성공 요인으로 트랜스포머 모델을 지목한 발언의 출처이기도 했다. 또 2023년 〈뉴욕타임스〉에 실린 세실리아 강Cecilia Kang의 "지금 기술 분야에서 가장 중요한 인물The Most Important Man In Tech Right Now"과 "오픈AI의 샘 올트먼, 상원 청문회에서 인공지능 규제 촉구OpenAI's Sam Altman Urges A.I. Regulation in Senate Hearing", 케빈 루스의 "챗GPT는 어떻게 인공지능 군비 경쟁을 촉발했나How ChatGPT Kicked Off and A.I. Arms Race" 등 세 편의 기사도 주목할 만하다. 〈타임〉지의 빌리 페리고가 쓴 2023년 기사 "오픈AI, EU에 AI 규제 완화 로비OpenAI Lobbied the E.U. to Water Down AI Regulaton"도 참조했다. 〈뉴욕타임스〉의 니코 그랜트는 "구글, 검색 분야의 급진적 변화로 AI 경쟁 앞서나Google Devising Radical Search Changes to Beat Back A.I Rival"라는 기사에서 삼성이 기존 검색 서비스의 파트너였던 구글을 포기할 가능성을 언급했다.

일리야 수츠케버가 챗GPT를 "시시하다"라고 한 말은 윌 더글러스 헤븐Will Douglas Heaven의 〈MIT테크놀로지리뷰〉 기사 "악동 초지능과 기계의 합병 : 오픈AI 최고과학자의 마음속Rogue Superintelligence and Merging with Machines: Inside the Mind of OpenAI's Chief Scientist"에서 발췌한 것이다. 2023년에 존 빅터Jon Victor가 〈더인포메이션〉에 게재한 오픈AI 사장 그렉 브로크만의 프로필 기사 "기술 업계를 자기 머리 위에서 돌린 오픈AI의 프로그래머The OpenAI Coder Who Spun Tech on its Head"는 챗GPT 출시를 앞둔 회사의 상황을 실감 나게 전달해 주었고, 제레미 칸이 작성하고 2023년 초에 게재된 〈포춘〉 기사 "챗GPT의 내막 : 오픈AI 창업자 샘 올트먼이 마이크로소프트로부터 받은 수십억 달러로 세계에서 가장 핫한 기술을 이룩한 과정The Inside Story of ChatGPT: How OpenAI Founder Sam Altman Built the World's Hottest Technology with Billions from Microsoft"도 참조했다. 이에 더해, 스트릭틀리VC의 코니 로이조스Connie Loizos가 진행한 인터뷰 영상(2019년과 2023년 초)과 2023년 초 올트먼의 "Hard Fork" 출연 방송, 〈월스트리트저널〉의 케이트 라인바우Kate Linebaugh가 진행하는 팟캐스트 중 오픈AI 창립을 주제로 한 "Artificial" 방송, 호프먼과 펑거와 진행하는 "Possible" 팟캐스트에 올트먼이 출연한 방송 등이 있다.

액시오스의 댄 프리맥Dan Primack은 2024년에 올트먼이 오픈AI의 벤처캐피털 펀드를 자기 명의로 설립했다는 소식을 전했다. 얼마 지나지 않아 블룸버그 기자 4인방인 에드워드 러들로Edward Ludlow, 디나 배스Dina Bass, 질리언 탄Gillian Tan, 레이첼 메츠Rachel Metz는 올트먼이 AI 칩 양산 공장 프로젝트에 수십억 달러를 조달할 계획이라고 밝혔다. 올트먼이 상원 청문회 출석 전날 밤 발표한 선출직 공무원들이 참석했다는 내용은 2023년 CNBC에 실린 로렌 파이너Lauren Feiner의 기사 "샘 올트먼, 비공개 AI 디너 발표에서 정책입안자들의 탄성을 자아내다Sam Altman Wows Lawmakers at Closed AI Dinner: 'Fantastic.. Forthcoming"라는 기사를 인용했다. 오픈AI의 안나 마칸주가 한 말은 키치 헤이기와 마이크 체니Mike Cherney가 작성한 2023년 〈월스트리트저널〉 기사 "챗GPT 개발자, 샘 올트먼의 월드 투어 이후 AI 도구 개선 약속ChatGPT Owner Vows to Improve Its AI Tools After Sam Altman's World Tour"에서 인용했다. 〈뉴욕타임스〉의 카렌 와이즈Karen Weise, 케이드 메츠, 니코 그랜트, 마이크 아이작Mike Isaac은 "'절제된' AI 출시는 어떻게 빅테크에 돌풍을 일으켰나How a 'Low Key' A.I. Release Kicked Off a Stampede in Big Tech"를 썼고, 〈워싱턴포스트〉의 니타샤 티쿠는 2024년에 "오픈AI는 스칼렛 요한슨의 챗GPT 목소리를 모방하지 않았음이 기록으로 증명OpenAI Didn't Copy Scarlett Johansson's Voice for ChatGPT, Records Show"이라는 기사를 썼다. 크리스탈 후Krystal Hu와 켄릭 카이Kenrick Cai는

2024년 〈로이터〉 기사 "오픈AI, 비영리 이사진의 통제를 벗어나 샘 올트먼에 지분 부여OpenAI to Remove Non-Profit Control and Give Sam Altman Equity"를 썼다.

올트먼이 오픈AI의 전 CEO였던 그 닷새간의 이야기는 너무나 많은 출처가 있었다. 〈뉴욕타임스〉와 〈월스트리트저널〉에서 찾은 기사는 모두 그 시기의 드라마를 재구성하기에 충분했다. 〈뉴욕타임스〉의 기사 "오픈AI, 비참한 패배 후에 판이 바뀌다First, Bitter Defeat at OpenAI, and Then Tables Were Turned"는 트립 미클Tripp Mickle, 케이드 메츠, 마이크 아이작, 카렌 와이즈가 보도했다. 〈월스트리트저널〉의 기사 "샘 올트먼, 오픈AI 최우 결판의 내막Behind the Scenes of Sam Altman's Showdown at OpenAI"은 키치 헤이기, 디파 시타라만Deepa Seetharaman, 버버 진 등이 썼다. 또 찰스 두히그가 〈뉴요커〉에 쓴 기사 "낙관주의자들: 마이크로소프트와 오픈AI 사이의 풀스토리The Optimists: The Full Story of Microsoft's Relationship with OpenAI"도 마이크로소프트의 속사정을 들여다볼 수 있는 매우 귀중한 자료였다. 또 주목할 기사는 〈워싱턴포스트〉 기자 엘리자베스 드워스킨Elizabeth Dwoskin과 니타샤 티쿠의 "올트먼의 양면적 과거는 오픈AI 이사회가 그를 해고한 이유를 알려준다Altman's Polarizing Past Hints at OpenAI Board's Reason for Firing Him", 〈뉴욕타임스〉의 케이드 메츠, 트립 미클, 마이크 아이작이 쓴 "오픈AI, 비참한 분열 후 해고OpenAI Faced Bitter Divide Before Firing", 〈베니티페어〉 닉 빌튼의 "샘 올트먼 드라마에 나타난 실리콘밸리의 실태The Sam Altman Soap Opera Reflects Silicon Valley at Its Worst", 테크크런치에 카일 위거스Kyle Wiggers가 쓴 "오픈AI 이사회, 투자자들의 분노 못 이겨 OpenAI's Board Is No Match for Investor's Wrath", 〈로이터〉 기자 애나 통 Anna Tong, 제프리 다스틴 Jeffrey Dastin, 크리스탈 후의 "오픈AI 연구원들, 이사회에 CEO 축출에 앞서 AI 혁신을 요구한 것으로 알려져 OpenAI Researchers Warned Board of AI Breakthrough Ahead of CEO Ouster, Sources Say", 〈뉴욕타임스〉 케빈 루스의 "인공지능의 미래를 둘러싼 투쟁에서 자본주의 관점이 승리 In Struggle over Future of A.I., The Capitalist Perspective Wins" 등이다.

〈더인포메이션〉에는 오픈AI의 미래가 잠시나마 불투명했던 그 순간을 짐작하게 해 주는 기사가 2편 더 실렸다. 나타샤 마스카렌하스 Natasha Mascarenhas의 "오픈AI 붕괴 이면에는 마이크로소프트를 달랜 실리콘밸리 거물 리드 호프먼이 있었다"와, 애런 홈즈 Aaron Holmes, 아니사 가디지 Anissa Gardizy, 나타샤 마스카렌하스, 스테파니 팔라졸로의 "오픈AI 고객, 앤트로픽, 마이크로소프트, 구글로 이동 고려 OpenAI Customers Consider Defecting to Anthropic, Microsoft, Google" 등이다. 2주 후, 〈월스트리트저널〉은 메간 밥로스키 Meghan Bobrowsky와 디파 시타라만의 "오픈AI 이사회, 샘 올트먼과 충돌한 대가를 떠안다 The OpenAI Board Member Who Clashed with Sam Altman Shares Her Side"이라는 기사를 실었다. 에밋 시어가 AI에 대해 느낀 두려움을 생생하게 묘사한 부분은 섀넌 탈러의 〈뉴욕포스트〉 기사에서 인용했다. "오픈AI의 신임 CEO 에멧 시어는 AI의 종말 위험으로 '바지에 실례를 할 지경'이라고 말한다 New OpenAI CEO Emmett Shear Says AI 'Doom' Risk 'Shoul Cause You to S-t Your Pants'".

인플렉션 직원들이 마이크로소프트로 옮겨간 이야기는 주로 내가 직접 취재한 내용을 바탕으로 구성된 것이지만, 그 외에 다른 기사도 참조했다. 먼저 블룸버그의 디나 배스가 전한 술레이만이 인플렉션을 떠나기로 결정했다는 소식이 그것이다. 〈더인포메이션〉도 그 후 며칠 동안 일어난 일을 보도했다. 특히 〈더인포메이션〉에 실린 기사 중에서도 줄리아 블랙Julia Black이 쓴 "마이크로소프트와 무스타파 술레이만의 결합 이면에는 구제 거래가 존재Behind the Marriage of Microsoft and Mustafa Suleyman, a Bid for Redemption", 나타샤 마스카렌하스와 애런 홈스의 "마이크로소프트, 인플렉션 투자자들에게 이례적 배당금 지원Microsoft-Backed Inflection Arranges Unusual Payout for Startup's Investors", 제시카 레신, 나타샤 마스카렌하스, 애런 홈즈가 쓴 "마이크로소프트, 인플렉션에 직원 영입 대가로 6억 5,000만 달러 지불 합의Microsoft Agreed to Pay Inflection $650 Million While Hiring Its Staff", 코리 와인버그Cory Weinberg의 "마이크로소프트과 인플렉션의 거래로 드러난 리드 호프먼의 역할Microsoft's Inflection Deal Spotlights Reid Hoffman's Role" 등을 많이 참조했다. 또 도움이 된 기사들로는 테크크런치의 줄리 보르트Julie Bort가 쓴 "리드 호프먼이 인플렉션AI 투자자에게 약속한 '좋은 결과'를 마이크로소프트가 이행하는 방법"과 〈포브스〉의 알렉스 콘래드와 라시 슈리바스타바Rashi Shrivastava가 작성한 "AI 유니콘 인플렉션, CEO 무스타파 술레이만이 마이크로소프트에 합류하며 챗GPT 도전을 포기AI Unicorn Inflection Abandons Its ChatGPT Challenger as CEO Mustafa Suleyman Joins Microsoft" 등이 있다. 〈더버지〉의 알렉스 히스Alex Heath가 2024년에 쓴 "AI 산업을 삼키려는 빅테크의 각본This is Big Tech's Playbook for Swallowing the AI Industry"이라는 기사는 '역 인수영입'이라는 용어를 가장 먼저 소개한 문헌이다.

챗GPT 출시 이후 구글의 상황을 쓴 부분은 다른 기자들의 보도 내용을 더욱 많이 참조해 내용이 풍성해졌다. 특히 블룸버그의 데이비 알바와 줄리아 러브Julia Love, 그리고 "구글의 패권 경쟁이 윤리 공백을 초래했다는 직원들의 전언Google's Rush to Win in AI Led to Ehical Lapses, Employees Say"이라는 기사를 쓴 기자, "구글 CEO의 호소, 일치단결로 챗GPT 경쟁자 바드 테스트에 나서 달라Google CEO Issues Rallying Cry in Internal Memo: All Hands on Deck to Test ChatGPT Competitor Bard"를 쓴 CNBC의 제니퍼 엘리아스Jennifer Elias 등의 도움이 컸다. 〈뉴욕타임스〉의 다음 기사들도 참조했다. 니코 그랜트와 케이드 메츠의 "새로운 채팅 봇의 출현, 구글 검색 사업의 비상사태A New Chat Bot Is a 'Code Red' for Google's Search Business", 니코 그랜트의 "구글의 AI 결투에 소환된 래리 페이지와 세르게이 브린Google Calls In Help from Larry Page and Sergey Brin for A.I. Fight", 그리고 케빈 루스 기자의 "구글 CEO 순다르 피차이의 AI 순간 : 우리는 대담해진다Google CEO Sundar Pichai on the AI Moment: 'You Will See Us Be Bold'" 등이다.

마이크로소프트에 관한 장은 애런 홈즈의 2023년 〈더인포메이션〉 기사 "마이크로소프트의 빙, 죽을 뻔한 위기를 넘기고 재탄생하다Before Rebirth, Microsoft's Bing Faced Near-Death Experiences"와 위에 인용한 찰스 두히그의 〈뉴요커〉 기사로 더욱 풍성해졌다. 빌 게이츠가 2023년에 케빈 스콧의 팟캐스트 "Behind the Tech"에 출연한 내용과 스콧이

2023년 "No Priors"에 출연해서 들려준 이야기도 인용했다. AP의 매트 오브라이언Matt O'Brian이 2024년에 쓴 "마이크로소프트 CEO 사티아 나델라가 제시하는 향후 10년간의 변화와 엄청난 성장Microsoft CEO Satya Nadella Caps a Decade of Change and Tremendous Growth"도 참조했다.

나는 마크 저커버그와 대화를 나눈 적이 없다. 책 말미에 수록된 그의 말은 2024년 블룸버그TV의 에밀리 창Emily Chang의 "The Circuit"에 출연했던 내용을 발췌했다. 〈워싱턴포스트〉의 니타샤 티쿠, 게릿 드 빙크Gerrit De Vynck, 윌 오레무스Will Oremus는 2023년에 "빅테크의 AI 행보는 조심스러웠다. 그러다 챗GPT가 왔다"라는 글을 썼다. 이 기사는 챗GPT가 출시되기 몇 달 전에 나온 페이스북의 챗봇인 블렌더봇BlenderBot에 관한 내용이었다. 또 〈벤처비트〉의 샤론 골드만Sharon Goldman은 2023년에 "메타가 갤럭티카에서 배운 것, 챗GPT 2주 전에 출시된 운명의 모델"이라는 글을 썼다. 존 손힐John Thornhill의 〈FT〉 기사 "AI는 인간을 절대 위협하지 않을 것이라고 메타의 최고과학자가 말하다AI Will Never Threaten Humans, Says Top Meta Scientist"와 얀 르쿤이 인용한 티어넌 레이Tiernan Ray의 ZDNet 기사 "메타의 AI 최고과학자, 챗GPT는 '특별히 혁신적이지 않고' '혁명적인 것도 없다'고 말하다."를 재인용했다.

스티븐 존슨의 2022년 〈뉴욕타임스 매거진〉 기사 "AI는 언어를 마스터하고 있다. 그것이 하는 말을 믿어도 될까?A.I. Is Mastering language. Should We Trust What It Says?"는 생성형 AI와 LLM에 대한 내 생각을 형성하는 데 도움이 되었다. 또한 이렌 루Yiren Lu의 2023년 〈뉴욕타임스 매거진〉 기사 "AI 붐이 낳은 야생아들의 한 주A Week with the Wild Children of the A.I. Boom"에서도 큰 영감을 얻었다. 〈뉴요커〉는 늘 그렇듯이 통찰력 있는 기사를 실었다. 아래는 그중에서 2023년에 보도된 기사만 간추려 본다. 조슈아 로스먼Joshua Rothman의 제프 힌튼 프로필 기사 "탈바꿈, AI 의 대부는 그것이 지능이라고 생각하고, 그래서 두려워 한다Metamorphosis: The Godfather of A.I Thinks It's Actually Intelligent and That Scares Him", AI 시대를 맞아 프로그래밍의 미래를 조명한 제임스 소머스James Somers의 "코딩이란 무엇인가?", 카일 차이카Kyle Chayka의 "당신의 AI 동반자는 무슨 일이 있어도 당신을 도와줄까?Your A.I Companion Will Support You No Matter What", 드루브 쿨라Dhruv Khullar의 "인공지능이 사람의 마음을 치유하는가를 자문하라Talking to Ourselves: Can Artificial Minds Heal Real Ones?" 등이다. 일론 머스크와 래리 페이지 간 불화의 뿌리는 케이드 메츠, 카렌 와이즈, 니코 그랜트, 마이크 아이작의 〈뉴욕타임스〉 기사 "자존심, 두려움, 돈 : AI 불씨는 어떻게 불붙었나?"로 세상에 알려졌다. 〈월스트리트저널〉의 디파 시타라만과 버버 진 기자는 "챗GPT 열풍으로 투자자들이 사업계획도 필요 없이 AI 스타트업에 수십억 달러를 쏟아붓고 있다ChatGPT Fever Has Investors Pouring Billions into AI Startups, No Business Paln Required"라는 기사를 썼다.

니타샤 티쿠는 또 "AI, 샌프란시스코의 기술 현장을 되살리다. '세리브럴밸리'에 오신 것을 환영합니다.AI Is Reviving San Francisco's Tech Scene. Welcome to 'Cerebral Valley'"라는 2023년 〈워싱턴포스트〉 기사를 쓰기도 했다. 리즈 린드퀴스터Liz Lindqwister 기자의 보도도 주목할 만하다. 그녀는 "샌프란시스코에서 가장 경쟁이 치열한 '해커 하우스' 내부, 노동자들이 기술을 먹고, 자고, 숨 쉬는 곳Inside SF's Most Competitive 'Hacker House,' Where Workers Will Eat, Sleep and Breathe Tech"과 "'세리브럴밸리'란 무엇인가? 샌프란시스코 컴퓨터 괴짜들의 뉴타운What Is 'Cerebral Valley? San Francisco's Nerdiest New Neighborhood"이라는 기사를 썼다. 2023년 초 샌프란시스코에서 열린 '젠 AI' 컨퍼런스에서 냇 프리드먼이 연설한 장면은 시린 가파리Shirin Ghaffary가 쓴 "실리콘밸리 AI 열풍은 여느 암호화폐 열풍과 다르다Silicon Valley's AI Frenzy Isn't Just Another Crypto Craze"라는 기사에 포함된 냇 프리드먼의 말을 인용했다. 본서에서 클레망 들랑그가 샌프란시스코를 방문한 내용은 〈벤처비트〉의 마이클 누녜즈Michael Nuñez가 쓴 "AI판 우드스탁을 개최한 허깅 페이스, 오픈 소스 AI 개발을 선도하는 목소리로 부상Hugging Face Hosts 'Woodstock of AI,' Emerges as Leading Voice for Open-Source AI Development"이라는 기사를 참조해서 쓴 글이다. 〈더인포메이션〉의 케이트 클락Kate Clark은 2024년 기사에서 "안드리센 호로위츠가 AI 거래를 성사시키기 위해 2만 개가 넘는 GPU를 쌓아 두고 있다"라고 썼다. 에릭 뉴커머의 2021년 기사 "안드리센 호로위츠의 비공인 이야기The Unauthorized Story of Andreessen Horowitz"도 큰 도움이 되었다. 〈컴퓨터월드〉의 조니 에반스Jonny Evans는 2024년에 "애플이 세계 최고의 AI 공급업체가 될 이유"라는 기사를 썼고, 〈파이낸셜타임스〉의 마이클 액튼Michael Acton도 2024년에 "애플은 인공지능 팀 구축을 위해 구글 직원을 겨냥하다Apple Targets Google Staff to Build Artificial Intelligence Team"라는 기사를 썼다.

글의 출처

조이 부올람위니의 말은 2023년 〈프레시에어〉의 토냐 모슬리Tonya Mosley와의 인터뷰에서 나온 것이다. 2023년 초에 〈타임〉지에 실린 "오픈AI는 챗GPT의 유해성을 낮추는 일에 케냐 노동자를 시간당 2달러 미만으로 고용했다OpenAI Used Kenyan Workers on Less Than $2 Per Hour to Make ChatGPT less Toxic"는 빌리 페리고가 썼다. 그해 말 〈와이어드〉에 게재된 "미성년 노동자가 AI를 가르치고 있다Underage Workkers Are Training AI"는 니암 로우Niamh Rowe가 쓴 기사다. 나는 스튜어트 톰슨Stuart A. Thompson, 티파니 슈Tiffany Hsu, 스티븐 리 마이어스Steven Lee Meyers의 2023년 〈뉴욕타임스〉 기사 "보수주의자들이 자신의 챗봇을 구축하려 하고 있다Conservatives Aim to Build a Chatbot of Their Own"에서 갭 창립자 앤드류 토바Andrew Torba의 말을 인용했다. 데이비드 길버트David Gilbert는 "구글과 마이크로소프트의 AI 챗봇은 2020년 미국 대선 당선자가 누구인지 답하기를 거부한다Google's and Microsoft's AI Chatbots Refuse to Say Who Won the 2020 US Election"는 기사를 썼다. 또 2023년 〈온더미디어〉에 올라온 "기술 업계 매체는 AI 과장 시스템을 어떻게 부추기는가How Journalists Are Fueling the AI Hype Machine"와 "모든 것이 쓰레기로 변한다The Ensh*ttification of Everything" 등 AI 관련 방송도 도움이 되었다.

〈더버지〉의 제스 웨더베드Jess Weatherbed는 2024년에 "X에 트롤이 AI로 만든 테일러 스위프트 가짜 이미지로 넘쳐난다Trolls Have Flooded X with Graphic Taylor Swift AI Fakes"는 기사를 썼다. 4chan에서 AI가 사용된 사례는 2024년에 〈뉴욕타임스〉의 스튜어트 톰슨이 "인터넷의 어두운 구석에서 엿보는 AI의 사악한 미래Dark Corners of the Web Offer a Glimpse at A.I.'s Mefarious Future"라는 기사로 처음 보도했다. 〈뉴욕타임스〉의 나타샤 싱어는 2024년에도 "10대 여학생들에게 닥친 딥페이크 누드의 유행Teen Girls Confront an Epidemic of Deepfake Nudes in Schools"이라는 기사를 썼다. 뉴욕 〈퓨처리즘〉의 매기 해리슨 듀프레Maggie Harrison Dupré는 2024년 기사 "스포츠일러스트레이트 기사, AI 생성 작가가 쓴 가짜로 밝혀져(부제 : 해명을 요구했으나 해당 기사를 삭제)Sports Illustrated Published Articles by Fake, AI-Generated Writers, subheadlined by We asked them about it — and they deleted everything"를 썼다. 케빈 루스는 2024년 〈뉴욕타임스〉 기사 "내부자들, 오픈AI의 무모한 선두 경쟁을 경고하다Insiders Warn of OpenAI's Reckless Race to No. 1"를 썼다.

AI 타이탄들의 전쟁
: 1조 달러 시장의 승자를 결정할 게임의 법칙

1판 1쇄 발행 2025년 8월 25일
1판 3쇄 발행 2025년 11월 7일

지은이 게리 리블린
옮긴이 김동규

발행인 양원석 **편집장** 권오준 **책임편집** 이건진
디자인 강소정, 김미선 **영업마케팅** 조아라, 박소정, 김유진, 원하경
해외저작권 임이안

펴낸 곳 ㈜알에이치코리아
주소 서울시 금천구 가산디지털2로 53, 20층 (가산동, 한라시그마밸리)
편집문의 02-6443-8831   **도서문의** 02-6443-8800
홈페이지 http://rhk.co.kr
등록 2004년 1월 15일 제2-3726호

ISBN 978-89-255-7330-4 (03320)

※ 이 책은 ㈜알에이치코리아가 저작권자와의 계약에 따라 발행한 것이므로
   본사의 서면 허락 없이는 어떠한 형태나 수단으로도 이 책의 내용을 이용하지 못합니다.
※ 잘못된 책은 구입하신 서점에서 바꾸어 드립니다.
※ 책값은 뒤표지에 있습니다.